"十四五"国家重点出版物出版规划项目

十便良方

精选海外珍稀中医方书十种校释

张志斌 郑金生/总主编

[宋]郭 坦/编辑

张志斌 郑金生/校释

上海科学技术出版社

图书在版编目（CIP）数据

十便良方 /（宋）郭坦编辑；张志斌，郑金生校释.
上海：上海科学技术出版社，2025. 7. --（精选海外珍稀中医方书十种校释 / 张志斌，郑金生总主编）.
ISBN 978-7-5478-7194-2

Ⅰ. R289.344

中国国家版本馆CIP数据核字第2025C49U64号

十便良方

[宋] 郭　坦　编辑　张志斌　郑金生　校释

上海世纪出版（集团）有限公司
上海科学技术出版社 出版、发行
（上海市闵行区号景路159弄A座9F－10F）
邮政编码 201101　www.sstp.cn
徐州绪权印刷有限公司印刷
开本 787×1092　1/16　印张 37.75
字数 444 千字
2025 年 7 月第 1 版　2025 年 7 月第 1 次印刷
ISBN 978－7－5478－7194－2/R・3292
定价：328.00 元

本书如有缺页、错装或坏损等严重质量问题，请向印刷厂联系调换

内容提要

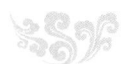

《十便良方》是南宋著名的医方书,成书于庆元元年(1195)。作者郭坦,字履道,汾阳(今属山西)人。《十便良方》今存不同系统的版本有两类。一是日本所藏数种抄本(残卷),书名为《备全古今十便良方》;一是中国国家图书馆所藏宋刻残本,书名为《新编近时十便良方》。

《十便良方》共40卷,内容广泛,医药结合。

卷1至卷7,介绍药物。其中常用中药64种的功效占了3卷,此64药之外,又有"所在皆有之药本草节要"3卷。第7卷专门介绍药物鉴别和炮制的方法,书中涉及的64种主要药物的炮制法也集中在此卷介绍。

卷8至卷33,以病为纲,统领诸方。这些疾病主要是一切风疾、伤寒等疾、一切气疾、脾胃等疾、补虚损等疾、痰饮等疾、积热等疾、眼目等疾、大小肠等疾、妇人等疾、小儿等疾、疮肿折伤等疾。这26卷的内容是全书的主体。各疾病之前,也间或叙述病原。各病之下,则类聚治疗之方。由于作者意在使此书更便利病家,因此在列举诸方时颇费苦心。

卷34至卷40均为"杂方",其中卷34为"脉诀",卷35为"养生禁戒",卷36为"丹药",卷37为"神仙服食""酒治",卷38为"食治",卷39为"须发、解毒",卷40介绍了某些急救方法以及"有益诸证名汤"。

本书可供中医临床工作者、中医文献研究者以及中医爱好者参考阅读。

丛书前言

《精选海外珍稀中医方书十种校释》收集海外回归的珍稀中医方书十种，作为十册单行本。

一、丛书中医方书的一般文献状况

中医在古代世界医林中一度走在前列，故其书籍曾不断流传海外，尤其对周边汉字文化圈的国家产生了巨大影响。在古医籍流传过程中，某些书种或版本在国内业已失传，却还留存海外。海外中医古籍回归之事始于清代末年，日本所藏中医古籍首次成批回归故国。清末及随后的数十年间，列强入侵，军阀混战，给中国人民带来深重的灾难，回归工作也陷入停顿。直至20世纪90年代初，改革开放为抢救回归海外遗存中医古籍创造了条件。大批量的海外中医珍善本古籍回归项目，正式启动于1996年，此后的20年中，在政府与各级领导的关怀支持下，不断获得各项基金资助。在课题组长郑金生教授的带领下，课题组的文献学学者自日本、欧美等多个国家共回归中医古籍600余种。曾于2017年由中华书局出版了大型影印丛书，共收子书427种，厘为403册。影响很大，也很好。但是，此套丛书篇幅过大，一般只适合图书馆或相关单位集体收藏，而不适于中医药工作者及爱好者个人收藏、阅读与使用。

这些回归的中医古籍中，最为精彩的部分就是医方书，其中又以宋代医方书最为光彩夺目。医方书是对中医临床最具有参考指导意义的一个部分，也最适合中医学生及临床医生阅读参考。出于这样的考虑，由上海科学技术出版社提出创意，经两位主编反复商讨，几经改动，最后确定在海外回归的中医方书中选择了十种医方书，整理校释，形成本套丛书。其中九种为宋金方书，一种为明代方书。

宋代方书中有国内失传黎民寿《黎居士简易方论》、刘信甫《活人事证方》《活人事证方后集》、郭坦《十便良方》等。这些方书中的许多名方曾被后世引用，但书却亡佚。如《十便良方》是南宋著名的方书。作者郭坦，病废二十年。他以折肱之亲历，编成此书。可惜的是该书40卷，现仅有两种残本存世，一藏中国（10卷），一藏日本（31卷）。今本套丛书将复制回归的日本藏本予以影印，与国内藏本互补，除去重复，可得37卷，距凑成完璧仅差3卷。南宋著名医家许叔微的《类证普济本事方》也有前后两集。其《后集》国内虽也存个别清刊及和刻本，但均质次卷残。本套丛书收入了该书的日藏南宋刊本全帙，使读者能一睹许叔微《本事方》全貌。此外，宋版《杨氏家藏方》（杨倓）、据宋版抄录的《叶氏录验方》（叶大廉）等多种珍稀宋代方书均收入了本套丛书。明代方书《医学指南捷径六书》现存7个或各有残缺或各有脱误的版本，则更是散在国内外六个不同的图书馆，历经辛难才收集完善。

二、丛书所收方书的共同特点

1. 方剂的来源广泛 丛书中既有引用宋及宋以前的著名医方书所载方子，还有更多来自家传或自制、名医所传，以及民间走方郎中或僧道人等，甚或是民间百姓所用之专治某病的验方。正因为宋代方书存有大量方剂来自各种此前未见记录的各方人士的经验，既实用，又稀见，其方就显得弥足珍贵。如《类证普济本事方》中的"宁志膏""七珍散"均属于自制方，前方方后注云："予族弟妇，缘兵火失心，制此方与之，服二十粒愈。亲识多传去，服之皆验。"后方方后注云："予制此方，温平不热，每有伤寒、疟疾、中暑，得差之后，用此以调脾胃，日三四服，十日外，饮食倍常。"其"惊气圆"则属家传者，方后注云："此予家秘方也。戊申年，军中一人犯法，褫衣将受刃，得释，神失如痴。予与一粒，服讫而寐，及觉，病已失矣。"

又如《叶氏录验方》所记录的有名方，大多注明方剂来源，来自有姓名或职务者近百人，每人或仅一二方。地点涉及江东、江南、绍兴、衢州、明州、池州、建州、舒州、南阳、四明、沙河等地。来自同僚官员者，大多以职务相称，如魏丞相、颜侍郎、秦侍郎、徐侍郎、李侍郎、江谏议、任少卿、赵少卿、范知府、叶知县、沈给事、仇防御、牛主簿、边学谕等；来自为医者，大多以"医"相称，如许尧臣、医官王康、医官杜壬、王医师、柴医、于医、小石医、河塘余医、高医等；来自释道人士者，如衢州医僧慧满、孙道士、江南龙瑞长老、江道人、罗汉长老、黄衣道士、紫微山道士吕玄光等；来自民间医生者，叶氏称之为"郎中"，如绍兴王郎中、刘郎中、池州王郎中、舒州列郎中、郎中于革、于郎中、高郎中、蔡郎中、明州黄郎中、柴郎中、包郎中、张郎中等。

《黎居士简易方论》中也记载有：李参政银白散、姜侍郎乌龙丹、刘侍郎治耳顺方、郭都处萎连圆、方魏将使青娥圆、高太尉感应圆、张武经大明圆、石大夫思食大人参圆、外公蔡医传秘方冲和散、王医师方固荣散、外舅蔡医传秘方九宝饮子、钱大师黄连汤、蔡医传方丁公明治耳聋等署有传人职务姓名称谓的方剂。

2. 重视丸散等成方的使用 但是，这显然并非一般所理解的成药——一药治多病，宋代方书非常考究用"圆""散""丹"的用法，除了常用的米饮、温酒、薄醋、淡盐水、枣汤等之外，常会根据不同的病种及病情，对服用法提出特殊的要求。正是服用方法的不同，可为多病多用，多证多用。

如《黎居士简易方论》中治疗风证的大通圆，方后服药法说：

卒中不语，口眼喝斜，左瘫右痪，煨葱酒下。伤风头疼，夹脑风，生葱茶下。四肢、头面虚肿，炒豆淋酒下。风热肿痛，生姜薄荷汁同调酒，送下。胸膈痰实，眩晕昏闷，腊茶清下。浑身瘾疹，蜜汤下。下脏风攻，耳内蝉鸣，煨猪腰子细嚼，温酒送下。腰疼腿痛，乳香酒下。风毒攻眼，冷泪昏暗，菊花茶下。干湿脚气，木瓜酒下。妇人血气攻刺，当归酒下。血风疼痛，醋汤下。

又如《叶氏录验方》中的"积药麝香圆"，方后附了28种不同加减治疗不同的病症：

男子劳疾，猪胆酒下；女人膈血，桂心酒下；翻胃，随食下；冷痃癖气，姜汤下；腰膝疼，醋汤下；咳嗽，皂角汤下；下元冷秘，汉椒汤下；血块，京三棱酒下；女人四季宣转，醋汤下；死胎在腹，桂末一钱，水银少许，热酒调下；小儿惊风，干蝎汤下；十般水肿，大麦同甘遂汤下；寒疟，大蒜汤下；风气痔疾，炒黑豆淋汁下；霍乱，井花水下；寸白虫，芜荑汤下；蛊毒，糯米同羊乳酒下；肌肤燥痒，荆芥汤下；中风口眼㖞斜，羊骨煎酒下；脾中冷积，干姜汤下；四季宣导，冷茶清；顽麻风，童子小便和酒下；阳毒伤寒，麻黄煎汤下；阴毒伤寒，暖酒下；心痛，木瓜酒下；打扑，蟹酒下；大便不通，冷茶下；久痢，甘草汤下；女人血气，艾醋汤下；产后诸疾，热酒下；一切疮肿，黄芪汤下；小儿疝气，黄连汤下；小肠气，炒茴香汤下；血气潮热，当归酒下。

《魏氏家藏方》的"加减大橘皮煎圆"，其方后服药法则根据所出现的不同见证，采用不同的服药法：

饮食减少，用丁香、附子煎汤下；胸膈不快，丁香、茯苓、干姜、白术、甘草煎汤下；大便作泻，豆蔻、附子煎汤下；心气不足，睡卧不寐，茯苓、附子煎汤下；受寒邪，姜、附煎汤下；小便多，茴香、盐、附煎汤下；虚冷腹疼，茱萸、附子煎汤下；大便泻血，缩砂、附子煎汤下；口吐涎沫，津液稠黏，痰饮恶心，川乌、附子、南星煎汤下。

3. 讲究方剂中药物的炮制　如《叶氏录验方》所载的方剂，都十分讲究所用药物的炮制方法。虽然，在书前并无关药物炮制的总论，但在正文中，几乎在每一味药后面都会不厌其烦地加上炮制方法。比如，具有补益作用的"双芝圆"，药后的炮制方法，以及药丸的制作方法，均非常讲究。

熟地黄壹两半，酒浸壹宿，再蒸伍柒次，火焙　**麦门冬**去心，汤浸壹宿[1]，焙干　**鹿茸**肆两，切作片子，酥炙黄　**鹿角胶**半斤，切成块，慢火用麦麸炒成珠子　**覆盆子**去枝杖，净者秤贰两，火焙干　**肉苁蓉**酒浸，贰两半，细切，火焙干　**五味子**去枝梗，净者秤贰两半，火焙干　**天麻**贰两半，细切，火焙干　**黄耆**陆两，蜜涂炙黄色，单碾细，取粉肆两，入众药　**山茱萸**贰两半，细切，火焙干　**干山药**贰两半，细切，火焙干　**秦艽**去芦头，壹两半，细切，火焙干　**人参**去芦头，贰两半，细切，火焙干　**槟榔**贰两，湿纸裹，慢火内煨熟，去纸，细切　**沉香**壹两，细剉，末，入众药末　**麝香**半两，别研细，入众药

右件同一处为细末，后入麝香拌匀，醇酒一半，白蜜一半，煮面糊为圆如梧桐子大，文武火焙干，候冷，于磁器内收贮，不得犯铁器。每服伍拾圆，加至陆拾、柒拾圆，空心温米饮下。

书中的药物经常通过不同的炮制方法，使功效得到更加合理的应用或毒性得到更为有效的控制。如赚气圆，主治小儿腹胀如鼓，气急满闷。方用萝卜子、木香组成。其中，萝卜子用巴豆一分拍破，同炒黑色，去巴豆不用，只用萝卜子，以增强萝卜子消积除胀之力，又不至于像直接使用巴豆那样下泄作用猛烈。

如《类证普济本事方》在卷前专设《治药制度总例》一篇，记载了多种常用药物的炮制方法。如：

菟丝子：酒浸，曝，焙干，用纸条子同碾，即便为末。

半夏：沸汤浸，至温洗去滑，换汤洗七遍，薄切，焙。

乳香：挂窗孔中风干，研，或用人指甲研，或以乳钵坐水盆中研。

天雄、附子：灰火炮裂，去皮、脐用。

4. 方剂都比较简单实用　虽然这些方书也有炮制讲究的大方、复方，但更有大量简单易行的小方、单方。如郭坦的《十便良方》在每一病类之下，还有一种特有的分类，即分作三种：单方、简要方、群方。郭氏最为重视的是单方，其次为简要方，最后才是群方。其书明确

---

[1] 去心汤浸壹宿：原作"汤浸去心壹宿"，据本书其他方剂麦门冬炮制法乙正。

规定:"自一件至两件谓之'单方',居前;自三件至五件谓之'简要方',居中;自六件至十件或十一二件谓之'群方',居后。"也就是说,这三种方根据药物数加以区分,越是简单的方,越是放在最前面,以便采纳运用。

这些方书中常常会附出治疗验案来验证方子的效应。如《类证普济本事方》中记载了拒风丹,由川芎、防风、天麻、甘草、细辛、荜茇六味药组成,"治一切风"。方后许氏记录了两个医案,他回忆了丧母之痛,并与一位宗人得治进行对照,以说明此方的作用与效应。

世言气中者,虽不见于方书,然暴喜伤阳,暴怒伤阴,忧愁不意,气多厥逆,往往多得此疾。便觉涎潮昏塞,牙关紧急。若概作中风候,用药非止不相当,多致杀人。元祐庚午母氏亲遭此祸,至今饮恨。母氏平时食素,气血羸弱,因先子捐馆忧恼,忽一日气厥,牙噤涎潮。有一里医便作中风,以大通圆三粒下之。大下数行,一夕而去。予常痛恨,每见此症,急化苏合香圆四五粒,灌之便醒,然后随其虚实寒热而调治之,无不愈者。《经》云:无故而喑,脉不至,不治自已。谓气暴逆也,气复则已。审如是,虽不服药亦可。范子默记崇宁中,凡两中风,始则口眼㖞斜,次则涎潮闭塞,左右共灸十二穴,得气通。十二穴者,谓听会、颊车、地仓、百会、肩髃、曲池、风市、足三里、绝骨、发际、大椎、风池也。依而用之,无不立效。

元符中,一宗人得疾,逾年不差。谒医于王思和绎。思和具脉状,云:病因惊恐,肝藏为邪,邪来乘阳明之经,即胃是也。邪盛不畏胜我者,又来乘肺,肺缘久病气弱全无德,受肝凌侮。其病时复头眩,瘛疭搐搦,心胞伏涎。久之,则害脾气。要当平肝气使归经,则脾不受克。脾为中州土,主四肢一体之事,脾气正则土生金,金旺则肺安矣。今疾欲作时,觉气上冲者,是肝侮肺,肺不受侮,故有此上冲。肝胜则复受金克,故搐搦也。以热药治之,则风愈甚;以冷药治之,则气已虚。肺属金,金为清化,便觉藏府不调,今用中和温药,抑肝补脾,渐可安愈。今心忪,非心忪也,胃之大络,名曰建里,络胸鬲及两乳间,虚而有瘀则动。更须时发一阵热者，是其候也。服下三方，一月而愈。

5. 具有重要的文献价值，记载了稀有的宋代文献资料，更为宝贵的是还存有现今已佚的医书 本套丛书所收方书的文献价值，首先在这些方书本身具有不可替代的特点，它们一经问世，便受到重视。例如明代官编的大型方书《普济方》，就十分重视引用《十便良方》。《普济方》中明确标注"出《十便良方》"的方子，达386处之多。如果现代未能将这些方书流传下来，将是一个极大的遗憾。

当然，它们的文献价值还不仅仅限于方书本身，非常值得注意的是，这些医方书的资料来源。例如《十便良方》郭氏在卷前的"新编古今方论总目"中，列举了该书引用的66种书名。虽然，这些引书并不意味着是作者亲见之书，有的书可能转引他书而来（如《外台秘要》《证类本草》等）。但也有该书所载的宋代医书不见于古今书目所载。例如《琴心居士方》、江阳《卫生方》、胡氏《总效方》、《郭氏家藏方》等。其中《郭氏家藏方》有可能是作者自家的藏方。因此，该书对考察宋代医药文献也具有一定价值。

《黎居士简易方论》也记载了多种已佚医书的佚文。如：临安府推官章谥《养生必用方》（或称《养生方》《必用方》）、霍喆夫（定斋）《类证治百病方》（或称《治百病方》）、南宋张松《究原方》、余纲《选奇方》（《前集》10卷，《后集》10卷。今残存《后集》4卷，《前集》早佚）、《资寿方》等都是现今已不能见到原书的医方书。

三、金末赵大中《风科集验名方》的相关说明

《风科集验名方》是国内失传的精品中医方书，为专科疾病的专门著作。今唯有元刊本存于日本静嘉堂。书中存方1979首，版本精良，内容丰富。此书因是私家收藏，至今还从未允许影印出版过，故见到此书者亦甚少。经日本友人帮助，我们递交专门申请，始得准予校点出版的机会。该书资料极为丰富，很受学界重视。

1. 此书版本稀见，流传极为不易 《风科集验名方》现唯有元刊本存于日本静嘉堂。自1306年该书首刻之后，未再见有翻刻本，故此书传世极少,现在更是孤本仅存。此书传世可谓是一波三折。最早由金国北京太医赵大中奉敕编修。但因遇上"金乱",也就是金国遭到蒙古、南宋联合进攻之时(1234年),赵大中怀着书稿,逃遁于吴山。当时儒医赵子中传习赵大中之书,却未能让该书得以运用与传播。

1236年,道士赵素在荆湖间(今湖南、湖北等地)得到了该书,并把它带到了蒙元所辖的恒山(在今河北曲阳西北)。赵素,字才卿,号心庵,河中(今山西永济一带)人。家世业儒,而通于岐黄之学。赵氏为全真教道士,云游天下30多年,通晓各地不同民族的医药知识。丙午年(1246),蒙古特赐皇极道院给赵素,并赐号"虚白处士"。赵素不仅有很高的儒学素养,也精通医学,因此在蒙元初期道教兴盛之时,他很受朝廷的恩宠。虽然此如,他也未能将此顺利付梓。赵素晚年之时,将他的两本书授予从小追随他学医的湖广官医提举刘君卿。其中有医书《风科集验名方》。身为湖广官医提举的刘君卿,很想刊刻其师所传的两本书。为此,他在元贞丙申年(1296)到左斗元所住的沙羡(今湖北武昌一带)寓舍,向他出示了赵素的《风科集验名方》,请左氏帮助校雠。左氏慧眼识珠,在他的努力下,终于使此书刊刻行世。

2. 此书汇聚了金元数位著名医家的经验精华 《风科集验名方》的原作者是金末北京赵大中,他是一位医学造诣颇高、深得皇家信任的太医。此书的质量很高,曾被覃怀儒医赵子中作为教科书传习。传到元代博学多才的赵素手中,他经常运用其中的知识治疗各种风疾,并将耳闻目见、得效取验的治风医方,补入《风科集验名方》,分作十集。今该书所载的"赵虚白论",即赵素补缀的个人论说。赵素晚年将《风科集验名方》交给学生湖广官医提举刘君卿。刘氏医术高明,也得益于他研习试用此书。刘氏为了完成老师出版此书的愿望,将此书交到左斗元手里。左氏精通医学文献,长于医书校雠与编纂。他花了两年的功夫,取《素问》《灵枢》《难经》《中藏经》《诸病源候论》《千金方》《外台秘要》《太平圣惠方》《和剂局方》《三因方》《医说》等书,以及南北经验名方,并《说文》等字书,逐一参订。正伪补脱,削复改错，增补阙疑。他使原本单纯的医方书，一变而为理论、医方俱富。此外，他又把"古今圣贤名医治风药品、治理制度、动风食忌"三个主题的资料编辑成书，列于书前。左氏于大德二年戊戌（1298）完成了该书。

3. 此书同时还具有重要的文献意义 该书最后集成于元大德间，是时因长期南北隔绝，金元与南宋医学交流尚不普遍。但该书除引用宋以前诸名著之外，还首次大量记载了金元、南宋的主要著作。金元医家主要收录了刘守真《宣明论》《病机保命集》、张元素《儒门事亲》等，南宋医家则有陈无择、陈自明、王硕肤、许叔微、郭稽中以及医书《究原方》等。此外还集录了刘元宾《神巧万全方》、杨氏《拯济方论》、《本草图经》、《医林方选》，以及寇宗奭、庞安常等名家的有关论说。有些引用的人名少为人知，如水月子、药隐老人等。书中还有少数赵素（虚白）补入的条文，每多治疗经验之谈。

该书为专科疾病的专门著作，对了解我国古代对风科疾病的认识和治疗经验具有重要的意义。此外，由于该书引用了众多元以前医书资料，因此，对研究宋金元医学发展，乃至辑佚古医书，具有较高的文献价值。

四、明代徐春甫《医学指南捷径六书》的相关说明

为什么要在具有九种宋金方书的丛书中加入一种明代方书？这是考虑到此书的价值及集成完本之不易。

1. 此书有较高的学术价值 《医学指南捷径六书》（简称《捷径六书》）的作者徐春甫，乃明代著名医家。他在京师担任太医院吏目，是我国最早的医学学术团体组织者与发起人，他编纂了对后世很有影响的《古今医统大全》《捷径六书》等医书，在学术上有很深的造诣。不仅如此，徐春甫还是一个胸襟宽阔、格局很大的人。作为方书来看，其《捷径六书》最有价值的两种是《二十四方》与《评秘济世三十六方》（简称《三十六方》）。

《二十四方》是徐春甫授徒所用。据其弟子江腾蛟跋中说："医方之浩繁，而用之者苦无要……如涉海无津。于是徐老师出所集《二十四方》以示小子，受而细阅之，何其简易，详而且明，诚为医家之纲领也。"所谓"二十四方"并不是24首方剂，而是指24类治法的代表方。所以该子书在初刻本中又有"医家关键二十四方治法捷径"之名。这24类方法名目为：宣剂、通剂、补剂、泻剂、轻剂、重剂、滑剂、涩剂、燥剂、湿剂、调剂、和剂、解剂、利剂、寒剂、温剂、暑剂、火剂、平剂、夺剂、安剂、缓剂、淡剂、清剂。每类之下，又出一个或数个药方，详述每方的功效、主治、方组、服法、加减。各方内容齐备，提纲挈领，以少胜多，非常适合临床使用。为了方便记忆与使用，徐氏又专门编撰了"二十四剂药方歌括"，再用歌括的形式归纳上述的内容，以便初学者能很快入门。

《三十六方》是徐春甫个人用方最为珍秘的一部分内容。在封建社会中，秘方往往是取效、致富的捷径。徐氏讲述了两个靠秘方发财的例子。如黄连紫金膏：

京师吴柳泉者，制黄连紫金膏一药，点热眼极有效。海内寓京师者，无不求赎，日获数金，辄成富室。盖方药贵精不贵多，从可知矣。

但徐"每厚赂求之"则并非为了发财，而是"用梓以公天下"。他认为"医不必禁秘，但能体仁。精制一方，名出便可。救贫于世世，胜如积金以遗子孙，而亦不必以多方为贵"。此外，徐氏的观点是用药贵简而有效："药味简而取效愈速，药品多则气味不纯，鲜有效验。"

《三十六方》收方36首，另有补遗经验方4首，合计40方。据保元堂本、金鉴本的眉批，40方可分为如下几类：徐氏自家效方（眉批作"保元堂方"，计有10首）、诸家名方（计有18首）、秘传方（计有5首）、经验方（计有5首）、未明来源方（计有2首）。各方均详细介绍方剂组成、制备及服用法，并加以评论。最后是一张药店仿单，上书"新安徐氏保元堂"某某方，后列主治、服法用量等。与一般药店的药目相比，这部分内容最有特色的是评论。这些仿单说明，《三十六方》乃徐氏自家药店出售药品的处方。

《二十四方》和《三十六方》是徐氏成名及得利的重要内容，是徐氏育人与为医的看家本领，本是非常私密的，徐春甫却将之公之于世，因此倍显难能可贵。

2. 此书版本杂出，散在各地，收集相对完善的全本非常不易 现今国内外所存的《捷径六书》版本总共有以下几种：① 日本大阪府立图书馆藏本《医学指南捷径六书》（以下简称"指南本"），共4册，6卷，每卷为一种子书，按"阴阳风雨晦明"为序，计有：《内经正脉》《雷公四要纲领发微》《病机药性歌赋》《诸证要方歌括》《二十四方》《评秘济生三十六方》，凡六种。《（大阪府立图书馆藏）石崎文库目录》著录该书为"明万历二四年跋刊本"。该本印刷质量不高，漫漶缺脱处甚多。为寻求对校本，笔者访察了至今所能见到的我国国内各种明刻残本及抄本，订正补充了指南本之不足，同时也调查清楚了该书的版本源流与传承关系。② 北京中医药大学藏本2册，残存卷三至卷六（共4卷）。经核对，该本与日本大阪所藏乃同一版木所印。卷六之末有"万历丁酉岁季秋月书林刘双松氏重梓"记载，因此可以断定指南本乃书林刘双松重刻于万历二十五年丁酉（1597）。该本字画清晰美观，当为刘双松重刻本的初刊本。该本可以弥补指南本后4卷漫漶缺脱之处。③ 中国医学科学院藏清抄本，残存卷五、卷六。其末亦有"万历丁酉岁季秋月书林刘双松氏重梓"，故来源同上。④ 江西中医学院（今江西中医药大学）藏清抄本，残存卷一、卷二。书名《医学指南捷径六书》，故亦属指南本系统。⑤ 安徽省图书馆（721）藏有两种名称不同的明刻本残本。其一，安徽省图书馆藏的明刻《医学入门捷径六书》，2册。该本仅存子书2种（每种订为1册），蠹残较多。上册之首有"万历丙戌（1586）"徐春甫的"《医学捷径六书·二十四方》序"，序后有"祁门徐氏保元堂刊"牌记（以下简称"保元堂本"），可见该本乃是徐春甫的家刻本。下册卷首残，从内容来看，乃是子书《评秘济生三十六方》。其二：安徽省图书馆藏的《医学未然金鉴》（以下简称"金鉴本"），1册。该书内容就是《医学捷径六书》中的《二十四方》与《评秘济世三十六方》两种子书。各子书之首无卷次序号，但依次标以"晦集""明集"。该本版式与保元堂相同,刻工亦同,而"未然金鉴"四字及校定人署名等明显系剜补。⑥长春中医药大学图书馆藏《古今医学捷要六书》(又称《医学捷要六书》,此后简称"捷要本")6卷,该本的版式、纸张等均属明刻本。经仔细比对,其全书基本特点同于刘双松本,如卷次、卷名、各卷首责任者署名均相同,可见是以彼本为底本。此本字体娟秀,字迹清晰,只是错字、脱字较多。6个版本大约可区分为保元堂本、金鉴本、指南本、捷要本四个版本系统。

收集此书现存而散在于国内外的6个图书馆的全部7个版本,虽然花费的精力与财力甚大,但能将明代名医徐春甫的代表作之一整理出一个相对精善的本子以飨读者,以免别的学者耗时费力重走我们艰难的访书之路。对此,我们甚感欣慰。

五、关于本套丛书的编写及校释的相关说明

本套丛书各部子书,均包括以下内容,书名、作者、校释者、校点说明、前言、各书原序言、目录、正文等。其中校点说明,除第一条简要说明各子书版本之外,其他各条均为全套丛书统一规范。前言则详细介绍各子底本的版本及流存情况,作者及成书情况、本子书的内容与特色,以及相关本子书的校释说明。

本次校点所用各书,若有不同版本存世,则经过比较,选择最佳版本作为底本。其他版本则作为校本。若属存世孤本,没有其他版本可资对校,凡遇疑误之处,多处采用他校的方法。如追踪其书所引原书,或比较同期其他方书同名同组方,或比较后世所引其书之引文,等等,尽量给出脚注,为读者提供参考。

另外,若原书的目录与正文有差异,如方名不同,一般根据正文修改目录。若正文方名有明显错误,则据目录修改正文。如目录中有标题,而正文没有的内容,将目录标题删除。凡修改处,一律加脚注予以说明。

张志斌　郑金生

2024年2月

前　言

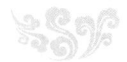

《十便良方》（40卷）是南宋著名的医方书，成书于庆元元年（1195）。该书流传甚少，今存世者只有一种宋刻残本、数种日本残抄本。由于该书收藏地分散、传本残缺等原因，普通读者很难见到。本次利用从日本复制回归的江户初影宋抄本（藏日本公文书馆内阁文库）以及中国国家图书馆藏宋刻残本，将该书校释整理出版。

一、《十便良方》作者与成书

《十便良方》今存不同系统的版本有两类。一是日本所藏数种抄本（残卷），书名为《备全古今十便良方》（以下简称"备全本"）；一是中国国家图书馆所藏宋刻残本，书名为《新编近时十便良方》（以下简称"新编本"）。这两种版本所存的序言不一样，今综合此两种版本的序言，对作者及成书概述如下。

"备全本"宋德之序明确指出，该书作者为郭坦，字履道，汾阳（今属山西）人。郭氏"精于方药，非时流比"。从宋德之序中还可得知，郭氏"病废二十年，以身试药，以证考方，知世良方诚能去疾，特士大夫知医者鲜耳"。作为一个常年服药的老病人，他从亲身的经历，知道掌握良方对"去疾"的意义。因此，他留心医药，编写了40卷医方书，此即《十便良方》。

《十便良方》"新编本"有"汾阳博济堂"序，该序虽然没有署名，但从内容来看，却是作者郭坦的自序。"博济堂"乃是郭坦的堂号。该序首先痛切地说："仆妄意不徒然于世者也，不幸以疾废，中常惕然，以为日蠹米粟，与草木俱腐矣。"也就是说作者不幸因病失去正常的劳动能力，曾经非常忧虑恐惧，以为自己可能成为一个只能消耗粮食、将和草木一样腐烂的废人。但他后来终于想通了，他认为像自己这样的病人世界上还很多，尤其是身处穷乡僻境、缺医少药的病人，更是处境艰难。因此他认为应该"因己之所利而可以利人者，当为之尽心，庶几有少分勤劳以裨于世"。他身残志不残，愿意以自己对医药的切身经历，编著医书，使世间更多的人得到便利。

郭坦编书，深受绍熙辛亥（1191）《大衍方》的启发。《大衍方》为东南漕使孙绍远（字稽仲，谷桥人）所著。郭坦认为这样的书非常好，可以减少他的无补于世的忧虑。但他又认为《大衍方》过于简略，于是参考该书，"遍搜方论，覃思累年，摘其简要而至切、迅而不暴、与时运相宜者以附益"，编成了《十便良方》。

作者在自序之末不无惶恐谦恭地说："仆何人斯？其敢妄谓此书绝人之忧患乎？诚以折肱之类而留意之久，深信方药之不我欺。敬以区区之见，布于大方。拘谫之诮，简要之称，知我罪我，则亦毋隐乎耳。"郭坦作为一位病废之人，能利用自己以身试药的特殊条件，致力于医书的编写，力争成为一个对人世间有用的人，其精诚之心，天地可鉴！

遗憾的是，郭氏心血凝成的《十便良方》，由于种种历史原因，并没有广泛流传，以至于当今仅数种残卷存世。

二、《十便良方》的主要内容

《十便良方》40卷，内容非常广泛。该书的一个特点是医药结合。书前用了7卷的篇幅介绍药物。郭氏将临床常用药物遴选出来，汇成专集，简介其功效主治等，是南宋医方书很常见的做法。值得一提的是郭氏受佛、道思想影响，认为"世医常用（之药），亦不过六十四种，以六十四药，尽四百四病，如易爻流转，运用不穷"。因此他"简节本草诸家所笺六十四药于首，凡养性堤疾，择材制剂之法，莫不具在。"其中常用中药64种的功效占了3卷（题曰"六十四药本草节要"）。此3卷中，若干药物的类似品则附在该药之后，如乌头后，天雄、附子、白附子附；沉香后，藿香、乳香、丁香、檀香附，等等。如此之类，实际使用的并不限于64种药。此64种药之外，又有"所在皆有之药本草节要"3卷。此3卷主要收录日常易得之药，尤其是食物药（及与食物相关的药物）居多。各药之下的功效介绍主要节录自《大观经史证类备急本草》。第7卷专门介绍药物鉴别和炮制的方法，书中涉及的64种主要药物的炮制法也集中在此卷介绍。

从卷8至卷33，以病为纲，统领诸方。这些疾病主要是一切风疾、伤寒等疾、一切气疾、脾胃等疾、补虚损等疾、痰饮等疾、积热等疾、眼目等疾、大小肠等疾、妇人等疾、小儿等疾、疮肿折伤等疾。这26卷的内容是全书的主体。各疾病之前，也间或叙述病原。各病之下，则类聚治疗之方。由于作者意在使此书更便利病家，因此在列举诸方时颇费苦心。

该书从卷34至卷40均为"杂方"。其中卷34为"脉诀"，从内容来看，是从《脉经》《脉诀》中摘录的一般脉诊知识。卷35为"养生禁戒"，内容非常丰富，其中须禁戒的内容有：将息、服食、服饵汤药、服金石药、过贪饮食、居处服用、语言、饮食、脱着、寝处、避忌阴阳、卧起、寝室、风雨、沐浴、治未病、出入所须等禁戒。这部分内容虽说大多是辑录前人之书，但能如此分门别类，的确甚便使用。

此外，卷36为"丹药"，卷37为"神仙服食""酒治"，卷38为"食治"。这3卷中，涉及一些道家炼丹服食的内容，可能是作者个人癖好。但其中的"酒治""食治"，还是包含有很多切实可行的食物疗法知识。

最后2卷中，卷39为"须发、解毒"，讲述一些美容、润肤等方面的知识，也介绍了日常多遇到的解毒方法。卷40包括两部分内容，一是某些急救方法，例如骨鲠、溺死、缢死、魇死等；二是"有益诸证名汤"（总类目原作"诸品有益汤方"），介绍当时社会上常用的保健汤药。宋代朝野盛行每日服用"茶汤"，使用的都是具有顺气、调气、赡养元气之药，制成粉末，加上甘草调味，每用沸汤点服一钱，成为时尚。其时官定《和剂局方》专门收有此类方剂，所以《十便良方》也不忘记在最后设此一节，类聚保健汤药19方。

以上是《十便良方》的主要内容。该书也收录了少数符咒之方，乃荒诞不经之说。这是因为作者知识结构的局限所致。

三、《十便良方》的特点特色

《十便良方》是郭氏尽其一生心血所成，有其本身鲜明的特点，使其区别于其他的医方，而具习阅与实用的价值。

1. 简便的收方原则　郭氏之书既为缺医少药之地之人所备，故其书首要的特色就是简便。郭氏将他的书命名为"十便"，是指该书能带来的十种便利。这十种便利"皆世之所忽而弗思者也"，即人们所忽视、平素不曾想到的一些方便之处。这"十便"是：

此编天下之病皆有，方所需药材止于六十四种，易于储蓄，一便也；世所常用而人所共识，无难致之物，二便也；各市少许置药笼中，不妨行李带挈，三便也；古今方论，安能一一讨寻？今惟取必效精髓之方，本草性味之说，疾病所起之源，辨验药材之法，炮炙制度之宜，诸家卫生之术，尽萃此书，不劳遍阅，四便也；凡有病即有方，有方即有药，不致仓皇失措，五便也；治疾如救焚，其可缓哉？此书用药简当而和剂不劳，六便也；或宦游边州僻县，地少医药，缓急有以支吾，七便也；大商行旅，野宿舟居，忽有不虞之证，不致坐受其困，八便也；居处村落及深山穷谷之家，去城市颇远，即得应用，九便也；天下贫者众而富者寡，仁人君子之因穷而疾病者，常动心焉。或欲探囊施予，且无方药不备之叹，十便也。

这"十便"的核心，是因该书用药简当所带来的种种方便。《十便良方》虽然是一部比较大型的医方书，但使用的药物却不很复杂。这主要是受《大衍方》的启迪。《大衍方》将常用药物49种（象大衍变通无穷之数）的治效之要集中于全书之首。"凡同类之药，各附于本条之后。外有姜、枣、蜜、蜡所至皆有之物，又不在四十九之数"（见宋陈衍《宝庆本草折衷》卷20）。因此，郭坦进一步则将《大衍方》书前的49种药扩大为64种,象"易爻流转,运用不穷"。用药的简便,使得所选医方能最大限度方便各种因故无法享受医药的人士,这就是郭氏编写此书的原则。

2. 独特的方药经验 郭氏虽非专职的医师,但作为"病废二十年"老病人,也是"久病成良医"了。他由于长久亲身服药,对药物质量的鉴定及炮制,有着他切身体会的经验,集中体现在本书的第7卷中。

此卷专门介绍药物鉴别和炮制的方法,用语极其简单,但很有特色。前6卷论药的文字,大都来自宋代唐慎微的《证类本草》,但第7卷所载,有的引自《太医局方》《太平惠民和剂局方》,有的则可能是郭氏本人的经验。此卷包括三段内容。其中第1段"辨验药材美恶之诀"用极为简略的语言,介绍各药优劣真伪的鉴别特征。如"甘草要横纹有粉者佳""凡菟丝子,须细而圆者是,若细而扁者乃是莨荡[1]子,不可服。服之令人发狂"。第2段"六十四药炮炙制度",书中涉及的64种主要药物的炮制法集中在此段。如"凡泽泻,要白色有粉,轻松不木硬,如牛蹄,而采造处根眼不深大者佳","凡细辛,以细如丝发、折之而里白者佳。俗有石臼草一种,可以相杂,只是味不辛尔。修合者先可尝"。第3段"所在皆有之药炮炙制度"讨论日常便见之药物的炮制法。如"凡艾叶,先去枝梗,杵成茸,以糯米稀粥浆拌匀,焙干使。或慢火炒使,恐难捣","凡川椒,先拣去蒂并目及合口者,炒过,隔纸铺在地,以盏盖,令汗出,然后使"。这些炮制与鉴别的方法,都比通常专门的本草书要简单易行,对于居家病人来说,非常实用。

本书的方剂绝大多数是转引汇编。值得特别注意的是全书的最后一个部分,第40卷最后一段"有益诸证名汤"。此段载有19个方剂。除第1方标注出《海上方》之外,其余18方均没有按此书体例标注出处。而这18方中,有9方被明代《普济方》引用,标注"出《十便良方》"。因此,有可能是郭氏所创之方。

---

[1]荡:为"菪"之音假字。

此外，本书作者不仅用药求简，而且在某些疾病之下，特别强调有些疾病是可以不药而愈，告诫病家不要乱服药物。例如在"伤寒调治法"中，作者没有像一般医书那样搬出张仲景的许多论说，而是用自己的话介绍某些伤寒可以自我痊愈：

若自得此疾，全不服药，亦得中医。存其调谷，七日之外，十差八九。今转为药所误，十死一生，犹云疏取不尽。若胃气不败，不问强弱老幼、病重病轻，无缘死得。今劝病者之家，应于病疾，切在赡养胃气，不得妄乱攻取，必无夭枉之时。

3. 新颖的方书结构　本书虽然从大的分类来说，也是以病证名为基准，与一般方书区别不大。但是，他在每一病类之下，还有一种特有的分类，即分作三种：单方、简要方、群方。其书明确规定："自一件至两件谓之'单方'，居前；自三件至五件谓之'简要方'，居中；自六件至十件或十一二件谓之'群方'，居后。"也就是说这三种方根据药物数加以区分，越是简单的方，越是放在最前面，以便采纳运用。

郭氏最为重视的是单方，其次为简要方，最后才是群方。他收集的群方类方剂，药味也不会太多，极少几十味药的大方。而且处方中的药物，基本控制在前 6 卷所介绍过的 64 种药与若干种"所在皆有之药"中，不用罕见药以矜己能。

《十便良方》"单方、简要方、群方"的分类，是一种非常新颖的方书结构。像这样排列诸病方剂的医书，在历史上可以说是前无古人，后少来者。

4. 稀有的宋代文献　值得注意的是《十便良方》的资料来源。郭氏在卷前的"新编古今方论总目"中，列举了该书引用的 66 种书名。虽然，这些引书并不意味着是作者亲见之书，有的书可能转引他书而来（如《外台秘要》《证类本草》等）。但也有该书所载的宋代医书不见于古今书目所载。例如《琴心居士方》、江阳《卫生方》、胡氏《总效方》《郭氏家藏方》等。其中《郭氏家藏方》有可能是作者自家的藏方。因此，该书对考察宋代医药文献也具有一定价值。

由于《十便良方》本身具有以上不可替代的特点，明代官编的大型方书《普济方》时，就十分重视引用此书，明确标注"出《十便良方》"的方子，达386处之多。如果现代未能将此书流传下来，将是一个极大的遗憾。

四、本次校释的相关说明

笔者能有机会将《十便良方》校释问世，实感幸运。更为高兴的是，这次能把长期以来分别收藏中、日两国的不同传本合并在一起，使之成为《十便良方》目前存卷最多的一种现代整理本。

《十便良方》虽然不见于南宋的书志著录，但却已经见于南宋陈衍《宝庆本草折衷·群贤著述年辰》（1248）记载。此后明、清书目多有著录（详见日本冈西为人《宋以前医籍考》）。冈西为人指出，《十便良方》"传于后世者有二种"，一乃传于中国之宋刊残本《新编近时十便良方》，一乃传于日本之影宋抄本《备全古今十便良方》。

南宋陈衍所见是有"青山宋德之序"的刻本。今存有"青山宋德之序"的版本均为日本抄本。《经籍访古志·补遗》著录的枫山秘府藏《备全古今十便良方》系影宋旧钞本。原本40卷，缺9卷（卷13～卷21），存31卷。此本今藏日本国立公文书馆内阁文库，首为庆元二年（1196）宋德之序，序后牌记"武夷□氏锓木于安乐堂"。其后为"《十便良方》总类""《备全古今十便良方》目录"。目录后附"今具六十四药总目""《十便良方》须知"（即凡例）。正文每半叶12行，行22字。此即本次影印所据主要底本。

该本在中国、日本还存有几种日本复抄本。中国国家图书馆所藏日本抄本，明显是从《经籍访古志》著录本复抄，仅存卷1至卷12，卷22，卷31至卷40，共计23卷。这些日本抄本的共同特点是书名为《备全古今十便良方》，有宋德之序，存"《十便良方》须知"。

此外，中国数百年来一直流传一种宋刻残本。该本见于明清多种书志著录。其中以《百宋一廛书录》《百宋一廛赋注》《铁琴铜剑楼藏书目》等书目记载尤详。《百宋一廛书录》载曰："《十便良方》四册，序钞目刻，全书共四十卷，今存者十一至十七，廿一至廿三尔。堇得四分之一，然亦罕秘之至。"该书及《铁琴铜剑楼藏书目》还摘引了该本中的汾阳博济堂序中的部分内容。此本曾归清代瞿镛收藏，故瞿氏《铁琴铜剑楼藏书目》中的介绍最为详细。后此本归北京图书馆（今更名中国国家图书馆）。冈西为人据书目记载，断定此宋本与日本影宋抄本为同一书。但其毕竟未曾亲见此书，故云"所谓博济堂者，疑即郭坦之室名"。其实只要看了宋刻残本之后，即可知博济堂即郭坦之室名，毋庸置疑。

中国国家图书馆所藏宋本《新编近时十便良方》，仅存 10 卷（卷 11～卷 17，卷 21～卷 23）。该本四周单边，白口，上黑鱼尾。版心书"良方"及卷之序号。每半叶 13 行，行 22 字。首为"庆元乙卯十月二十四日汾阳博济堂"自序。次为"新编古今方论总目"。总目下有四印："汪士钟藏""铁琴铜剑楼""瞿秉沂印""良士眼福"。总目后列举所引方书共 66 种。牌记为："万卷堂作十三行大字/刊行庶便检用请详鉴。"其后为"《十便良方》总类"（各卷总目）、"《新编近时十便良方》目录"（各卷细目）。从印鉴可知，该本即瞿镛铁琴铜剑楼原藏本。中国国家图书馆鉴定为宋万卷楼刻本。

将此宋本与前日本影宋本相比较，两者卷帙与正文内容均同，乃同一书。不同之处为：该本名为《新编近时十便良方》；无宋德之序，有庆元乙卯（1195）汾阳博济堂序；无"《十便良方》须知"，有"《新编古今方论》总目"。其残存卷数虽较日本抄本少 21 卷，但却有日本抄本所无的卷 13 至卷 17、卷 21（共计 6 卷）。若将此本与日本抄本所存卷数相加，则《十便良方》今实存 37 卷，仅有 3 卷（卷 18～卷 20）残脱。

有鉴于此，本次校释时，笔者将上述宋刻残本与日本影宋残抄本均收集齐备，作为底本。这两类传本可以互补，从而为全面考察和利用该书提供方便。

但在整理过程中，也遇到了种种问题。首先最困难的是日本抄本中，经常有缺脱及阙文的书叶，前者很不容易发现。笔者将现存两种传本的目录与正文反复对照比勘，从而发现了许多抄本中的脱误。其次是抄本中的书写错误与白丁甚多，也有很多蠹残之处，因此有些方剂会出现药物不全及剂量缺脱等问题。由于该书只有两种传本，没有更多可资对校的版本，所以我们更多的是利用他校。

《十便良方》引用诸方时，经常注明出处，这就为我们利用所引之书提供了便利。该书经常引用的南宋以前的医药书是《千金要方》《外台秘要》《大观证类本草》《太平圣惠方》《太医局方》（即《和剂局方》前身）等书，也参考了南宋的诸家方书，如《鸡峰普济方》《杨氏家藏方》《普济本事方》《严氏济生方》等。只要我们有条件查找到的《十便良方》引用诸书，都成为他校的资料来源。此外，上面提到的明代《普济方》，也为校勘提供了很大的方便。

南宋之时的医药书，为避免雕版印刷导致的剂量模糊或错误，常把中文数字"一、二、三、四……"等写成大写的"壹、贰、叁、肆……"《十便良方》亦然。对于现代读者来说，阅读起来可能有些不习惯。但是，此书作者对此作出了特别的强调，他在"《十便良方》须知"（凡例）中说："此方凡分两中，'一、二、三、四、五、六、七、八、九、十'字皆以点画，多者字代之，所贵不致雕板擦损分两，误人服食。"为了保留宋代方书，尤其是郭氏本人的特点，本次校释，仍保留原书的大写中文数字"壹、贰、叁、肆……"

但由于时间仓促，逐一核对《十便良方》所引诸方的原出处几乎不可能。因此该校释本中自然还遗留了不少遗憾。尤其是对所缺方剂的寻检核查，可能也是部分可为的。但由于时间的限制和对于可靠性的存疑，这一工作还只是做了部分的尝试。由于作者的学识所限，该本存在的校释错误肯定不少，期待读者批评指正。

张志斌　郑金生
2025 年 1 月

校释说明

一、日本冈西为人《宋以前医籍考》指出，《十便良方》"传于后世者有二种"，一乃传于中国之宋刊残本《新编近时十便良方》，一乃传于日本之影宋抄本《备全古今十便良方》。将此二本互相比较，两者卷帙与正文内容均同，乃同一书。然二本均各有残阙。宋刊残本之残存卷数虽较日本抄本少21卷，但却有日本抄本所无的卷13~卷17、卷21（共计6卷）。若将二本所存卷数相加，则《十便良方》今实存37卷，仅有3卷（卷18~卷20）残脱。有鉴于此，本次校释时，笔者将上述宋刻残本与日本影宋残抄本均收集齐备，作为底本。这两类传本可以互补，从而为全面考察和利用该书提供方便。由于该书只有两种传本，没有更多可资对校的版本，所以我们更多的是利用他校。

二、本书采用横排、简体，现代标点。简体字以2013年版《通用规范汉字表》为准（该字表中如无此字，则按原书）。原书竖排时显示文字位置的"右""左"等字样一律保持原字，不作改动。原底本中的双行小字，今统一改为单行小字。

三、底本原有目录，如部分目录与正文标题不相符，一般按正文修改目录，并出注说明。在必要的情况下，也可能按目录补充修改正文。如有特殊情况需要特别说明，在"前言"中详述。

四、校释本对原书内容不删节、不改编，尽力保持原书面貌，因此原书可能存在的某些封建迷信内容，以及某些不合时宜，或来源于当今受保护动植物的药物（如虎骨、犀角等）仍予保留，请读者注意甄别，勿盲目袭用。

五、本书校勘凡底本引文虽有化裁，但文理通顺，意义无实质性改变者，不改不注。惟引文改变原意时，方据情酌改，或仍存其旧，均加校记。

六、原书的古今字、通假字，一般不加改动，以存原貌。底本的异体字、俗写字，或笔画有差错残缺，或明显笔误，均径改作正体字，一般不出注，或于首见处出注。某些古籍中常见的极易混淆的形似字，如已己巳、太大、苓苓、沙砂等，径改不注。而在某些人名、书名、方药、病证名中，间有采用异体字者，则需酌情核定。

七、该书误名、不规范名中，以药名最为多见。本次校点，以改正误名为主（首见出注），如防丰（风）[1]、石羔（膏）、黄蓍（耆）、白芨（及）、白藓（鲜）、黄莲（连）、牡砺（蛎）、紫苑（菀）、连乔（翘）、梹郎（槟榔）等。或有当今以从俗多用，或属通假字、古今字，或古代药物别名等的药名，则网开一面，不多作统一，如芒消（硝）、栝楼（瓜蒌）、苦练（楝）等，悉按原书等。

八、除药名之外，书中的其他用字，修改情况如下：其一，数量词。原书的药物剂量有采中文数字"壹、贰、叁……"者，此属宋明时人为防范剂量错误而特地使用的文字，今不予修改。他处采用一般中文数字"一、二、三……"也不予修改，均保持原样。其二，部分术语。如表示丸剂可能有"圆""元""丸"三种情况，如以一种为主，其他都很少，则按绝大多数予以统一；若不同情况均有，难以取舍，则各按原书。又如"藏府"与"脏腑"也同样处理。

九、凡属难字、冷僻字、异读字，以及少量疑难术语、药物来源等，酌情加以注释。原稿漫漶不清、脱漏之文字，若能通过各种校勘方法得以解决，则加注说明。若难以考出，用方框"□"表示，首次出注，后同不另加注。

---

[1] 注：括号中为正字，后同。

十、凡底本中的序、跋、后记等全部保留。体例保留原来的顺序，一般为序文在前，目录随后。若个别特殊情况，亦不予变动。

十一、原书某些大块文字的篇节，不便阅读理解，今酌情予以分段。某些特殊标记，亦酌情更换成简便易读的方式予以替换。

自 序[1]

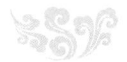

仆妄意不徒然于世者也，不幸以疾废，中常惕然，以为日蠹米粟，与草木俱腐矣。思欲少，求其志，因己之所利而可以利人者，当为之尽心，庶几有少分勤劳以裨于世。尝曰：足疴沉绵固当推理而安之，而天下之如己之患者，几何人哉？其上者调治奉养，固不可同日而语，然其人亦可以屈指计，而天下者又不知其几百倍也。砭艾汤熨，兴居寝饮，在逆境中安能物物悉知所欲？矧又处于穷乡僻境，而素无诊疗者邪？想叹息愁恨之声不绝旦夜，而自为有生之亡，聊不如无生之为乐。念言至此，则妄意不徒然者，愈惓惓不能已，必期少有以便利之。绍熙辛亥[2]，东南漕使孙公稽仲有所集方书一编，目曰《大衍》。仆一见之，深用惬意。继曰：向之惕然者，今可以少释矣！第惜其太略，于是因仍其法，遍搜方论，覃思累年，摘其简要而至切、迅而不暴、与时运相宜者以附益，附公之不足，果得其便凡十焉。然所谓十便者，皆世之所忽而弗思者也。仆既偶然得之，喜其不独利于下，而其上者亦不可一日无，故作是书而衍其传。

此编天下之病皆有，方所需药材止于六十四种，易于储蓄，一便也；世所常用而人所共识，无难致之物，二便也；各市少许置药笼中，不妨行李带挈，三便也；古今方论，安能一一讨寻？今惟取必效精髓之

---

[1] 自序：此据宋刊残本《新编近时十便良方》（即"新编本"）。
[2] 绍熙辛亥：绍熙是南宋宋光宗赵惇的年号，辛亥是绍熙二年，即1191年。

方、本草性味之说、疾病所起之源、辨验药材之法、炮炙制度之宜，诸家卫生之术尽萃此书，不劳遍阅，四便也；凡有病即有方，有方即有药，不致仓皇失措，五便也；治疾如救焚，其可缓哉？此书用药简当而和剂不劳，六便也；或宦游边州僻县，地少医药，缓急有以支吾，七便也；大商行旅，野宿舟居，忽有不虞之证，不致坐受其困，八便也；居处村落及深山穷谷之家，去城市颇远，即得应用，九便也；天下贫者众而富者寡，仁人君子于困穷而疾病者，常动心焉。或欲探囊施予，且无方药不备之叹，十便也。

呜呼！天下可亡病而不可无药，可亡药而不可亡书。然有是书者，何药之难致？而有是药者，何病之足忧？昔孔子之所谨者，斋、战、疾。而又曰父母唯其疾之忧。善养生者，即圣人之所甚谨，与其所谓忧者而观之，则思过半矣。仆何人斯？其敢妄谓此书绝人之忧患乎？诚以折肱之类而留意之久，深信方药之不我欺。敬以区区之见，布于大方。拘谫之诮，简要之称，知我罪我，则亦毋隐乎耳。

时庆元乙卯[1]十月二十四日汾阳博济堂书

---

[1] 庆元乙卯：庆元是南宋宋宁宗赵括的年号，乙卯是庆元元年，即1195年。

《十便方》序

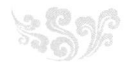

余素喜仙人刘涓子服术法[1]，怵桃鸽之戒，未果也。得成都李君康甫方，合五味子为剂，可不戒而效。归语同舍生郭君履道，君愕曰：方乃有是耶？余雅知君好方，意未及李君也。服之，逾时睛忽半赤，疡起赤中，医即[2]以大铁针卷眦剔疥乃已。后[3]问郭[4]君，曰：术温补而性甚燥，故饵术者必□□[5]次其燥，以全其温，乃可补耳。且五味子偏多酸，以酸敛燥，并归于肝，目不病何待？余始知君精于方药，非时流比也。会余入山，君劝余亲近方药以自辅养。间取《素问》《本草》、古今诸方阅之，每患其部帙繁多，难以遍举，欲集录其要作一书，名无端绪。一日君相过，言曰：坦病废二十年，以身[6]试药，以证考方，知世良方诚能去疾，特士大夫知医者鲜耳。故知方者不畏多病，而畏病者率不喜方。使人得良方，家储善药，虽挈属远游，奋身勇往，僻处穷乡，可无疾之尤矣。因出所集方四十卷本示余，曰：《神农本草》上、中、下药应天、地、人，止三百六十种，后医增入有名未用，冗滥猥杂。而世医常用亦不过六十四种。以六十四药尽四百四病，

---

[1] 刘涓子服术法：刘涓子为南朝、刘宋初医家。传其曾得黄父鬼所遗《痈疽方》，演为《刘涓子鬼遗方》10卷，现存5卷。在今存5卷本《刘涓子鬼遗方》均治疗痈疽内容，无"服术法"。
[2] 印：疑为"即"之形误。
[3] 后以：此下原衍"后以"2字，据文义删。
[4] 郭：原为一字阙，据文义补。
[5] □□：原作二字阙。
[6] 身：原误作"耳"，据文义改。

如易爻流转，运用不穷。且简节本草诸家，所笺六十四药于首。凡养性堤疾，择材制剂之法，莫不具在，简编画然，诸方尽废。余得之喜，劝君为广之，逾年而书数至，求余为序。余嘉君用力精专，措心益广，近古人强为善者，故为具识本末，以告识者。君汾阳人，坦其名，履道其字。

庆元二年[1]十有二月甲戌青山宋德之序

---

[1] 庆元二年：即1196年。

今具所编古今方论总目[1]

《太平圣惠方》	葛氏《肘后方》	《千金方》	《千金翼方》
《外台秘要方》	《古今录验方》	《深师方》	《范汪方》
孙真人《枕中记》	《备急方》	《救急方》	《必效方》
《崔元亮方》	《正元广利方》	《张文仲方》	《小品方》
《必用方》	《近效方》	《广济方》	《经验后方》
刘禹锡《传信方》	《延年秘录方》	《删繁方》	《姚和仲方》
韦宙《独行方》	《经验方》	《金匮方》	《灵苑方》
《胜金方》	《兵部手集》	《经心录》	《谭氏方》
《子母秘录》	《王氏伤寒方》	《纂灵记》	《修真秘旨》
《神农本草》	《图经本草》	《老唐方》	《野人闲话》
《产宝方》	《全生指迷方》	《梅师方》	《琴心居士方》
《本草新注》	《太平广记》	《江阳卫生方》	《胡氏总效方》
《大衍方》	《十全博救方》	《杨氏家藏方》	《至道单方》
《太医局方》	《鸡峰普济方》	《普济本事方》	《苏沈良方》
王氏《博济方》	李畋《该闻集》	《海上方》	《孙尚药方》
《斗门方》	《本草衍义》	《初虞世方》	《南阳活人书》
《集验方》	《郭氏家藏方》		

[1] 古今方论总目：此据"新编本"。末署"万卷堂作十三行大字刊行，庶便检用，请详鉴"。

《十便良方》总类

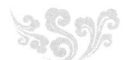

卷第一

六十四药本草节要

卷第二

六十四药本草节要

卷第三

六十四药本草节要

卷第四

所在皆有之药本草节要

卷第五

所在皆有之药本草节要

卷第六

所在皆有之药本草节要

卷第七

辨验药材美恶要之诀

六十四药炮炙制度

所在皆有之药炮炙制度

卷第八

治一切风疾诸方上 中风总治、头面风、头痛

卷第九

治一切风疾诸方下 头眩、癫痫、大风疾、常服风药方

卷第十

治伤寒等疾诸方上伤寒总治、伤风

卷第十一

治伤寒等疾诸方下中暑、风湿、辟瘟疫

卷第十二

治一切气疾诸方上心腹痛、小肠气

卷第十三

治一切气疾诸方下积聚、膈噎、胀满、喘促、浮肿、水气

卷第十四

治脾胃等疾诸方上脾胃总治、呕吐

卷第十五

治脾胃等疾诸方中泄泻、痼冷、霍乱

卷第十六

治脾胃等疾诸方下疟、痢、消食

卷第十七

补虚损等疾诸方上补虚总治、心、肝、肺

卷第十八

补虚损等疾诸方中肾、虚劳、盗汗、发热、腰脚

卷第十九

补虚损等疾诸方下梦泄、消渴、吐血、唾吐、衄血、常服补药方

卷第二十

治痰饮等疾诸方痰饮、咳嗽

卷第二十一

治积热等疾诸方积热总治、咽喉、口齿

卷第二十二

治眼目等疾诸方耳、鼻

卷第二十三

治大小肠等疾诸方痔血、脱肛、秘涩、淋沥

卷第二十四

治妇人等疾诸方上_{诸疾总治、经候}

卷第二十五

治妇人等疾诸方中_{妊娠}

卷第二十六

治妇人等疾诸方下_{产后、下乳、乳疮}

卷第二十七

治小儿等疾诸方一_{诸疾总治}

卷第二十八

治小儿等疾诸方二_{惊风、诸疳}

卷第二十九

治小儿等疾诸方三_{呕吐、泻、痢}

卷第三十

治小儿等疾诸方四_{疮疡、班[1]、疹}

卷第三十一

治疮肿折伤等疾诸方上_{痈疽、疥疮、癣疮、痱疮、秃疮}

卷第三十二

治疮肿折伤等疾诸方中_{丹疮、代指、肾风疮、阴疮、打扑}

卷第三十三

治疮肿折伤等疾诸方下_{汤火伤、破伤风}

卷第三十四

杂方一_{三部脉诀}

卷第三十五

杂方二_{养生禁戒}

卷第三十六

杂方三_{丹药}

---

[1] 班：同"斑"。

卷第三十七

杂方四_{神仙服食、酒治}

卷第三十八

杂方五_{食治、食戒}

卷第三十九

杂方六_{须、发、手、面、解毒、中恶、禁咒}

卷第四十

杂方七_{骨鲠、误吞物、虫畜伤、腋气、嵌甲、缢死、溺死、魇死、冻死}

诸品有益汤方[1]

---

[1] 诸品有益汤方：此下原有"十便良方总类终"。今依现代校点通例，删去节、卷之尾卷终类说明文字。

《十便良方》须知

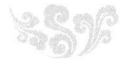

仆编类此方,亦欲好事者预备不虞也。且人之疴痛,其至也不与人期,则吾之治御之方,不可不预为之计哉。倘不能少运智力以周一身,则亦何贵乎为万物之灵!孙真人曰:见诸世禄之家有善马者,尚贮马药十数品以为之防,少见爱身者能蓄一二虑患药,以此较彼,诚为可羞!信哉斯言也!万一绝医药处病起不测,无以枝梧,则拱手待尽也必矣。长吁一声,斯乃自致,尚何怨天尤人耶!知此则知吾之《十便方》之所以作也。

仆尝患古今方书部帙浩博,仓卒之间检寻至难。比得方讫,却乏药味,病者往往坐是不救,即与无方同[1]也,可伤可念。今因仍孙氏法,广搜诸方,所□□□□□□品[2],惟取日用常使之药,编成一书,凡四十卷,目之为《近时十便良方》。虽不能尽"一身是病,大地是药"之说,然留意于此者,所得亦已过半,第恨仆寡闻尔。

此之方书,乃总统古今方论六十六帙。内编出者,用药止于六十四件,适与大易重爻之数合。凡有同类,可以相附者则附之,不欲更增其数,以紊六十四药之名。正以其如"大衍方"之说,变通周流之不穷也。然此药尽系南北川广所产之物,卒难以致,须当预为之储。此外合需其它药等,如梅、橘、姜、枣、谷、禽、畜、虫、鱼、蜜蜡之类,是

---

[1]同:原作"向",与义不通,据文义改。
[2]品:此前原为六字阙。

所在皆有者，又不在此数，缓急自可寻采也。

古今方书不可以名件计，吾之《十便》何其赘疣哉？第以其储药简而治疾博，姑可尚尔。有惠利之心者，观此则知其与他方书不同。然此方书皆自古今圣贤所处方论中摘出一[1]二，尽是切近今时气候，全无泛取，今人力不胜者不录也。又是世所常用而人所共识之药，更无可疑。惟此编类方书之学，非其它文字之比，深属利害，皆是仆字字心眼挑出，不敢炫以自鬻。又属当世三四名医印证矣，委是精致，三光亦为之鉴焉。精力尽于此矣，览者幸毋忽。

此方类例之体，自一件至两件谓之单方，居前；自三件至五件，谓之简要方，居中；自六件至十件或十一件，谓之群方，居后。缓急检之不繁杂也，一任对证择方修合。

人生天地间，四大尤难节适，外则风寒暑湿、饥饱劳佚，内则喜哀乐、忧愁思虑，日渐月□□□□□知[2]，有未安处，一旦如盲者吹火，忽然火着，和须眉一时燎去，人之病成，亦复如是。万一有此，始知《十便方》有得力处。或更欲修合，素来所蓄方书外有合用他药，欲市之于他境，虽或调治而尚未能释疑。欲招医于远地，则是时已先有此者可以支捂矣。俟医之来而药之至，犹未脱也，况此书亦自能愈疾者耶？识者必能晓此。

古今方书用药，所有治药制度皆于脚下注之，今方则不然，撮合诸家之法而丛在一卷，更不于脚下各注。其有制度异于常法者，仍注在本方。凡合和者于第七卷检之。

孙真人曰：凡妇人之病，比之男子，十倍难治。所以别立方论。若是四时节气为病，虚实冷热，故与丈夫同，惟除妊娠、产后、经候、乳病外，其杂病与丈夫同者散在诸卷。仆此方亦然。

又曰：凡小儿之病与大人不殊，惟用药有多少之异。其惊痫客忤、

---

[1]一：原无，据文义补。
[2]知：此前原为6字阙。

无辜疳瘦、解颅不行等外，自余杂病与大人同者，散在诸卷，可披而得也。仆此方亦然。

又曰：凡古名贤治病，或用生命以济急难，虽曰贱畜贵人，至于爱命，人畜一也。损彼益己，物情同患，况于人乎！夫杀生求生，去生更远。今之此方所用生命物为药者即不得已，其禽鱼虫畜有先死者，可市而用之，不在此例。又云鸡子皆取先破者用之，完者无力。

凡世间常用经效群方，药不过数件，人家亦须预备以济急难。如至宝丹、灵宝丹、苏合香圆、云母膏之类，乃常时收蓄者，此又仆之所望也。

此方凡分两中，一、二、三、四、五、六、七、八、九、十字皆以点画，多者字代之，所贵不致雕板擦损分两，误人服食。

世间毒恶之证，仓卒间遂可以致命，不有瞑眩之药则不足抗御。如巴豆、砒霜等物，人亦罕有蓄之者。万一与证相投，则回视其它药，万万不侔此看。凡使者止有数方，不欲载在六十四药之数，以紊其名，恐其以少妨众也。第惜其诚是起死之药，不欲去之。得此书者，并望蓄此。

今具六十四药总目

丹砂水银附　　　　石钟乳　　　　　　矾石
赤石脂白石脂附[1]　雄黄雌黄附　　　　石硫黄
阳起石[2]　　　　　磁石　　　　　　　铅铅[3]丹附
术白术附　　　　　 地黄生熟附　　　　远志
泽泻　　　　　　　 甘草　　　　　　　人参
牛膝　　　　　　　 细辛　　　　　　　独活羌活附
升麻　　　　　　　 柴胡前胡附　　　　木香[4]
菟丝子　　　　　　 巴戟天　　　　　　肉苁蓉
防风　　　　　　　 芎䓖　　　　　　　黄耆
五味子　　　　　　 黄连黄柏、黄芩、大黄附　当归
芍药　　　　　　　 麻黄　　　　　　　狗脊[5]
草薢　　　　　　　 白芷　　　　　　　紫菀
款冬花　　　　　　 高良姜　　　　　　肉豆蔻白豆蔻、草豆蔻附
缩砂　　　　　　　 蓬莪茂　　　　　　天麻
京三棱草三棱附　　 使君子　　　　　　补骨脂
桔梗　　　　　　　 半夏　　　　　　　乌头天雄、附子、白附子附

---

[1] 脂附：原作"附脂"，据正文乙转。
[2] 阳起石：此后原有"云母附"三字，据正文删。
[3] 铅：原作"黄"，据正文改。
[4] 木香：原脱，据正文补。
[5] 狗脊：原脱，据正文补。

天南星	茯苓_{茯神、琥珀、猪苓附}	桂
杜仲	沉香_{藿香、乳香、丁香、檀香,丁香即鸡舌香}	
酸枣人	厚朴	枳实_{枳壳附}
山茱萸_{吴茱萸附}	槟榔_{大腹皮附}	诃梨勒
胡椒	龙骨_{白龙骨附}	牡蛎
干蝎	鹿茸_{麝香、鹿角、麋茸胶附}	

《十便良方》目录

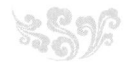

卷 第 一[1]

六十四药本草节要二十三种 ·················· 1

丹砂水银附 / 1
石钟乳 / 2
矾石 / 3
赤石脂白石脂附 / 3
雄黄雌黄附 / 4
石硫黄 / 4
阳起石 / 5
磁石 / 5
铅铅[2]丹附 / 6
术白术附 / 6
地黄生、熟附 / 7
远志 / 8
泽泻 / 8
甘草 / 8
人参 / 8
牛膝 / 9
细辛 / 9
独活羌活附 / 10
升麻 / 10
柴胡前胡附 / 10
木香 / 11
菟丝子 / 12
巴戟天 / 12

---

[1]卷第一：原作"第一卷"，今据正文卷次标示法，统一为"卷第×"。下同。
[2]铅：原作"黄"，据正文改。

卷　第　二

六十四药本草节要 二十二种 ······ 13

　　肉苁蓉 / 13
　　防风 / 13
　　芎䓖 / 14
　　黄耆 / 14
　　五味子 / 15
　　黄连 黄檗、黄芩、大黄附 / 15
　　当归 / 16
　　芍药 / 17
　　麻黄 / 17
　　狗脊 / 18
　　萆薢 / 18
　　白芷 / 18
　　紫菀 / 18
　　款冬花 / 19
　　高良姜 / 19
　　肉豆蔻 白豆蔻、草豆蔻附 / 19
　　缩砂蜜[1] / 20
　　蓬莪术 / 20
　　天麻 / 20
　　京三棱 草三棱附 / 21
　　使君子 / 21
　　补骨脂 / 21

卷　第　三

六十四药本草节要 十九种 ······ 22

　　桔梗 / 22
　　乌头 天雄、附子、白附子附 / 22
　　半夏 / 23
　　天南星 / 24
　　茯苓 茯神、琥珀、猪苓附 / 24
　　桂 / 26
　　杜仲 / 26
　　沉香 藿香、乳香、丁香、檀香附，丁香即鸡舌香也 / 26
　　酸枣人 / 27
　　厚朴 / 27
　　枳实 枳壳附 / 28
　　山茱萸 吴茱萸附 / 28
　　槟榔 大腹皮附 / 29
　　诃梨勒 / 29
　　胡椒 / 30

---

[1] 蜜：原脱，据正文补。

龙骨 白龙骨附 / 30

牡蛎 / 31

蝎[1] / 31

鹿茸 麝香、鹿角、麋茸、白[2]胶附 / 31

卷 第 四

所在皆有之药本草节要 二十四种[3] ······ 34

硝[4]石 / 34

食盐 青盐附 / 34

石灰 / 35

伏龙肝 / 35

铛墨 / 35

麦门冬 乃护阶草子 / 35

菖蒲 / 36

蘹香子[5] / 36

署预[6] / 37

菊花 / 37

薏苡人 / 37

车前子 叶附 / 38

蛇床子 俗名野胡萝卜 / 38

生姜 干者附 / 38

艾叶 / 39

松脂 叶、节、根附 / 40

枸杞子 根附 / 41

淡竹叶沥、苦竹叶及沥附[7] / 41

桑根白皮 叶、汁、枝、椹附[8] / 42

蜀[9]椒 / 42

楝实 根、皮附 / 43

皂荚 刺附 / 43

牛黄 阿胶附 / 43

虎骨 / 44

---

[1] 蝎：原作"干蝎"，据正文改。
[2] 白：原脱，据正文补。
[3] 二十四种：原无，据卷第一到卷第三体例补。后卷第五、第六同，不另注。
[4] 硝：原作"消"，据正文改。
[5] 蘹香子：原作"茴香"，据正文改。
[6] 署预：原作"山药"，据正文改。
[7] 淡竹叶沥苦竹叶及沥附：原作"竹叶沥茹附"，据正文补改。
[8] 叶、汁、枝、椹附：原作"枝、椹附"，据正文补改。
[9] 蜀：原作"川"，据正文改。

卷 第 五

所在皆有之药本草节要三十种 ────────────── 45

  鸡乌雄、肝及左翅毛、肫胵里黄皮、
   屎白、黑黄雌、肋骨、子附[1] / 45

  雀卵屎附 / 46

  伏翼夜明砂附 / 47

  石蜜[2]蜡附[3] / 47

  桑螵蛸

  龟甲

  鲤鲫鱼胆附

  露蜂房

  蝉壳

  白僵蚕 / 47

  蜗牛 / 47

  鳖甲 / 48

  虾蟆一名田父 / 48

  牡鼠肉、粪附 / 48

  蛇蜕 / 49

  乌蛇 / 49

  白花蛇 / 49

  雀瓮 / 50

  衣鱼[4] / 50

  白颈蚯蚓[5] / 50

  蜣螂 / 51

  橘柚[6] / 51

  梅实 / 52

  枇杷叶 / 52

  木瓜 / 52

  杏核[7]人 / 52

  桃核[8]人茎白皮、叶、胶附 / 53

  胡桃 / 53

  梨 / 53

  安[9]石榴 / 54

---

[1] 乌雄肝……子附：原作"黄、乌、雌、雄附"，据正文改。
[2] 石蜜：原作"蜜"，据正文改。
[3] 此后桑螵蛸等五味药存目，正文原缺。
[4] 衣鱼：原脱，据正文补。
[5] 白颈蚯蚓：原作"地龙"，据正文改。
[6] 柚：原作"皮"，据正文改。
[7] 核：原脱，据正文补。
[8] 核：原脱，据正文补。
[9] 安：原脱，据正文补。

卷 第 六

所在皆有之药本草节要 二十二种 ·········· 55

　　白[1]冬瓜 / 55
　　冬[2]葵子 葵根附[3] / 55
　　莱菔 音卜根[4] / 56
　　葱汁[5] / 56
　　葫[6] / 56
　　韭 子附[7] / 57
　　紫苏 / 57
　　荆芥 / 57
　　香薷 / 58
　　薄荷 / 58
　　胡麻[8] / 58
　　生[9]大豆黄卷附，巴豆附 / 59
　　赤小豆 / 60
　　绿豆 / 60
　　豉 / 61
　　大麦 / 61
　　小麦 / 61
　　曲 / 61
　　粟米 / 62
　　酒 / 62
　　糯米 / 62
　　醋 / 63

卷 第 七

辨验药材美恶之诀 ·········· 64

六十四药炮炙制度 ·········· 67

所在皆有之药炮炙制度 ·········· 70

---

[1] 白：原脱，据正文补。
[2] 冬：原脱，据正文补。
[3] 葵根附：原脱，据正文补。
[4] 音卜根：原脱，据正文补。
[5] 汁：原脱，据正文补。
[6] 葫：原作"蒜"，据正文改。
[7] 子附：原脱，据正文补。
[8] 胡麻：原在"香薷薄荷"二味之前，据正文内容后移。
[9] 生：原脱，据正文补。

卷 第 八

治一切风疾诸方上 ……………………………………………………… 73

中风总治 眩运、失音、口噤、口㖞、风痉、偏痹、战掉、瘫痪、紫癜、白癜、抽掣 ……………………………………………………… 73

单方 / 73
　一物桂汤 / 73
　附香[1]散 / 73
　开口散 / 73
　乌荆圆 / 74
　荆芥豆淋酒 / 74
　菖蒲散 / 74
　天南星膏 / 74
　肉桂熨法 / 74
　姜黄散 / 75

简要方 / 75
　防风圆 / 75
　生白圆子 / 75
　摩风膏 / 75

　太白散 / 75
　五虎汤 / 76

群方 / 76
　虎骨散 / 76
　当归汤 / 76
　附子圆 / 76
　八风丹 / 77
　十珍圆 / 77
　天麻[2]除风圆 / 77
　芎辛煎 / 77
　续断煎 / 77
　羌活煮散 / 78
　消风散 / 78

头面风 ……………………………………………………… 78

单方 / 78
　煮豆法 / 78
　半夏圆 / 78
　蝉壳散 / 78
　皂[3]荚膏 / 79

　消硫散 / 79

群方 / 79
　头旋病源 / 79
　三五七散 / 79
　白芷散 / 79

---

[1] 香：原作"子"，据正文改。
[2] 天麻：原脱，据正文补。
[3] 皂：原作"白"，据正文改。

山茱萸散 / 80　　　　　　　　神圣散 / 80
小三五七散 / 80

头痛 80

单方 / 80　　　　　　　　　**简要方** / 81
荆公治头痛法 / 80　　　　　附子散 / 81
鲁直治头痛法 / 80　　　　　神圣散 / 81
粹道治法 / 80　　　　　　　吹鼻散 / 81
透顶散 / 80　　　　　　　　附子细辛汤 / 81
乌头散 / 81　　　　　　　　天麻圆 / 81
伏龙肝散 / 81　　　　　　　贴脑膏 / 81
地龙膏 / 81　　　　　　　　白附子散 / 81

卷　第　九

治一切风疾诸方下 头眩、癫痫、大风、常服方 83

头眩 83

单方 / 83　　　　　　　　　**群方** / 84
芎茶汤 / 83　　　　　　　　防风饮子 / 84
菊花散 / 83　　　　　　　　川芎散 / 84
蝉壳散 / 83　　　　　　　　山茱萸散 / 84
菊花酝酒 / 83　　　　　　　天雄散 / 84
松花浸酒 / 84　　　　　　　摩顶[1]细辛膏 / 84

癫痫 85

单方 / 85　　　　　　　　　神效散 / 86
朱麝散 / 85　　　　　　　　**简要方** / 86
铁落饮 / 85　　　　　　　　半夏圆 / 86
火蟾散 / 85　　　　　　　　辰砂散 / 86

---

[1] 摩顶：原脱，据正文补。

黄石散 / 86

大风疾 86

单方 / 86
恶疾大风论[1] / 86
皂荚圆 / 88
何首乌散 / 88
上真散 / 88
大风圆 / 88
松叶酒 / 88
侧柏叶圆 / 88
艾蒿酒 / 89
雄黄丹 / 89

盐浴法 / 89
下虫方 / 89
松脂圆 / 89

简要方 / 90
通天再造散 / 90
雄黄膏 / 90
神效散 / 90
黑虎丹 / 90
乳香散 / 90

常服方 91

单方 / 91
纯阳丹 / 91
附子酒 / 91
橘皮圆 / 91
人参辰砂圆 / 91
川芎煎 / 92
小省风汤 / 92
生姜附子汤 / 92

简要方 / 92
青州白圆子 / 92
四斤圆 / 92
活血丹 / 93
防风散 / 93

虎骨酒 / 93
芎辛散 / 93
青龙膏 / 93
薏苡人煎 / 93

群方 / 94
定风饼子 / 94
辰砂天麻圆 / 94
石髓圆 / 94
天麻圆 / 95
愈风丹 / 95
大省风汤 / 95
虎骨散 / 95

---

[1] 恶疾大风论：原以小字位于"单方"二字后，此后尚有"附"字。今据正文，删去"附"字，移至单方之下，作为单独标题。

卷 第 十

治[1]伤寒等疾诸方 伤风、吹嚏附 ·· 96

伤寒总治上 咳逆、痞气、虚脱、厥冷、发散、鼻衄、劳复、结胸、阴毒、阳毒、恶寒、下痢、烦躁、吐血、一日证、二日证、三日证、四日证、五日证、六日证、七日证、八日证、九日证、发痉[2]、耳聋、和解、多汗、清涕、发热、下血、无汗、虚羸、呕哕、谵言 ··· 96

调治法七道[3] ··· 96

单方 / 97

一药兼疗法 / 97

蒸汗法 / 98

活人汤 / 98

治伤寒结胸病源 / 98

赚胸散 / 98

枳壳汤 / 98

治[4]结胸灸法 / 99

阴毒渐深候 / 99

玉女散 / 99

还阳散 / 99

退阴散 / 99

阴毒沉困候 / 100

救阳汤 / 100

黑散子 / 100

霹雳散 / 100

柴胡散 / 100

茱萸熨法 / 101

松墨圆 / 101

伏龙肝散 / 101

葱熨法 / 101

灸咳逆法 / 101

劳复三方 / 102

又方 / 102

又方 / 102

阴易方 / 102

生津圆 / 102

伤寒后[5]禁忌将养法 / 102

简要方 / 103

不卧散 / 103

温肺汤 / 103

---

[1] 治：原脱，据正文补。
[2] 痉：原作"痓"，据正文改。
[3] 调治法七道：原作小字，"附"于"单方"之后，据正文改。
[4] 治：原脱，据正文补。
[5] 后：原脱，据正文补。

升麻葛根汤 / 103
五苓散 / 103
伤寒一日病源 / 103
桂枝汤 / 103
桂枝芍药汤 / 104
葱豉汤 / 104
伤寒二日病源 / 104
桂枝附子汤 / 104
伤寒三日病源 / 104
赤茯苓散 / 104
通关散 / 105
半夏汤 / 105
伤寒五日病源 / 105
猪苓散 / 105
伤寒谵语病源 / 105
犀角散 / 105
桂枝汤 / 106
麻黄汤 / 106
黄耆[1]建中加当归汤 / 106

真武汤 / 107
破阴丹 / 107
两感伤寒病源 / 107
四逆汤 / 108
伤寒衄血病源 / 108
艾叶汤 / 108
鸡苏散 / 108
术附汤 / 108
伤寒吐血病源 / 109
黄连散 / 109
黄芩芍药汤 / 109
赤石脂圆 / 109
二宜散 / 109
甘草芍药汤 / 109
桂附散 / 109
芎劳附子汤 / 110
川芎散 / 110
三奇汤 / 110

卷 第 十 一

治伤寒等疾诸方 ……………………………………………… 111
伤寒总治下 中暑、风湿、辟瘟疫 ……………………………………………… 111

群方 / 111
小青龙汤 / 111
术附汤 / 111
除湿汤 / 111

败毒散 / 112
茯苓白术汤 / 112
人参饮子 / 112
伤寒阴毒病源 / 112

---

[1] 黄耆：原脱，据正文补。

桂附散 / 112

正阳散 / 113

四逆汤 / 113

建中汤 / 113

伤寒四日病源 / 113

和气[1]治中汤 / 113

茵陈散 / 113

柴胡桂枝汤 / 114

伤寒六日病源 / 114

小柴胡汤 / 114

猪苓汤 / 114

伤寒七日病源 / 114

桂枝汤 / 114

伤寒八日病源 / 115

附子白术汤 / 115

伤寒九日病源 / 115

半夏散 / 115

伤寒痉病病源 / 115

人参散 / 115

白术散 / 116

附子汤 / 116

柴胡汤 / 116

伤寒阴易阳易病源 / 116

葛根散 / 116

附子散 / 117

附子散 / 117

草豆蔻散 / 117

桂心散 / 117

沉香散 / 117

解肌抵圣散 / 118

当归散 / 118

中和汤 / 118

和解汤 / 118

顺气人参散 / 118

中暑毒 119

单方 / 119

造[2]桂浆法 / 119

熟水法 / 119

蒜浆 / 119

泥浆 / 119

桂苓圆 / 119

疗热暍死方 / 120

简要方 / 120

冷香饮子 / 120

五苓散 / 120

大顺散 / 120

广顺散 / 120

橘皮甘草汤 / 121

疗热暍方 / 121

香薷散 / 121

群方 / 121

十全饮子 / 121

黄耆汤 / 121

---

[1] 和气：原脱，据正文及《圣惠方》卷9"和气治中汤"补。
[2] 造：原脱，据正文补。

含化圆 / 122　　　　　　　蜡梅圆 / 122
生津木瓜圆[1] / 122　　　　香薷圆 / 122

风湿 ··· 122

单方 / 122　　　　　　　姜附汤 / 123
二生汤[2] / 122　　　　　　**群方** / 124
独附汤 / 123　　　　　　　渗湿汤 / 124
附子酒 / 123　　　　　　　又方 / 124
简要方 / 123　　　　　　风湿饮子 / 124
芎附汤 / 123　　　　　　　白术散 / 124
术附汤 / 123

辟瘴疫 ··· 125

单方 / 125　　　　　　　草豆蔻散 / 125
柏枝散 / 125　　　　　　　平胃散 / 126
辟瘟方 / 125　　　　　　　浴汤方 / 126
朱蜜圆 / 125　　　　　　　粉身方 / 126
辟魔法 / 125　　　　　　　辟时疫令不相染方[3] / 126
辟妖法 / 125　　　　　　　**群方** / 126
烧术法 / 125　　　　　　　却毒散 / 126
简要方 / 125　　　　　　雄黄圆 / 127

卷 第 十 二

治一切气疾诸方上 心腹痛、小肠气 ·· 128

心腹痛 ··· 128

单方 / 128　　　　　　　最圣散 / 128
姜骰子 / 128　　　　　　　桂酒方 / 128

---

[1] 圆：原脱，据正文补。
[2] 汤：原作"散"，据正文改。
[3] 辟时疫令不相染方：原作"辟疫不染方"，据正文改。

葛氏单方 / 128

姜桂散 / 128

二圣散 / 128

又方 / 129

半硫圆 / 129

椒英圆 / 129

川乌头散 / 129

简要方 / 129

先[1]熨法 / 129

高良姜汤 / 129

四神散 / 130

一捻金散 / 130

四味当归汤 / 130

黄耆建中汤 / 130

群方 / 130

戎盐汤 / 130

神捷圆 / 131

吴茱萸散 / 131

高良姜散 / 131

当归散 / 131

生气汤 / 131

小肠气 ·· 132

单方 / 132

发灰酒 / 132

茴香圆 / 132

二神膏 / 132

各半散 / 132

简要方 / 132

胡桃圆 / 132

藿香散 / 133

茴香散 / 133

吴茱萸散 / 133

卷 第 十 三

治一切气疾诸方下_{积聚、胀满喘促、浮肿水气} ·· 134

积聚_{膈噎附} ·· 134

单方 / 134

快气圆 / 134

酢面圆 / 134

下气方 / 134

又方 / 134

破癥散 / 134

熨癥方 / 135

散癥汤 / 135

痃癖病源 / 135

桃人煎 / 135

---

[1] 先：原脱，据目录补。

乌头圆 / 136	生姜橘皮圆 / 136
熨癥癖方 / 136	**群方** / 137
枳实散 / 136	积聚病源 / 137
简要方 / 136	木香散 / 137
丁香煎 / 136	京三棱煎圆 / 137
立效方 / 136	七香圆 / 137
枳壳散 / 136	十膈五噎圆 / 137
五噎膈气圆 / 136	

胀满喘促 138

单方 / 138	紫苏子圆 / 139
肉桂散 / 138	青木香圆 / 139
桂心散 / 138	通中散 / 140
立效散 / 138	枳实散 / 140
烧盐散 / 138	草豆蔻散 / 140
诃梨勒圆 / 138	**群方** / 140
至效圆 / 138	人参散 / 140
简要方 / 139	半夏散 / 140
调中汤 / 139	白术散 / 141
宽中圆 / 139	加减理中汤 / 141
半夏汤 / 139	

浮肿水气 141

单方 / 141	大枣汤 / 143
冬瓜圆 / 141	羌活散 / 143
香薷圆 / 141	浸脚法 / 143
香术圆 / 142	服食法 / 143
十全汤 / 142	**群方** / 143
麻豆圆 / 142	白术散[2] / 143
葱塌子方[1] / 143	五皮饮子 / 144

---

[1] 葱塌子方：此方及此后 10 方，凡 11 方，原脱，据正文补。
[2] 白术散：原脱，据正文补。

正脾散 / 144

浮肿病源 / 144

实脾散 / 144

茯苓汤 / 144

服食法 / 144

卷 第 十 四

治脾胃等疾诸方上呕吐 ································ 145

脾胃总治咳癔、进食、冷秘、反胃、食伤、泄泻、虚肿、呕吐、吐泻、脾湿、胃热、腹痛、积冷、膨胀 ································ 145

单方 / 145

高良姜散 / 145

胡椒汤 / 145

茴香圆 / 145

萝附煎 / 145

麦蘖散 / 146

定胃散 / 146

水沃雪丹 / 146

枣附圆 / 146

胶饴圆[1] / 146

简要方 / 147

椒朴圆 / 147

四倍圆 / 147

厚朴煎圆 / 147

生姜煎 / 147

胃热饮子 / 147

理中圆 / 148

朴术圆 / 148

六君子汤 / 148

丁香平胃散 / 148

健脾人参圆 / 149

附子理中圆 / 149

厚朴煎 / 149

温中厚朴汤 / 149

群方 / 149

进食散 / 149

扶老理中散 / 150

茅香散 / 150

中和圆 / 150

运脾散 / 150

厚朴建中汤 / 150

七珍散 / 150

养脾圆 / 151

四妙健脾散 / 151

人参豆蔻散 / 151

---

[1] 饴圆：原作"胎煎"，据正文改。

呕吐 ……………………………………………… 151

 单方 / 151

  半夏圆 / 151

  的奇丹 / 152

  干姜甘草汤 / 152

  赤石脂圆 / 152

  二力士圆 / 152

  一物汤 / 152

  附子散 / 152

 简要方 / 152

  枣合圆 / 152

  白术煎 / 153

  白术散 / 153

  玉蕊圆 / 153

  健脾散 / 153

  大半夏汤 / 153

  定胃散 / 153

 群方 / 154

  附子丁香散 / 154

  香银圆 / 154

  厚朴圆 / 154

  健脾[1]圆 / 154

  胃爱散 / 155

  平胃圆 / 155

卷 第 十 五

治脾胃等疾诸方中_{泄泻、痼冷、霍乱[2]} …………………………………………… 156

泄泻 ……………………………………………… 156

 单方 / 156

  朴附圆 / 156

  五味子散 / 156

  朱砂圆 / 156

  三神圆 / 156

  附子赤石脂圆 / 157

  枣附圆 / 157

  肉豆蔻散 / 157

 简要方 / 157

  猪肝散 / 157

  健脾散 / 158

  姜附汤 / 158

  金液丹 / 158

  灸气海法 / 158

  梅枣汤 / 158

  玉粉丹 / 158

---

[1] 脾：原作"胃"，据正文改。

[2] 此标题原作"治脾胃等疾诸方泄泻痼冷、霍乱附"，据正文改。

姜附圆 / 158 斗肛圆 / 160
钟乳石圆 / 159 诃梨勒圆 / 160
干姜圆 / 159 白术圆 / 160
木瓜煎圆 / 159 木香散 / 160
群方 / 159 煨肝散 / 161
七宝丹 / 159 厚肠圆 / 161
人参圆 / 160

痼冷 161

单方 / 161 艾硫圆 / 163
小陈皮汤 / 161 火轮散 / 163
救阳汤 / 161 小钟乳圆 / 163
二气丹 / 162 **群方** / 163
草豆蔻拨刀方 / 162 养正金丹 / 163
生姜煎 / 162 黑锡丹 / 164
简要方 / 162 外炙膏 / 164
正气丹 / 162 山茱萸汤 / 164
洞阳丹 / 162 厚朴煎[1] / 165
钟乳石圆 / 162

霍乱 165

单方 / 165 扶危汤 / 166
一味姜汤[2] / 165 冰壶散 / 166
一味盏汤 / 165 救死盐汤 / 166
治转筋方 / 165 **简要方** / 166
又方 / 165 和中圆 / 166
又方 / 166 理中汤 / 167
吐少利多方 / 166 半硫圆 / 167
干霍乱方 / 166 四逆汤 / 167

[1] 山茱萸汤厚朴煎：原阙，据正文补。
[2] 一味姜汤：此方及此后 7 方，凡 8 方，原阙，据正文补。

霍乱病源 / 167	小藿香散 / 168
木香汤 / 167	青金散 / 168
草豆蔻散 / 167	理中散 / 168
定呕汤 / 167	理中加二味汤 / 169
木香散 / 168	丁香散 / 169
良姜汤 / 168	附子散 / 169
丁香散 / 168	扶阳散[1] / 169
群方 / 168	

卷 第 十 六

治脾胃等疾诸方下 疟、痢、消食 …… 170

疟方[2] …… 170

单方 / 170	蒜圆子 / 172
疟说二道[3] 附 / 170	五苓饮子 / 172
独附汤 / 170	草果饮子 / 172
牛膝酒 / 171	天雄圆 / 173
猪胆膏 / 171	五丁饮子 / 173
灸法 / 171	药馄饨 / 173
疗疟[4] 又灸法 / 171	**群方** / 173
蒜丹 / 171	大安散 / 173
七枣汤 / 171	五兽饮子 / 174
乌头圆 / 172	草果饮子 / 174
简要方 / 172	草果饮子 / 174
三味汤 / 172	香朴补虚汤 / 174

[1] 扶阳散：原脱，据正文补。
[2] 疟方：原在"疟痢消食"之前，据正文后移。
[3] 疟说二道：原作小字，跟在"单方"二字之后，据正文改作大字。
[4] 疗疟：原脱，据正文补。

草豆蔻散 / 174

痢 175

单方 / 175

连[1]黄圆 / 175

乌犀圆 / 175

鹿角散 / 175

乌梅圆 / 175

车前汤 / 175

羊肝散 / 176

诃梨勒散 / 176

冷痢论 / 176

温脾汤 / 176

桃花圆 / 176

艾姜圆 / 176

云母散[2] / 177

巴石圆 / 177

观音散 / 177

独姜圆 / 177

简要方 / 177

阿胶圆[3] / 177

黄连圆 / 177

不换金散 / 178

六物汤 / 178

二香圆 / 178

茯苓圆 / 178

阿胶散 / 178

当归散 / 178

附子散 / 178

干姜散 / 178

三神汤 / 179

朱砂圆 / 179

驻车圆 / 179

群方 / 179

狗头骨圆 / 179

梅胶圆 / 179

至圣活命丹 / 179

当归散 / 179

附子圆 / 179

健脾圆 / 180

阿胶煎 / 180

曲蘖圆 / 180

内灸圆 / 180

坚肠圆 / 180

五奇汤 / 181

消食 181

单方 / 181

青空汤 / 181

类攻散 / 181

香曲散 / 181

---

[1]连：原作"茱"，据正文改。
[2]云母散：此及此后凡4方，原阙，据正文补。
[3]阿胶圆：此及此后凡6方，原阙，据正文补。

快膈汤 / 181	草豆蔻散 / 182
陷坚汤 / 181	神曲补中圆 / 182
胶饴煎 / 182	缩砂圆 / 182
荠汁圆 / 182	健脾汤 / 183
简要方 / 182	曲蘖圆 / 183
术曲圆 / 182	

卷 第 十 七

补虚损等疾诸方上 心、肝、肺附 …………………………… 184

补益总治 肝[1]肾、壮阳、升降、虚热、补精、涩精、止悸、肾冷、虚羸、脚弱、足冷、驻颜、明目 …………………………… 184

单方 / 184	**简要方** / 187
鲁直服菟丝子法 / 184	四真圆 / 187
东坡服茯苓方 / 184	补精血鹿茸圆 / 187
二味香茸[2]圆 / 185	厚朴煎圆 / 187
二神圆 / 185	暖下圆[3] / 187
麋角圆 / 185	育真丹 / 187
服附子法 / 185	附子鹿茸圆 / 188
交感丹 / 185	仙茅圆 / 188
黄耆四一散 / 185	沉香鹿茸圆 / 188
苍术圆 / 186	无名丹 / 188
二妙圆 / 186	二阳丹 / 188
一字散 / 186	**群方** / 188
半钱散 / 186	十补汤 / 188
长生丹 / 186	赐方鹿茸圆 / 189

[1] 肝：原作"脾"，据正文改。
[2] 香茸：原作"麝香鹿茸"，据正文改。
[3] 暖下圆：原作"破故纸圆"，据正文改。

羊肉汤 / 189　　　　　　　　肉苁蓉圆 / 190

无比薯蓣圆 / 189　　　　　　椒红圆 / 190

香茸圆[1] / 190　　　　　　　羊肉补真圆 / 190

又方 / 190　　　　　　　　　固真丹 / 191

附子圆 / 190

心 惊悸、恍惚、补心、益智[2] ································· 191

简要方 / 191　　　　　　### 群方 / 193

安神散 / 191　　　　　　　　茯神圆 / 193

又方 / 191　　　　　　　　　远志圆 / 193

煮朱砂法 / 192　　　　　　　薯蓣圆 / 193

寿星圆 / 192　　　　　　　　人参散 / 193

养心丹 / 192　　　　　　　　远志圆 / 193

宁志膏 / 192　　　　　　　　茯神散 / 194

定志圆 / 192　　　　　　　　补心丹 / 194

肝 筋痹、转筋、肝虚、血少、风注、项筋痛、筋骨附 ·············· 194

单方 / 194　　　　　　　　浸药酒方 / 196

虎骨酒 / 194　　　　　　　　白虎风病源 / 196

二虎圆 / 194　　　　　　　　防风散 / 196

乌头散 / 194　　　　　　　　麝香圆 / 196

虎骨散 / 194　　　　　　　　木瓜圆 / 196

附子汤 / 195　　　　　　　### 群方 / 196

薏米粥 / 195　　　　　　　　薏苡人煎 / 196

简要方 / 195　　　　　　　虎骨散 / 196

川乌头汤 / 195　　　　　　　防风饮子 / 196

续断汤 / 195　　　　　　　　白豆蔻散 / 196

附子散 / 195　　　　　　　　木瓜圆 / 196

木瓜散 / 195

---

[1] 香茸圆：此前原有"蔡太师"3字，据正文删。
[2] 惊悸恍惚补心益智：原脱，据正文补。

肺 吐血、喘急、热疮、咳嗽、失音、气逆、声嘶、虚热、肺损 …………………… 196

单方 / 196

补肺散 / 196

猪胰酒 / 197

平肺散 / 197

杏人煎 / 197

国老汤 / 197

咳肺散 / 197

简要方 / 197

出声散 / 197

含化菖蒲煎 / 197

团参黄耆散 / 198

平肺汤 / 198

金露散 / 198

益肺散 / 198

群方 / 198

补肺黄耆散 / 198

白术散 / 198

阿胶膏 / 199

钟乳养肺圆 / 199

宁肺汤 / 199

钟乳圆 / 199

卷 第 十 八 [1]

补虚损等疾诸方中 肾、虚劳、盗汗、发热、腰脚

肾 耳鸣、清肾、肾冷、足冷、精滑、补肾

单方

二宜丹

鹿角散

补肾腰子法

槟榔散

干蝎圆

椒附散

生姜丹

群方

附子圆

金锁丹

春季肾沥汤

夏季肾沥汤

秋季肾沥渴

冬季肾沥汤

二阳丹

---

[1] 卷第十八：此下至二十卷存目，正文原缺。

虚劳 补养、咳嗽、烦热、干渴、吐血、呕逆、腰脚、少力、胃冷、不睡

单方

补养方

单服鹿角胶法

百劳煎

麦门冬煎

羊头髓煎

地骨皮散

建中散

霍和散

草豆蔻散

丁香散

鹿角胶圆

人参散

含化散

群方

盗汗

单方

椒目散

牡蛎散

椒目散

朱砂散

当归散

防风散

简要方

术桂散

牡蛎散

防风汤

白术散

大牡蛎散

左顾散

发热

简要方

参桔圆

地仙散

青蒿饮子

桃人煎

三皂圆

解热饮子

芍药黄耆汤

群方

大建中汤

逍遥散

黄耆散

人参饮子

黄耆白术散

腰脚 脚气、腰痛、拘挛、腰冷、脚肿、脚痛、缓弱

单方

甘草汤

疗腰痛方

又方

疗脚气方

桑煎

浸腰脚方

补肾方

鹿茸圆

防脚气法

萆薢散

乳香散

简要方

白术散

二宜汤

群方

牛膝圆

摩腰方

附子膏

黄耆煎

卷 第 十 九

补虚损等疾诸方下

梦泄 梦泄、消渴、吐血、常服补虚附

单方

茯苓散

茯神丹

二圣散

清心圆

猪苓圆

群方

消渴

单方

独连圆

缩水汤

黄耆圆

热渴圆

竹沥饮

黄瓜汤

桑椹煎

玉关圆

茴香圆

桑螵蛸圆

固气圆

玉霜圆

内固丹

解汤方

牛膝圆

三痟圆

萝卜煎

麦门冬圆

简要方

赤茯苓煎

羊髓煎

柴胡散
乌梅汤
茱萸圆
圆参散
甘草圆

群方

消渴病源

吐血 唾血、衄血附

单方

固真膏
立效散
鹿角胶膏
地黄煎
茯龙肝散
衄血四方
神灸法
柳花散

简要方

黄耆散

消肾病源
黄耆圆
八味肾气圆
磁石散
黄耆汤
断渴汤

桑叶散
地黄煎
艾叶散
地黄饮子
地黄散
四味圆

群方

伏龙肝散
紫苏散子
黄耆散

补虚常服 暖下元、缩小便、壮腰脚、去风冷、进饮食、益臓腑、壮阳气、益精血

单方

补血论
附子圆
通灵玉粉散
破故纸煎
补骨脂圆
二虎圆
服苍术法
服鹿胶法

山药酒

简要方

天雄圆
厚朴圆
椒红圆
青盐圆
重校定香茸圆
地仙酒
太阳丹

群方

肉苁蓉圆

钟乳散

麋角圆

益阳丹

苁蓉煎

菟丝子圆

内丹

鹿茸圆

沉香鹿茸圆

附子黄耆汤

卷第二十

治痰饮等诸方 痰饮、咳嗽附

痰饮 吐逆、痰结、停饮、下痰、痰逆、酒癖、膈热、上气、久嗽、补肺、出声、恶寒、暴嗽

单方

服苍术法

半夏棋子

下痰散

赤石脂散

半夏圆

省风汤

大半夏圆

温胸汤

二圣饮子

简要方

辰砂圆

丁香圆

天南星圆

风疾散

暖胃圆

倍术圆

消饮圆

丁香半夏圆

姜曲饼子

咳嗽

单方

金匮散

杏人煎

生姜煎

含化膏

久嗽饮子

姜饧煎

吞咽法

皂荚圆

桂杏膏

通声圆

简要方

温中圆

煮浮圆

三奇渴

小胡椒圆

紫苏饮子

杏人膏

钟乳散

五嗽圆

润肺散

生姜汁煎

群方

杏人汤

钟乳养肺圆

诃梨勒散

桂心散

平肺汤

钟乳圆

卷第二十一

治积热等疾诸方_{咽喉、口齿} ………… 200

积热总治[1] ………… 200

单方 / 200

芎黄圆 / 200

麦门冬圆 / 200

《千金》地黄圆 / 200

惺惺圆 / 200

地骨皮散 / 201

简要方 / 201

藕汁膏 / 201

清凉饮子 / 201

地黄圆 / 201

四顺饮子 / 201

群方 / 202

洗心散 / 202

黄耆汤 / 202

鸡苏圆 / 202

除热饮子 / 202

咽喉 ………… 203

单方 / 203

贼毒丹 / 203

救急烟 / 203

又方 / 203

生艾膏 / 203

立效散 / 203

---

[1] 积热总治：此后本节全部方名均阙，据正文补。

含差方 / 203
又方 / 203
如圣汤 / 203
一字散 / 204
破毒丹 / 204
治悬痈方 / 204
白丁香圆 / 204
简要方 / 204

五香散 / 204
铅丹煎 / 204
下气饮子 / 204
通声圆 / 205

群方 / 205
半夏散 / 205
川芎圆 / 205
菖蒲大圆 / 205

口齿 口疮、齿痛、龋齿[1]、风毒[2]、齿败、龂[3]露、舌强、舌肿、揩齿、舌疮、吻疮、唇皱、齿肿、牙动、齿宣、口臭、龂肿 ………………………………… 205

单方 / 205
速效散 / 205
芎䓖散 / 206
口角疮方 / 206
疗龋齿方 / 206
又方 / 206
杀齿虫方 / 206
风齿方 / 206
救腐汤 / 206
坚[4]牙散 / 206
杀瘄虫[5]方 / 206
止齿血方 / 206
又方 / 207
又方 / 207
矾石散 / 207

治舌肿方 / 207
乳香散 / 207
雄黄散 / 207
朱砂散 / 207
白牙方 / 207
地龙散 / 207
黄檗煎 / 207
含化圆 / 208
黄连散 / 208
槟榔散 / 208
猪脂膏 / 208
桃人膏 / 208
地黄散 / 208
独活酒 / 208
皂荚膏 / 208

[1] 齿：原作"痛"，据正文改。
[2] 毒：原作"齿"，据正文改。
[3] 龂：原作"齿"，据正文改。
[4] 坚：原作"圣"，据正文改。
[5] 虫：原作"齿"，据正文改。

百草霜膏 / 208	桑椹散 / 211
苦竹汤 / 209	杏人圆 / 211
牢牙散 / 209	杏人散 / 211
乌头散 / 209	芎䓖散 / 211
简要方 / 209	乌头散 / 211
如神散 / 209	**群方** / 211
芎䓖汤 / 209	塌气膏 / 211
口香汤 / 209	鸡舌香散 即丁香也 / 212
口疮煎 / 209	地骨皮散 / 212
又方 / 209	芎䓖散 / 212
麝香圆 / 210	槐白皮散 / 212
柳枝酒 / 210	柳豆散 / 212
细辛散 / 210	乳香含化圆 / 212
露蜂房散 / 210	失笑散 / 213
齿血出病源 / 210	沉香散 / 213
当归散 / 210	三枝膏 / 213
槐枝散 / 210	

卷 第 二 十 二

治眼目等疾诸方 ……………………………………………… 214

眼目 暴赤、障翳、久赤、卒痛、物入眼、昏暗、青盲、雀目、眼涩、眼花、止泪、疳眼、内外障、麸豆眼 …………………………………………… 214

单方 / 214	洗眼汤 / 215
丧明论[1] 附 / 214	杏人膏 / 215
姜连散 / 214	疗青盲方 / 215
物落眼方 / 215	雀目方 / 215
消翳圆 / 215	刮翳膏 / 216
铜青膏 / 215	羊胆膏 / 216

[1] 丧明论：原为小字位于"单方"之后。据正文移下行，改作标题。

乳汁煎 / 216　　　　　　　退赤汤 / 219
神效方 / 216　　　　　　　大枣煎 / 219
枸杞煎 / 216　　　　　　　竹叶煎 / 219
青蒿散 / 216　　　　　　　朱砂煎 / 219
柏叶圆 / 216　　　　　　　洗眼方 / 220
鱼脑膏 / 216　　　　　　　三胆膏 / 220
抵圣散 / 216　　　　　　　驻景圆 / 220
蛇蜕散 / 217　　　　　　　截赤汤 / 220
楮白皮散 / 217　　　　　　羊肝圆 / 220
牙灰散 / 217　　　　　　　胜金方 / 220
搨眼膏 / 217　　　　　　　圣散子 / 220
千里膏 / 217　　　　　　　神明椒菊圆 / 221
又方 / 217
朱砂圆 / 217　　　　　　　**群方** / 221
治伤眼法 / 217　　　　　　磁石圆 / 221
猪脂膏 / 217　　　　　　　肉苁蓉圆 / 221
出眯法 / 217　　　　　　　椒灵丹 / 221
退热膏 / 218　　　　　　　羊肝圆 / 222
二妙散[1] / 218　　　　　　张湛治目奇方 / 222
硼砂散 / 218　　　　　　　枸杞圆 / 222
单服苍术法 / 218　　　　　羊肝夹子 / 222
　　　　　　　　　　　　　补青圆 / 223
简要方 / 218　　　　　　菊睛圆 / 223
眼疾病源 / 218　　　　　　地黄圆 / 223
磁石圆 / 219

耳鼻 鼻齆、耳聋、聤耳[2]、虫入耳、瘜肉、鼻塞、蚀鼻、耳疼、耳鸣、鼻衄、
　　　酒齇、常涕 ··· 223

单方 / 223　　　　　　　菖蒲散 / 224
断齆法 / 223　　　　　　　磁石酒 / 224

---

[1] 散：原作"圆"，据正文改。
[2] 聤耳：原脱，据正文补。

蚯蚓散 / 224

白矾膏 / 224

蜣螂散 / 224

治酒齇鼻 / 224

简要方 / 224

通鼻散 / 224

鸡子圆 / 225

地黄散 / 225

伏龙肝散 / 225

阿胶散 / 225

黄耆圆 / 225

烧肾散 / 225

通鼻八味膏 / 225

肾沥汤 / 226

羊肾附子圆 / 226

鱼脑膏 / 226

卷第二十三

治大肠小肠等疾诸方 痔血[1]、脱肛、大肠秘涩、淋沥、小便不通、尿血附[2] ················· 227

痔血 ················· 227

单方 / 227

杏丹 / 227

茱萸圆 / 227

黄耆汤[3] / 227

赤小豆散 / 228

止痛膏 / 228

鲫鱼圆 / 228

水沃法 / 228

百药散 / 228

止痒法 / 228

二神圆 / 228

川乌头圆 / 228

散结圆 / 229

枳实散 / 229

黑龙散 / 229

通神散 / 229

简要方 / 229

白矾圆 / 229

三黄圆 / 229

斗肛圆 / 230

四神散 / 230

槟榔散 / 230

萆薢圆 / 230

麝香圆 / 230

大萆薢圆 / 230

---

[1] 痔血：原脱，据正文补。
[2] 脱肛……附：凡15字，原在下一标题"痔血"之后，据正文前移。
[3] 汤：原作"圆"，据正文改。

生干地黄圆 / 230　　　　　　　鹿茸圆 / 231

脱肛 ……………………………………………………………… 231

单方 / 231
收肛散 / 231
洗肛法 / 231
野狸散 / 231
暖脏法 / 231
磁石散 / 231

简要方[1] / 232
三神丹 / 232
缩肠散 / 232
附子散 / 232
赤石脂散 / 232

秘涩 ……………………………………………………………… 232

单方 / 232
通秘散 / 232
治秘姜兑法 / 233
神效方 / 233
蜜导方 / 233
赤小豆散 / 233
通肠圆 / 233
霹雳汤 / 233

简要方 / 233
黄耆汤 / 233
润肠圆 / 234
橘皮圆 / 234
四顺饮子 / 234
大橘皮圆 / 234
小黄耆圆 / 234

淋沥 小便[2]不通附 …………………………………………… 234

单方 / 234
石淋病源 / 234
膏淋病源 / 235
劳淋病源 / 235
热淋病源 / 235
血淋病源 / 235
冷淋病源 / 235
糯米膏 / 235
皂角[3]酒 / 236

矾石散 / 236
发灰散 / 236
浮萍散 / 236
双金自然液 / 236
疗尿床方 / 236
又方 / 236
又方 / 236
鸡白散 / 236

---

[1] 简要方：此前原衍"水沃"二字，据正文删。
[2] 小便：原脱，据正文补。
[3] 角：原作"荚"，据正文改。

下石散 / 236

豉饼灸法 / 237

金葵散 / 237

车前子散 / 237

熨法 / 237

清真汤 / 237

神效胡桃酒[1] / 237

各半散 / 237

简要方

气淋病源 / 237

葵子散 / 238

龙骨圆 / 238

苁蓉圆 / 238

柏叶汤 / 238

发灰煎 / 238

白芍药煎 / 238

茯苓散 / 238

伏龙肝散 / 238

通秘散 / 239

生茶散 / 239

抵圣散 / 239

鹿茸地黄煎 / 239

群方 / 239

龙骨圆 / 239

鹿茸圆 / 240

菟丝子散 / 240

肉苁蓉圆 / 240

葵子散 / 240

小便不通病源兼治法 / 240

小便数病源[2] / 241

地骨皮饮子 / 241

菟丝子散 / 241

白茯苓散 / 241

遗尿病源 / 242

泽泻散 / 242

大鹿茸圆 / 242

卷第二十四

治妇人等疾诸方上[3] 经候附 …… 243

妇人总治 暖子脏、血冷、腹痛、带下、血闭、梦交、阴病、血虚、生血、脏燥、多血、崩漏、虚劳、潮热、求子、腰脚、诸虚 …… 243

单方 / 243

妇人生疾病源 / 243

暖胞圆 / 243

滋阴万病圆 / 243

---

[1] 神效胡桃酒：原作"胡桃酒方"，据正文改。

[2] 小便数病源：原在上条之前，据正文后移。

[3] 上：原无。"治妇人等疾诸方"凡三卷，最后一卷标为"治妇人等疾诸方下"，据补"上"。

芎䓖汤 / 244
止冷气法 / 244
又方 / 244
头灰散 / 244
通经散 / 244
雄黄圆 / 244
治妇人阴痒不止 / 245
又方 / 245
又方 / 245
又方[1] / 245
温中坐药蛇床子散 / 245
交加散[2] / 245
大枣汤 / 245
地黄散 / 246
葱白汤 / 246

简要方[3] / 246

肩背痛饮子 / 246
麋茸万病圆 / 246
温经胶附圆 / 246
当归散 / 246
鹿角胶散 / 246
肉豆蔻圆[4] / 247
久[5]治赤白带下病源 / 247

干姜圆 / 247
赤石脂散 / 247
柏叶散 / 247
当归汤[6] / 247
逍遥散[7] / 247
当归散 / 248
附子当归圆 / 248
四物汤 / 248
金花散 / 248
乌金散 / 248
麻黄汤 / 249
白矾散 / 249
杏人膏 / 249
杏人散 / 249
鬼交病源 / 249
茯神散 / 249

群[8]方 / 250

妇人无子病源[9] / 250
阳起石圆[10] / 250
阿胶煮散 / 250
萆薢圆 / 250
伏龙肝散 / 251

---

[1] 又方：此后原有"治妇人阴冷痒方"，据正文删。
[2] 交加散：此下原有标题"群方"，据正文删。
[3] 简要方：原脱，据正文补。
[4] 肉豆蔻圆：此下原有标题"秘方"，据正文删。
[5] 久：原脱，据正文补。
[6] 当归汤：原脱，据正文补。
[7] 逍遥散：此下原有标题"太医局方"，据正文删。
[8] 群：原作"简要"，据正文改。
[9] 妇人无子病源：此前原有"治"字，据正文删。此后原有"七补圆"，据正文后移到本节末。
[10] 圆：原作"散"，据正文改。

琥珀圆 / 251	当归散 / 252
黄耆饮子 / 251	人参圆 / 252
治浑身碎痛饮子 / 251	七补圆[1] / 252
大补益当归圆 / 252	

经候崩漏附[2] ·· 252

单方 / 252　　　　　　　　　　　**群方** / 253

金银圆 / 252	温经汤 / 253
断经散 / 253	补中芎劳汤[3] / 254
龙骨散 / 253	胶艾汤[4] / 254
乌金散 / 253	鹿茸圆[5] / 254
地髓煎圆 / 253	艾煎圆 / 255
芙蕖散 / 253	醋煎圆 / 255
干姜圆 / 253	固经圆 / 255
坚中丹 / 253	金不换散[6] / 255

卷 第 二 十 五

治妇人等疾诸方中[7] ·· 256

妊娠恶阻、安胎、难产、催生、禁忌、伤寒、尿血、下痢、出衣、腹痛、胎死、浮肿、伤胎、中风、霍乱、胎动、腰痛、痰嗽、呕吐、子痫、逐月保护法[8] ·············· 256

单方 / 256

胎教论 / 256	饮食禁戒法 / 258
妊娠逐月十二经脉养胎将息慎护法[9] / 256	茱萸圆 / 258
	安胎散 / 259

[1] 七补圆：此后原有小字"见人参圆后"，已移至"人参圆"后，据删。
[2] 经候崩漏附：原脱，据正文补。
[3] 汤：原作"圆"，据正文改。
[4] 汤：原作"圆"，据正文改。
[5] 鹿茸圆：原作"麋茸圆"，据正文改。
[6] 散：原作"圆"，据正文改。
[7] 治妇人等疾诸方中：原标题脱，据正文补。
[8] 妊娠……保护法：凡47字原脱，据正文补。
[9] 妊娠逐月十二经脉养胎将息慎护法：原脱，据正文补。

止漏散 / 259

佛手散 / 259

葱白汤 / 259

烧姜散 / 259

单用竹沥方 / 259

护胎散 / 259

高[1]良姜散 / 260

猪苓散 / 260

催生妙法 / 260

兔血散 / 260

乌金散 / 260

乳香圆 / 260

出衣法 / 261

滑胎散 / 261

又方 / 261

又方 / 261

救产法 / 261

又方 / 261

又方 / 261

治难产符四道 / 262

安产符四道 / 262

治倒产法 / 262

救衣不出符两道 / 262

活命酒 / 263

尿血病源 / 263

阿胶散 / 263

生艾汤 / 263

止痢当归圆 / 263

简要方 / 263

白术散 / 263

小胶艾汤 / 263

干地黄散 / 264

安胎汤 / 264

又方 / 264

鹿角胶散 / 264

桑寄生散 / 264

当归散 / 264

团参阿胶煎 / 264

白术酒 / 265

小白术酒 / 265

竹沥饮子 / 265

香茇粥[2] / 265

丁香散 / 265

阿胶散 / 265

糯米饮子 / 265

缩胎散 / 266

催生丹 / 266

水银圆 / 266

群方 / 266

恶阻论 / 266

胶艾汤 / 266

实胎散 / 267

黄耆散 / 267

---

[1] 高：原脱，据正文补。
[2] 粥：原作"煎"，据正文改。

六物汤 / 267
麦门冬散 / 267
白术散 / 267
陈橘皮圆 / 268
七补圆 / 268
熟干地黄圆 / 268
妊娠下血病源 / 268
阿胶散 / 268
小白术散 / 269
白豆蔻散 / 269

白术散 / 269
芎䓖散 / 269
橘皮汤 / 269
妊娠伤寒病源 / 270
白术散 / 270
前胡散 / 270
赤芍药散 / 270
阿胶散 / 270
赤茯苓散 / 270
藿香散 / 271

卷 第 二 十 六

治妇人等疾诸方下 272
产后保护、泄泻、腹痛、盗汗、发热、大便秘、汗不止、中风、产难、出胞、血晕、少气、寒热、风痉、腹胀、不语、蓐劳、谵言、虚羸 272

单方 / 272
峦公防护产法 / 272
又法 / 273
又方 / 273
借地法 / 273
又法 / 274
令易产方 / 274
产难死生之候 / 274
救产难法 / 274
出死子法 / 274
出胞衣法 / 274
肉豆蔻散 / 274

当归散 / 274
止汗散 / 274
人参汤 / 275
牡蛎散 / 275
荆芥穗散 / 275
独圣散 / 275
烧荷散 / 275
发灰散 / 275
赤小豆散 / 275
菖蒲散 / 275
附子散 / 275
地黄散 / 276

麻苏粥 / 276

简要方 / 276

四顺理中圆 / 276

清魂散 / 276

牡蛎散 / 276

增损四物汤 / 277

天麻散 / 277

麻黄散 / 277

生地黄饮子 / 277

桃人散 / 277

当归建中汤 / 277

定痛散 / 278

火龙丹 / 278

群方 / 278

黑神散 / 278

七珍散 / 278

调中汤 / 278

匠圣汤[1] / 279

养气活血圆[2] / 279

茯神[3]散 / 279

羊肾汤 / 280

产后蓐劳病源 / 280

猪肾汤 / 280

肾沥汤 / 280

白茯苓散 / 281

熟干地黄圆 / 281

产后虚羸病源 / 281

羊肉当归汤 / 281

黄雌鸡汤 / 281

又方 / 281

羊肉黄耆汤 / 282

内补芎䓖汤 / 282

下乳 乳痈附、乳痈、乳肿、乳结、乳少、乳痛 ································· 282

单方 / 282

神效方[4] / 282

石钟乳圆 / 282

又方 / 283

乳痈病源 / 283

二能散 / 283

赤小豆散 / 283

散毒法 / 283

蛇皮散 / 283

涂乳散 / 284

鸡子酒 / 284

车前散 / 284

熏乳[5]法 / 284

又方 / 284

产后吹奶病源 / 284

露蜂房散 / 284

---

[1] 匠圣汤：原脱，据正文补。
[2] 圆：原作"丹"，据正文改。
[3] 神：原作"苓"，据正文改。
[4] 方：原作"散"，据正文改。
[5] 乳：原脱，据正文补。

青橘皮散 / 284	三物散 / 285
散吹奶方 / 285	又方 / 285
又方 / 285	水膏 / 285
皂荚浆 / 285	妒乳病源 / 286
简要方 / 285	麝香散 / 286

卷第二十七

治小儿等疾诸方一 …………………………………………… 287

小儿总治夜啼、头汗、鹅口、口噤、重腭、脐病、囟陷、霍乱、魅[1]病、重舌、生齿、不行、脾热、遗尿、阴病、疳羼、咳嗽、解颅、止渴、脑疳、寸白、伤风、消积、囟不合[2]、壮热、脏气、羸瘦、腹胀、积热、眼目……… 287

单方 / 287	撮口及发噤方 / 291
小儿序论 / 287	又方 / 291
初生将护法四道 / 288	小儿鹅口病源 / 291
拣乳母法 / 289	白矾散 / 292
乳小儿法 / 289	又方 / 292
小儿始哺法 / 289	重腭病源 / 292
候小儿脉诀 / 290	治小儿重腭重龈 / 292
虎口色歌 / 290	又方 / 292
冷热证歌 / 290	又方 / 292
初生浴儿法 / 290	治小儿脐风湿肿 / 293
辟恶气方 / 291	又方 / 293
小儿口噤病源 / 291	治小儿脐中汁出 / 293
蜘蛛散 / 291	又方 / 293
又方 / 291	治小儿脑长锢囟 / 293
又方 / 291	小儿囟陷病源 / 293

---

[1] 魅:原作"蔻",据正文改。
[2] 囟不合:原脱,据正文补。

囟陷[1]不平方 / 293
又方 / 293
又方 / 293
葱乳膏 / 293
一物[2]前胡圆 / 293
又方 / 294
常好啼方 / 294
二味[3]茯苓粉散 / 294
伏翼散 / 294
治小儿重舌舌强[4] / 294
又方 / 294
又方 / 294
又方 / 294
治小儿齿不生 / 294
又方 / 295
治小儿四五岁[5]不行 / 295
治小儿遗尿 / 295
治小儿[6]眼生白膜 / 295
又方 / 295

又方 / 295
治小儿青盲 / 295
夜明砂散 / 295
又方 / 295
又方 / 296
小儿偏瘫[7]病源 / 296
治小儿偏堕[8] / 296
大黄散 / 296
治小儿阴卒肿 / 296
又方[9] / 296
又方 / 296
治小儿阴疮 / 296
又方[10] / 297
又方 / 297
治小儿下部疳䘌病源 / 297
治小儿疳䘌[11] / 297
又方[12] / 297
治小儿虫蚀大肠赤烂方 / 297
又方[13] / 297

[1] 陷：原作"项"，据正文改。
[2] 一物：原作"夜啼"，据正文改。
[3] 二味：原脱，据正文补。
[4] 治小儿重舌舌强：原作"小儿重舌方"，据正文改。另，由于正文方名后常有其他内容，故据正文删除目录方名末的"方"字。后同不注。
[5] 四五岁：原脱，据正文补。
[6] 小儿：原脱，据正文补。
[7] 瘫：原作"坠"，据正文改。
[8] 堕：原作"坠"，据正文改。
[9] 又方：此后原衍"治小儿阴卒肿方"，据正文删。
[10] 又方：此后原衍"治小儿阴疮方"，据正文删。下一"又方"同，不另注。
[11] 疳䘌：此后原有"虫䘌方"3字，据正文删。
[12] 又方：此后原有"治小儿疳䘌虫䘌方"8字，据正文删。
[13] 又方：原作"又治小儿虫蚀大肠赤烂方"，据正文改。

肉豆蔻散 / 297
甘草圆 / 298
半夏圆 / 298
杏人煎 / 298

简要方 / 298

小儿撮口病源 / 298
治小儿胎热撮口 / 298
小儿脐风病源 / 299
治小儿脐风汁出[1] / 299
小儿解颅病源 / 299
治小儿解颅[2] / 299
又方[3] / 299
小儿伤寒病源 / 299
麦门冬散 / 299
芍药散 / 300
藿香散 / 300
桔梗散 / 300
调气散 / 300
白茯苓散 / 300
治小儿青盲 / 300
黑豆膏 / 300
又方 / 301
小儿遗尿病源 / 301
鸡肶胵散 / 301
当归圆 / 301

朱麝圆 / 301
厚朴散 / 301
麦门冬煎 / 302
消积圆 / 302

群方 / 302

治小儿囟不合病源 / 302
熨药方 / 302
乳头散 / 302
五味子汤 / 302
柴胡散 / 302
诃梨勒圆 / 303
丁香散 / 303
附子散 / 303
白术散 / 303
小白术散 / 303
人参散 / 303
白豆蔻散 / 303
立效散 / 303
诃梨勒[4]散 / 303
人参圆 / 303
诃[5]梨勒散 / 303
丁香散 / 304
虎骨圆 / 304
诃梨勒圆 / 304
调中圆 / 304

---

[1] 出：此后原有"方"字，据正文删。
[2] 治小儿解颅：原在前两方之前，据正文后移。
[3] 又方：原作"治小儿解颅"，据正文改。
[4] 勒：原脱，结合正文内容，据《太平圣惠方》卷88"诃梨勒散"补。
[5] 诃：此前原有"又"字，据正文删。

黄耆白术散 / 304	桔梗散 / 305
温肺汤 / 305	替针圆 / 305
八物生姜煎 / 305	助胃膏 / 305

卷 第 二 十 八

治小儿等疾诸方二 惊风、诸痔[1] ……………………………………… 307

惊风 客忤、惊啼、被惊、喜惊、惊痫、猫鼠、牙噤、慢惊、急惊、夜啼、中风、天癎、搐搦、口牵、食痫、风痫 ………………………………………………… 307

单方 / 307	治小儿客忤 / 309
小儿客忤病源 / 307	治婴儿成忌方 / 309
雄黄散 / 307	孩子卒惊 / 309
桂心散 / 307	治小儿猫鼠惊风[5] / 309
烧发散 / 308	治小儿牙关不开方 / 310
白鱼散 / 308	治小儿腹痛夜啼方 / 310
禁符方 / 308	治小儿夜啼符法[6] / 310
通神散 / 308	**简要方** / 310
治小儿被惊方 / 308	小儿慢惊风病源 / 310
治小儿生便[2]喜多惊方 / 308	朱砂散 / 310
秘验方[3] / 308	回生丹[7] / 310
小儿惊痫病源 / 309	返魂丹 / 310
治小儿惊痫不识人[4] / 309	天南星煎圆 / 311
当归散 / 309	又方 / 311

---

[1] 惊风、诸痔：原脱，据正文补。
[2] 生便：原脱，据正文补。
[3] 秘验方：此前原有"治小儿风痫"，据正文删。
[4] 人：此后原有"方"字，据正文删。以下同此不注。
[5] 惊风：原脱，据正文补。
[6] 夜啼符法：原作"啼符"，据正文改。
[7] 回生丹：从此方至夜明砂散，凡35方，底本因装订错误，误入卷第二十九，据正文前移。

水银圆 / 311

小儿天瘹病源 / 311

天南星圆 / 311

黑金丹 / 312

天附散 / 312

小天南星圆 / 312

朱砂圆 / 312

伏龙肝圆 / 312

小儿夜啼病源 / 312

五味子散 / 312

乳头散 / 313

群方 / 313

小[1]儿急惊风病源 / 313

蝎尾散 / 313

百灵圆 / 313

诸疳 314

单方 / 314

小儿五疳论 / 314

小儿五疳可治候论 / 314

小儿五疳不可治候论 / 314

治小儿无辜疳方 / 315

治小儿无辜疳针烙法 / 315

沉香膏 / 315

小儿丁奚腹大干瘦病源 / 315

二圣圆 / 316

口齿疳宣露[2]熨烙方 / 316

疳疮虫蚀鼻方 / 316

治走马疳方 / 316

牙疳散 / 316

牙疳膏 / 316

制诸虫方 / 316

治寸白虫方 / 317

治小儿食土方 / 317

又方 / 317

饮交奶羸瘦方 / 317

苦练圆 / 317

夜明砂散 / 317

治小儿疳泻方 / 317

简要方 / 317

治小儿眼疳病源 / 317

使君子散 / 317

又方 / 317

五蟾圆 / 317

肥儿圆 / 318

抵圣散 / 318

治小儿急疳虫蚀 / 318

黄檗散 / 318

治小儿疳疮虫[3]蚀鼻方 / 318

蜗牛壳散 / 318

黄连散 / 318

---

[1] 小：此前原有"治"字，据正文删。
[2] 宣露：原无，据正文补。
[3] 疮虫：原无，据正文补。

黄连圆[1] / 318
野鼠圆 / 319
芎朴圆 / 319
使君子圆 / 319

群方 / 319

小儿无辜疳病源 / 319
鳖甲圆 / 319
小儿奶疳病源[2] / 320
朱砂圆 / 320
黄连圆 / 320
蜗牛散 / 320

蝉壳散 / 320
雄黄圆 / 320
蟾灰圆 / 321
肥儿圆 / 321
蛇蜕圆 / 321
麝香圆 / 321
使君子圆 / 321
木香圆 / 322
定命散 / 322
麝香圆 / 322

卷第二十九

治小儿等疾诸方三 ……… 323

小儿呕吐 泻痢附 ……… 323

单方 / 323

枇杷叶散 / 323
人参散 / 323
双叶汤 / 323
二气散 / 323
半夏散 / 323
人参散 / 324
牛乳煎 / 324
又方 / 324
丁香散 / 324

麦门冬散 / 324

简要方 / 324

丁香圆 / 324
益母汤[3] / 325

群方 / 325

助胃丹 / 325
桑根散 / 325
肉豆蔻圆 / 325
白术散 / 325
丁香平胃圆 / 325

---

[1] 黄连圆：原在"黄连散"之前，据正文后移。
[2] 病源：此前原有"诸"字，据正文删。
[3] 益母汤：此后有4行空阙，似有脱文。然正文此处亦恰似有同样脱阙，无法核实。惟存原样。

温胃圆 / 326

黄耆茯神散 / 326

醒脾散 / 326

大玉柱杖圆 / 326

温白圆 / 327

泻痢 ··· 327

单方 / 327

热痢病源 / 327

冷痢病源 / 327

麝香圆 / 327

又方 / 327

疗小儿久痢[1] / 328

双金圆 / 328

玉灰散 / 328

芜荑圆 / 328

诃梨勒散 / 328

治小儿痢渴不止方 / 328

鹿角散 / 329

蜂房散 / 329

白石脂粥 / 329

灵妙散 / 329

简要方 / 329

朱砂圆 / 329

甘草散 / 329

黄金圆 / 329

又方 / 330

鹿茸散 / 330

三骨散 / 330

香连圆 / 330

又方 / 330

益黄散 / 330

四君子圆 / 331

如圣散 / 331

附子圆 / 331

冷热痢病源 / 331

乌梅散 / 331

诃子圆 / 331

豆蔻圆 / 331

车前子散 / 332

鹿角散 / 332

乌梅散 / 332

豆蔻香连圆 / 332

群方 / 332

木香圆 / 332

肉豆蔻圆 / 332

鹿角圆 / 333

玉柱杖圆 / 333

开胃圆 / 333

肉豆蔻膏 / 333

观音散 / 333

斗门圆 / 334

调脏圆 / 334

香朴散 / 334

参苏饮子 / 334

---

[1] 痢：此后原有"方"字，据正文删。

卷第三十

治小儿等疾诸方四 ……………………………………………………… 335

疮疡 痱子、丹毒、脐疮、恶疮、头面疮、唇疮、月蚀、瘰疬、疳疮、疥疮、诸瘘、热疮、秃疮、瘾疹、干湿癣、漆疮、疣目、口疮 ……………………… 335

单方 / 335

治小儿诸般丹毒 / 335

治小儿脐久不干 / 335

疗小儿头面疮 / 335

疗小儿身中恶疮[1]方 / 335

又方 / 335

乱发膏 / 336

治小儿恶[2]疮浸淫方 / 336

黑豆散 / 336

治小儿唇吻疮方 / 336

又方 / 336

治小儿口中生白疮方 / 336

治小儿燕[3]口及重舌[4] / 336

又方 / 336

又方 / 337

治小儿月蚀疮方 / 337

又方 / 337

皂荚刺散[5] / 337

又方 / 337

治小儿瘰疬方[6] / 337

又方 / 337

治小儿恶疮方[7] / 337

又方 / 337

又方 / 338

治小儿诸瘘方 / 338

又方 / 338

治小儿生疳疮方 / 338

又方 / 338

治小儿热脓出方 / 338

又方 / 338

又方 / 338

治小儿疥痒方 / 338

治干湿癣方 / 338

治小儿白秃疮 / 338

---

[1] 疮：原无此字，据正文补。
[2] 恶：此后原有"寒"字，据正文删。
[3] 燕：原作"莺"，据正文改。
[4] 重舌：此后原有"方"字，据正文删。后同不注。
[5] 皂荚刺散：此前原有"治小儿瘰疬"5字，据正文删。
[6] 治小儿瘰疬方：原作"又方"，据正文改。
[7] 方：原脱，据正文补。

又方 / 338

又方 / 338

治小儿风瘙瘾疹方 / 338

治小儿一切丹病源[1] / 339

消石散 / 339

又方 / 339

又方 / 339

又方 / 339

又方 / 339

又方 / 339

治小儿赤流病源 / 339

治小儿赤流[2] / 339

又方 / 340

又方 / 340

又方 / 340

治小儿漆疮病源[3] / 340

蟹汁膏 / 340

又方 / 340

又方 / 340

又方 / 340

治小儿漆疮四肢壮热 / 340

又方 / 340

又方 / 340

又方 / 340

治小儿疣目病源[4] / 340

治小儿疣目方 / 341

又方 / 341

又方 / 341

治小儿痦疮方 / 341

治小儿头上生[5]疮方 / 341

治小儿头面忽[6]生疮方 / 341

治孩子口内疮 / 341

治小儿头疮[7]发不生[8] / 341

治小儿火丹 / 341

群方 / 341

治小儿恶疮病源 / 341

黄连膏 / 342

又方 / 342

治小儿头疮 / 342

水银膏 / 342

黄连散 / 342

又方 / 342

又方 / 342

治小儿口疮肿痛 / 343

又方 / 343

---

[1] 病源：原作"方"，据正文改。
[2] 治小儿赤流：原脱，据正文补。
[3] 病源：原作"方"，据正文改。
[4] 治小儿疣目病源：原脱，据正文补。
[5] 生：原脱，据正文补。
[6] 头面忽：3字原脱，据正文补。
[7] 疮：原脱，据正文补。
[8] 不生：此后原有"疮方"二字，据正文删。

水银膏[1] / 343

治小儿疳疮病源[2] / 343

鸽粪散 / 343

青黛散 / 343

治小儿热疮病源[3] / 343

枳壳散 / 344

雄黄膏[4] / 344

治小儿热疮方

治小儿心燥皮肤燉疼方

雄黄膏

黄连散 / 344

附子散 / 344

豆豉膏 / 344

黑豆沥方[5] / 344

治孩子热疮[6] / 345

治小儿瘰疬病源[7] / 345

内消蜗牛圆 / 345

石灰散 / 345

斑疹 ·································· 345

单方 / 345

紫草饮子 / 346

胡荽浸酒[8] / 346

白龙散 / 346

治痘疮倒靥入肉 / 346

退疮瘢方 / 346

又方 / 346

治疹痘并灭瘢痕 / 347

治麸痘疮 / 347

治小儿痘疮入眼方 / 347

疗[9]卒风疹秘验方 / 347

疗风疹甚验[10] / 347

治遍身风疹瘙痒方 / 347

矾石散 / 347

简要方 / 347

黄檗膏 / 347

减瘢膏[11] / 347

升麻葛根汤 / 348

---

[1] 水银膏：原作"治小儿月蚀疮出脓水不止方"，据正文改。
[2] 病源：原作"方"，据正文改。
[3] 治小儿热疮病源：原脱，据正文补。
[4] 雄黄膏：此后三方正文无，存目。
[5] 黑豆沥方：原作"治小儿白秃及疖头发落不生方"，据正文改。
[6] 疮：此后原有"方"字，据正文删。
[7] 治小儿瘰疬病源：原脱，据正文补。
[8] 胡荽浸酒：此前原有"治小儿疹豆欲令速出方"，据正文删。
[9] 疗：此前原有"元侍郎希声集"，据正文删。
[10] 疗风疹甚验：原作"又方"，据正文改。
[11] 减瘢膏：原作"治小儿伤寒热毒斑疮方"，据正文改。

卷 第 三 十 一

治一切疮肿诸方上 ……………………………………… 349

痈疽 疥疮、癣疮、痱疮、秃疮附 ……………………………………… 349

单方 / 349

灸一切疮法 / 349

附子灸法 / 349

假手膏 / 349

地黄煎 / 350

出虫膏 / 350

脂搨方 / 350

解渴汤[1] / 350

豉灸法 / 350

熨肿法 / 350

封疮鼠皮散[2] / 351

疼痛[3]内消膏 / 351

又方 / 351

退热散 / 351

疗肿毒[4] / 351

简要方[5] / 351

里托散 / 351

泥灸法 / 351

朱砂膏 / 352

散毒膏 / 352

醋涂散 / 352

槟榔散 / 352

五香散 / 352

黄芪散 / 352

群方[6] / 352

排脓散 / 352

黄耆疗痈肿 / 353

柳木膏 / 353

生肌膏 / 353

乌麻膏 / 353

癣疮 痱疮 秃疮[7] ……………………………………… 354

单方 / 354

白散子 / 354

治疥癣方 / 354

又方 / 354

---

[1] 汤：原作"方"，据正文改。
[2] 封疮鼠皮散：原脱，据正文补。
[3] 疼痛：原脱，据正文补。
[4] 疗肿毒：原脱，据正文补。
[5] 简要方：此后原脱"里托散、泥灸法、朱砂膏、散毒膏、醋涂散、槟榔散、五香散、黄芪散、排脓散、黄耆疗痈肿、柳木膏"，凡11方。今据正文补。
[6] 群方：原脱，据正文补。
[7] 癣疮痱疮秃疮：原脱，据上一标题"痈疽"后附标题补。

牛津膏 / 354

又方 / 354

久癣方[1] / 354

又方 / 354

又方 / 355

石灰汤 / 355

皂荚膏 / 355

白秃方 / 355

生发膏 / 355

简要方 / 355

如圣膏 / 355

牛皮散 / 355

黑云膏 / 355

水银膏 / 356

鲫鱼膏 / 356

治痱子方 / 356

又方 / 356

双蛇圆 / 356

三神散 / 356

治秃疮方 / 356

群方 / 357

硫黄散 / 357

巴豆膏 / 357

附子膏 / 357

赤石脂散 / 357

五龙[2]膏 / 357

天麻散 / 357

卷第三十二

治一切疮肿诸方中 ……………………………………… 358

恶疮漏疮、瘰疬、丹疮、代指、肾风疮、阴疮、打扑[3] ……… 358

单方 / 358

甘草汤 / 358

治臁疮方 / 358

散毒膏 / 358

又方 / 358

十三[4]件单方 / 359

赤小豆散 / 359

硝石膏 / 359

治丁肿方 / 359

治恶疮[5]方 / 360

拔毒膏 / 360

地骨皮散 / 360

茴香汤 / 360

代指病源 / 360

---

[1] 久癣方：原作"又方"，据正文改。
[2] 龙：原作"龟"，据正文补。
[3] 打扑：原脱，据正文补。
[4] 三：原作"一"，据正文改。
[5] 恶疮：原作"疮癣"，据正文改。

治代指法 / 360　　　　　　吴茱萸散 / 362
又方 / 360　　　　　　　　治瘰疬方 / 362
补漏散 / 361　　　　　　　托里散 / 362
铅灰膏 / 361
楸叶煎 / 361　　　　　　**群方** / 363
简要方 / 361　　　　　恶疮病源 / 363
雄硫膏 / 361　　　　　　　桑螵蛸散 / 363
内消圆 / 361　　　　　　　楼葱散 / 363
治风毒肿[1] / 362　　　　　赤小豆散 / 363
内消膏 / 362　　　　　　　灸疮膏 / 363
散肿膏 / 362　　　　　　　太一膏 / 363
散毒膏 / 362　　　　　　　神妙麝香膏[2] / 364
　　　　　　　　　　　　　如[3]圣膏 / 364

肾风疮　阴疮 ·· 365
单方 / 365　　　　　　　又方 / 366
乌头圆 / 365　　　　　　　又方 / 366
双妙散 / 365　　　　　　　又方 / 366
洗湿痒方 / 365　　　　　　又方 / 366
又方 / 365　　　　　　　**简要方** / 366
又方 / 365　　　　　　　　乌梅汤 / 366
又方 / 365　　　　　　　　茴香散 / 366
疗阴疮方 / 366　　　　　　止痛圆 / 367
又方 / 366　　　　　　　　雄黄散 / 367
又方 / 366

打扑[4] ·· 367
单方 / 367　　　　　　　黄庭散 / 367
接骨膏 / 367　　　　　　　竹沥饮 / 367

---

［1］肿：此后原有"方"字，据正文删。
［2］膏：原作"圆"，据正文改。
［3］如：原作"妙"，据正文改。
［4］打扑：原脱，据正文补。

蟹髓[1]膏 / 368

青肿方 / 368

又方 / 368

又方 / 368

鹿角散 / 368

治马坠方 / 368

竹茹汤 / 368

治杖疮方 / 368

水仙散 / 369

导滞散 / 369

木香膏 / 369

止痛汤 / 369

散瘀血法 / 369

群方 / 369

五神圆 / 369

神应膏 / 369

竹皮酒 / 370

胶艾汤 / 370

当归散 / 370

桂附散子[2] / 370

败龟散 / 370

阿胶散 / 371

桂附贴熁膏 / 371

乳香膏 / 371

松脂膏 / 371

五伤丹 / 371

卷 第 三 十 三

治一切疮肿诸方下 372

金疮汤火伤、破伤风 372

单方 / 372

槟榔散 / 372

玉灰散 / 372

神铃散 / 372

出刺方 / 372

又方 / 372

又方 / 373

续筋方 / 373

黑毡散 / 373

取箭头论 / 373

拔镞膏 / 373

立效方 / 373

还续散 / 373

却入散 / 373

又方 / 373

止血散 / 373

[1] 髓：原脱，据正文补。
[2] 子：原脱，据正文补。

又方 / 374
又方 / 374
祛风汤 / 374
又方 / 374
出刺方 / 374
又方 / 374
又方 / 374
又方 / 374
解毒散 / 374

简要方 / 374

乳香膏 / 374

生肌散 / 374
榴花散 / 375
生肌膏 / 375
又方 / 375

群方 / 375

金疮生死候 / 375
大散子 / 376
内补当归散 / 376
内补黄耆散 / 376
内塞散 / 376

汤火伤 ·········· 377

单方 / 377

汤火伤方 / 377
又方 / 377
又方 / 377
又方 / 377
又方 / 377
又方 / 377
治灸疮[1] / 377
又方 / 377
又方 / 378

又方 / 378
又治灸疮方[2] / 378
又方 / 378

群方 / 378

当归膏 / 378
防风膏 / 378
灸疮肿痛病源[3] / 378
水柳膏 / 378
柳枝膏 / 379

破伤风 ·········· 379

单方 / 379

夺命散 / 379

治诸疮中风者[4] / 379
立效散 / 379

---

[1] 治灸疮：原作"又治灸疮方"，据正文删改。
[2] 方：原脱，据正文补。
[3] 源：原脱，据正文补。
[4] 治诸疮中风者：原作"独行方"，此为方剂出处书名，据正文改。

熏法[1] / 379

简要方 / 379

急风散 / 379

玉真散 / 380

白芷散 / 380

群方 / 380

大白散 / 380

独活散 / 380

阿胶散 / 380

卷第三十四

杂方一 381

脉诀《指迷方[2]》 381

论脉口诀 / 381

辨人迎三部趺阳九候五脏六腑脉法 / 381

辨五脏六腑部位脉法 / 383

辨脉形并变化所主[3]疾病法 / 383

辨四时五脏所主病诀 / 387

辨异常形脉生死诀 / 390

诊诸病脉证诀 / 390

诊形色吉凶诀 / 391

病证生死诀 / 391

诊病之源 / 391

主病标本五味致疾 / 391

卷第三十五

杂方二 392

养生禁戒 392

将息禁戒[4]论 / 392

服食禁忌之戒 / 392

服饵汤药之戒 / 393

服金石药之戒 / 393

过贪饮食之戒 / 393

居处服用之戒 / 393

语言之戒 / 393

饮食之戒 / 394

---

[1]法：原脱，据正文补。
[2]指迷方：原脱，据正文补。
[3]主：原作"生"，据正文改。
[4]戒：原作"忌"，据正文改。

脱着之戒 / 395	又戒 / 397
寝处之戒 / 395	黄帝杂忌 / 397
避忌阴阳之戒 / 396	有生保养三术 / 398
卧起之戒 / 396	五味不可过用[1] / 399
寝室之戒 / 396	生病起于强勉 / 399
风雨之戒 / 396	五脏吾病之本 / 399
沐浴之戒 / 397	善养生者养内 / 399
治未病之戒 / 397	决断[2]柔情之戒 / 399
出入所须之戒 / 397	忘心以去六欲 / 399

卷第三十六

杂方三 …………………………………………………… 401

丹药 ……………………………………………………… 401

研炼钟乳法 / 401	安魂定魄丹 / 404
又炼钟乳法 / 402	白丹 / 404
和酒服饵钟乳法 / 402	华盖丹 / 404
补乳法 / 402	椒丹 / 405
丹砂圆 / 402	金锁丹 / 405
蜜煮朱砂法 / 402	秋石还元丹 / 405
蜜煮朱砂煎圆 / 402	金液含化灵丹 / 406
金液丹 / 403	金砂[3]丹 / 406
紫灵丹 / 403	中丹 / 407
又金液丹 / 403	煅住火朱砂法 / 407
小三生丹 / 404	洗云母粉 / 407

---

[1] 用：原作"服"，据正文改。
[2] 断：原作"然"，据正文改。
[3] 砂：原作"朱"，据正文改。

又方 / 407
神仙王倪丹砂[1] / 408
谷子煎法 / 409
孙用和捷法王倪丹砂 / 409
治劳嗽朱砂丹 / 409
煅硫黄法 / 409
飞灵丹 / 409

小延龄丹 / 410
一行禅师秘丹 / 410
张子华伏火丹 / 410
洞阳金丹 / 411
四神丹 / 411
老延年[2] / 411
蜜煮朱砂法[3] / 412

卷第三十七

杂方四 神仙服食、酒治[4] ……………………………… 413
神仙服食[5] ……………………………… 413

总方 / 413
神仙服地黄 / 413
又方 / 413
又方 / 413
神仙炼松脂法 / 414
又方 / 414
神仙服茯苓法 / 414
茯苓酥 / 414
又方 / 415
又方 / 415
神仙饵术法 / 415
涓子饵术法 / 415

神仙术煎 / 415
术煎方 / 415
神仙服松柏叶 / 416
神仙服松叶法 / 416
又方 / 416
神仙服柏叶方 / 416
又方 / 416
又方 / 417
又饵松脂法 / 417
神仙服胡麻 / 417
又方 / 417
又方 / 417

---

[1] 神仙王倪丹砂：原作"神仙王倪砂法"，据正文改。
[2] 老延年：原脱，据正文补。
[3] 蜜煮朱砂法：原作"东坡煮朱砂"，据正文改。
[4] 神仙服食酒治：原作"酒治附"，据正文改。
[5] 神仙服食：此节方名与正文差异较大，今均据正文改。不具注。

神仙绝谷 / 418　　　　　　　神仙辟寒 / 419

神仙断谷绝妙法 / 418　　　　神仙去三尸 / 419

神仙绝谷法[1] / 418　　　　　又方 / 419

神仙辟谷法 / 418　　　　　　神仙服鹿角法 / 419

神仙辟谷法 / 418　　　　　　饵菊花方 / 419

神仙耐寒热方[2] / 418　　　　神仙饵菟丝子方 / 419

又方 / 419　　　　　　　　　神仙饵百花法 / 420

酒治 ··· 420

单方 / 420

浸酒药法 / 420

服酒药法 / 420

生枸杞子酒 / 420

菊花酝酒 / 420

独附酒 / 421

生薯药[3]酒 / 421

松叶浸酒 / 421

杜仲酒 / 421

二味虎骨酒 / 421

蓼酒 / 421

一味虎骨酒 / 421

菖蒲酒 / 421

术酒方 / 422

紫苏子酒 / 422

葡萄酒 / 422

简要方 / 422

钟乳酒 / 422

天麻酒 / 422

三味虎骨酒 / 422

三石浸酒 / 423

三味附子酒 / 423

地黄酒 / 423

又方 / 423

菖蒲酒 / 423

松脂酒 / 423

松节酒 / 424

群方 / 424

薏苡人浸酒 / 424

菊花浸酒 / 424

钟乳浸酒 / 424

石斛酒 / 425

薯蓣酒 / 425

---

[1] 神仙绝谷法：原脱，据正文补。
[2] 方：原脱，据正文补。
[3] 药：原作"蓣"，据正文改。

卷第三十八[1]

杂方五[2] 食治、食戒 426
食治[3] 426

单方 / 426

食治论 / 426
煮黑豆 / 426
乌雌鸡羹 / 426
蒸羊头肉 / 426
苦竹叶粥 / 427
白雄鸡羹 / 427
煮梨汤 / 427
黄雌鸡粥 / 427
神效煮兔方 / 427
酥煎枣[4] / 427
藕蜜膏 / 427
小麦饮[5] / 428
酸枣仁粥 / 428
高良姜粥 / 428
川[6]椒拌粥 / 428

治噎病不下食[7] / 428
附子粥 / 428
治痢下赤白不止 / 428
黄耆粥 / 428
野狸羹 / 429
治久患野鸡痔 / 429
车前子[8]叶羹 / 429
羊肉[9]臛 / 429
糯米阿胶粥 / 429
粟米粥 / 429
猪心羹 / 429
煨猪肝 / 429
猪肾粥 / 430
兔肝粥 / 430
磁石肾子羹 / 430

---

[1] 卷第三十八：原有"食治食戒附"五字。今据本书体例删除"食治"，将"食戒附"三字后移。
[2] 杂方五：原脱，据正文补。
[3] 食治：此篇方剂原带有主治症，不符合目录规范及本书体例，均据正文删除。
[4] 枣：原作"酒"，据正文改。
[5] 小麦饮：原脱，据正文补。
[6] 川：原脱，据正文补。
[7] 不下食：原脱，据正文补。
[8] 子：原脱，据正文补。
[9] 肉：原作"血"，据正文改。

羊肾苁蓉[1]羹 / 430

煨羊肾法 / 430

乌头粥 / 430

简要方 / 431

草豆蔻拨刀 / 431

猪心羹 / 431

酸枣人[2]煎饼 / 431

茯苓粥 / 431

鲤鱼羹 / 431

黑豆羹 / 431

诃梨勒粥 / 432

羊肉索饼 / 432

高良姜粥 / 432

猪肝饳饳 / 432

黍米粥 / 432

青头鸭羹 / 432

黄雌[3]鸡粥 / 432

胶艾粥 / 433

淡竹叶粥 / 433

葱豉粥 / 433

枸杞叶[4]羹 / 433

肉苁蓉粥 / 433

羊肾粥 / 433

鹿肾粥 / 433

鸡肝粥 / 434

雄雀粥 / 434

羊肾苁蓉粥 / 434

鸡子索饼 / 434

牛肾粥 / 434

酿猪肚 / 434

曲面拨刀 / 435

半夏棋子粥 / 435

羊脊骨[5]羹 / 435

烧羊肝 / 435

群方 / 435

羊肾羹 / 435

羊肺羹 / 435

鲫鱼熟鲙 / 436

酿猪肚 / 436

煮[6]羊头蹄 / 436

猪肾粥 / 436

黄鸡粥 / 436

羊髓粥 / 437

蘹香角子 / 437

羊肾羹 / 437

羊肾饳饳 / 437

烧肾[7]子 / 437

---

[1] 肾苁蓉：原作"石"，据正文改。
[2] 人：原作"仁"，据正文改。
[3] 雌：原脱，据正文补。
[4] 叶：原脱，据正文补。
[5] 骨：原脱，据正文补。
[6] 煮：原脱，据正文补。
[7] 肾：原作"石"，据正文改。

食戒 ·· 438
 辨鱼鳖蟹毒不可食及诸物不得共食法二十二条 / 438
 辨六畜不可合诸物食法二十三条 / 438
 劳复食忌九条 / 439
 辨诸畜肝心不可食二条 / 440

卷 第 三 十 九

杂方六 须发、手面、解毒、中恶、禁咒 ···················· 441

须发 手面附 ·· 441

 单方 / 441
 染发方 / 441
 又方 / 441
 又方 / 441
 黑须发[1] / 441
 又方 / 442
 又方 / 442
 又方 / 442
 又方 / 442
 又方 / 442
 黑铅散 / 442
 滋根散 / 442
 柏叶膏 / 442
 治病后头乱 / 443
 治手足皲裂 / 443
 又方 / 443
 治面上暴[2]生䵟方 / 443
 简要方 / 443
 疗面䵟 / 443
 羊胆膏 / 443
 杏仁膏 / 443
 三倍圆 / 444
 治面上热毒恶[3]疮 / 444
 又方 / 444
 玉容散 / 444
 枸杞子散 / 444
 面脂方 / 444
 治面上风毒恶[4]疮方 / 445
 治面黑䵟䵳[5] / 445
 又方 / 445

---

[1] 发：此后原有"方"字，据正文删，后同不注。
[2] 上暴：原脱，据正文补。
[3] 毒恶：原脱，据正文补。
[4] 恶：原脱，据正文补。
[5] 䵳：原作一字厥，据正文补。

解毒 445

单方 / 445

解食毒论 / 445

甘粉散 / 445

解毒甘豆汤 / 445

又方 / 446

治中毒起死方 / 446

治中诸毒并蛊毒 / 446

解中毒诸饮食[1] / 446

解中毒蒙翰 / 446

饮食不知是何毒 / 446

食菌遇毒死方 / 446

食牛肉中毒 / 446

秘传立胜散[2] / 447

又解诸毒方 / 447

又方 / 447

解毒箭方 / 447

又方 / 447

又方 / 447

又方 / 447

食马肝中毒 / 447

解椒子毒 / 447

验中蛊毒法 / 448

欲[3]知蛊主姓名方 / 448

疗中蛊 / 448

疗食菜果中蛇毒方 / 448

疗入井冢闷冒方 / 448

疗食鱼中毒方 / 448

治药毒[4] / 448

治中鸩毒 / 448

解百药毒 / 449

射罔毒 / 449

野葛毒 / 449

斑蝥芫菁毒 / 449

巴豆毒 / 449

川椒毒 / 449

半夏毒 / 449

乌头天雄附子毒 / 449

莨菪毒 / 449

鸡子毒 / 449

恶气瘴毒 / 449

食金毒 / 449

治食金欲死方 / 450

雄黄毒 / 450

解金银铜铁毒 / 450

铁毒 / 450

治食六畜肉中毒 / 450

治食牛肉中毒 / 450

治食马肉泄痢[5]欲死方 / 450

---

[1] 饮食：此后原有"等物方"三字，据正文删。
[2] 秘传立胜散：原作"立胜散"，在"食牛肉中毒"之前，据正文补移。
[3] 欲：原脱，据正文补。
[4] 毒：此后原有"欲死方"三字，据正文删。
[5] 泄痢：原脱，据正文补。

治食狗肉毒 / 450
治食六畜鸟兽肝中毒方 / 450
治食诸菜中毒 / 450
又方 / 450
治蕈菌毒方 / 451
简要方 / 451
解百药毒论 / 451
又论 / 451
疗蛊方 / 451
解一切药发 / 451
治食诸鱼中毒方 / 452
治食鱼鲙等不化成癥瘕方 / 452
治中诸毒并蛊毒[1] / 452
承气汤[2] / 452

中恶 ······ 452

单方 / 452
中恶病源 / 452
疗中恶卒死方 / 453
又方 / 453
又方 / 453
又方 / 453
治中恶心痛方 / 453
又方 / 453
又《肘后》方 / 453

简要方 / 453
治梦中鬼击 / 453
麝香散 / 453
三物备急散 / 453
升麻散 / 453
杀鬼圆 / 453
出鬼魅方 / 453
返魂丹 / 453

卷 第 四 十

杂方七误吞物、骨哽[3]、虫畜伤、腋气、嵌甲、肉刺、缢死、溺死、魇死、
名汤 ······ 456

误吞物骨哽附 ······ 456

总方 / 456
疗食诸鱼骨哽 / 456
又方 / 456

又方 / 456
又方 / 456
又方 / 456

---

[1] 并蛊毒：原脱，据正文补。
[2] 承气汤：此前原有"治吐却恶毒物"六字，据正文改。
[3] 哽：原作"鲠"，据正文改。下同改，并统一改作"哽"。

又方 / 457

又方 / 457

又方 / 457

又方 / 457

又方 / 457

鳜鱼酒 / 457

治食猪肉骨哽 / 457

治误吞钩线 / 457

治食中发咽不下方 / 457

疗吞发绕喉方 / 457

治误吞针 / 458

治误吞钱不出方 / 458

又方 / 458

治[1]误吞诸竹木方 / 458

又方 / 458

治误吞金银 / 458

又方 / 458

治诸哽 / 458

治误吞钉及箭金针铁[2]等物方 / 458

疗吞诸珠珰铁哽方 / 458

虫畜伤 459

单方 / 459

治蛇咬方 / 459

又方 / 459

又方 / 459

又方 / 459

又方 / 459

又方 / 459

治蛇绕不解方 / 459

治蛇入七窍法 / 459

又方 / 460

葛洪辟蛇方 / 460

治犬伤 / 460

又方 / 460

又方 / 460

又方 / 460

治蜘蛛咬方 / 460

又方 / 460

又方 / 461

又方 / 461

疗蜂蜇方 / 461

又方 / 461

又方 / 461

又方 / 461

又方 / 461

疗熊虎伤 / 461

又方 / 461

又方 / 461

入山辟虎法 / 461

疗蜈蚣蜇人方 / 461

又方 / 462

---

[1] 治：原无，据正文补。
[2] 钉及箭金针铁：原作"金铁"，据正文补改。

又方 / 462　　　　　　　　　治蚰蜒入耳方 / 463

疗蝎螫毒方 / 462　　　　　治山间石上草中多有蛭咬人脚方 / 463

又方 / 462　　　　　　　　　入山辟虫方 / 463

又方 / 462　　　　　　　　　中沙虱病源 / 463

又方 / 462　　　　　　　　　治初中沙虱 / 464

又方 / 462　　　　　　　　　又方 / 464

治马咬及踏人 / 462　　　　治恶虫咬人[1]方 / 464

治马汗入疮方 / 462　　　　杂毒蛇论 / 464

又方 / 462　　　　　　　　　入山辟众蛇方 / 465

又方 / 462　　　　　　　　　治蛇螫方 / 465

治鼠咬人方 / 462　　　　　又方 / 465

又方 / 463　　　　　　　　　辟蚊蚋方 / 465

解猫儿咬着 / 463　　　　　又方 / 465

解百虫入耳方 / 463　　　　辟虱方 / 465

又方 / 463　　　　　　　　　辟狗蚤方 / 466

又方 / 463

腋气 嵌甲、肉刺附 466

治狐臭方 / 466　　　　　　麝香散 / 466

又方 / 466　　　　　　　　　又方 / 466

又方 / 466　　　　　　　　　治肉刺方 / 467

又方 / 466　　　　　　　　　又方 / 467

三[2]灰散 / 466　　　　　　治嵌甲方 / 467

竹叶汤 / 466

横死 缢死、溺死、魇死、冻死附 467

疗卒魇不寤方 / 467　　　　又方 / 467

又方 / 467　　　　　　　　　又方 / 467

---

[1] 人：原无，据正文补。
[2] 三：此前原有"治腋气"三字，据正文删。

又方 / 467

辟魇梦方 / 468

又方 / 468

又方 / 468

又方 / 468

治卒魇方 / 468

疗缢死法 / 468

又方 / 468

又方 / 468

又方 / 468

又方 / 469

又方 / 469

救溺水病源 / 469

疗溺死 / 469

又方 / 469

又方 / 469

又方 / 469

又方 / 469

治冻死法 / 469

疗五绝死方 / 470

有益诸证名汤 470

补气汤 / 470

曲糵汤 / 470

清中汤 / 470

解酲汤 / 470

半夏汤 / 470

辟寒汤 / 471

煨姜汤 / 471

乌梅汤 / 471

百花汤 / 471

韵汤 / 471

劫寒汤 / 471

丁香汤 / 472

厚朴汤 / 472

芎辛汤 / 472

快膈汤 / 472

鸡舌香汤 / 472

木犀煎 / 472

建脾汤 / 472

仙术汤 / 472

方名索引 473

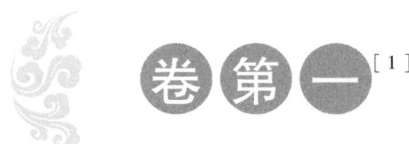

卷第一[1]

六十四药本草节要[2] 二十三种

丹砂_{水银附} 石钟乳 矾石 赤石脂_{白石脂附} 雄黄_{雌黄附} 石硫黄 阳起石 磁石 铅_{铅[3]丹附} 术_{白术附[4]} 地黄_{生、熟附} 远志 泽泻 甘草 人参 牛膝 细辛 独活_{羌活附[5]} 升麻 柴胡_{前胡附} 木香 菟丝子 巴戟天

丹砂_{水银附[6]} 味甘,微寒,无毒。主身体五脏百病,养精神,安魂魄,益气明目,通血脉,止烦满消渴,益精神,悦泽人面,杀精魅邪恶鬼,除中恶腹痛、毒气、疥瘘、诸疮。久服通神明,不老,轻身神仙。能化为汞。恶磁石,畏碱水。《药性论》云:丹砂,君,有大毒。镇心。主尸疰抽风。《日华子》云:凉,微毒。润心肺,治疮疥痂、息肉。服并涂用。《衍义》:丹砂,今人谓之朱砂。辰州朱砂多出蛮峒锦州界猺獠峒老鸦井,其井深广数十丈,先聚薪于井,满则纵火梵之,其青石壁迸裂处即有小龛,龛中自有白石床,其石如玉。床上乃生丹砂,小者如箭镞,大者如芙蓉,其光明可鉴,研之鲜红。砂泊床,大者重七八两至十两者。晃州亦有形如箭镞带石者,得自土中,非此之比也。此物镇养心神,俱

---

[1] 卷第一:原作"备全古今十便良方卷第一"。为与目录保持一致,今均删去,后同不另注。凡正文取自《新编近时十便良方》者,均在卷前加注说明。

[2] 本草节要:本书"本草节要"内容均引自宋代唐慎微的《证类本草》。因此,今以《证类》(政和本)作为相关内容校勘用。

[3] 铅:原作"黄",据正文改。

[4] 白术附:正文中无专段论白术,仅在"术"条中附带言之。

[5] 羌活附:正文中无专段论羌活,仅在"独活"条中附带言之。

[6] 水银附:此小字正文原均缺,据目录补,后同不注。

宜生使。炼服少有不作疾者，亦不减硫黄辈。又一医流服伏火者数粒，一旦大热，数夕而毙。李善胜尝炼朱砂为丹，经岁余，沐浴再入鼎，误遗下一块，其徒丸服之，遂发懵冒，一夕而毙。其生朱砂，初生儿便可服。因火力所变遂能杀人，可不慎也？《图经》曰：丹砂生符陵山谷，今出辰州、宜州、阶州，而辰州者最胜，谓之辰砂。生深山石崖间。土人采之，穴地数十尺始见其苗，乃白石耳，谓之朱砂床。砂生石上，其块大者如鸡子，小者如石榴颗状，若芙蓉头、箭镞。连床者紫黯若铁色而光明莹彻。碎之，崭岩作墙壁，又似云母片可析者，真辰砂也。无石者弥佳。过此皆陶土石中得之，非生于石床者。凡砂之绝好者为光明砂，其次谓之颗块，其次谓之鹿藉，其下谓之末砂。而医方家惟用光明砂，余并不用。采无时。《青霞子》：丹砂，自然不死，若以气衰、血散、体竭、骨枯，八石之功，稍能添益。若欲长生久视，保命安神，须饵丹砂。且八石见火悉成灰烬，丹砂伏火化为黄银，能重能轻，能神能灵，能黑能白，能暗能明。一斛人擎，力难升举。万斤遇火，轻速上腾。鬼神寻求，莫知所在。

水银 味辛，寒，有毒。主疥瘘，痂疡白秃，杀皮肤中虫，堕胎，除热。以傅男子阴，阴消无气。杀金、银、铜、锡毒，镕化还复为丹。久服神仙不死。一名汞，生符陵平土，出于丹砂。《陈藏器本草》[1]云：水银，本功外，利水道，去热毒。入耳能食脑至[2]尽，入肉令百节挛缩，倒阴绝阳。人患疮疥多以水银涂之，性滑重，直入肉，宜慎之。《药性论》云：水银，君，杀金铜毒，姹女也，有大毒，朱砂中液也。此还丹之元母，神仙不死之药。伏炼五金为泥，生能堕胎，生疗喎疥等，缘杀虫。《日华子》云：水银，无毒。治天行热疾，催生，下死胎，疗恶疮，除风，安神镇心。镀金烧粉人多患风，或大段使作，须饮酒，并肥猪肉及服铁浆，可御其毒。《图经》曰：水银生符陵平土，今出秦、商、道三州，并邵武军，而秦州乃来自西羌界。经云：出于丹砂者，乃是山石中采粗次朱砂，作炉，置砂于中，下承以水，上覆以盎器，外加火煅养，则烟飞于上，水银溜于下，其色小白浊。《衍义》：水银入药，虽各有法，极须审慎，有毒故也。妇人多服绝娠。今人治小儿惊热涎潮，往往多用。经中无一字及此，亦宜详谛。得铅则凝，得硫黄则结，并枣肉研之则散。别法煅为腻粉，粉霜唾研毙虱。铜得之则明，灌尸中则令尸后腐。以金、银、铜、铁置其上则浮，得紫河车则伏。

石钟乳 味甘，温，无毒。主咳逆上气，明目益精，安五脏，通百

---

[1] 陈藏器本草：即唐代陈藏器《本草拾遗》。
[2] 至：原误作"主"，据《证类·水银》改。

节，利九窍，下乳汁。益气补虚损，疗脚弱疼冷，下焦伤竭，强阴。久服延年益寿，好颜色、不老，令人有子。不炼服之，令人淋。陶隐居云：第一出始兴，而江陵及东境名山石洞亦皆有，惟通中轻薄如鹅翎管、碎之如爪甲、中无雁齿光明者为善。今按[1]：别本注云[2]，凡乳生于深洞幽穴，皆龟蛇潜伏，或龙蛇毒气，或洞口阴阳不匀，或通风气。雁齿涩，或黄或赤，乳无润泽，或其煎炼火色不调，一煎已后不易水则生火毒，即令服人发淋。石山乳性温，竹山乳性平，茅山之乳微寒。《药性论》云：钟乳亦名黄石砂，有大毒，主泄精，寒嗽，壮元气，建益阳事，能通声。忌羊血。《日华子》云：补五劳七伤，通亮者为上。更有蝉翼乳，功亦同前。凡将合镇驻药，须是一气研七周时，点沫臂上，便入肉，不见为度。虑人歇，即将铃紧系于槌柄上，研常鸣为验也。

矾石 味酸，寒，无毒。主寒热，泄痢，白沃，阴蚀恶疮，目痛。坚骨齿，除固热在骨髓，去鼻中息肉。岐伯云：久服伤人骨。陶隐居云：今出益州北部西川，从河西来，色青白者名马齿矾，已炼成绝白。俗中合药皆先火熬令沸燥，以疗齿痛，多即坏齿，是伤骨之证。而云坚骨齿，诚为疑也。《日华子》云：白矾，性凉。除风去劳[3]，消痰止渴，暖水脏，治中风失音，疥癣，桃人、葱汤浴，可出汗[4]也。《衍义》：矾石，今坊州矾，务以野火烧过石，取以煎矾，色惟白，不逮晋州者。皆不可多服，损心肺，却水故也。水化书纸上，才干，水不能濡，故知其性却水。治涎药急须者，用此意尔。火枯为粉，贴嵌甲。牙缝中血出如衄者，贴之即立愈也。

赤石脂 白石脂附 味甘、酸、辛，大温，无毒。主养心气，明目益精，疗腹痛泄澼，下痢赤白，小便利及痈疽疮痔，女子崩中漏下，产难，胞衣不出。久服补髓，好颜色，益智，不饥，轻身延年。生济南、射阳及泰山之阴。采无时。恶大黄，畏芫花。《唐本》注云：此石济南大山不见出者，今虢州卢氏县、泽州陵川县及慈州吕卿县并有，色理鲜腻。宜州诸山亦有此石。石脂中又有石骨似骨，如玉坚润，服之力胜钟乳。《药性论》云：赤石脂，君，恶松脂，补五脏虚乏。

---

[1] 今按：此后内容是《开宝本草》作者所加。
[2] 别本注云：《证类本草》作"别本注云"。此当为五代之前本草书，何书至今尚无定论。
[3] 劳：原作一字阙，据《证类·矾石》补。
[4] 出汗：原作"宜平"，据《证类·矾石》改。

白石脂 味甘、酸，无毒。主养肺气，厚肠，补骨髓，疗五脏惊悸不足，心下烦，止腹痛，下水，小肠澼热，溏便脓血，女子崩中漏下，赤白沃，排痈疽疮痔。久服安心不饥，轻身长年。生泰山之阴。采无时。得厚朴并米汁饮，止便脓。莺屎为之使。恶松脂，畏黄芩、黄连、甘草、飞廉。《图经》曰：白石脂生泰山之阴。苏恭云出慈州诸山，泰山左侧不闻有之，今惟潞州有焉。潞与慈相近，此亦应可用。古断下方多用，而今医家亦稀使。

雄黄 雌黄附 味苦、甘，平、寒，大温，有毒。主寒热，鼠瘘恶疮，疽痔死肌，疗疥虫䘌疮，目痛，鼻中息肉，及绝筋破骨，百节中大风，聚积癖气，中恶腹痛，鬼疰，杀精物恶鬼，邪气百虫毒。胜五兵，杀诸蛇虺毒，解藜芦毒。饵服之，皆飞入人脑中。胜鬼神，延年益寿，保中不饥。《抱朴子》云：雄黄得武都山所出者，纯而无杂，其赤如鸡冠，光明晔晔者乃可用耳。《药性论》云：雄黄，金苗也，杀百虫。又名黄石，味辛，有大毒。能治尸疰，辟百邪鬼魅，杀虫毒。人佩之，鬼神不能近。入山林，虎狼伏，涉川济，毒物不敢伤。《日华子》云：雄黄，微毒。治疥癣风毒，癫痫，岚瘴，一切蛇虫犬兽伤咬。久服不饥。通赤亮者为上，验之可以燃虫死者为真。臭气少，细嚼口中，含汤不激辣者通用。《图经》曰：雄黄生武都山谷敦煌山之阳，今阶州山中有之，形块如丹砂，明彻不夹石，其色如鸡冠者为真。有青黑色而坚者，名熏黄。有形色似真而气臭，名臭黄。并不入服食药，只可疗疮疥耳。其臭以醋洗之便可断气，足以乱真。用之尤宜细辨也。

雌黄 味辛、甘，平、大寒，有毒。主恶疮，头秃，痂疥，杀毒虫虱身痒，邪气诸毒，蚀鼻中息肉，下部䘌疮，身面白驳，散皮肤死肌及恍惚邪气，杀蜂蛇毒。炼之，久服轻身增年不老，令人脑满。生武都山谷，与雄黄同山，生其阴。山有金，金精熏则生雌黄。采无时。《药性论》云：雌黄，君，不入汤服。《炮炙》按：《乾宁记》云，指开拆得千重，软如烂金者为上。凡修事，勿令妇人、新犯淫色人，并鸡、犬、有患人、不男人、非形人、曾是刑狱地臭秽土，并忌。若犯触者，其雌黄黑如铁，不堪用也，及损人寿。《衍义》：雌黄入药最稀，服石者宜审谛。治外功多，方士点化术多用，亦未闻其终始如何。画工或用之。

石硫黄 味酸，温，大热，有毒。主妇人阴蚀，疽痔恶血，疗心腹积聚邪气，冷癖，脚冷疼弱无力，及鼻衄恶疮，下部䘌疮，止血，杀疥虫。神农、黄帝、雷公：咸，有毒。医和、扁鹊：苦，无毒。《药性论》云：石硫黄，君，有大毒，以黑锡煎汤解之，及食宿冷猪肉。味甘，太阳之精，鬼焰居焉。伏炼数般，皆传于作者。能下气，治脚弱，腰肾久冷，除冷风顽痹。又云：生用治疥癣及疗寒热咳逆。炼服主虚损泄精。《日华子》云：石亭脂、曾青为使，畏细辛、飞廉、铁。壮阳道。《图经》曰：以色如鹅子初出壳者为真，谓之昆仑黄。赤色者名石亭脂，青色者号冬结石，半白半黑者名曰神惊石，并不堪入药。又有一种土硫黄，出广南及荣州，溪涧水中流出，其味辛，性热，腥臭，主治疥疮，杀虫毒。谨按：古方书未有服饵硫黄者，《本经》所说功用止于治疮蚀，攻积聚冷气、脚弱等，而近世遂火炼治为常服丸散。观其制炼服食之法，殊无本元，非若乳石之有论议节度，故服之其效虽紧，而其患更速，可不戒之！《海药》谨案：《广州记》云，生昆仑日脚下，颗块莹净，无夹石者良。主风冷，虚惫，肾冷，上气，腿膝虚羸，长肌肤，益气力，遗精，痔漏，老人风秘等，并宜烧炼服。《仙方》谓之黄硇砂，能坏五金，亦能造作金色，人能制伏归本色，服而能除万病。如有发动，宜以猪肉、鸭羹、余甘子汤并解之。蜀中雅州亦出，光腻甚好，功力不及舶上来者。《衍义》：石硫黄，今人用治下元虚冷，元气将绝，久患寒泄，脾胃虚弱，垂病欲尽，服之无不效。中病当便已，不可尽剂。世人盖知用而为福，不知用久为祸。此物损益兼行，若并弃而不用，常仓卒之间又不可缺；或更以法制拒火而又常服者，是亦弗思也。在《本经》则不言如此服食，但专治妇人。不知者往往更以酒服，其可得乎？或脏中久冷，服之先利。如病势危急可加，凡数服，小则不效，加[1]附子、干姜、桂。

阳起石 味咸，微温，无毒。主崩中漏下，破子脏中血，癥瘕结气，寒热腹痛，无子，阴痿不起，补不足，治男子茎头寒，阴下湿痒，令人有子。云母根也。生齐山山谷及琅琊，或云山、阳起山。采无时。吴氏云：阳起石，神农、扁鹊，酸，无毒。桐君、雷公、岐伯，咸，无毒。季氏，小寒。或生太山。《药性论》云：阳起石，恶石葵，忌羊血。《日华子》云：合药时，烧后水煅用，凝白者为上。

磁石 味辛、咸，寒，无毒。主周痹。臣禹锡等谨按：《蜀本》注云，凡痹随血脉上下，不能左右去者为周痹。风湿，肢节中痛不可持物，洗洗酸疼，除大热烦满，及耳聋，养肾脏，强骨气，益精除烦，通关节，消痈肿鼠

---

[1] 加：《证类·石硫黄》作"仍如"。

瘘，颈核，喉痛，小儿惊痫。炼水饮之。亦令人有子。一名玄石，一名处石。生太山川谷及慈山山阴，有铁处则生其阳。采无时。柴胡为之使，杀铁毒，恶牡丹、莽草，畏黄石脂。　陈藏器云：磁石毛，味咸，温，无毒。主补绝伤，益阳道，止小便白数，治腰脚，去疮瘘，长肌肤，令人有子。宜入酒。出相州北山。慈石毛，铁之母也，取铁如母之招子焉。《本草》有磁石，不言毛，毛、石功状殊也。又言磁石寒，此弥误也。　《日华子》云：磁石，味甘，涩，平。治眼昏，筋骨羸弱，补五劳七伤，除烦躁，消肿毒，小儿误吞针铁等。即细末，筋肉莫令断，与磁石同下之。　《衍义》：磁石色轻紫，石上鞍涩，可吸连针铁，俗谓之燖铁石。养益肾气，补填精髓，肾虚，耳聋目昏，皆用之入药。须烧赤醋淬。其玄石即磁石之黑色者也，多滑净，其治体大同小异，不可不分而为二也。

铅 铅丹附　味甘，无毒。镇心安神。治伤寒毒气，反胃呕哕。《图经》曰：铅生蜀郡平泽，锡生桂阳山谷，今有银坑处皆有之，而临贺出锡尤盛，亦谓之曰白蜡。谨按：字书谓锡为蜡，铅为青金，虽相似而入用殊别也。　陈藏器云：按锡有黑，有黑白。锡，寒，小毒。主瘿瘤，鬼气，疰忤。《太清服炼灵砂法》：锡、铅俱禀北方壬癸阴极之精也，性濡滑，服之而多阴毒，伤人心胃。《唐本》注云：临贺出者名铅，一名白蜡，惟此一处资天下用。其锡出银处皆有之，虽相似而入用大异也。

铅丹　味辛，微寒。主吐逆胃反，惊痫癫疾，除热，下气，止小便利，除毒热脐挛，金疮溢血。陶隐居云：即今熬铅所作黄丹也。　《药性论》云：铅丹，君，主治惊悸狂走，呕逆，消渴。煎膏用，止痛生肌。　《日华子》云：黄丹，凉，无毒。镇心安神，疗反胃，止吐血及咳，傅金疮长肉及汤火疮，染须发，可煎膏。　《衍义》：铅丹，本谓之黄丹，化铅而成，别有法。《唐本》注：炒锡作。然经称铅丹则炒锡之说，误矣。亦不为难辨，盖锡则色黯，铅则明白，以此为异。治疟及久积，皆用也。

术 白术附　味苦、甘，温，无毒。主风寒湿痹，死肌痉疸，止汗除热，消食。主大风在身面，风眩头痛，目泪出，消痰水，逐皮间风水结肿，除心下急满，及霍乱吐下不止，利腰脐间血，益精液，暖胃，消谷嗜食。作煎饵，久服轻身延年，不饥。一名山蓟，一名山姜，一名山连。生郑山山谷、汉中、南郑。二三月及八九月采根，曝干。陶隐居云：术乃有两种。白术叶大有毛而作桠，根甜而少膏，可作丸散用。赤术叶细无桠，根小，苦而多膏，可作煎用。昔刘涓子采取其精而丸之，名守中金丸，可以长生。《药性论》云：白术，君。忌桃、李、雀肉、菘菜、青鱼。味甘、平，无毒。能去大风痓痹，多年气痢，心腹胀痛，破消宿食，开胃，去痰涎，除寒热，止下泄，主面光悦，驻颜去䵟，治水肿胀满，止呕逆，腹内寒痛，吐泻不住，及胃气虚，冷痢。《日华子》云：术，治一切风疾，五劳七伤，冷气腹胀，补腰膝，消痰，治水气，利小便，止反胃呕逆，及筋骨弱软，痃癖气块，妇人冷，癥瘕，温疾，山岚瘴气，除烦。长切后，米泔水浸一宿，入药用，如常时。《图经》曰[1]：今白术生杭、越、舒、宣州高山岗上，叶叶相对，上有毛，方茎，茎端生花，淡紫碧红数色，根作桠，以紫花者为胜。又名乞力伽。凡古方云术者，乃白术也，非谓今之术矣。《衍义》：苍术，其长如大小指，肥实，皮色褐，气味辛烈。须米泔浸洗，再换浸二日，去上粗皮。白术粗促，色微褐，气味亦微，辛、苦而不烈，古方及《本经》止言术，未见分其苍、白二种也，只缘陶隐居言术有两种，自此人多贵白者。小人但贵其难得，惟用白者，往往将苍术置而不用，如古方平胃散之类，苍术为最要药，功尤速。殊不详本草原无白术之名，近世多用，亦宜两审。嵇康曰闻道人遗言，饵术、黄精令人久寿，亦无白。

地黄 生、熟附　味甘、苦，寒，无毒。主折缺绝筋，伤中，逐血痹，填骨髓，长肌肉。作汤除寒热积聚，除痹，主男子五劳七伤，女子伤中、胞漏、下血，破恶血，溺血，并利大小肠，去胃中宿食，饱力断绝，补五脏内伤不足，通血脉，益气力，利耳目。生者尤良。《炮炙》：干地黄，凡采得生地黄，并去白皮，洗了用垍锅柳木甑蒸之，从巳至午，出，晒干，令气歇，拌酒再蒸，从未至亥，出。又浪悬，用火徐徐烘之令干，若只晒干最妙[2]。勿令犯铜铁器，令人骨消，并白发髭，男即损荣，女即损卫也。

生地黄　大寒。主妇人崩中不止，及产后血上薄心，闷绝伤身，胎动下血，胎不落，堕坠踠折，瘀血，留血，衄鼻，吐血。皆捣饮之。久服轻身不老。一名地髓。得麦门冬、清酒良。恶贝母，畏芜荑。《陈藏器本草》云：干地黄，《本经》不言生干及蒸干，方家所用二物别，蒸干即温补，生干则平，宜当依此用之。《药性论》云：干地黄，君。能补虚损，温中下气，通血脉。久服变白，延年，治产后腹痛，主吐血不止。又云：生地黄，忌三白。味甘，平，无毒。解诸热，破血，通利月水闭绝，亦利水道。捣薄心腹，能消瘀血，病人虚而多热，加而用之。《衍义》：经只言干、生二种，不言熟者。如血虚劳热、产后虚热、老人中虚燥热，须地

---

[1] 图经曰：原脱，据《证类·术》补。
[2] 又……最妙：凡17字，《证类·干地黄》引"雷公云"无。

黄者生，而生者常虑大寒，如此之类，故后世改谓熟者。蒸曝之法：以细碎者洗出，研取汁，将粗地黄蒸出，曝干，投汁中浸三二时，又曝而蒸，如此再过为胜，亦不必多。此等与干、生二种，功治殊别。陶云捣汁和蒸，殊用工意，不显其法，不注治疗，故悉言耳。

远志 为君。味苦，温，无毒。利九窍，益智慧，耳目聪明，不忘，强志，倍力，利丈夫，定心气，止惊悸，益精，去心下隔气。叶名小草，主益精补阴气，止虚损梦泄。得茯苓、冬葵子、龙骨良。杀天雄、附子毒。《药性论》云：远志畏蛴螬，治心神健忘，安魂定息，令人不迷，坚壮阳道，主梦邪。

泽泻 味甘、咸，寒，无毒。起阴气，止泄精、消渴、淋沥，逐膀胱、三焦停水。扁鹊云：多服病人眼。《药性论》云：泽泻，君。味苦。能主肾虚精自出，治五淋，利膀胱，热宣水道。《日华子》云：治五劳七伤，主头旋，耳虚鸣，筋骨挛缩，通小肠，止遗沥、尿血，催生，难产，补女人血海，令人有子。壮水脏，下乳，通血脉。《图经》曰：泽泻，生汝南池泽，今山东、河陕、江淮亦有之，以汉中者为佳也。

甘草 国老。味甘，平，无毒。主五脏六腑寒热邪气，坚筋骨，长肌肉，倍力，金疮，解肿毒，温中下气，烦满短气，伤脏咳嗽，止渴，通筋脉，利血气，解百药毒。为九土之精，安和七十二种石，一千二百种草。术、干漆、苦参为之使，恶远志，反大戟、芫花、甘遂、海藻四物。《药性论》云：甘草，君。忌猪肉。诸药众中为君，治七十二种乳石毒，解一千二百种草木毒，调和使诸药有功，故号国老之久矣。主腹中冷痛，治惊痫，除腹胀满，补益五脏，制诸药毒，养肾气内伤、令人阴痿，主妇人血沥腰痛，虚而多热，加而用之。《日华子》云：安魂定魄，补五劳七伤，一切虚损，惊悸忧闷，健忘，通九窍，利百脉，益精养气，壮筋骨，解冷热。入药多用之。《图经》曰：甘草生河西川谷、积沙山及上郡，今陕西河东山郡皆有之。《衍义》云：入药须炙，不尔亦微凉，若生用则味不佳也。

人参 味甘，微寒，微温，无毒。主补五脏，安精神，定魂魄，止惊悸，除邪气，明目，开心益智，疗肠胃中冷，心腹鼓痛，胸胁逆满，霍乱吐逆，调中，止消渴，通血脉，破坚积，令人不忘。久服轻身延年。茯苓为之使。《药性论》云：人参恶卤碱，生上党郡，人形者上，次出海东新罗国，又生渤海。主五脏气不足，五劳七伤，虚损痰弱吐逆，不下食，止霍乱烦闷呕哕，补五脏六腑，保中守神。又云：马兰为之使，消胸中痰，主肺痿吐脓及痫疾，冷气逆上，伤寒，不下食，患人虚而多梦纷纭，加而用之。　萧炳云：人参和细辛密封，经年可不坏。《日华子》云：杀金石药毒，调中治气，消食开胃，食之无忌。《图经》曰：人参生上党山谷及辽东，今河东诸州及泰山皆有之，又有河北榷场及关[1]中来者，名[2]新罗人参，然俱不及上党者佳。

牛膝　为君。味苦、酸、平，无毒。主寒热痿痹，四肢拘挛，膝痛不可屈伸，逐血气伤热火烂，堕胎，疗伤中少气，男子消阴，老人失溺，补中续绝，填骨髓，除脑中痛及腰脊痛，妇人月水不通，血结，益精，利阴气，止发白。久服轻身耐老。《药性论》云：牛膝，臣。忌牛肉。能治阴痿，补肾填精，逐恶血流结，助十二经脉，病人虚羸，加而用之。《日华子》云：牛膝治腰膝软怯，冷弱，破癥结，排脓，止痛，产后心腹痛，升血运，落死胎，壮阳。怀州者长白，近道苏州者色紫。《图经》曰：牛膝生河内川谷及临朐，今江、淮、闽、粤、关中亦有之，然不及怀州者为真。《衍义》云：与苁蓉浸酒服，益肾。竹木刺入肉，嚼烂罨之即出。

细辛　味辛，温，无毒。主咳逆，头痛，脑动，百节拘挛，风湿痹痛，死肌，温中下气，破痰利水道，开胸中，除喉痹，䶩鼻风，痫癫疾，下乳结，汗不出，血不行，安五脏，益肝胆，通精气。久服明目利九窍。曾青、枣根为之使，得当归、芍药、白芷、芎䓖、牡丹、藁本、甘草，共疗妇人。得决明、鲤鱼胆、青羊肝，共疗目痛。恶狼毒、山茱萸、黄耆。畏消石、滑石。反藜芦。　陶隐居云：今用东阳临海者，形段乃好，而辛烈不及华阴高丽者。用之去其头节。人患口臭者含之多效。最能除痰明目也。　吴氏云：细辛，一名细草。　神农、黄帝、雷公、桐君：辛，小温。　岐伯：无毒。　李氏：小寒。如葵叶赤黑，一根一叶相连。《药性论》曰：细辛，臣。忌生药。味苦、辛。能治咳逆上气，恶风，风头，手足拘急，安五脏六腑，和胆气，去皮风湿痒，能止眼风泪下，明目，开胸中滞，除齿痛，主血闭，妇人血沥腰痛。《图经》曰：细辛生华山山谷，今

---

[1] 关：《证类·人参》作"闽"。
[2] 名：原脱，据《证类·人参》补。

处处有之，然他处所出者不及华山者真。其根细而自应依本性于用尔。又细辛如单用味极辛，故名之曰细辛。 别说[1]云：谨按，细辛非华阴者不得为细辛用。若杜蘅之类，自应依本性于用尔。又细辛如单用末，不可过半钱匕，多即气闭塞，不通者死，虽死无伤。近年关中或用此毒人者，闻平凉狱中尝治此，故不可不记。非本有毒，但以不识多寡之用，因以有此。 《衍义》：细辛用根，今惟华州者佳，柔韧，极细直，深紫色，极辛，嚼之习习如椒。治头面风痛不可缺也。

独活羌活附　味苦、甘，平，微温，无毒。主风寒所击，金疮，止痛，奔豚，痫痓，女子疝瘕，疗诸贼风，百节痛风，无久新者。一名羌活，一名独摇草。此草得风不摇，无风自动。《唐本》注云：疗风宜用独活，兼水宜用羌活。《日华子》云：羌活治一切风，并气隔，筋骨拳挛，四肢羸劣，头旋，明目，赤目疼及伏梁水气，五劳七伤虚损，冷气，骨节酸疼，通利五脏。独活即是羌活母也。《药性论》云：独活，君。味苦、辛。能治中，诸风湿冷，奔喘逆气，皮肌苦痒，手足挛痛，劳损，主风毒齿痛。又云：羌活，君。味苦、辛，无毒。能治贼风，失音不语，多痒血癞，手足不遂，口面㖞邪，遍身痛痹。《图经》曰：独活、羌活出雍州川谷及陇西南安，今用蜀汉出者佳。《本经》云：二物同一类，今人以紫色而节密者为羌活，黄色而作块者为独活。 一说：按陶云，独活生西川益州北部，色微白，形虚大，用与羌活相似。初蜀中乃有大独活，类桔梗而大，气味了不与羌活相类，用之微寒而少效。今又有独活自蜀中来，形类羌活，微黄而极大，收得寸解，干之，气味亦芳烈，小类羌活。又有槐叶气者，今京下多用之，极验。意此为真者。古方但用独活，今方既用独活，而又用羌活，兹为谬矣。

升麻　味甘、苦，平，微寒，无毒。主解百毒，杀百精老物殃鬼，辟温疫，瘴气，邪气虫毒，入口皆吐出。中恶腹痛，时气毒疠，头痛，寒热，风肿诸毒，喉痛，口疮。《药性论》云：蜀升麻主治小儿风惊痫，时气热疾，能治心齿，风𪖈肿疼，牙根浮烂恶臭，热毒脓血，除心肺风毒，热壅闭不通，口疮烦闷，疗痈肿，豌豆疮。水煎，绵拭疮上，主百邪鬼魅。《图经》曰：升麻，生益州川谷，今蜀、汉、陕西、淮南州郡皆有之，以蜀川者为上。叶似麻叶，并青色。今医家以治咽喉肿痛，口舌生疮，解伤寒头痛，凡瘴毒之属殊效也。

柴胡前胡附　为君。味平，微寒，无毒。主心腹，去肠胃中结气，

---

[1] 别说：指宋代陈承编于元祐七年（1092）《重广补注神农本草并图经》。大观二年（1108），艾晟校订《大观本草》时，取陈承所添谨按44条，散入诸药之后，冠以"别说云"为标记。

饮食积聚，寒热邪气，推陈致新，除伤寒心下烦热，诸痰热结实，胸中邪逆，五脏间游气，大肠停积，水胀及湿痹拘挛。亦可作浴汤。《唐本》注云：茈是古柴字。《上林赋》云茈姜，及《尔雅》云藐，茈草，并作茈字。且此草根紫色，今太常用茈胡是也。又以木代，系相承呼为茈胡，且检诸本草无名此者。《伤寒》大小柴胡汤最为痰气之要，若以芸蒿根为之，更作茨者，大谬矣。《药性论》云：茈胡能治热劳骨节烦疼，热气，肩背疼痛，宣畅血气，劳乏羸瘦，主下气消食，主时疾，内外热不解。单煮服良。《图经》曰：茈胡生洪农山谷及冤句，今关陕江湖间近道皆有之，以银州者为胜。《衍义》：茈胡在经并无一字治劳，今人治劳方中鲜有不用者。呜呼！凡此误世甚多。当原病劳有一种真脏虚损，复受邪，热邪因虚而致劳。故曰：劳者，牢也。当须斟酌用之。如经验方中治劳热，青蒿煎丸用茈胡正合宜耳，服之无不效，热去即须已。若[1]或无热，得此愈甚，虽至死，人亦不怨。目击甚多。而《日华子》又谓：补五劳七伤。《药性论》亦为治劳乏羸瘦。若此等病苟为无更热，医者执而用之，不死何待！注释本草一字亦不可忽。盖万世之后所误无穷耳。苟有明哲之士，自可处治。中下之孝不肯考究，枉致沦没，可不慎哉！可不戒哉！如张仲景治寒热往来疟状，用柴胡汤正合其宜尔。

前胡 味苦，微寒，无毒。主疗痰满，胸胁中痞，心腹结气，风头痛，去痰实，下气，治伤寒寒热，推陈致新，明目益精。半夏为之使，恶皂角、藜芦。《药性论》云：前胡，使。味甘、辛。能去热实，下气，主时气内外俱热，单煮服佳。《日华子》云：治一切劳，下一切气，止嗽破癥，开胃下食，通五脏，主霍乱转筋，骨节烦闷，反胃呕逆，气喘，安胎，小儿一切疳气。越[2]、衢、婺、睦等处皆好。七八月采，外黑里白。《图经》曰：前胡旧不著所出州土，今陕西、梁汉、江淮、荆襄州郡及相州、孟州皆有之。

木香 味辛，温，无毒。主邪气，辟毒疫瘟鬼，强志，主淋露，疗气劣，肌中偏寒，主气不足，消毒，杀鬼精物，温疟蛊毒，行药之精。久服不梦寤魇寐。陶隐居云：此即青木香也。《药性论》云：木香，君。治女人血气刺心，心痛不可忍，末，酒服之。治九种心痛，积年冷气痃癖，癥块胀痛及诸壅上冲，烦闷，治霍乱吐泻，心腹疠刺。萧炳云：青木香功用与此同。又云：昆仑舶上来，形如枯骨者良。《日华子》云：治心腹一切气，止泻，霍乱，痢疾，安胎，健脾消食，

---

[1]若：原作"芳"，据《证类·茈胡》改。
[2]越：原脱，据《证类·前胡》补。

疗羸劣，膀胱冷痛，呕逆反胃。《衍义》：木香专泄决胸腹间滞塞冷气，他则次之。得橘皮、肉豆蔻、生姜相佐使，绝佳，效尤速。又一种尝自岷州出塞，得生青木香，持归西洛，叶如牛蒡，但狭长，茎高三四尺，花黄一如金钱，其根则青木香也。生嚼之极辛香，尤行气。

菟丝子 味辛、甘，平，无毒。主续绝伤，补不足，益气力，肥健。汁去面䵟，养肌，强阴，坚筋骨。主茎中寒，精自出，溺有余沥，口苦燥渴，寒血为积。久服明目，轻身延年。得酒良。薯蓣、松脂为之使。

陶隐居云：宜丸不宜煮。田野墟落中甚多，皆浮生蓝、苎麻、蒿上。旧言下有茯苓，上生菟丝，今不少尔。其茎采以浴小儿，疗热，沸用。其实先须酒浸之一宿，仙经、俗方并以为补药。《药性论》云：菟丝，君。能治男子、女人虚冷，添精益髓，去腰疼膝冷。久服延年，驻悦颜色，又主消渴、热中。《日华子》云：补五劳七伤，治鬼交泄精，尿血，润心肺。苗茎似黄麻线，无根，株多附田中草被缠死，或生一种如席阔，开花结子不分明，如碎黍米粒。八九月以前采。《衍义》：菟丝子，附丛木中，即便蔓延，花实无绿叶，此为草中之异。其上有菟丝、有茯苓之说未必耳，已于茯苓条中而具言之。

巴戟天 味辛、甘，微温，无毒。主大风邪气，阴痿不起，强筋骨，安五脏，补中，增志益气，疗头面游风，小腹及阴中相引痛，下气，补五劳，益精，利男子。生巴郡及下邳山谷，二、八月采。根阴干。覆盆子为之使，恶朝生、雷丸、丹参。《药性论》云：紫巴戟天，使。能治男子夜多鬼交泄精，强阴，除头面中风，主下气，大风血癞，病人虚而损，加而用之。《图经》云：巴戟天，生巴郡及下邳山谷，今江淮、河东州郡亦有之。皆不及蜀州者佳。有宿根者青色，嫩根者白色，用之皆同。以连珠肉厚者胜，今方家多以紫色为良。蜀人云：都无紫色者，彼方人采得，或用黑豆同煮，欲其色紫，此殊失气味，尤宜别之。《衍义》：巴戟天本有心，干缩时偶自落，或可以拈摘，故中心或空，非自有小孔子也。今人欲要中间紫色，则多伪以大豆汁沃之，不可不察，外坚难染，故先从中间紫色。有人嗜酒，日须五七盏，后患脚气甚危，或教以巴戟半两，糯米同炊，米微转色，不用米，大黄一两剉，炒，同为末，熟蜜为丸，温水服五七十丸，仍禁酒，遂愈。

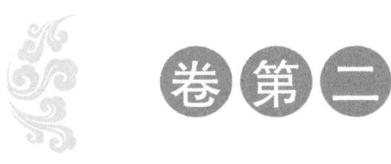

卷第二

六十四药本草节要二十二种

肉苁蓉　防风　芎䓖　黄耆　五味子　黄连黄檗、黄芩、大黄附　当归　芍药　麻黄　狗脊　草薢　白芷　紫菀　款冬花　高良姜　肉豆蔻白豆蔻、草豆蔻附　缩砂蜜[1]　蓬莪术　天麻　京三棱草三棱附　使君子　补骨脂

肉苁蓉　味甘、酸、咸，微温，无毒。主五劳七伤，补中，除茎中寒热痛，养五脏，强阴，益精气，多子，妇人癥瘕，除膀胱邪气，腰痛，止痢。久服轻身。《药性论》云：肉苁蓉，臣。益髓，悦颜色，延年，治女人血崩，壮阳，日御过倍，大补益，主赤白下，补精败。面黑劳伤，用苁蓉四两，水煮令烂，薄切细研精羊肉，分为四度，五味，以米煮粥，空心服之。《日华子》云：治男绝阳不兴，女绝阴不产，润五脏，长肌肉，暖腰膝，男子泄精，尿血，遗沥，带下，阴痛。《图经》曰：肉苁蓉，生河西山谷及代郡雁门，今陕西州郡多有之，然不及西羌界中来者，肉厚而力紧，旧说是野马遗沥落地所生，今西人云：大木间、土堑垣中多生此，非游牝之所而乃有者，则知自有种类耳。或疑其初生于马沥，后乃滋殖，如茜根生于人血之类是也。又有一种草苁蓉极相类，功力殊劣耳。又下品有别，当条云生中南岩石上，如藕根初生，掘取阴干，亦如草苁蓉，性温，补男子，疑即是此物。今人[2]鲜用，故少有辨之者，因附见于此。　陈藏器序云：强筋健髓。苁蓉、鳝鱼为末，黄精酒丸服之，力可十倍。此说出《乾宁记》。

防风　味甘、辛，温，无毒。主大风头眩痛，恶风，风邪，目盲无

---

[1] 蜜：原脱，据正文补。
[2] 人：原作"用"，据《证类·肉苁蓉》改。

所见，风行周身，骨节疼痹，烦满胁痛，胁风头面去来，四肢挛急，字乳金疮内痉。久服轻身。叶主中风热汗出。得泽泻、藁本疗风。得当归、芍药、阳起石、禹余粮疗妇人子脏风，杀附子毒。恶干姜、藜芦、白蔹、芫花。《药性论》云：防风，臣。花主心腹痛，四肢拘急，行履不得，经脉虚羸，主骨节间疼痛。《图经》云：防风生沙苑川泽及邯郸上蔡，今京东淮州郡皆有之。

芎䓖 味辛，温，无毒。主中风入脑头痛，寒痹，筋挛缓急，金疮，妇人血闭无子，除脑中冷动，面上游风去来，目泪出，多涕唾，忽忽如醉，诸寒冷气，心腹坚痛，中恶，卒急肿痛，胁风痛，温中内寒。得细辛疗金疮，止痛。得牡蛎疗头风，吐逆。白芷为之使。陶隐居云：人患齿根血出者，含之多差。苗名蘼芜，亦入药。《药性论》云：芎䓖，臣。能治脚腰软弱，半身不遂，主胞衣不出，治腹内冷痛。《日华子》云：畏黄连。治一切风、一切气、一切劳损、一切血，补五劳，壮筋骨，调众脉，破癥结宿血，养新血，长肉，鼻洪、吐血及溺血，痔瘘，脑痈发背，瘰疬，瘿赘疮疥，及排脓消瘀血。《图经》曰：芎䓖生武功川谷、斜谷、西岭。蘼芜，芎䓖苗也，生雍州川泽及冤句，今关陕、蜀川、江东山中多有之，而以蜀川者为胜。《衍义》：芎䓖，今出川中，大块，其里色白，不油色，嚼之微辛甘者佳。他种不入药，止可为末，煎汤沐浴。此药今人所用最多，头面风不可缺也，然须以他药佐之。沈括云：予一族子旧服芎䓖，医郑叔熊见之云：芎䓖不可久服，服多令人暴死。后族子果无疾而卒。又朝士张子通之妻病脑风，服芎䓖甚久，亦一日暴亡，皆目见者也，盖单服耳。若单服既久，则走散真气，既使他药佐使，又不久服，中病便已，则乌能至此？

黄耆 味甘，微温，无毒。主痈疽久败疮，排脓止痛，大风癞疾，五痔鼠瘘，补虚，小儿百病，妇人子脏风，邪气，逐五脏间恶血，补丈夫虚损，五劳羸瘦，止渴，腹痛泄痢，益气利阴气。生白水者冷补，其茎叶疗渴及筋挛、痈肿疽疮。《药性论》云：其黄耆一名王孙。治发背。内补，主虚喘，肾衰，耳聋，疗寒热。生陇西者下，补五脏。蜀白水赤皮者，微寒，此治寒热用之。又云：白水者，凉，无毒。排脓治血及烦闷，热毒骨蒸劳，功次黄耆。赤水耆，凉，无毒。治血，退热毒，余功用并同上。木耆，凉，无毒。治烦排脓，力微于黄耆，遇缺即倍用之。《图经》云：黄耆生蜀郡山谷白水汉中，今河东、陕西州郡多有之。别说云：谨按，黄耆本出绵上为良，故名绵黄耆，今《图经》所绘宪水者即绵上地相邻尔，若以谓柔韧如绵即谓之绵黄耆，然黄耆本皆柔韧，若伪者但干为别尔。

五味子 味酸，温，无毒。主益气，咳逆上气，劳伤羸瘦，补不足，强阴，益男子精，养五脏，除热，生阴中肌。苁蓉为之使，恶萎蕤，胜乌头。《唐本》注云：五味皮肉甘、酸，核中辛、苦，都有咸味，此则五味具也。《本经》云味酸，当以木为五行之先也。《药性论》云：五味子，君。能治中，下气，止呕逆，补诸劳虚损，令人体悦泽，除热气，病人虚而有气兼嗽，加而用之。《炮炙》：五味子，凡小颗皮皱泡者，有白扑盐霜一重，其味酸、咸、苦、辛、甘，味全者真也。《衍义》：五味子，今华州之西至秦州皆有之，方红熟时，采得蒸烂，研滤汁，去子，熬成稀膏，量酸甘入蜜，再上火，待蜜熟，候冷，器中贮，作汤。肺虚寒人可化为汤，时时服。作果，可以寄远。《本经》言温。今食之多致虚热，小儿益甚。《药性论》以谓除热气。《日华子》又谓暖水脏，又曰除烦热，后学至此多惑。今既用之治肺虚寒，则更不取除烦热之说。补下药亦用之。入药生曝，不去子。

黄连 黄檗、黄芩、大黄附 味苦，寒、微寒，无毒。主热气目痛，眦伤泣出，明目，肠澼，腹痛下痢，妇人阴中肿痛，五脏冷热，久下泄澼脓血，止消渴大惊，除水利骨，调胃厚肠，益胆，疗口疮。黄芩、龙骨、理石为之使，恶菊花、芫花、玄参、白鲜，畏款冬，胜乌头，解巴豆毒。《唐本》注云：蜀道者粗大节平，味极浓苦，疗渴为最。江东者节如连珠，疗痢大善。今澧州者更胜。今注医家见用宣州九节坚重、相击有声者为胜。《药性论》云：黄连，臣。一名支连。恶白僵蚕，忌猪肉，恶冷水。杀小儿疳虫，点赤眼昏痛，镇肝去热毒。《图经》曰：黄连，生巫阳川谷及蜀郡泰山，今江、湖、荆、夔州郡亦有，而以宣城者为胜，施、黔者次之。《衍义》：黄连，今人多用治痢，盖执以苦燥之义。下俚但见肠虚渗泄，微似有血便即用之，更不知止。又不顾寒热多少，但以尽剂为度，由是多致危困。若气实初病，热多血利，服之便止，仍不必尽剂也。或虚而冷，则不须服。余如经。

黄芩 味苦，平，大寒，无毒。主诸热黄疸，肠澼泄痢，逐水，下血闭，恶疮疽蚀，火疡，疗痰热，胃中热，小腹绞痛，消谷利小肠；女子血闭，淋露下血；小儿腹痛。《药性论》云：黄芩，臣。味苦、甘。能治热毒骨蒸，寒热往来，肠胃不利。破壅气，治五淋，令人宣畅，去关节烦闷，解热渴，治热，腹中疞痛，心腹坚胀。《日华子》云：下气，主天行热疾，疗疮，排脓，治乳痈发背。《图经》曰：黄芩生秭归山谷及冤句，今川蜀、河东、陕西近郡皆有之。

檗木 黄檗也，味苦，寒，无毒。主五脏，肠胃中结热，黄疸，肠痔，止泄痢，女子漏下赤白，阴伤蚀疮，疗惊气在皮间，肌肤热赤起，目热赤痛，口疮。久服通神。《陈藏器本草》云：檗皮主热疮疱起，虫疮，痢下血，杀蛀虫，煎服主消渴。《药性论》云：黄檗，使。平。主男子阴痿，治下血如鸡鸭肝片，及男子茎上疮，屑末傅之。《图经》曰：檗木，黄檗也，生汉中山谷及永昌，今处处有之，以蜀中者为佳。

大黄 将军。味苦，寒、大寒，无毒。主下瘀血，血闭塞热，破癥瘕积聚，留饮宿食，荡涤肠胃，推陈致新，通利水谷，调中化食，安和五脏，平胃，下气，除痰实，肠间结热，心腹胀满，女子寒血闭胀，小腹痛，诸老血留结。得芍药、黄芩、牡蛎、细辛、茯苓，疗惊恚怒，心下悸气。得消、紫石英、桃人疗女子血闭。黄芩为之使，无所忌。《陈藏器本草》云：大黄用之当分别其力。若取和厚沉深能攻病者，可用蜀中似牛舌片紧硬者。若取泻泄骏快、推陈去热，当取河西锦纹者。凡有蒸、有生、有熟，不得一概用之。《药性论》云：蜀大黄，使。去寒热，忌冷水，味苦、甘。消食，涤五脏，通女子经候，利水肿，能破痰实，冷热结聚，宿食，利大小肠，贴热毒肿，主小儿寒热，时疾烦热，蚀脓破留血。《图经》曰：大黄生河西山谷及陇西，今蜀川、河东、陕西州郡皆有之，以蜀川锦纹者佳。其次秦陇采者谓之土蕃大黄。 别说云：谨按，大黄收采时皆以火烧石煿干，欲速货卖，更无生者，用之不须更多炮炙，少蒸煮之类也。《衍义》：大黄损益前书已具。仲景治心气不足、吐血衄血，泻心汤用大黄、黄芩、黄连。或曰心气既不足矣，而不用补心汤，更用泻心汤何也？答曰：若心气独不足，则不当须吐衄也，此乃邪热，因不足而客之，故吐衄以苦泄其热，就以苦补其心，盖两全之。有是证者，用之无不效也。

当归 味甘、辛，温，大温，无毒。主咳逆上气，温疟寒热洗洗在皮肤中，妇人漏下绝子，诸恶疮疡，金疮。煮饮之。温中止痛，除客血内塞，中风痉，汗不出，湿痹，中恶客气，虚冷，补五脏，生肌肉。今出当州、宕州、翼州、松州，宕州最胜。细叶者名蚕头当归，大叶者名马尾当归。《药性论》云：当归，臣。恶热曲。止咳逆，虚劳寒热，破宿血，主女子崩中，下肠胃冷，补诸不足，止痢，腹痛。单煮饮汁治温疟，主女子沥血腰痛，疗齿疼痛不可忍。患人虚冷，加而用之。《日华子》云：治一切风、一切血，补一切劳，破恶血，养新血，及主癥癖。《炮炙》：当归，凡使先去尘并头尖硬处一分已来，酒浸一宿。若要破血，即使头一节硬实处，若要止痛止血即用尾，若一时用，不如不使。服食无效，单使为妙也。《图经》云：当归生陇西川谷，今川蜀、陕西诸郡及江宁府、滁州皆有之，以蜀中者为胜。 别说云：谨按，当归自古医家方论用治妇人产后恶血上冲，仓卒取效，无急于此。世俗多以谓惟能治血。又《外台秘要》《金匮》《千金方》皆为大补不足、决取立效之药，气血昏乱者服之即定。此盖服之能使气血各有所归，则可以于产后备急，于补虚速效。恐圣人立"当归"之名，必因此出矣。

芍药 味苦、酸，平、微寒，有小毒。主邪气腹痛，除血痹，破坚积，寒热疝瘕，止痛，利小便，益气，通顺血脉，缓中，散恶血，逐贼血，去水气，利膀胱、大小肠，消痈肿，时行寒热，中恶腹痛，腰痛。今按，别本注云：此有两种，赤者利小便，下气；白者止痛散血。吴氏云：芍药，神农，苦。桐君，甘，无毒。岐伯，咸。季氏，小寒。雷公，酸。《药性论》云：芍药，臣，能治肺，邪气，腹中㽲痛，血气积聚，通宣脏腑壅气，治邪痛败血，主时疾骨热，强五脏，补肾气，治腹坚胀，妇人血闭不通，消瘀血，能蚀脓。《日华子》云：治风，补劳，主女人一切病，并产前后诸疾，通月水，退热，除烦益气，天行热疾，瘟瘴惊狂，妇人血运及肠风泻血，痔瘘，发背，疮疥，头痛，明目，目赤胬[1]肉。赤色者多补气，白者治血，此便是芍药花根。海盐、杭、越俱好。《图经》曰：芍药生中岳川谷及丘陵，今处处有之，淮南者胜。别说云：谨按，《本经》"芍药生丘陵川谷"。今世所用者多是人家种植，欲其花叶肥大，必加粪壤。每岁八九月取其根分削，因利以为药，遂曝干货卖。今淮南真阳尤多，药家见其肥大而不知香味绝不佳，故入药不可责其效。今考用，宜依《本经》所说川谷丘陵有生者为胜尔。《衍义》：芍药，全用根，其品亦多，须用花红而单叶、山中者为佳。花叶多即根虚，然其根多赤色，其味涩，若或有色白、肥粗者益好。余如经。然血虚寒人禁此一物，古人有言曰，减芍药以避中寒，诚不可忽。

麻黄 味苦，温、微温，无毒。主中风伤寒头痛，温疟，发表出汗，去邪热气，止咳逆上气，除寒热，破癥坚积聚，五脏邪气，缓急风胁痛，字乳余疾[2]，止好唾，通腠理，疏伤寒头疼，解肌，泄邪恶气，消赤黑斑毒。不可多服，令人虚。陶隐居云：今出青州、彭城、荥阳、中牟者为胜，色青而多沫。蜀中亦有，不好。用之折除节，节止汗故也。先煮一两沸，去上沫，沫令人烦。其根亦止汗，夏月杂粉用之，俗用疗伤寒解肌第一。《药性论》云：麻黄，君。味甘，平。能治身上毒风，癗痹，皮肉不仁，主壮热，解肌发汗，温疟，治温疫，根节能止汗。方曰并故竹扇杵末扑之。又牡蛎粉并根等末和，生绢袋盛，盗汗出即扑，

---

[1] 胬：原作"努"，通"胬"，据改。
[2] 字乳余疾：指妇女产后病。

手摩之。古方汤用麻黄皆煮去沫，然后内诸药，今用丸散者皆不然也。《衍义》：麻黄，出郑州者佳，剪去节，半两，以蜜一匙匕同炒，良久以水半升煎，俟沸，去上沫，再煎去三分之一，不用滓。病疱疮倒靥黑者，乘热尽服之，避风，伺其疮复出。一法：用无灰酒煎。但小儿不能饮酒者难服，然其效更速，以此知此药入表也。

狗脊 味苦、甘，平、微温，无毒。主腰背强，关机缓急，周痹寒湿膝痛。颇利老人。疗失溺不节，男子脚弱腰痛，风邪淋露，少气目暗，坚脊，利俯仰，女子伤中，关节重。草薢为之使，恶败酱。《药性论》云：狗脊，味苦、辛，微热。能治男子、女人毒风软脚，邪气湿痹，肾气虚弱，补益男子，续筋骨。《图经》曰：狗脊生常山川谷，今太行山、淄、温、眉州亦有。

草薢 味苦、甘，平，无毒。主腰背痛，强骨节，风寒湿周痹，恶疮不瘳，热气伤中恚怒，阴痿失溺，关节老血，老人五缓。薏苡为之使，畏葵根、大黄、茈胡、牡蛎。《药性论》云：草薢能治冷风瘅痹，腰脚不遂，手足惊搐，主男子臂腰痛[1]，久冷，是肾间有膀胱宿水。《图经》曰：草薢生真定山谷，今河陕、京东、荆、蜀诸郡有之。

白芷 味辛，温，无毒。主女人漏下赤白，血闭，阴肿，寒热头风侵目泪出，长肌肤，润泽，可作面脂，疗风邪，久渴吐呕，两胁满，风痛头眩目痒。可作膏药、面脂，润颜色。《药性论》云：白芷，君。能治心腹血刺痛，除风邪，主女人血崩及咳逆，明目，止泪出，疗妇人沥血腰痛，能蚀脓。《日华子》云：治目赤胬肉，及补胎漏滑落，破宿血，补新血，乳痈发背，瘰疬，肠风痔瘘，排脓，疮痍疥癣，止痛生肌，去面皯疵瘢。《图经》曰：白芷生河东川谷、下泽，今所在有之，吴地尤多。《衍义》：白芷，苣是也，出吴地者良。《经》曰"能蚀脓"。今人用治带下，间有败脓，时露不已，腥秽殊甚，遂至脐腹，更增冷痛，此盖谓败脓血所致，辛无已期，须以此排脓。白芷一两，单叶红蜀葵根二两，芍药根白者、白矾各半两，矾烧枯，别研，余为末，同以蜡丸如梧子大。空心及饭前米饮下十丸或十五丸。俟脓尽，仍别以它药补之。

紫菀 味苦、辛，温，无毒。主咳逆上气，胸中寒热结气，去蛊毒，痿蹶，安五脏，疗咳唾脓血，止喘悸，五劳体虚，补不足，小儿惊痫。陶隐居云：近道处处有，生布地，花亦紫，本有白毛，根甚柔细。有白者名白菀，

---

[1] 臂腰痛：臂，guì。臂腰痛，指突然发作的腰痛。

不复用。《唐本》注云：白菀即女菀也，疗体与紫菀同，无紫菀时亦用白菀。陶云"不复用"，或是未悉。《日华子》云：调中及肺痿吐血，消痰止渴，润肌肤，添骨髓，形似重台。根作节、紫色润软者佳。《图经》曰：又有一种白者名白菀。苏云：白菀即女菀也，疗体并同，无紫菀时亦可通用女菀，下自有条。今人亦稀用。《衍义》：紫花用根，其根柔细，紫色益肺气，经具言。《唐本》注言无紫菀时亦用白菀，白菀即女菀也。今《本草》无白菀之名，盖唐修《本草》时已删去。

款冬花 味辛、甘，温，无毒。主咳逆上气，善喘喉痹，诸惊痫，寒热邪气，消渴，喘息呼吸。《药性论》云：款冬花，君。主疗肺气心促，急热乏劳，咳连连不绝，涕唾稠黏，治肺痿，肺痈吐脓。《日华子》云：润心肺，益五脏，除烦，补劳劣，消痰止嗽，肺痿吐血，心虚惊悸，洗肝明目及中风等疾。十二腊月雪中出花。《衍义》：款冬花，百草中惟此不顾冰雪，最先春也。世又谓之钻冻，虽在冰雪之下，至时亦生芽。春时人或采以代蔬，入药须微见花者，如已芬芳则都无力也。今人又多使如箸头者，恐未有花尔。有人病嗽多日，或教以燃款冬花三两枝于无风处，以笔管吸其烟满口则咽之，数日效也。

高良姜 大温。主暴冷，胃中冷逆，霍乱腹痛。陶隐居云：出高良郡。人腹疼不止，但嚼亦效。形气与杜若相似，而叶如山姜。《陈藏器本草》云：高良姜，味辛，温。下气益声，好颜色。煮作饮服之，止痢及霍乱。 又按：别本注云，二三月采根，曝干。味辛、苦，大热，无毒。《药性论》云：高良姜，使。温。能治腹内久冷，胃气呕逆吐，治风破气，腹冷气痛，去风冷痹弱，疗下气冷逆，冲心腹痛，吐泻。《日华子》云：治转筋泻痢，反胃呕食，解酒毒，消宿食。《图经》曰：古方亦单用，治忽心中恶、口吐清水者，取根如骰子块含之，咽津逡巡即差。若臭亦含咽，更加草豆蔻同为末，煎汤常饮。

肉豆蔻 白豆蔻、草豆蔻附 味辛、温，无毒。主鬼气。温中，治积冷，心腹胀痛，霍乱中恶，冷疰，呕沫，冷气，消食止泄，小儿乳霍。《药性论》云：肉豆蔻，君。味苦、辛。能主小儿吐逆，不下乳，腹痛，治诸食不消，痰饮。《日华子》云：调中下气，止泻痢，开胃消食。皮外络，下气解酒毒，治霍乱。味珍力更殊。《图经》曰：肉豆蔻，出胡国，今岭南人家种之。春生苗，花实似豆蔻而圆小，皮叶紧薄，中辛辣。六七月采。陈藏器云：大舶来即有，中国无。《衍义》：肉豆蔻对草豆蔻言之，去壳只用肉。肉油色者佳。枯白、味薄瘦虚者下等，亦善下气，多服则泄气，得中则和平其气。

白豆蔻 味辛、大温，无毒。主积冷气，止呕逆反胃，消谷下气。《图经》曰：白豆蔻出伽古罗国，今宜、广等州亦有之，不及蕃舶者佳。

草[1]豆蔻 味辛，温，无毒。主温，中心腹痛，呕吐，去口臭气。《药性论》云：草豆蔻可单用，能主一切冷气。《图经》曰：豆蔻，即草豆蔻也，生南海，今岭南皆有之。《衍义》：豆蔻，即草豆蔻也，气味极辛，微香。此是对肉豆蔻而名之也。若作果则味不和。不知[2]前人之意，编入果部，有何意义？性温而调散冷气，力甚速也。

缩砂蜜 味辛，温，无毒。主虚劳冷泻，宿食不消，赤白泄痢，腹中虚痛，下气。《药性论》云：缩砂蜜，君。出波斯国。味苦、辛。能主冷气腹痛，止休息气痢，劳损，消化水谷，温暖脾胃，治冷滑下痢不禁虚羸。方曰熬末，以羊子肝薄切，用末逐片糁瓦上，焙干为末，加干姜末，饭为丸。每服五十丸，日二服。又方：炮附子末、干姜、厚朴、陈橘皮等分为丸。每服四十丸，日二服。 陈藏器云：缩纱蜜，味酸。主上气咳嗽，奔豚鬼疰，惊痫邪气，似白豆蔻子。《日华子》云：治一切霍乱转筋，心腹痛，能起酒香味。《图经》曰：缩砂蜜生南地，今岭南山泽间有之。

蓬莪术 味苦、辛，温，无毒。主心腹痛，中恶，疰忤鬼气，霍乱冷气，吐酸水，解毒，食饮不消。酒研服之。又疗妇人血气，丈夫奔豚。《药性论》云：蓬莪术亦可单用，能治女子血气心痛，破痃癖冷气。以酒磨服效。《日华子》云：得酒、醋良，治一切气，开胃消食，通月经，消瘀血，止扑损痛下血，及内损恶血等。此即是南中姜黄根也。此物极坚硬难捣，治用时，热灰火中煨，令透熟，乘热入臼中，捣之即碎如粉。

天麻 味平，无毒。主诸风湿痹，四肢拘挛，小儿风痫惊气，利腰膝，强筋力。久服益气轻身，长年。叶如芍药而小；当中抽一茎，直上如箭笴；茎端结实，状若续随子；至叶枯时，子黄熟；其根连一二十枚，犹如天门冬之类，形如黄瓜，亦如芦菔，大小不定。彼人多生啖或蒸煮食之。今多用郓州者佳。《药性论》云：赤箭脂一名天麻，又名定风草。味甘、平。能治冷气瘫痹，瘫缓不遂，语多恍惚，多惊失志。《图经》曰：天麻生郓、利等州，泰山、崂山及诸山，今京东、京西、湖南、淮南州郡皆有之。《衍义》：天麻用根，须别药相佐使，然后见其功，仍须加而用

---

[1] 草：原无，据目录及正文内容补。
[2] 不知：原脱，据《证类·豆蔻》引《衍义》补。

之。人即蜜之为果，或蒸煮食用。天麻者，深思之则得矣。其苗则赤箭也。

京三棱草三棱附　味苦，平，无毒。主老癖，瘤瘕结块。黄色，体重，状若鲫鱼而小。又有黑三棱，状似乌梅而稍大，有须相连蔓延，体轻，为疗体并同。《日华子》云：味甘，温。疗治妇人血脉不调，心腹疼，落胎，消恶血，补劳，通月经，治气胀，消扑损瘀血，产后腹疼血晕并宿血不下。《图经》曰：京三棱，旧不著所出州郡，今河陕、江淮、荆襄间皆有之。一说三棱生荆楚，字当作"荆"，以著其地，《本经》作"京"非也。

草三棱　根味甘，平、温，无毒。疗产后恶血，通月水血结，堕胎，破积聚癥瘕，止痛，利气。一名鸡爪三棱。生蜀地，二月、八月采。

使君子　味甘，温，无毒。主小儿五疳，小便白浊，杀虫，疗泻痢。《衍义》：使君子，紫黑色，四棱高，瓣深，今经中谓之棱瓣深，似令人难解。秋末冬初，人将入鼎、澧，其人味如椰子肉。经不言用人，为复用皮。按皮味甘，即是用肉。然难得人，盖绝少。今医家或兼用壳。

补骨脂　味辛，大温，无毒。主五劳七伤，风虚冷，骨髓伤败，肾冷精流，及妇人血气堕胎。一名破故纸。《药性论》云：婆固脂，一名破故纸。味苦、辛。能主男子腰膝冷，囊湿，逐诸冷痹顽，止小便利，腹中冷。《日华子》云：兴阳事，治冷劳，明耳目。南蕃者色赤，广南者色绿。入药微炒用。又名胡韭子。

《图经》曰：补骨脂，生广南诸州及波斯国，今岭外山坡间皆有之，不及蕃舶者佳。

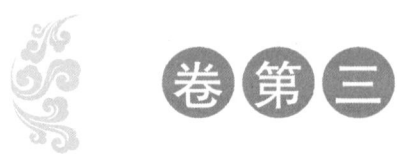

六十四药本草节要_{一十九种}

桔梗　乌头_{天雄、附子、白附子附}　半夏　天南星　茯苓_{茯神、琥珀、猪苓附}　桂　杜仲　沉香_{藿香、乳香、丁香、檀香附，丁香即鸡舌香也}　酸枣人　厚朴　枳实_{枳壳附}　山茱萸_{吴茱萸附}　槟榔_{大腹皮附}　诃梨勒　胡椒　龙骨_{白龙骨附}　牡蛎　蝎[1]　鹿茸_{麝香、鹿角、麋角、白[2]胶附}

桔梗　味辛、苦，微温，有小毒。主胸胁痛如刀刺，腹满肠鸣幽幽，惊恐悸气，利五脏肠胃，补血气，除寒热风痹，温中消谷，疗喉咽痛，下蛊毒。《药性论》云：桔梗，臣。味苦，平，无毒。能治下痢，破血，去恶风，消积聚、痰涎，主肺气促咳逆，除腹中冷痛，主中恶及小儿惊痫。《日华子》云：下一切气，止霍乱转筋，心腹胀痛，补五劳，养气，除邪辟温，补虚消痰，破癥瘕，养血排脓，补内漏及喉痹瘀毒，以白粥解。《图经》曰：桔梗生嵩谷及冤句，今处处有之。《衍义》：桔梗治肺热气，奔促咳逆，肺痈排脓。

乌头_{天雄、附子、白附子附}　味辛、甘，温、大热，有大毒。主中风恶风，洗洗出汗。除寒湿痹，咳逆上气，破积聚寒热，消胸上痰，冷食不下，心腹冷疾，脐间痛，肩胛痛不可俛仰，目中痛不可久视，又堕胎。莽草为之使，反半夏、栝楼、贝母、白敛、白及，恶藜芦。　陶隐居云：春时茎初生，有脑形似乌鸟之头，故谓之乌头。有两歧共蒂状，如牛角，名乌喙。喙即乌之口也。《药性论》云：乌头，使。远志为之使，忌豉汁。味苦、辛，大热，有毒。能治

---

[1] 蝎：此前原有"干"字，据正文删。
[2] 白：原脱，据正文内容补。

恶风憎寒，湿痹逆气，冷痰包心，肠腹疗痛，痃癖气块，益阳事，中风洗洗恶寒，除客热，主胸中痰满冷气，不下食，治咳逆上气，治齿痛，破积聚寒，主强志。《衍义》：乌头、乌喙、天雄、附子、侧子皆一物也，凡五等，止以大小、长短、似象而名之。后世补虚寒则须用附子，仍取其端平而圆大，及半两以上者，其力全不僭。风家即多用天雄，亦取其大者，以其尖角多热性，不肯就下，故取傅散也。此用乌头、附子之大略如此。余三等则量其材而用之。其炮制之法经方已著。

天雄 味辛、甘，温，大温，有大毒。主大风，寒湿痹，历节痛，拘挛缓急，破积聚邪气，金疮，强筋骨，轻身健行。疗头面风去来疼痛，心腹结积，关节重不能行步，除骨间痛，长阴气，强志，令人武勇，力作不倦。又堕胎。远志为之使，恶腐婢。《唐本》注云：天雄、附子、乌头等，并以蜀道绵、龙二州出者佳。余处纵有造得者，力弱都不相似。江南来者，全不堪用。《药性论》云：天雄，君。忌豉汁。大热，有大毒。干姜制，用之能治风痰冷痹、软脚毒风，能止气促喘急，杀禽虫毒。《日华子》云：治一切风、一切气，助阳道，暖水脏，补腰膝，益精明目，通九窍，利皮肤，调血脉，四肢不遂，破痃癖癥结，排脓止痛，续骨，消瘀血，补冷气虚弱，霍乱转筋，背脊偻伛，消风痰，下膈胸水，发汗，止阴汗。炮含治喉痹。凡丸散，炮去皮脐。用饮药即和皮生使甚佳，可以便验。

附子 味辛、甘，温，大热，有大毒。主风寒咳逆，邪气，温中，金疮，破癥坚积聚，血瘕寒湿，踒躄拘挛。膝痛脚疼，冷弱不能行步，腰脊风寒，心腹冷痛，霍乱转筋，下痢赤白，坚肌骨，强阴，又堕胎。为百药长。地胆为之使，恶蜈蚣，畏防风、黑豆、甘草、黄耆、人参、乌韭。陶隐居云：俗方每用附子，皆须甘草、人参、生姜相配者，正以制其毒故也。《陈藏器本草》云：附子醋浸，削如小指，内耳中，主聋。去皮，炮令坼，以蜜涂上炙之，令蜜入，口含之，勿咽其汁，主喉痹。

白附子 主心痛血痹，面上百病。行药势。生蜀郡，三月采。《唐本》注云：此物本出高廉，今出凉州巴西。形似天雄。《本经》出蜀郡，今不复有。凉州者生沙中，独茎似鼠尾草，叶生穗间。谨按：《蜀本》云，味甘、辛。《日华子》云：无毒。主中风失音，一切冷风气，面皯瘢疵。入药炮用，新罗出者佳。《海药》云：按《南州记》云，生东海。又新罗国，苗与附子相似，大温，有小毒。治疥癣风疮，头面痕，阴囊下湿，腿无力，诸风冷气。入面脂皆好也。

半夏 味辛，平，生微寒，熟温，有毒。主伤寒寒热，心下坚，下气，喉咽肿痛，头眩，胸胀，咳逆，肠鸣，止汗，消心腹胸膈痰热满结，咳嗽上气，心下急痛坚痞，时气呕逆，消痈肿，堕胎，疗痿黄，悦泽面目。生令人吐，熟令人下。用之汤洗令滑尽。射干为之使，恶皂荚，畏雄黄、生姜、干姜、秦皮、龟甲，反乌头。《药性论》云：半夏，使。忌羊血、海藻、饴糖。柴胡为之使。有大毒。汤淋十遍去涎方尽。其毒用生姜等分，制而用之，能消痰涎，开胃健脾，止呕吐，痰满，下脚气，主咳结新生者。摩涂痈肿不消，能除瘿瘤气虚而有痰气，加而用之。《日华子》云：味咸、辛，治吐食反胃，霍乱转筋，肠腹冷，痰疟。半夏上有滑涎，若洗不净，令人气逆，肝气怒满。《图经》曰：半夏生槐里川谷，今在处有之，以齐州者为佳。二月生苗一茎，茎端出三叶，浅绿色，颇似竹叶而光。江南者似芍药，叶根下相重生，又由跋绝类半夏，而苗高近一二尺许，根如鸡卵大者，生林下，或云即虎掌之小者，足以乱。《衍义》：半夏，今人惟知去痰，不言益脾，盖能分水故也。脾恶湿，湿则濡而困，困则不能制水。经曰：湿胜则泻。一男子夜数如厕，或教以生姜一两，碎之，半夏汤洗，与大枣各三十枚，水一升，瓷瓶中慢火烧为熟水，时时呷，数日便已。

天南星 味苦、辛，有毒，主中风，除痰，麻痹，下气，破坚积，消痈肿，利胸膈，散血，堕胎。陈藏器云：天南星，主金疮伤折，瘀血。取根，碎，傅伤处。生安东山谷，叶如荷，独茎最良。《日华子》云：味辛烈，平，畏附子、干姜、生姜。扑损瘀血，主蛇虫咬，傅疥癣恶疮。入药炮用，又名鬼蒟蒻。《图经》曰：天南星，《本经》不载所出州土，云生平泽，今处处有之。

茯苓 茯神、琥珀、猪苓附 味甘，平，无毒。主胸胁逆气，忧恚，惊邪恐悸，心下结痛，寒热烦满，咳逆，口焦舌干，利小便，止消渴，好唾，大腹淋沥，膈中痰水，水肿，淋结，开胸腑，调脏气，伐肾邪，长阴益气力，保神守中。久服安魂养神，不饥延年。一名伏菟。其有抱根者名茯神。

茯神 平，主辟不祥，疗风眩风虚，五劳，口干，止惊悸、多恚怒，善忘，开心益智，安魂魄，养精神。陶隐居云：形如鸟、兽、龟、鳖者良。作丸散者皆先煮之两三沸，乃切曝干。白色者补，赤色者利。俗用甚多，仙经服食亦为至要，云其通神而致灵，和魂而炼魄，明窍而益肌，厚肠而开心，调荣而理胃，上品仙药也。善能断谷不饥。为药无朽蛀。尝掘地得昔人所埋一块，计应三十许年，而色理无异，明其身全不朽矣。《药性论》云：茯苓，臣。忌米醋，能开胃止呕逆，善安心神，主肺痿痰壅，治小儿惊痫，安神定志，疗心腹胀满，妇人热淋赤者，破结气。又云：茯神，君。味甘，无毒。主惊痫，安神定志，补劳乏，主心下急痛坚满，人虚而小肠不利，加而用之。其心名黄松节，偏治中偏风，口面㖞斜，毒风筋挛，不语，心神惊掣，虚而健忘。《日华子》云：茯苓，补五劳七伤，安胎，暖腰膝，开心益智，止健忘。忌醋及酸物。《炮炙》：茯苓，凡采得后去皮、心、神了，捣令细，于水盆中搅，令浊浮者去之。是茯苓筋，若误服之，令人眼中瞳子并黑睛点小，兼盲目，甚记之。《图经》曰：茯苓生泰山山谷，今泰、华、嵩山皆有之。出大松下，附根而生，无苗、叶、花，实作块如拳，在土底大者至数斤，似人形、龟形者佳。皮黑，肉有赤、白二种。或云是多年松脂流入土中变成，或云假松气于本根上生。或云茯苓中有赤筋，最能损目。若久服者，当先杵末，水中飞澄熟，接去尽赤滓方可服，若合他药，则不须尔。《衍义》：茯苓乃樵斫讫多年松根之气所生，此盖根之气味喷郁未绝，故为是物，然亦由土地所宜与不宜，其津气盛者，方发泄于外，结为茯苓，胡不抱根而成物。既离其本体，则有苓之义。茯神者，其根但有津气而不甚盛，故止能伏结于本根，既不离其本，故曰茯神。此物行水之功，多益心脾，不可缺也。或曰松既樵矣，而根尚能生物乎？答曰：如马勃菌、五芝、木耳、石耳之类，皆生于枯木、石粪土之上，精英未沦，安得不为物也。其上有菟丝、下有茯苓之说，甚为轻信。

琥珀 味甘，平，无毒。**主安五脏，定魂魄，杀精魅邪鬼，消瘀血，通五淋**。陶隐居云：旧说云是松脂沦入地，千年所化，今烧之亦作松气。俗有琥珀中有一蜂，形色如生。《博物志》又云：烧蜂窠所作，恐非实。此或当蜂为松脂所粘，因坠地沦没尔。　今按《陈藏器本草》云：琥珀止血生肌，合金疮。和大黄、鳖甲作散子，酒下方寸匕，下恶血，妇人腹内血尽即止。《药性论》云：琥珀，君。治百邪，产后血瘀痛。《日华子》云：疗蛊，壮心，明目磨翳，止心痛癫邪，破结癥毒。《海药》云：是海松木中津液，初若桃胶，后乃凝结。温。主止血生肌，镇心明目，破瘕癥气块。《通典》：南蛮海南林邑国、秦象郡、林邑县多出琥珀，松脂沦入地下，及傍丕生草木，深八九尺，大如斛，削去皮成焉。初如桃胶，凝成乃坚复，光彩甚丽。《衍义》：琥珀，今西戎亦有之，其色差淡而明澈。南方者色深而重浊，彼土人多碾为物形。若谓千年茯苓所化，则其间有沾着螺蠃蜂蚁，宛然完具者，是极不然也。《地理志》云：林邑多琥珀，实松脂所化耳。此说为胜。但土地有所宜不宜，故有能化，有不能化者。张茂先又为"烧蜂窠所作"，不知得于何处。以手摩热，可以拾芥。余如经。

猪苓 味甘、苦，平，无毒。**主痎疟，解毒，蛊疰不祥，利水道。久服轻身耐老**。《药性论》云：猪苓，臣。微热，解伤寒、温疫大热，发汗，主肿胀，满腹息痛。《图经》曰：猪苓生衡山山谷，及济阴、冤句，今蜀州、眉州亦有之。旧说是枫木苓，今则不必枫根下，乃有生土底，皮黑作块，似猪粪，故以名之。《衍义》：猪苓，行水之功多。久服必损肾气，昏人目。果欲久服，更宜看详。

桂 味甘、辛，大热，有小毒。主温中，利肝肺气，心腹寒热，冷疾，霍乱转筋，头痛腰痛，出汗，止烦，止唾、咳嗽、鼻衄，能堕胎，坚骨节，通血脉，理疏不足，宣导百药，无所畏。得人参、麦门冬、甘草、大黄、黄芩调中益气，得芷胡、紫石英、干地黄疗吐逆。《药性论》云：桂心，君。亦名紫桂。杀草木毒。忌生葱。味苦、辛、无毒。主治九种心痛，杀三虫，主破血，通利月闭，治软脚痹不仁，治胞衣不下，除咳逆结气，壅痹，止腹内冷气、痛不可忍，主下痢，治鼻息肉。《日华子》云：桂心，治一切风气，补五劳七伤，通九窍，利关节，益精明目，暖腰膝，破痃癖癥瘕，消瘀血，治风痹骨节挛缩，续筋骨生肌肉。《衍义》：桂，大热。《素问》云辛甘发散为阳，故汉张仲景桂枝汤治伤寒表虚皆须此药，是专用辛甘之意也。

杜仲 味辛、甘，平、温，无毒。主腰膝痛，补中益精气，坚筋骨强志，除阴下痒湿，小便余沥，脚中酸疼不欲践地。久服轻身耐老。恶蛇蜕皮、玄参。《药性论》云：杜仲，味苦。能治肾冷臂腰。病人虚而身强直，风也。腰不利，加而用之。《日华子》云：暖。治肾劳，腰脊挛伛，入药炙用。《图经》曰：杜仲，生上虞山谷及上党、汉中。今出商山、成州、峡州，近处大山中亦有之。木高数丈，叶如辛夷，亦类柘。其皮类厚朴，折之，内有白丝相连。二月、五月、六月、九月采皮用。

沉香 藿香、乳香、丁香、檀香附，丁香即鸡舌香也 微温。疗风水毒肿，去恶气。《日华子》云：沉香，味辛，热，无毒。调中，补五脏，益精壮阳，暖腰膝，去邪气，止转筋吐泻，冷气，破癥癖，冷风麻痹，骨节不任，湿风皮肤痒，心腹疼，气痢。《炮炙》：沉香，凡使，须要不枯者。如觜角硬重，沉于水下为上也，半沉者次也。夫入丸散中用，须候众药出，即入拌和用之。《图经》曰：沉香，青杜香、鸡骨香、马蹄香、栈香，同是一本。旧不著所出州土，今惟海南诸国及交广崖州有之。《衍义》：经中止言疗风水毒肿，去恶气，余更无治疗。今医家用以保和卫气，为上品药。须极细为佳。今人故多与乌药磨服，走散滞气，独行则势弱，与他药相佐，当缓取利，有益无损。余药不可方也。

藿香 微温。疗风水毒肿，去恶气，疗霍乱心痛。《图经》曰：藿香，旧附五香条。不著所出州土。今岭南郡多有之，人家亦多种植。古人乃以合熏香。《本经》：主霍乱心痛。故近世医方治脾胃吐逆为最要之药。

乳香 微温。疗风水毒肿，去恶气，疗风瘾疹痒毒。《日华子》云：味辛，热，微毒。下气益精，补腰膝，治肾气，止霍乱冲恶，中邪气，心腹疼，挂气。煎膏，止痛长肉。入丸散，微炒，杀毒则不粘。　陈藏器云：盖薰陆之类也。其性温。疗耳聋，中风口噤，妇人血气，能发酒，理风冷，止大肠泄澼，疗诸疮疖、令内消。

丁香 味辛，温，无毒。主温脾胃，止霍乱，拥胀，风毒诸肿，齿疳䘌，能发诸香。其根疗风热毒肿。《陈藏器本草》云：丁香，于其母丁香，主变白，以生姜汁研，拔去白须，涂孔中，即异常黑色也。　《蜀本》注云：母丁香，击之则顺理而折两向。疗呕逆甚验。　《药性论》云：丁香，臣。能主冷气腹疼。　《日华子》云：治口气反胃，鬼疰蛊毒，及疗肾气，奔豚气，阴痛，壮阳，暖腰膝，治冷气，杀酒毒，消痃癖，除冷劳。　《图经》曰：丁香，出交广、南蕃。今惟广州有之。　《海药》：大者如巴豆，谓之母丁香。小者实，谓之丁香。主风疳䘌，骨槽劳臭，治气，乌髭发，杀虫，疗五痔，辟恶去邪，治奶头花，止五色毒痢，正气，止心腹痛。树皮亦能治齿痛。旧本自沉香以下，总为一目。虽注家条别于后，间见错出，颇不便于检计。今各出门目，折诸家之注以类相从，庶井井不紊云。《齐民要术》云：鸡舌香，俗以为似丁子，故以为丁子香也。

檀香 陶隐居云：白檀消热肿。臣禹锡等谨按：陈藏器云，主心腹霍乱，中恶鬼气，杀虫。　《日华子》云：檀香，热，无毒。治心痛霍乱，肾气腹疼。浓煎服。水磨，傅外肾及腰背痛处。

酸枣人 味酸，平，无毒。主心腹寒热，邪结气聚，四肢酸疼，湿痹，烦心不得眠，脐上下痛，血转久泄，虚汗烦渴，补中益肝气，坚筋骨，助阴气，令人肥健。久服安五脏，轻身延年。《药性论》云：酸枣人，主筋骨风，炒末，作汤服之。《五代史》：后唐刊《石药验》云，酸枣人，睡多生使，不得睡炒熟。《日华子》云：酸枣人，治脐下满痛。《图经》曰：今近京及西北州郡皆有之，野生多在坡坂及城垒间。　又方：治夜不眠睡，用酸枣人半两，炒黄，研末，以酒三合浸汁，先以粳米三合煮作粥，临熟下枣人汁，更煮三五沸，空心服之。

厚朴 味苦，温、大温，无毒。主中风伤寒头痛，寒热惊悸，气血痹，死肌，去三虫，温中益气，消痰下气，疗霍乱及腹痛腹满，胃中冷逆，胸中呕不止，泄痢，淋露，除惊，去留热，心烦满，厚肠胃。《药性论》云：厚朴，臣。忌豆。食之者动气。味苦、辛，大热。能主疗积年冷气，腹内雷鸣虚吼，宿食不消，除痰饮，去结水，破宿血，消化水谷，止痛，大温胃气，呕吐酸水，主心腹满，病人虚而尿白。《日华子》云：健脾，主反胃，霍乱转筋，冷热气，泻膀胱，泄五脏一切气，妇人产前产后腹脏不安，调关节，杀腹脏虫，除惊去烦闷，明耳目。入药去粗皮，姜汁炙，或姜汁炒用。又名烈朴。《图经》曰：厚朴，今京西、陕西、江淮、湖南、川蜀山谷中往往有之，而以梓州、龙州者为上。《衍义》：厚朴，今西京伊阳县及商州亦有，但薄而色淡，不如梓州者厚而紫色有油。味苦，不以姜制则棘人喉舌。平胃散中用，最调中。至今此药盛行，既能温脾胃气，又能走冷气，为世所须也。

枳实 枳壳附　味苦、酸，寒、微寒，无毒。主大风在皮肤中如麻豆苦痒，除寒热结，止痢，长肌肉，利五脏，益气轻身，除胸腹痰癖，去停水，破结实，消胀满，心下急，痞痛逆气，胁风痛，安胃气，止溏泄，明目。陶隐居云：今处处有。采破令干用之，除中核，微炙令香。亦如橘皮，以陈者为良。枳实树茎及皮疗水胀暴风，骨节疼急。臣禹锡等谨按：《药性论》云，枳实，臣。味苦、辛。解伤寒结胸。入陷胸汤用，主上气喘咳，肾内伤冷，阴痿而有气，加而用之。《图经》曰：枳实生河内川泽，枳壳生商州川谷，今京西、江湖州郡皆有之，以商州者为佳。《衍义》：枳实、枳壳一物也。小则其性酷而速，大则其性详而缓。故张仲景治伤寒仓卒之病，承气汤中用枳实，此其意也。皆取其疏通决泄，破结实之义。他方但导败风壅之气，可常服者，故用枳壳，其意如此。

枳壳　味苦、酸，寒，无毒。主风痒麻痹，通利关节，劳气咳嗽，背膊闷倦，散瘤结，胸膈痰滞，逐水，消胀满大肠风，安胃，止风痛。用当去瓤核乃佳。此与枳实主疗稍别，故出此条。今附。《药性论》云：枳壳，使。味苦、辛。治遍身风疹，肌中如麻豆恶痒，主肠风痔疾，心腹结气，两胁胀虚，关格壅塞。根浸酒煎，含，治齿痛，消痰有气，加而用之。《日华子》云：健脾开胃，调五脏，下气，止呕逆，消痰，治反胃，霍乱泻痢，消食，破癥结，痃癖，五膈气，除风明目，及肺气水肿，利大小肠，皮肤痒。痔肿，可炙熨。入药浸软，剉，炒令熟。

山茱萸 吴茱萸附　味酸，平，微温，无毒。主心下邪气，寒热，温中，逐寒湿痹，去三虫，肠胃风邪，寒热疝瘕，头风，风气去来，鼻塞，目黄，耳聋，面疱，温中下气，出汗，强阴益精，安五脏，通九窍，止小便利。久服轻身，明目，强力，长年。蓼实为之使，恶桔梗、防风、防己。《药性论》云：山茱萸，味咸、辛，大热。治脑骨痛，止月水不定，补肾气，兴阳道，坚长阴茎，添精髓，疗耳鸣，除面上疱，主能发汗，止老人尿不节。《日华子》云：暖腰膝，助水脏，除一切风，逐一切气，破癥结，治酒齇。　《炮炙》：山茱萸，凡使，勿用雀儿苏，真似山茱萸，只是核八棱，不入药中用。凡使山茱萸，须去内核。每修事，去核子一斤，取肉皮用，只秤成四两半，缓火熬之，方用此物。能壮阳气[1]，秘[2]精，核能滑精也。　《图经》曰：山茱萸，生汉中山谷及琅琊、宛句、东海承县。今海州亦有之。

吴茱萸　味辛，温、大热，有小毒。主温中下气，止痛，咳逆，寒热，除湿、血痹，逐风邪，开腠理，去痰冷，腹内绞痛，诸冷实不消，中恶，心腹痛，逆气，利五脏。《药性论》云：吴茱萸，味苦，大热，有毒。能主心腹疾，积冷，心下结气，疰心痛，治霍乱转筋，胃中冷气，吐泻腹疼，不可胜忍者可愈，疗遍身瘰疬，冷食不消，利大肠壅气。削皮能疗漆疮，主中恶，腹中刺痛，下利不禁，治寸白虫。孟诜云：茱萸主心痛，下气，除呕逆、脏冷。　《日华子》云：健脾，通关节，治霍乱泻痢，消痰，破癥癖，逐风，治腹疼，肾气、脚气，水肿，下产后余血。　《图经》云：吴茱萸生上谷、川谷及冤句。今处处有之。江、浙、汉中、蜀中尤多。　《衍义》：吴茱萸，须深汤中浸去苦烈汁，凡六七过始可用。今文与注及注中药法皆不言，亦漏落也。此物下气最速，气虚人服之愈甚。

槟榔大腹皮附　味辛，温，无毒。消谷逐水，除痰癖，杀三虫，伏尸，疗寸白。《药性论》云：白槟榔，君。味甘，大寒。能主宣利五脏六腑壅滞，破坚满气，下水肿，治心痛，风血积聚。　《日华子》云：槟榔，味涩。除一切风，下一切气，通关节，利九窍，补五劳七伤，健脾调中，除烦，破癥结，下五脏气。　《南海药谱》云：槟榔人，赤者味苦，杀虫兼补。大凡欲使，先须以刀削去底，细切。勿经火，恐无力效。若熟使，不如不用。　《衍义》：槟榔，二书所说甚详，今人又取尖长者入药，言其快锐速效，屡尝试之，果如其说也。

大腹皮[3]　微温，无毒。主冷热气攻心腹，大肠壅毒，痰膈，醋心。并以姜、盐同煎，入疏气药良。《日华子》云：下一切气，止霍乱，通大小肠，健脾开胃，调中。

诃梨勒　苦，温，无毒。主冷气，心腹胀满，下食。萧炳云：诃梨勒，

---

[1] 壮阳气：原作"益壮气"，据《证类·山茱萸》改。
[2] 秘：原脱，据《证类·山茱萸》补。
[3] 皮：原脱，据目录及本卷前补。

苦，酸。下宿物，止肠澼久泄，赤白痢。波斯舶上来者，六路黑色，肉厚者良。《药性论》云：诃梨勒，使。亦可单用。味苦、甘。能通利津液，主破胸膈结气，止水道，黑髭发。《图经》曰：诃梨勒，生交、爱州，今岭南皆有，而广州最盛。其子未熟时，风飘者谓之随风子。曝干，收之。彼人尤弥珍贵，益小者益佳。治痰嗽，咽喉不利。含之数枚，殊胜。《衍义》：诃梨勒，气虚人亦宜缓缓煨熟，以服此物，虽涩肠而又泄气，盖其味苦涩也。

胡椒 味辛，大温，无毒。主下气温中，去痰，除脏腑中风冷。生西戎，形如鼠李子。调食用之，味甚辛辣。《日华子》云：调五脏，止霍乱，心腹冷痛，壮肾气，及主冷痢，杀一切鱼肉鳖蕈毒。《海药》云：谨按徐表《南州记》，生南海诸国。去胃口气虚，冷食不消，霍乱气逆，心腹卒痛，冷气上冲，和气。不宜多服，损肺。一云向阴者荜澄茄，向阳者胡椒也。《食疗》云：治五脏风冷，冷气心腹痛，吐清水。酒服之佳，亦宜汤服。若冷气，吞三七枚。《衍义》：胡椒，去胃中寒痰吐水，食已即吐，甚验。过剂则走气。大肠寒滑亦用，须各以他药佐之。

龙骨 白龙骨附　味甘，平，微寒，无毒。主心腹鬼疰，精物老魅，咳逆，泄痢脓血，女子漏下，癥瘕坚结，小儿热气惊痫，疗心腹烦满，四肢痿枯汗出，夜卧自惊，恚怒，伏气在心下，不得喘息，肠痈内疽阴蚀，止汗，缩小便，溺血，养精神，定魂魄，安五脏。

白龙骨　疗梦寐[1]泄精，小便泄精。臣禹锡等谨按：泄精通用药云，白龙骨，平，微寒。《唐本》注云：龙今并出晋地，生硬者不好，五色具者良。其青黄赤白黑亦应随色，与脏腑相会，如五芝、五石英、五石脂等辈。而《本经》不论，莫知所以。《药性论》云：龙骨，君。忌鱼。有小毒。逐邪气，安心神，止冷痢及下脓血，女子崩中带下，止梦泄精，夜梦鬼交，治尿血，虚而多梦纷纭，加而用之。《图经》曰：龙骨并齿角，出晋地川谷及泰山岩、水岸土穴中死龙处。今河东州郡多有之。《衍义》：龙骨，诸家之说，纷然不一。既不能指定，终是臆度。西京颍阳县民家，忽崖坏，得龙骨一副，肢体头角悉具，不知其蜕也，其毙也。若谓蜕毙，则是有形之物，而又生不可得见，死方可见。谓其化也，则其形独不能化。然《西域记》中所说甚详，但未敢据凭。万物所禀各异，造化不可尽知，莫可得而详矣。孔子曰：君子有所不知，盖缺如也。妄乱穿凿，恐误后学。治精滑及大肠滑，不可缺也。

---

[1] 疗梦寐：《证类·龙骨》作"主多寐"。

牡蛎 味咸，平、微寒，无毒。伤寒寒热，温疟洒洒，惊恚怒气，主除拘缓，鼠瘘，女子带下赤白，除留热在关节，荣卫虚热，去来不定，烦满，止汗，心痛气结，止渴，除老血，涩大小肠，止大小便，疗泄精，喉痹，咳嗽，心胁下痞热。久服强骨节，杀邪鬼，延年。贝母为之使，得甘草、牛膝、远志、蛇床良，恶麻黄、吴茱萸、辛夷。左顾者是雄，故名牡蛎。右顾者则牝蛎矣。《药性论》云：牡蛎，君。主治女子崩中，止盗汗，除风热，止痛，治湿疟。又和杜仲服，止盗汗。末蜜丸，服三十丸，令人面光白，永不值时气。主鬼交精出，病人虚而多热，加而用之，并地黄、小草。《图经》曰：牡蛎，生东海池泽。今海傍皆有之，而南海、闽[1]中及通、泰间尤多。

蝎 味甘、辛，有毒。疗诸风瘾疹，及中风半身不遂，口眼㖞斜，语涩，手足抽掣。形紧小者良。《图经》曰：蝎，旧不著所出州土。注云：出青州者良。今京东西及河陕州郡皆有之。采无时。用之欲紧小者。今人捕得，皆火逼干死，收之。方书谓之虿。《衍义》：蝎，大人小儿通用。治小儿惊风不可缺也。有用全者，有只用梢者，梢力尤切。今青州山中石下捕得，慢火逼，或烈日中晒，蝎渴热时，乃与青泥食之，既满，复以火逼杀之。故其色多赤，欲其体重而售之故也。医家用之，皆悉去土。如蛋人还能禁止之，自尝被其毒，兄长禁而止[2]，故螫终不痛。翰林禁科具矣。

鹿茸 麝香、鹿角、麋茸、白胶附 味甘、酸，温、微温，无毒。主漏下恶血，寒热惊痫，益气强志，生齿不老，疗虚劳，洒洒如疟，羸瘦，四肢酸疼，腰脊痛，小便利，泄精溺血，破留血在腹，散石淋，痈肿，骨中热疽痒。《药性论》云：鹿茸，君。味苦、辛。主补君子腰肾虚冷，腰膝无力，夜多鬼交，精溢自出，女人崩中漏血。炙末，空心温酒服方寸匕。又主赤白带下，入散用。孟诜云：鹿茸，主益气。不可以鼻嗅其茸，中有小白虫，视之不见，入人鼻，必为虫颡，药不及也。《日华子》云：鹿茸，补虚羸，壮筋骨，破瘀血，杀鬼精，安胎，下气。酥炙入药用之。

麝香 味辛，温，无毒。主辟恶气，杀鬼精物，温疟，蛊毒，痫

---

[1] 闽：原作"间"，据《证类·牡蛎》改。
[2] 蛋人……禁而止：蛋人，指从事虫类养殖等相关业务的家族人员。禁止之，指他们能用咒禁的方法为被虫螫止痛。后一句的意思是，如果此类人自己被蝎螫中毒，他的兄长就可为他施行咒禁而止痛。此方法存此仅作资料保存，读者注意甄别。

痓，去三虫，疗诸凶邪鬼气中恶，心腹暴痛，胀急痞满，风毒，妇人产难，堕胎，去面䵟音孕，目中肤翳。久服除邪，不梦寤魇寐，通神仙。《药性论》云：麝香，臣。禁食大蒜。味苦、辛。除百邪魅，鬼疰心痛，小儿惊痫客忤，镇心安神。《日华子》云：辟邪气，杀鬼毒蛊气疾，催生，堕胎，杀脏腑虫，制蛇虫咬，沙虱、溪瘴毒，吐风痰，纳子宫，暖水脏，止冷带疾。《图经》曰：麝香，出中台山谷及益州、雍州山中，今陕西、益、利诸路山中皆有之，而秦州、文州诸蛮中尤多。形似麕而小。其香正在阴前皮内，别有膜裹之。春分取之，生者益良。此物极难得真，蛮人采得，以一子香，刮取皮膜，杂内余物，裹以四足膝皮，共作五子。而土人买得，又复分糅一为二三，其伪可知。惟生得之，乃当全真耳。

鹿角 味咸，无毒。主恶疮痈肿，逐邪恶气，留血在阴中，除小腹血急痛，腰脊痛，折伤恶血，益气。七月采。《唐本》注云：头主消渴，煎之可作胶，服之弥善。鹿角使之，胜如麕角。其角要黄色、紧重、尖好者，缘此鹿食灵草，所以异其众鹿。其麕角顶根上有黄色毛，若金线，兼傍生小尖也，色苍白者上。《图经》曰[1]：鹿茸并角，《本经》不载所出州土，今有山林处皆有之。四月角欲生时，取其茸阴干，以形如小紫茄子者为上，或云茄子茸。太嫩，血气犹未具，不若分歧如马鞍形者有功。茸不可嗅其气，能伤人鼻。七月采角。鹿年岁久者，其角黑好。煮以为胶，入药弥佳。今医家多贵麕茸、麕角，力紧于鹿。鹿角烧飞为丹，服之至妙。但于磁器中或瓦器中，寸截，用泥裹，大火烧之一日，如玉粉。亦可炙令黄，末，细罗，酒服之益人。若欲作胶者，细破，寸截，以馊水浸七日令软，方煮也。骨，温。主安胎，下气，杀鬼精。可用浸酒。凡是鹿白臆者，不可食。茸最难得，不破及不出却血者，盖其力尽在血中，猎时多有伤损故也。茸上毛先薄以酥，涂匀，于烈焰中急灼之。若不先以酥涂，恐火焰伤茸。俟毛净，微炙入药。麕茸利补阳，鹿茸利补阴。凡用茸，无烦太嫩，唯长四五寸，茸端如马脑红者最佳。须佐以他药则有功。

麕茸[2] 味甘，无毒。主痹，止血，益气力。生南山山谷及淮海边。十月取。《唐本》注云：麕茸，服之功力胜鹿茸。煮为胶，亦胜白胶。 孟诜云：其角补虚劳，填髓。理角法：可五寸截之，中破，炙令黄香后，末和酒空腹服三钱。若卒心痛，一服立差。常服之，令人赤白如花，益阳道。 沈存中《笔谈》：麕茸利补

---

[1] 图经曰：此后这一段文字，据《证类·鹿茸》，并非来自《图经》一书，而是有《图经》《食疗》《衍义》三书的内容。
[2] 茸：原作"角"，据目录改。

阳，鹿茸利补阴，壮骨血，坚阳道，强骨髓。茄茸太嫩，长数寸，破之如朽木。如马脑红玉者最良。青麋，大鹿也，不如麂，似麈有毒。

  白胶 味甘，平、温，无毒。主伤中劳绝，腰痛羸瘦，补中益气，妇人血闭无子，止痛安胎，疗吐血，下血，崩中不止，四肢酸疼，多汗淋露，折跌伤损。久服轻身延年。一名鹿角胶。生云中。煮鹿角作之。《药性论》云：白胶，又名黄明胶。能主男子肾脏气，衰虚劳损。妇人服之令有子，能安胎，去冷，治漏[1]下赤白，主吐血。

---

[1] 漏：原误作"补"，据《证类·白胶》改。

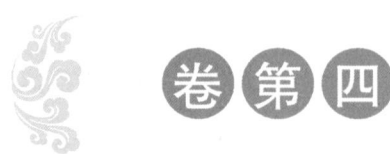

所在皆有之药本草节要 二十四种

硝石　食盐青盐附　石灰　伏龙肝　铠墨　麦门冬乃护阶草子[1]　菖蒲　蘹香子[2]　署预[3]　菊花　薏苡人　车前子叶附　蛇床子俗名野胡萝卜　生姜干者附　艾叶　松脂叶、节、根附　枸杞子根附[4]　淡竹叶沥、苦竹叶及沥附[5]　桑根白皮叶、汁、椹、枝附　蜀[6]椒　楝实根、皮附　皂荚刺附　牛黄阿胶附　虎骨

硝石　味苦、辛，寒、大寒，无毒。主五脏积热。天地至神之物，能化七十二种石，一名芒消。今注，此即地霜也。所在山泽，冬月地上有霜，扫取以水淋汁后，乃煎炼而成。盖以能消化诸石，故名消石。一名芒消者，以其初煎炼时有细芒而状若消，故有芒消之号。《日华子》云：硝石，畏杏人、竹叶。含之治喉闭，真者火上伏，法用柳枝汤煎三周时，如汤减少，即入热者，伏火即止也。

食盐青盐附　味咸，温，无毒。主杀鬼虫邪疰毒气，下部䘌疮，伤寒寒热，吐胸中痰癖，止心腹卒痛，坚肌骨。多食伤肺、喜咳。陶隐居云：西北方人食不耐咸，而多寿少病，好颜色。东南方人食绝欲咸，而少寿多病。便是损人，则伤肺之效矣。然以浸鱼肉，则能经久不败。以沾布帛，则易致朽烂。所施处各

---

[1] 护阶草子：查《证类·麦门冬》无"护阶草"之别名，《纲目·麦门冬》有别名"阶前草"，供参。子，不指种子，但指地下状如连珠的块根。
[2] 蘹香子：原作"茴香"，据正文改。
[3] 署预：原作"山药"，据正文改。
[4] 根附：枸杞根皮即地骨皮。本卷正文中无专节介绍。
[5] 淡竹叶沥苦竹叶及沥附：原作"竹叶沥茹附"，据正文补改。
[6] 蜀：原作"川"，据正文改。

有所宜也。　陈藏器云：按盐本功外，除风邪，吐下恶物，杀虫明目，去皮肤风毒，调和脏腑，消宿食，令人壮健。人卒小便不通，炒盐内脐中，即下。《日华子》云：暖水脏及霍乱心痛，金疮，明目，止风泪邪气，一切虫伤疮肿，消食，滋五味，长肉，补皮肤，通大小便，小儿疝气，并内肾气。以葛袋盛于户口，悬之，父母用手捻抖尽，即疾当愈。　医家治眼及补下药多用青盐。疑此即戎盐，而《本经》云：北海青，南海赤。今青盐从西羌来者，形块方棱，明莹而青黑色最奇。黄帝云：食甜瓜竟食盐，成霍乱也。　《衍义》：食盐，《素问》曰咸走血，故东方食鱼盐之人多黑色。走血之验，故可知矣。病嗽及水者宜全禁之。

石灰　味辛，温。主疽疡疥瘙，热气，恶疮癞疾，死肌堕眉，杀痔虫，去黑子、息肉，疗髓骨疽。今按，别本注云：烧青石为灰也。有两种，风化、水化，风化为胜。《蜀本》注云：有毒，堕胎。《药性论》云：石灰，治瘑疥，蚀恶肉。不入汤服。止金疮血，加鸡子白、败船茹甚良。《日华子》云：味甘，无毒。生肌长肉，止血，并主白癜疮疡、瘢疵等，疗冷气，妇人粉刺，痔瘘疽疮，瘰赘疣子。又治产后阴不能合，浓煎汁，熏洗。解酒味酸，令不坏。治酒毒，暖水脏。《图经》曰：古方多用合百草团末，治金疮殊胜。今医家或以腊月黄牛胆取汁溲和，却内胆中，挂之当风百日，研之，更胜草药者。《衍义》：石灰，水调一盏如稠粥，拣好糯米粒全者，半置灰中，半灰外，经宿，灰中米色变如水精。若人手面上有黑魇子及纹刺，先微微以针头拨动，置少许如水精者于其上，经半日许，魇汁自出，别去药不用，且不得着水，三二日愈。又取新硬石灰一合，醋炒，调如泥，于患偏风牵口喎斜人，口唇上不患处一边涂之，立便牵正。

伏龙肝　味辛，微温。主妇人崩中，吐血，止咳逆，止血，消痈肿毒气。陶隐居云：此灶中对釜月下黄土也。取捣筛，合葫涂痈甚效。以灶有神故，号为伏龙肝，并以迂隐其名耳。《药性论》云：伏龙肝，单用亦可。味咸，无毒。末与醋调，涂痈肿。《日华子》云：伏龙肝，热，微毒。治鼻洪，肠风带下，止崩，泄精，尿血，催生下胞，及小儿夜啼。《衍义》：伏龙肝，妇人血露，蚕砂一两，炒伏龙肝半两，阿胶一两，同为末，温酒调，空心服二三钱，以知为度。

铛墨　主蛊毒中恶。血晕吐血，以酒或水细研，温服之。亦涂金疮，生肌止血。疮在面，慎勿涂之，黑入肉如印，此铛下墨是也。

麦门冬乃护阶草子　味甘，平、微寒，无毒。虚劳客热，口干燥渴，止呕吐，调中，保神，定肺气，安五脏。地黄、车前为之使。恶款冬、苦瓜，畏苦参、青葙。陶隐居云：处处有，以四月采。冬月作实如青珠，根似穬麦，故谓麦门冬。以肥大者为好，用之汤泽，抽去心，不尔令人烦。神农、岐伯：甘，平。黄帝、桐君、雷公：甘，无毒。季氏：甘，小温。扁鹊：无毒，生山谷肥地，叶如韭，肥泽丛生，采无时，实青黄。《图经》曰：麦门冬，生幽谷、川谷及堤坂肥土石间久废处，今所在有之。《衍义》：麦门冬，根上子也。治心肺虚热，并虚劳客热。亦可取苗，作熟水饮之。

菖蒲 味辛，温、平，无毒。主风寒湿痹，咳逆上气，开心孔，补五脏，通九窍，明耳目，出音声，主耳聋。久服轻身，聪耳明目，不忘，不迷惑，延年益心智，高志不老。一名昌阳。生上洛池泽及蜀郡严道。一寸九节者良，露根不可用。五月、十二月采，阴干。陶隐居云：上洛郡属梁州，严道县在蜀郡，今处处有。生石碛上，概节为好。在下湿地、大根者名昌阳。止主风湿，不堪服。此药甚去虫并蚤虱。《药性论》云：菖蒲，君。味苦、辛，无毒。能治风湿瘅痹，耳鸣，头风泪下，鬼气，杀诸虫，治恶疮疥瘙。《炮炙》：菖蒲，凡用，勿使泥菖、臭菖，其二件相似，如竹根鞭，形黑、气秽、味腥，不可用。今人家以瓦石器种之，旦暮易水则茂，水浊则有泥滓，则萎。近方多称用石菖蒲，必此类也。其山泽所生肥大节疏粗慢，恐不可入药，唯可作果盘。盖气味不烈而和淡尔[1]。《衍义》：菖蒲，世又谓之兰荪，生水次，失水则枯，根节密者气味足。有人患遍身生热毒疮，痛而不痒，手足尤甚，然至颈而方止，若着衣被，晓夕不得睡，痛不可任。有下俚教以菖蒲三斗，剉，日干之，捣罗为末，布席上，使病疮人恣卧其间，仍以被衣覆之。既不粘着衣被，又复得睡，不五七日间，其疮如失。后有患此疮，亦如此用，应手神验。

蘹香子 味辛，平，无毒。主诸瘘，霍乱及蛇伤。今注：一名茴香子。亦主膀胱肾间冷气，及育肠气，调中，止痛、呕吐也。《日华子》云：得酒良。治干湿脚气，并肾劳癞疝气，开胃下食，治膀胱痛，阴疼。入药炒。《图经》云：蘹香子，亦名茴香。《本经》不载所出，今交广诸番及近郡皆有之。入药多用番舶者。或云不及近处者有力。《食疗》：国人重之，云有助阳道，用之未得其法也。生捣茎叶汁一合，投热酒一合，服之治卒肾气冲胁，如刀刺痛，喘息不得，亦甚理小肠气。《衍义》：蘹香子，今人止呼为茴香。治膀胱冷气及肿痛，亦调和胃气。《唐本》注"似老胡荽"，此误矣。胡荽叶、蛇床、蘹香，徒有叶之名，但散如丝发，特异诸草。枝上时有大青

---

[1] 今人家……淡尔：据《证类·菖蒲》这一段乃引"别本"，非《炮炙论》语。

虫，虫形如蚕，治小肠气甚良尔。

薯预 味甘，温、平，无毒。补中，益气力，长肌肉，主头面游风，风头眼眩。下气，止腰痛，补虚劳羸瘦，充五脏，除烦热，强阴。久服耳目聪明，轻身不饥，延年。《药性论》云：薯蓣，臣。能补五劳七伤，去冷风，止腰疼，镇心神，安魂魄，开通心孔，多记事，补心气不足。患人体虚羸，加而用之。《日华子》云：助五脏，强筋骨，长志安神，主泄精，健忘。干者功用同前。《衍义》：山药，按《本草》上一字犯英庙讳，下一字曰"蓣"，唐代宗名"豫"，故改下字为"药"，今人遂呼为山药。如此则尽失当日本名，虑岁久以山药为别物，故书之。此物贵生干方入药。其法：冬月以布裹手，用竹刀子刮去皮，于屋檐下风紧处盛竹筛中，不得见日色，一夕干五分，俟全干收之，惟紧则干速。所以用干之意，盖生湿则滑，不可入药；熟则只堪啖，亦滞气。余如经。

菊花 味苦、甘，平，无毒。主风头头眩肿痛，目欲脱，泪出，皮肤死肌，恶风湿痹，疗腰痛去来陶陶，除胸中烦热，安肠胃，利五脉，调四肢。久服利血气，轻身耐老，延年。术、枸杞根、桑根白皮为之使。陶隐居云：菊有两种，惟一种茎紫、气香而味甘，叶可作羹食者为真。一种青茎而大，作蒿艾气，味苦不堪食者，名苦薏，非真。其花正相似，惟以甘苦别之尔。《药性论》云：甘菊花，使。能治热头风旋倒地，脑骨疼痛，身上诸风令消散。《日华子》云：菊花，治四肢游风，利血脉，心烦胸壅闷，并痈毒头痛。作枕明目。生熟皆可食。菊有两种，花大、气香、茎紫者为甘菊，花小、气烈、茎青小者名野菊，味苦。然虽如此，园蔬内种肥沃后同一体。花上水，益色壮阳，治一切风。并无所忌。《衍义》：菊花，近世有二十余种，惟单叶花小而黄绿叶，色深，小而薄，应候而开者是也。《月令》所谓菊有黄花者也，又邓州白菊，单叶者亦入药。皆医经不用，专治头目风热。今多收之作枕。

薏苡人 味甘，微寒，无毒。主筋急，拘挛不可屈伸，风湿痹，下气，除筋骨邪气不仁，利肠胃，消水肿，令人能食。久服轻身益气。其根下三虫。《陈藏器本草》云：薏苡，收子，蒸令气馏，暴干，磨取人，炊作饭及作面。主不饥，温气轻身。煮汁饮之，主消渴。《药性论》云：能治热风，筋脉挛急，能令人食，主肺痿肺气，吐脓血，咳嗽，涕唾上气。昔马援煎服之，破五溪毒肿。种于彼，取人甑中蒸，使气馏，暴于日中使干，捋之得人矣。《衍义》：《本经》云"微寒。主筋急拘挛"。拘挛有两等，《素问》注中"大筋受热则缩而短，缩短故挛急不伸"。此是因热而拘挛也，故可用薏苡人。若《素问》言因寒即筋急者，不可更用此也。凡用人，须倍于他药。此物力势和缓，须倍加用即见效。盖受寒即止，能令人筋急；受热，故使人筋挛。若但热而不曾受寒[1]，亦能使人筋缓。受湿则又引长无力。

车前子 叶附　味甘、咸，寒，无毒。主气癃，止痛，利水道小便，除湿痹，男子伤中，女子淋沥，不欲食，养肺，强阴益精，令人有子，明目，疗赤痛。

叶及根　味甘，寒。主金疮，止血，衄鼻，瘀血，血瘕，下血，小便赤，止烦，下气除小虫。陶隐居云：人家及路边甚多其叶。捣取汁服，疗泄精甚验。《药性论》云：车前子，君。味甘，平。能去风毒，肝中风热、毒风，冲眼，目赤痛、瘴翳，脑痛泪出。压丹石毒，主心胸烦热。叶主泄精病，治尿血，能补五脏，明目，利小便，通五淋。《衍义》：车前子，陶云"其叶捣取汁服，疗泄精"，大误矣！此药甚滑，利小便，走泄精气。经云：主小便赤，下气。有人作菜食，小便不禁。几[2]为所误。

蛇床子 俗名野胡萝卜　味苦、辛、甘，平，无毒。主妇人阴中肿痛，男子阴痿湿痒，除痹气，利关节，癫痫，恶疮，温中下气，令妇人子脏热，男子阴强。久服轻身，好颜色，令人有子。恶牡丹、巴豆、贝母。　陶隐居云：近道田野墟落间甚多，花叶正似蘼芜。《药性论》云：蛇床人，君。有小毒。治男子、女人虚，湿痹，毒风，痫痛，去男子腰疼。浴男女阴，去风冷，大益阳事。主大风身痒，煎汤浴之差。疗齿痛及小儿惊痫。《日华子》云：治暴冷，暖丈夫阳气，助女人阴气，扑损瘀血，腰胯疼，阴汗湿癣，四肢顽痹，赤白带下，缩小便。凡合药服食，即挼去皮壳，取人，微炒杀毒即不辣。作汤洗病，则生使。《图经》曰：蛇床子，生临淄川谷及田野，今处处有之，而扬州、襄州者胜。三月生苗，高三二尺，叶青碎，作丛似蒿枝。每枝上有花头百余，结同一窠，似马芹类。四五月开，白色，又似散水。子黄褐色如黍米，至轻虚。五月采实，阴干。《尔雅》谓之盱，一名虺床。

生姜 干者附　味辛，微温。主伤寒，头痛鼻塞，咳逆上气，止呕吐。久服去臭气，通神明。秦椒为之使。杀半夏、莨菪毒。恶黄芩、黄连、天鼠粪。

---

[1] 寒：原作"又"，查《证类·薏苡人》所引，亦作"又"。据《本草衍义·薏苡人》改。
[2] 几：原作"元"，据《证类·车前子》改。

又云：生姜归五脏，去痰下气，止呕吐，除风邪寒热。久服少志、少智、伤心气。如此则不可多食长御，有病者是所宜尔。今人啖诸辛辣物，惟此最常。故《论语》云"不撤姜食"，言可常啖，但勿令多尔。《唐本》注云：姜，久服通神明，主风邪，主痰气。生者尤良。经云"久服通神明"，即可常啖也。今云"少智、少志、伤心气，不可多食"者，谬为此说，检无所据。《药性论》云：干姜，臣。味苦、辛。治腰肾中疼冷，冷气，破血去风，通四肢关节，开五脏六腑，去风毒冷痹，夜多小便。干者治嗽，主温中。用秦艽为使，去霍乱不止，腹疼，消胀满，冷痢，治血闭，病人虚而冷，宜加用之。又云：生姜，使。主痰水气满，下气。生与干并治嗽，疗时疾，止呕逆，不下食。生和半夏，主心下急痛。若中热不能食，捣汁和蜜服之。又汁和杏人作煎，下一切结气实，心胸壅膈，冷热气，神效。陈藏器云：生姜本功外，汁解毒药，自余破血调中，去冷除痰开胃。须热即去皮，要冷即留皮。《日华子》云：干姜，消痰下气，治转筋吐泻，腑脏冷，反胃干呕，瘀血扑损，止鼻洪，解冷热毒，开胃，消宿食。《图经》曰：生姜，生犍为山谷及荆州、扬州，今处处有之，以汉、温、池州者为良。《食医心镜[1]》：治呕吐，百药不差。生姜一两，切如绿豆大，以醋浆七合于银器中，煎取四合，空腹和滓旋呷之。《衍义》：生姜，治暴逆气，嚼三两皂荚子大，下咽定。屡服屡定。初得寒热痰嗽，烧一块含咽之，终日间嗽自愈。暴赤眼无疮者，以古铜钱刮净姜上，取汁于钱唇，点目，热泪出，今日点，来日愈。但小儿甚惧，不须疑，已试良验也。

干姜 味辛，温、大热，无毒。主胸满咳逆上气，温中止血，出汗，逐风湿痹，肠澼下痢，寒冷腹疼，中恶，霍乱胀满，风邪诸毒，皮肤间结气，止唾血。生者尤良。按《唐本》云：治下气，止血，宣诸络脉，微汗。久服令眼暗。

艾叶 味苦，微温，无毒。主灸百病，可作煎，止下痢、吐血，下部䘌疮，妇人漏血，利阴气，生肌肉，辟风寒，使人有子。陶隐居云：捣叶以灸百病，亦止伤血。汁：又杀蛔虫。苦酒煎叶疗癣，甚良多。《唐本》注：《别录》云，艾，生寒，熟热。主下血、衄血、脓血痢，水煮及丸散任用。《药性论》云：艾叶，使。能止崩血，安胎，止腹疼。醋煎作煎，止赤白痢及五脏痔泻血。煎叶主吐血；实主明目，疗一切鬼气。初生，取作干叶，食之，又炒艾作馄饨，吞三五枚，以饭压之良，长肌，止冷痢。又主心痛恶气，取叶，捣汁饮。又捣末，和干姜末为丸，每

---

[1] 镜：原作"经"，据《证类·生姜》改。

服三十丸，以饭压，日再服，治一切冷气，邪鬼毒气，最去恶气。《日华子》云：止霍乱转筋，治心痛，鼻洪，并带下，及患痢人后分寒热急痛，和蜡并诃子烧熏，神验。艾实，暖，无毒。壮阳，助水脏、腰膝及暖子宫。《图经》曰：艾叶，旧不著所出州土，生田野。今处处有之，以复道者为佳，又云此种灸百病尤胜。初春布地生苗，茎类蒿而叶背白，以苗短者为佳。三月三或五月五日采叶，暴干，经陈久方可用。俗间亦生捣叶，取汁饮，止心腹恶气。古方亦用熟艾拓金疮。又中风掣痛不仁不随，并以干艾斛许，揉团之，内瓦甑中，并下塞诸孔漏，留一目，以痛处着甑目下，烧艾一时久，知矣。又治癫，取干艾，随多少，以浸曲醇酒，如常法饮之，觉瘥即差。近世亦有单服艾者，或用蒸木瓜丸之，或作汤，空腹饮之，甚补虚羸。然亦有毒，其毒发则热气冲上，狂躁不能禁，至攻眼有疮出血者，或不可妄服也。《食疗》：干者并煎者，金疮，崩中，霍乱，止胎漏。春初采为干饼子，入生姜煎服，止泻痢，鬼神速走出，颇消一切冷血。田野人与此方相宜也。又产后泻血不止，取干艾叶半两，炙熟，老生姜半两，浓煎汤，一服便止。妙。《肘后方》：鬼击之病，得之无渐，卒着人，如刀刺状，胸胁腹内疠刺切痛，不可抑按，或即吐血，鼻中出血，名鬼排。以熟艾如鸡子三枚，水五升，煎取二升，顿服之。

松脂 叶、节、根附　　味苦、甘，温，无毒。主痈恶疮，头疡白秃，疥瘙风气，安五脏，除热，胃中伏热，咽干消渴，及风痹死肌。炼之令白，其赤者主恶痹。久服轻身不老，延年。

松叶　味甘，温。主风湿疮，生毛发，安五脏，守中，不饥延年。《日华子》云：松叶，无毒。

松节　温。主百节久风，风虚脚痹疼痛。

松根白皮　主辟谷不饥。陶隐居云：采炼松脂法，并在服食方中。以桑灰汁或酒煮软，挼，内寒水中数十过，白滑则可用。其有自流出者，乃胜于凿树及煮用膏也。其实不可多得，惟叶止是断谷所宜，细切如粟，以水及面饮服之。亦有阴干捣为屑丸散者，人患恶病，服此无不差。比来苦脚弱人酿松节酒，亦皆愈。松柏皆有脂润，又凌冬不凋，理为佳物，但人多轻忽近易之尔。《唐本》注云：松花名松黄。拂取似蒲黄正尔。酒服身轻，疗病。云胜皮叶及脂。其子味甚甘，经直云味苦，非也。松取枝，烧其上，下承取汁，名潇，主牛马疥疮为佳。树皮纫衣名艾蒳，合和诸香烧之，其烟团聚，青白可爱也。《药性论》云：松脂，使。味甘，平。杀虫，用之主耳聋，牙有蛀孔，少许咬之不落，虫自死。能贴诸疮脓血。煎膏生肌止痛抽风。　　萧炳云：又有五叶者，一丛五叶如钗，名五粒松，道家服食绝粒，子如巴豆，新罗往往进之。　又云：松节无毒，治脚软骨节风。　又云：松根白皮味苦，温，无毒，补五劳益气。《图经》曰：松脂生泰山山谷，今处处有之。其用以通明如熏陆香，颗者为胜，道人服饵，或合茯苓、松柏实、菊花作丸，皆先炼治。其法用大釜加水置甑，用白茅藉甑底，又加黄砂于茅上，厚寸许可矣；然后布松脂于上，并以桑薪，汤减即添热水，常令满候；候松脂尽入釜中，乃出之，投于冷水既凝，又蒸，如此三过，其白如玉，然后入药，亦可单服。　方书言：松为五粒，字当读为鬣，音之误也，言每五鬣为一叶，或有两鬣、七鬣者。松岁久[1]则实繁，中原虽有，然不及塞上者佳好也。中品有墨条，不载所出州郡，然亦出于松，故附见于此。　《衍义》：松黄，一如蒲黄，但其味差淡。松子多海东来，今关右亦有，但细小味薄，与柏子人同治虚秘也。

枸杞子根附　味苦，寒。根，大寒。子，微寒，无毒。主五内邪气，热中消渴，周痹风湿，下胸胁气，客热头痛，补内伤大劳嘘吸，坚筋骨，强阴，利大小肠。久服坚筋骨，轻身不老，耐寒暑。一名地骨，一名仙人杖。《药性论》云：枸杞，臣。子、叶同说。味甘，平。能补益精，诸不足，易颜色变白，明目，安神，令人长寿。叶和羊肉作羹，益人。甚除风明目。若渴，可煮作饮，代茶饮之。白色无刺者良。与乳酪相恶。发热诸毒，烦闷，可单煮汁解之，能消热面毒。又根皮细剉，面拌熟，煮吞之，主治肾家风良。又益精气法：取叶上虫窠子，暴干为末，入干地黄中为丸，益阳事。主患眼风障，赤膜昏痛，取叶捣汁，注眼中，妙。《日华子》云：地仙苗，除烦益志，补五劳七伤，壮心气，去皮肤骨节间风，消热毒，散疮肿，即枸杞也。《图经》曰：枸杞生常山平泽及丘陵阪岸，今处处有之。《衍义》：枸杞当用梗皮，地骨当用根皮，枸杞子当用其红实。是一物有三用。其皮寒，根大寒，子微寒，亦三等。此正是孟子所谓"性由杞柳"之杞，后人徒劳分别，又为之枸棘，兹强生名耳。凡杞木有无棘者，虽大至有成架，然亦有棘。但此物小则多刺，大则少刺，还如酸枣及棘，其实皆一也。今人多用其子，直为补肾药。是曾未考究经意，当更量其虚实冷热用之。

淡竹叶沥、苦竹叶及沥附　味辛，平、大寒。主胸中痰热，咳逆上气。
沥　大寒。疗暴中风，风痹，胸中大热，止烦渴闷。
苦竹叶及沥　疗口疮，目痛，明目，利九窍。

---

[1]岁久：原脱，据《证类·松脂》补。

桑根白皮 叶、汁、枝、椹附　　味甘，寒，无毒。主伤中，五劳六极，羸瘦，溺中脉绝，补虚益气，去肺中水气，唾血，热渴，水肿，腹满胀，利水道，去寸白，可以缝金疮。采无时。出土上者杀人。

　　叶　主除寒热出汗。

　　汁　解蜈蚣毒。叶，味苦、甘，寒，有小毒。水煎取浓汁，除[1]脚气水肿，利大小肠。《陈藏器本草》云：桑叶汁，主霍乱腹疼，吐下。冬月用干者，浓煮服之。研取白汁，合金疮，又主小儿吻疮。孟诜云：桑根白皮，煮汁饮，利五脏。又入散用，下一切风气、水气。《日华子》云：桑白皮，温。调中下气，益五脏，消痰止渴，利大小肠，开胃下食，杀腹脏虫，止霍乱吐泻。此即出桑根皮。又云：家桑叶，暖，无毒。利五脏，通关节，下气，煎服。除风痛、出汗，并扑损瘀血，并蒸后罯。蛇虫、蜈蚣咬，盐捼傅上。春叶未开枝，可作煎酒服，治一切风。《图经》曰：桑根白皮，《本经》不著所出州土，今处处有之。采无时。不可用出土上者，用东行根益佳。《衍义》：桑根白皮条中，桑之用稍备，然独遗乌椹，桑之精英尽在于此。采摘微研，以布滤去滓，石器中熬成稠膏，量多少入蜜，再熬成稠膏，贮瓷器中。每抄一二钱，食后、夜卧，以沸汤点服，治服金石发热渴，生精神及小肠热，性微凉。

蜀椒　味辛，温、大热，有毒。主邪气咳逆，温中，逐骨节皮肤死肌，寒湿痹痛，下气，除六腑寒冷，伤寒，温疟，大风，汗不出，心腹留饮，宿食，肠澼下痢，泄精，女子字乳余疾，散风邪瘕结，水肿，黄疸，鬼疰蛊毒，杀虫鱼毒。久服之头不白，轻身增年。开腠理，通血脉，坚齿发，调关节，耐寒暑。可作膏药。多食令人乏气，口闭者杀人。杏人为之使，畏款冬。《药性论》云：蜀椒，使。畏雄黄。又名陆拨。有小毒。能治冷风、顽头风下泪，腰脚不遂，虚损留结，破血，下诸石水，能治嗽，主腹内冷而痛，除齿痛。又云：椒目，使。治十二种水。气味苦、辛，有小毒。主和巴豆、菖蒲、松脂，以蜡溶为筒子，内耳中，理肾气虚，耳中如风水鸣，或如打钟磬之声，卒暴聋。一日一易，若神验。《日华子》云：汉椒破癥结，开胃，治天行时气、温疾，产后宿血，治心腹气，壮阳，疗阴汗，暖腰膝，缩小便。椒目主膀胱急。《图经》曰：蜀椒，今归、峡及川蜀、陕洛间，人家多作园圃种之。此椒江淮及北土皆有之，茎、实都相类，但不及蜀中者皮肉厚，腹里白，气味浓烈耳。服食方单食椒红，补下宜用蜀

---

[1]除：原脱，据《证类·桑根白皮》引"《唐本》注"补。

椒也。《衍义》：蜀椒须微炒使汗出，又须去附红黄壳。去壳之法：先微炒，乘热入竹筒中，以拣、舂之，播取红。如未尽，更拣更舂，以尽为度。凡用椒须如此。其中子谓之椒目，治盗汗尤功。将目微炒，捣为极细末，用半钱匕，以生猪上唇煎汤一合调，临睡服，无不效。盖椒目能行水又治水蛊。

楝实根、皮附　味苦，寒，有小毒。主温疾，伤寒大热烦狂，杀三虫，疗疡，利小便水道。

根　微寒。疗蛔虫，利大肠。《日华子》云：楝皮，苦，微毒。治游风热毒风疹，恶疮疥癞，小儿壮热，并煎汤浸洗。服食须是生子者，雌树皮一两，可入五十粒糯米煎煮，杀毒。泻多，以冷粥止，不泻者以热葱粥发。无子雄树能吐泻杀人，不可误服。《炮炙》：苦楝子，凡采得后晒干，酒拌浸令湿，蒸，待上皮软，剥去皮，取肉去核，勿单用。其核碎捶，用浆水煮一伏时了用，如使肉即不使核，如使核即不使肉。又花落子谓之石茱萸。《图经》曰：楝实，即金铃子也。生荆山山谷，今处处有之，以蜀川者为佳。

皂荚刺附　味辛、咸，温，有小毒。主风痹死肌，邪气风头泪出，利九窍，杀精物，疗腹胀满，消谷，除咳嗽囊结，妇人胞不落，明目，益髓。可为沐药，不入汤。生雍州川谷及鲁邹县。如猪牙者良。柏实为之使。恶麦门冬，畏空青、人参、苦参。　陶隐居云：今处处有，长尺二者良。俗人见其皆虫孔，而未尝见虫形，皆言不可近，令人恶病。殊不尔，其虫状如草菜上青虫，荚微欲黑便出，所以难见尔。但取青荚生者看，自知之。《唐本》注云：此物有三种。猪牙皂荚最下，其形曲戾薄恶，全无滋润，洗垢不去。其尺二寸者，粗大长虚而无润。若长六七寸，圆厚，节促直者，皮薄多肉，味浓大好。《药性论》云：皂荚，使。主破坚癥，腹中痛，能堕胎。又曰：将皂荚于酒中，取尽其精，于火内煎之成膏，涂帛，贴一切肿毒，兼能止疼痛。《日华子》云：皂荚，通关节，除头风，消痰，杀劳虫，治骨蒸，开胃，及中风口噤。入药去皮子，以酥炙用。《图经》曰：皂荚今所在有之，以怀、孟州者为胜。木极有高大者。此有三种。今医家作疏风气丸煎，多用长皂荚。治齿及取积药，多用猪牙皂荚。所用虽殊，大抵性味不相远。《衍义》：皂荚，其子炒，舂去赤皮。人，将骨浸软煮熟，以糖渍之可食。甚疏导五脏风热壅。

牛黄阿胶附　味苦，平，有小毒。主惊痫寒热，热盛狂痉，除邪逐鬼，疗小儿百病，诸痫热，口不开，大人狂癫，又堕胎。久服轻身增年，令人不忘。生晋地平泽。于牛得之，即阴干百日，使时燥，无令见日月光。人参为之使。得牡丹、菖蒲，利耳目。恶龙骨、地黄、龙胆、蜚蠊，畏牛膝。今人多能于胆中得之，多出梁、益。一子如鸡子黄大，相重叠。药中之贵，莫复过此。《药性论》云：牛黄，君。恶常山，畏干漆。味甘。能辟邪魅，安魂定魄，小儿夜啼，主卒中恶。《图经》曰：牛黄出晋地平泽，今出登、莱州，它处或有，不甚佳。凡牛有黄者，毛皮光泽，眼如血色，时复吼叫，又好照水，人以盆水承之，伺其吐出乃喝迫，即随落水中。既得，即阴干百日。一子如鸡子黄大，其重叠可揭折，轻虚而气香者佳。然此物多伪，今人试之，皆揩摩手甲上，以透甲黄者为真。又云：此有四种。喝迫而得者，名生黄。其杀死而在角中得者，名角中黄。心中剥得者，名心黄，初在心中如浆汁，取得便投水中，沾水乃硬如碎蒺藜或皂荚子是也。肝胆中得之者，名肝黄，大抵皆不及喝迫得者最胜。《衍义》：牛黄，亦有骆驼黄，皆西戎所出也。骆驼黄极易得，医家当审别，考而用之，为其形相乱也。黄牛黄轻松自然，微香，以此为异。盖又有犛牛黄，坚而不香。

阿胶 味甘，平、温，无毒。主心腹内崩劳极，洒洒如疟状，腰腹痛，四肢酸疼，女子下血，安胎，丈夫小腹痛，虚劳羸瘦，阴气不足，脚酸不能久立，养肝气。久服轻身益气。一名傅致胶。生东平郡，煮牛皮作之。出东阿。畏大黄。得火良。《药性论》云：阿胶，君。主坚筋骨，益气止痢。署预为之使。

虎骨 主除邪恶气，杀鬼疰毒，止惊悸，主恶疮鼠瘘。头骨尤良。《药性论》云：虎骨，臣。杀犬咬毒。味辛，微热，无毒。治筋骨毒风挛急，屈伸不得，走疰疼痛，主尸疰腹疼，治温疟，疗伤寒温气。《图经》曰：虎骨并睛、爪，《本经》不载所出州土，今有山林处皆有之。骨用头及胫，色黄者佳。睛亦多伪，须自获者乃真。爪并指骨毛存之，以系小儿臂上，辟恶鬼。两胁间及尾端皆有骨如乙字，长一二寸许，此数物皆用雄虎者胜。《衍义》：虎骨，头、胫、脊为入药。肉微咸。陈藏器所注乙骨之事，及射之目光堕地如白石之说，必得之于人，终不免其所诬也。人或问曰，风从虎，何也？风，木也；虎，金也；木受金制，焉得不从？故虎啸则风生，自然之道也。所以治风，挛急屈伸不得，走疰，癫疾惊痫，骨节风毒，乃此义尔。

所在皆有之药本草节要三十种[1]

鸡乌雄、肝及左翅毛、肫胵里黄皮、屎白、黑黄雌、肋骨、子[2]附　雀卵屎附　伏翼夜明砂附[3]　石蜜[4]　桑螵蛸　龟甲　鲤鲫鱼胆附　露蜂房　蝉壳　白僵蚕　蜗牛　鳖甲肉附[5]　虾蟆一名田父　牡鼠肉、粪[6]附　蛇蜕　乌蛇　白花蛇　雀瓮　衣鱼[7]　白颈蚯蚓[8]　蜣蜋　橘柚[9]　梅实　枇杷叶　木瓜　杏核[10]人　桃核人茎白皮、叶、胶[11]附　胡桃　梨　安[12]石榴

鸡[13]乌雄、肝及左翅毛、肫胵里黄皮、屎白、黑黄雌、肋骨、子附

乌雄鸡肉　微温。主补中止痛。

肝及左翅毛　主起阴。

肫胵里黄皮　微寒。主泄痢，小便利，遗溺，除热止烦。臣禹锡等谨

---

[1] 三十种：正文内容只有25种，桑螵蛸、龟甲、鲤、露蜂房、蝉壳五味仅存此目，无文。
[2] 乌雄……子：原作"黄乌雌雄附"，据正文补改。
[3] 夜明砂附：正文中无此专节，只于行文中提到"夜明砂"。
[4] 石蜜：原作"蜜蜡附"，据正文补改。
[5] 肉附：原脱，据正文补。
[6] 牡鼠肉粪：原作"鼠粪"，据正文补改。
[7] 衣鱼：原脱，据正文补。
[8] 白颈蚯蚓：原作"地龙"，据正文改。
[9] 柚：原作"皮"，据正文改。
[10] 核：原脱，据正文补。
[11] 桃核人茎白皮叶胶：原作"桃人"，据正文补改。
[12] 安：原脱，据正文补。
[13] 鸡：原脱。据目录补此名，以统此下诸药。

按：《日华子》云，诸鸡肫胵，平，无毒。止泄精并尿血，崩中带下，肠风泻痢。此即是胵内黄皮也。

屎白 微寒。主消渴，伤寒寒热，破石淋及转筋，利小便，止遗溺，灭瘢痕。

黑雌鸡 主风寒湿痹，五缓六急，安胎。《药性论》云：黑雌鸡，味甘。安胎通用。《日华子》云：乌雌鸡，温。

黄雌鸡 味酸、甘，平。主伤中消渴，小便数、不禁，肠澼泄利，补益五脏，续绝伤，疗劳益气。《日华子》云：黄雌鸡，温，无毒。

肋骨 主小儿羸瘦，食不生肌。《日华子》云：黄雌鸡，止劳劣，添髓补精，助阳气，暖小肠，止泄精，补水气[1]。

鸡子 主除热火疮痫。《蜀本》注云：凡鸡子及卵白等，以黄雌产者良，鸡胆、心、肝、肠、肪、肫胵及粪等，以乌雄为良。头，以丹雄为良。翮，以乌雄为良[2]。

雀卵 屎附 味酸，温，无毒。主下气，男子阴痿不起，强之令热，多精有子。

雄雀屎 温。疗目痛，疗痈疖，女子带下，溺不利，除疝瘕。三月取之良。《唐本》注云：《别录》云，雀屎和首生男子乳[3]如薄泥，点目中胬肉，赤脉贯瞳子者，即消，神效。以蜜和为丸饮服，主癥癖，久痼，冷病。或和少干姜服之，大肥悦人。《陈藏器本草》云：雀肉，起阳道，食之令人有子，冬月者良。腊月收雀屎，俗呼为青丹，主痃癖，诸块伏梁。和干姜、桂心、艾等为丸，入腹能烂痃癖。患痈苦不溃，以一枚傅之立决。孟诜云：其肉七月已后，正月已前，食之续五脏不足气，助阴道，益精髓，不可停息。粪和天雄、干姜为丸，令阴强。脑涂冻疮。《日华子》云：雀，暖，无毒。壮阳益气，暖腰膝，缩小便，治血崩，带下。粪头尖及成挺者雄，右掩左者亦是。《图经》曰：今人亦取雀肉，以蛇床子熬膏，和合众药丸服，补下有效，谓之驿马丸。此法起于唐世，云明皇服之。《食疗》：卵白和天雄末、菟丝子末为丸，空心酒下五丸，主男子阴痿不起，女子带下，便溺不利，除疝瘕，决痈肿，续五脏气。《衍义》：雀卵，孟诜云，肉，十月已后，正月已前食之。此盖取其阴阳静定、

---

[1] 补精……补水气：本段凡6个阙字，据《证类·丹雄鸡》补。
[2] 注云……乌雄为良：本段阙字甚多，凡16字，据《证类·丹雄鸡》补。
[3] 首生男子乳：指第一胎生男孩的产妇的乳汁。

未决泄之义。卵亦取第一番者。

伏翼夜明砂附　味咸，平，无毒。主目瞑痒痛，疗淋，利水道，明目，夜视有精光。久服令人喜乐媚好无忧。一名蝙蝠。《日华子》云：蝙蝠，久服解愁。粪名夜明砂，炒服治瘰疬。《图经》曰：伏翼，蝙蝠也。天鼠屎即伏翼屎也。《衍义》：伏翼屎，合疳[1]药。白日亦能飞，但畏鹫鸟不敢出。此物善服气，故能寿。冬月不食，亦可验矣。

石蜜蜡附　味甘，平、微温，无毒。主心腹邪气，诸惊痫痉，安五脏诸不足，益气补中，止痛解毒，除众病，和百药，养脾气，除心烦，食饮不下，止肠澼，肌中疼痛，口疮，明耳目，久服强志轻身，不饥不老，延年神仙。陶隐居云：石蜜，即崖蜜也。高山岩石间作之，色青赤，味小酸。食之心烦。其蜂黑色，似虻。又木蜜呼为食蜜，悬树枝作之，色青白。树空及人家养作之者，亦白而浓厚，味美。《唐本》注云：说者今自有以水牛乳煎沙糖作者，亦名石蜜。此既蜂作，宜去"石"字。后条蜡蜜，宜单称尔。《陈藏器本草》云：蜜，主牙齿疳𪘲，唇口疮，目肤赤障，杀虫。《药性论》云：白蜜，君。治卒心痛及赤白痢，水作蜜浆，顿服一碗止。又生姜汁、蜜一合，水和顿服之。又，常服面如花红。神仙方中甚贵。治口疮，浸大青叶含之。《图经》曰：蜜生武都山谷、河源山谷及诸山中，今蜀江而岭南皆有之。古人荒岁多食蜡以度饥，欲啖，当合大枣咀嚼，即易烂也[2]。

白僵蚕　《日华子》云：僵蚕，治中风失音，并一切风疾，小儿客忤，男子阴痒痛，女子[3]带下。入药除绵丝并子尽，为炒用。《图经》曰：白僵蚕，生颍川平泽，今所在养蚕处皆有之。用自僵死，白色而条直者为佳，四月取。勿令中湿。湿则有毒，不可用。《衍义》：白僵蚕，然蚕有两三番，惟头番僵蚕最佳，大而无蛆，治小儿惊风。白僵蚕、蝎梢等分，天雄尖、附子尖共一钱，微炮过，为细末，每服一字或半钱，以生姜温水调灌之。其蚕蛾则第二番者，以其敏于生育。

蜗牛　味咸，寒。主贼风喎僻，踠跌，大肠下，脱肛，筋急，及主惊痫。《药性论》云：蜗牛，亦可单用。又名蠡牛。有小毒。能治大肠脱肛。生研取服，止消渴。《日华子》云：冷，有毒。治惊痫等。入药炒用。此即负壳蜒蚰也。

---

[1]　疳：原作"睡"，据《证类·伏翼》改。
[2]　易烂也：底本此后为一个空白叶子（两页）。据目录，此叶当即脱失的"桑螵蛸、龟甲、鲤（鲫鱼胆附）、露蜂房、蝉壳"5药，以及白僵蚕条之前半部分。
[3]　白僵蚕……女子：凡27字原脱，据目录及《证类·白僵蚕》补。

鳖甲 味咸，无毒。主心腹癥瘕坚积，寒热，去痞、息肉，阴蚀痔，恶肉，疗温疟，血瘕，腰痛，小儿胁下坚。

肉 味甘。主伤中，益气补不足。陶隐居云：生取甲，剔去肉为好，不用煮脱。《药性论》云：鳖甲，使。恶理石。能主宿食癥块，痃癖气，冷瘕劳瘦，下气，除骨热，骨节劳热，结实壅塞。治妇人漏下五色、羸瘦者，但烧甲令黄色，末，清酒服之方寸匕，日二服。又方：诃梨勒皮、干姜末等分为丸，空心下五十丸，再服，治癥癖病。《图经》曰：鳖，生丹阳池泽，今处处有之，以岳州、沅江其甲有九肋者为胜。取无时。仍生取甲，剔去肉为好，不用煮脱者。但看有连厌及干岩便真。若上两边骨出，是已被煮者。其肉，食之亦益人补虚，去血热，但不可久食，则损人，以其性冷耳。当胸前有软骨，谓之丑，食当去之。不可与苋菜同食，令生鳖瘕，久则难治。又其头、足不能缩及独目者，并大毒，亦不可食，食则杀人。

虾蟆 一名田父[1] 味辛，寒，有毒。主邪气，破癥坚，血痈肿，阴疮，服之不患热病，疗阴蚀疽疠_{音赖}恶疮，猘犬伤疮，能合玉石。一名蟾_{十占切}蜍_{常余切}。生江湖池泽，五月五日取，阴干。东行者良。陶隐居云：此是腹大、皮上多痱磊者。陈藏器云：虾蟆、蟾蜍，二物各别。陶将蟾蜍功状注虾蟆条中，使混然。采取无时。今药家所卖亦以蟾蜍当虾蟆，且虾蟆背有黑点，身小能跳，接百虫，解作呷呷声，在陂泽间，举动极急。《本经》书功即是此也。蟾蜍身大，背黑无点，多痱磊，不能跳，不解作声，行动迟缓，在人家湿处。本功外[2]。《日华子》云：虾蟆，冷，无毒。治犬咬及热狂，贴恶疮，解烦热。色斑者是。又云：蟾，凉，微毒。破癥结，治疰气，小儿面黄癖气。烧灰油调，傅恶疮。入药并炙用，又名蟾蜍。《图经》曰：《洽闻记》云，虾蟆大者名田父，能食蛇。又有一种，大而黄色，多在山石中藏蛰，能吞气饮露，不食杂虫，谓之山蛤。山中人亦食之。此主小儿劳瘦及疳疾等最良。《衍义》：眉间有白汁，谓之蟾酥。以油单裹眉裂之，酥出单上，入药用。有人病齿缝中血，以纸纴子蘸干蟾酥少许于血出处，按之立止。

牡鼠 _{肉、粪附} 微温，无毒。疗踒折，续筋骨，捣傅之，三日一易。四足及尾，主妇人堕胎，易出。

---

[1] 虾蟆一名田父：原作"虾音遐蟆音麻"，据目录改。
[2] 本功外：此下无空阙，但文义兀断，似有脱文。据《证类·虾蟆》，其下为"主温病身斑者，取一枚生捣，绞取汁服之"。然而，这已经属蟾蜍的功用，也可能是作者有意不取。

肉　热，无毒。主小儿哺露[1]大腹，炙食之。

粪　微寒，无毒。主小儿痫疾，大腹，时行劳复。孟诜云：牡鼠，主小儿痫疾，腹大贪食者，可以黄泥裹烧之，细拣去骨，取肉和五味汁作羹与食之。勿令食着骨，甚瘦人。又取腊日新死者一枚，油一大升，煎之使烂，搅去滓，重煎成膏，涂冻疮及折破疮。

蛇蜕音税　味咸、甘，平，无毒。主小儿百二十种惊痫瘛尺曳切[2]疭子用切，癫疾，寒热，肠痔，虫毒，蛇痫弄舌摇头。大人五邪，言语僻越，恶疮，呕咳，明目。火熬之良。畏磁石及酒。《药性论》云：蛇脱皮，臣。有毒。能主百鬼魅，兼治喉痹。《日华子》云：治蛊毒，辟恶，止呕逆，小儿惊悸客忤，催生。瘑疡，白癜风，煎汁傅。入药并炙用。《衍义》：蛇蜕，从口翻退出，眼睛亦退。今合眼药多用，取此义也。入药洗净。

乌蛇　无毒，主诸风瘙瘾疹，疥癣，皮肤不仁，顽痹诸风。用之炙，入丸散，浸酒，合膏。背有三棱，色黑如漆，性善，不噬物。江东有黑梢蛇，能缠物至死，亦是其类。《药性论》云：乌蛇，君。味甘，平，有小毒。能治热毒风，皮肌生疮，眉发脱落，痒疥等。《图经》曰：乌蛇，生商洛山，今蕲州、黄州山中及所在有之。背有三棱，色黑如漆，性至善，不噬物，多在芦丛中嗅其花气，亦乘南风而吸。最难采捕，多于芦枝上得之，至枯死而眼不陷。称之重三分至一两者为上。粗大者转重，力弥减也。又头有逆毛，二寸一路，可长半分以来，头尾相对，用之入神，此极难得也。作伪者用它蛇生熏之至黑，亦能乱真，但眼不光为异耳。《衍义》：乌蛇，尾细长，能穿小铜钱一百文者佳。市[3]者多伪，以它蛇熏黑色货之，不可不察也。乌蛇脊高，世谓之剑脊乌梢。

白花蛇　味咸，温，有毒。主中风湿痹不仁，筋脉拘急，口面㖞斜，半身不遂，骨节痛疼，大风疥癞，及暴风瘙痒，脚弱不能久立。一名褰鼻蛇。白花者良。《药性论》云：白花蛇，君。主治肺风鼻塞，身生白癜风，瘑疡斑点，又浮风瘾疹。《图经》曰：白花蛇，生南地及蜀郡诸山中，今黔中及蕲州、邓州多有之。其文作方胜白花，喜蜇人足，黔人有被蜇者，立断之，补养既愈。或作木

---

[1] 小儿哺露：指以消瘦干枯，腹满烦热为主要表现的小儿疳病证。
[2] 切：原脱，据《证类·蛇蜕》补。下一"切"字同，不另注。
[3] 市：原作"黑"，据《证类·乌蛇》改。

脚续之，亦不妨行。九月十月采捕之，火干。治风速于诸蛇。然有大毒，头尾各一尺尤甚，不可用。只用中段干者，以酒浸去皮骨，炙过收之，不复蛀坏。其骨与酒须远弃之，不然刺伤人，与生者殆同。此蛇入人室屋中，忽作烂瓜气者，便不可向，须速辟除之。

雀瓮 味甘，平，无毒。主小儿惊痫，寒热结气，蛊毒，鬼疰。一名躁舍。生汉中。采蒸之。生树枝间，蛅蟖房也。八月取。陶隐居云：蛅蟖，蚝虫也。此虫多在石榴树上，俗为蚝虫，其背毛亦蜇人。唐本注云：此物紫白间斑，状似砗磲文可爱也。大者如雀卵，在树间似螵蛸虫也。《图经》曰：雀瓮，蛅蟖房也。生汉中木枝上。今处处有之。欲老者，口吐白汁，凝聚坚硬，正如雀卵，故名之。一名雀痈。痈、瓮声近耳。其子在瓮中作蛹，如蚕之在茧也。久而作蛾，出枝间叶上，放子如蚕子，复为虫。一曰雀好食其瓮中子，故俗间呼为雀儿饭瓮。又名棘刚子，又名天浆子。八月采，蒸之。今医家治小儿慢惊方，以天浆子有虫者、白僵蚕、干蝎三物，微炒，各三枚，捣筛为末，煎麻黄汤，调服一字，日三。随儿大小加减，服之大有效。《衍义》：雀瓮，多在棘枝上，故又名棘刚子。研其间虫汁灌小儿，治惊痫。

衣鱼 味咸，温，无毒。主妇人疝瘕，小便不利，小儿中风，项强巨两切，背起摩之。又疗淋，堕胎，涂疮，灭瘢。一名白鱼。《衍义》：衣鱼，多在故书中久不动，帛中或有之，不若故纸中多也。身有厚粉，手搐之则落，亦啮毳衣，用处亦少，其形稍似鱼，其尾又分两歧，世用以灭瘢痕。

白颈蚯蚓 味咸，寒、大寒，无毒。主蛇瘕，去三虫、伏尸[1]、鬼疰[2]、虫毒，杀长虫，仍自化水。疗伤寒伏热狂谬，大腹黄疸。《日华子》云：蚯蚓，治中风并痫疾，去三虫，治传尸，天行热疾，喉痹，蛇虫伤。又名千人踏，即是路行人踏杀者。入药烧用。《图经》曰：白颈蚯蚓，生平土，今处处平泽皋壤地中皆有之，白颈是老者耳。三月采，阴干。一云须破去土，盐之，日干。方家谓之地龙，治脚风药必须此物为使。然亦有毒，曾有人因脚病药中用此，果得奇效。病既愈，服之不辍，至二十余日而觉烦躁愦乱，但欲饮水不已，遂萎顿。凡攻病用毒药，至愈，当便罢服也。《衍义》：白颈蚯蚓，自死者良。今入药当去土了，微炙。若治肾脏风下疰病，不可缺也。仍须盐汤送。

---

[1] 伏尸：病证名。指多年不愈，反复发作，未发平和，发则心痛喘急之病证。
[2] 鬼疰：病证名。指一类具有传染性的消耗性病证，古人认为此病患者死后可传染他人，故称之。又称"传尸""尸疰（注）"等。

蜣螂 味咸，寒，有毒。主小儿惊痫瘈疭，腹胀，寒热，大人癫疾狂易音羊，手足端寒，肢满，奔豚。一名蛣音诘蜣音羌。火熬之良。生长沙池泽，五月五日取，蒸藏之。临用当炙，勿置水中，令人吐。《药性论》云：蜣螂，使。主治小儿疳虫蚀。《日华子》云：能堕胎，治疰忤。和干姜，傅恶疮，出箭头。其粪窒痔瘘，出虫。入药去足，炒用。《图经》曰：蜣螂，生长沙池泽，今处处有之。其类极多，取其大者，又鼻高目深者名胡蜣螂，用之最佳。《衍义》：蜣螂，大、小二种。一种大者为胡蜣螂，身黑光腹，翼下有小黄，子附母而飞行，昼不出，夜方飞出，至人家庭户中，见灯光则来。一种小者，身黑暗，昼方飞出，夜不飞。今当用胡蜣螂。其小者研三十枚，以水灌牛马，治胀结绝佳。狐过而必尽食之。

橘柚 味辛，温，无毒。主胸中瘕热逆气，利水谷，下气，止呕咳，除膀胱留热停水，五淋，利小便，主脾不能消谷，气冲胸中，吐逆霍乱，止泄，去寸白。久服去臭，下气通神，轻身长年。一名橘皮。陶隐居云：此是说其皮功尔。唐本注云：柚皮厚，味甘，不如橘皮味辛而苦。其肉亦如橘，有甘，有酸。酸者名胡甘，今俗人或谓橙为柚，非也。按《吕氏春秋》云：果之美者，有云梦之柚。郭璞云：柚似橙而大于橘。孔安国云：小曰橘，大曰柚，皆为甘也。《药性论》云：橘皮，臣。味苦、辛，能治胸膈间气，开胃，主气痢，消痰涎，治上气咳嗽。孟诜云：橘止泄痢，食之下食，开胸膈，痰实结气。下气不如皮。瓢不可多食。《日华子》云：橘，味甘、酸。止消渴，开胃，除胸中膈气。又云：皮，暖。消痰止嗽，破癥瘕痃癖。《图经》曰：橘柚，生南山川谷及江南，今江浙、荆襄、湖岭皆有之。今医方乃用黄橘、青橘两物，不言柚。岂青橘是柚之类乎？然黄橘味辛，青橘味苦，《本经》二物通云味辛。又云一名橘皮，又云十月采，都是今黄橘也。而今之青橘，以黄橘而小，与旧说大小、苦辛不类，则别是一种耳。收之并去肉，暴干。黄橘之陈久者良。青橘主气滞，下食，破积结及膈气。方用之与黄橘全别。《衍义》：橘、柚自是两种。故且一名橘皮，是元无柚字也，岂有两等之物而治疗无一字别者？即知"柚"一字为误后人。不深求其意，谓柚字所惑，妄生分别，亦似过矣。且青橘与黄橘治疗尚别，矧柚为别种也。郭璞云：柚似橙而大于橘，此是议橘柚者也。今若不如此言之，恐后世亦以柚皮为橘皮，是贻无穷之患矣。去古既远，后之贤者亦可以意逆之耳。橘惟用皮与核。皮，天下甚所须也，仍汤浸去瓢。余如经与注。核、皮二者须自收为佳。有人患气嗽将暮，或教以橘皮、生姜焙干，神曲等分为末，丸如梧桐子大，食后夜卧，米饮服三五十丸，兼旧患膀胱，缘服此皆愈。然亦取其陈皮入药，此六陈中一陈也。肾痓，腰痛，膀胱气痛，微炒核，去壳为末，酒调服愈。《指迷方》云：近世海上诸方用青橘皮，而并未见古今之说，或云出于荆南者为佳，盖是橘之未成熟者。究其功力，大抵如橘皮下气，然气味稍烈，多动脾胃。虽未见经书所载，且用之颇见其验。

梅实 味酸，平，无毒。主下气除热，烦满，安心，肢体痛，偏枯不仁，死肌，去青黑痣，恶疾，止下痢，好唾口干。陶隐居云：便此亦是今乌梅也。用当去核，微熬之。 萧炳云：今人多用烟熏为乌梅。 孟诜云：谨按，擘破水渍，以少蜜相和，止渴，霍乱，心腹不安及痢赤。治疟方多用之。《日华子》云：梅子，暖。止渴。多啖伤骨，蚀脾胃，令人发热。根叶煎浓，治休息痢，并霍乱。《图经》曰：梅实，生汉中川谷，今襄汉、川蜀、江湖、淮岭皆有之。其生实酢而损齿伤骨，发虚热，不宜多食之。服黄精人尤不相宜。《衍义》：梅实，食则津液泄。盖水生木也。津液泄，故伤齿。肾属水，外为齿故也。王叔和曰：膀胱、肾合为津液，此语虽鄙，然理存焉。熏之为乌梅，曝干藏密器中为白梅。

枇杷叶 味苦，平，无毒。主卒哕不止，下气。《药性论》云：枇杷叶，使。味甘。能主胃气冷，呕哕不止。《图经》曰：枇杷叶，旧不著所出州郡，今襄汉、吴蜀、闽岭皆有之。

木瓜 味酸，温，无毒。主湿痹邪气，霍乱，大吐下，转筋不止。其枝亦可煮用。陶隐居云：山阴兰亭尤多，彼人以为良果。取疗转筋。如转筋时，但呼其名及书上作"木瓜"字，皆愈，亦不可解。陈藏器云：木瓜本功外，下冷气，强筋骨，消食。止水痢后渴不止，作饮服之。又脚气冲心，取一颗去子，煎服之，嫩者更佳。又止呕逆，心膈痰唾。《日华子》云：木瓜，止吐泻，奔豚，及脚气水肿，冷热痢心腹痛，疗渴、呕逆、痰唾等。《图经》曰：木瓜，旧不著所出州土。陶隐居云：山阴兰亭尤多，今处处有之，而宣城者为佳。《衍义》：木瓜得木之正，故入筋，以铅霜涂之，则失醋味，受金之制故如是。今人多取西京大木瓜为佳，其味和美，至熟止青白色，入药绝有功胜。宜州者味淡。此物入肝，故益筋与血病，腰肾脚膝无力，此物不可缺也。

杏核人 味甘、苦，温，冷利，有毒。主咳逆上气，雷鸣喉痹，下气，产乳，金疮，寒心奔豚，惊痫，心下烦热，风气去来，时行头痛，解肌，消心下急，杀狗毒。五月采之。其两人者杀人，可以毒狗。《衍义》：杏核人，犬伤人，量所伤大小，烂嚼，沃破处，以帛系定，至差无苦。得火良。

恶黄芩、黄耆、葛根。解锡毒。《药性论》云：杏人，能治腹痹不通，发汗，主温病，治心下急满痛，除心腹烦闷，疗肺气，咳嗽上气，喘促。入天门冬煎，润心肺。可和酪作汤，益润声气。宿即动冷气。《图经》曰：杏核人，生晋州山谷，今处处有之。古方有单服杏人，修治如法，自朝蒸之，至午而止，便以慢火微烘，至七日乃收，贮之，每旦腹空时，不约多少，任意服之，积久不止，驻颜延年。云是夏姬法。然杏人能使人血溢，少误之，必出血不已，或至萎顿，故近人少有服者。《修真秘旨》云[1]：服杏人者，往往二三年或泻，或脐中出物，皆不可治。

桃核人 茎白皮、叶、胶附　味苦、甘，平，无毒。主瘀血血闭瘕，邪气，杀小虫，止咳逆，上气，消心下坚，除卒暴击血，破癥瘕，通月水，止痛。

茎白皮　味苦、辛，无毒。除邪鬼，中恶，腹痛，去胃中热。

叶　味苦，平，无毒。主除尸虫，出疮中虫。

胶　炼之，主保中不饥，忍风寒。《药性论》云：桃人，使。桃符，主中恶。　孟诜云：桃人，温。杀三虫，止心痛。《图经》曰：桃核人并花实等，生泰山，今处处皆有之。

胡桃　味甘，平，无毒。食之令人肥健，润肌黑发。取瓤烧令黑，未断烟和松脂研，傅瘰疬疮。又和胡粉为泥，拔白须发，以内孔中，其毛皆黑。多食利小便，能脱人眉，动风故也。去五痔。外青皮染髭及帛皆黑。其树皮止水痢，可染褐。仙方取青皮压油，和詹糖香涂毛发，色如漆。生北土。云张骞从西域将来。其木，春斫皮，中出水，承取沐发至黑。孟诜云：胡桃，不可多食，动痰饮。《日华子》云：润肌肉，益发，食酸齿齼，细嚼解之。《图经》曰：胡桃，生北土，今陕、洛间及川蜀多有之。大株厚叶多阴，实亦有房，秋冬熟时采之。性热，不可多食。补下方亦用之。京东亦有此种而实不佳，南方则无。《衍义》：胡桃发风。陕洛之间甚多。外有青皮包之，胡桃乃核也，核中瓤为胡桃肉，须如此说。用时须以汤剥去肉上薄皮，过夏至则不堪食。有人患酒齇风，鼻上赤，将橘子核微炒为末，每用一钱匕，研胡桃肉一个，同以温酒调服，以知为度。

梨　味甘、微酸，寒。多食令寒中，金疮、乳妇尤不可食。《唐

---

[1]《修真秘旨》云：原脱，据《证类·杏核人》条所引补。

本》注云：梨，削贴汤火疮，不烂，止痛，易差。又主热嗽，止渴。叶主霍乱，吐痢不止，煮汁服之。　今按，别本云：梨有数种，其消梨味甘，寒，无毒，主实热，中风不语。又疗伤寒热发，解石热气，惊邪，嗽，消渴，利大小便。　孟诜云：梨，除客热，止心烦，不可多食。《图经》曰：梨，旧不著所出州土，今处处皆有，而种类殊别。《衍义》：梨，多食则动脾，少则不及病。用梨之意须当斟酌，惟病酒止渴，人食之甚佳，终不能却疾。

安石榴　味甘，无毒。主咽燥渴。损人肺，不可多食。酸实壳，疗下痢，止漏精。东行根，疗蛔虫、寸白。《药性论》云：石榴皮，使。味酸，无毒。治筋骨风，腰脚不遂，行步挛急，疼痛，主涩肠，止赤白下痢。一方：取汁止目泪下，治漏精。根青者，入染须方用。段成式《酉阳杂俎》云：石榴甜者谓之天浆，能理乳石毒。　《图经》曰：安石榴，旧不著所出州土，或云本生西域。陆机与弟云书云，张骞为汉使外国十八年，得涂林安石榴是也。今处处有之。一名丹若。　《衍义》：安石榴有酸、淡两种，旋开单叶花，旋结实。实中子红，孙枝甚多，秋后经雨则自坼裂。道家谓之三尸酒，云三尸[1]得此果则醉。河阴县最多。又有一种子白莹彻如水晶者，味亦甘，谓之水晶石榴。惟酸石榴皮合断下药，仍须老本所结，及收之陈久者佳。微炙为末，以烧粟米饭为丸，如梧桐子大，食前热米饮下三十、五十丸，以知为度。如寒滑，加附子、赤石脂各一倍。

---

[1] 尸：原脱，据《证类·安石榴》补。

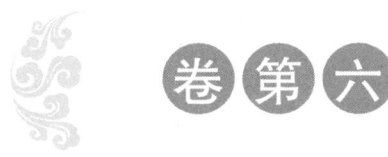

所在皆有之药本草节要_{二十二种}

白[1]冬瓜　冬[2]葵子_{葵根附}[3]　莱菔　葱汁[4]　葫[5]　韭子附[6]　紫苏　荆芥　香薷　薄荷　胡麻　生[7]大豆_{黄卷附，巴豆附}　赤小豆　绿豆　豉　大麦　小麦　曲　粟米　酒　糯米　醋

白冬瓜　味甘，微寒。主除小腹水胀，利小便，止渴。今注：此物经霜后，皮上白如粉涂，故云白冬瓜也。《药性论》云：冬瓜练亦可单用，味甘，平。汁，止烦躁、热。练，压丹石毒，止热渴，利小肠，能除消渴，差五淋。　孟诜云：冬瓜，益气耐老，除胸心满，去头面热。熟者食之佳，冷者食之瘦人。《食疗》：益气能老，除心胸满。取瓜子七升，下同白瓜条。压丹石。又取瓜一颗，和桐叶与猪豚食之，一冬更不要与诸物食，自然不饥，长三四倍矣。又煮食之，练五脏，为下气故也。欲得瘦轻健者，则可长食之；若要肥，则勿食。《衍义》：白冬瓜一二斗许大，冬月收为药，压去汁，蜜煎代果。患发背及一切痈疽，削一大块置疮上，热则易之，分败热毒气甚良。

冬葵子_{葵根附}　味甘，寒，无毒。主五脏六腑寒热，羸瘦，五癃，利小便，疗妇人乳难内闭。_{黄芩为之使。}

---

[1]　白：原脱，据正文补。
[2]　冬：原脱，据正文补。
[3]　葵根附：原脱，据正文补。
[4]　汁：原脱，据正文补。
[5]　葫：原作"蒜"，据正文改。
[6]　子附：原脱，据正文补。
[7]　生：原脱，据正文补。

葵根 味甘，寒，无毒。主恶疮，疗淋，利小便，解蜀椒毒。叶为百菜主，其心伤人。《药性论》云：冬葵子，臣。滑，平。能治五淋。主奶肿，能下乳。根治寒疝。小儿吞钱不出，煮饮之即出，神妙。若患天行病后食之，顿失明。又叶烧灰及捣干叶末，治金疮。煮汁能滑小肠。单煮汁，主治时行黄病。《日华子》云：冬葵，久服坚筋骨。秋葵即是种早者，俗呼为葵菜。《图经》曰：冬葵子，生少室山，今处处有之。其子是秋种葵，覆养经冬、至春作子者，谓之冬葵子。

莱菔音卜**根** 味辛、甘，温，无毒。散服及炮煮服，大下气，消谷，去痰癖，肥健人。生捣汁服，主消渴，试有大验。今注：俗呼为萝卜。萧炳云：萝卜根，消食，利关节，理颜色，练五脏恶气，制面毒。凡人饮食过度，生嚼咽之便消。研如泥，和面作傅饦佳，饱食亦不发热。亦主肺嗽，吐血。酥煎食，下气。孟诜云：萝卜，性冷。利五脏，轻身。根，服之令人白净肌细。《日华子》云：莱菔，平。能消痰止咳，治肺痿吐血，温中，补不足，治劳瘦咳嗽。和羊肉、鲫鱼煮食之。子，水研服，吐风痰；醋研，消肿毒。不可与地黄同食，白人发。《衍义》：好服地黄、何首乌人，食之则令人髭发白。世皆言草木中惟此下气速者，为其辛也。不然，如生姜、芥子又辛也，何止能散而已？莱菔辛而又甘，故能缓而又下气速也。散气用生姜，下气用莱菔。

葱汁 平，温。主溺血，解藜芦毒。孟诜云：葱，温。根主疮中有水，风肿疼痛者，冬葱最善，宜冬月食，不宜多。虚人患气者多食，发气上冲人，五脏闭绝，虚人胃，开骨节，出汗，故温尔。《日华子》云：葱治天行时疾，头痛热狂，通大小肠，霍乱转筋及奔豚气，脚气，心腹疼，目眩及止心迷闷。取其茎叶，用盐研，署蛇虫伤并金疮。水入靫肿，煨研，署傅。中射工溪毒，盐研署傅。子，温中补不足，益精明目。根，杀一切鱼肉毒，不可以蜜同食。《图经》曰：葱实，《本经》不载所出州土，今处处有之。凡葱皆能杀鱼肉毒，食品所不可缺也。《衍义》：葱实，葱初生名葱针，至夏则有花，于秋月植，作高沟垄，旋壅起，以备冬用。曰冬葱，其实一也。此物大抵以发散为功，多食昏人神。

葫蒜也 味辛，温，有毒。主散痈肿，䘌疮，除风邪，杀毒气，独子者亦佳，归五脏，久食伤人，损目明。五月五日采。《衍义》云：葫，大蒜也。其气极荤，然置臭肉中，掩臭气。中暑毒人，烂嚼三两瓣，以温水送之下咽即知。仍禁饮冷水。又患暴下血，以葫五七枚，去硬皮，量多少入豆豉捣为膏，可丸即丸桐子大，以米饮下五六十丸，无不愈者。又鼻衄，烂研一颗，涂两足心下，才止便拭去。又将紫皮者横切作片子，厚一分，初患疮发于背胁间，未辨痈疽者，若[1]阳滞于阴即为痈，阴滞于阳即为疽；痈即皮光赤，疽即皮肉纹起不泽；并以葫片覆之，用艾灸。如已痛，灸至不痛；如不痛，灸至痛。初觉即便灸，无不效者。仍审度正，于中心贴葫灸之。世人往往不晤此疮，初见其疮小，不灸，惜哉！

韭子附 味辛，微酸，温，无毒。归心，安五脏，除胃中热，利病人，可久食。

子 主梦泄精，溺白。《日华子》云：韭，热。下气补虚，和腑脏，益阳，止泄精，尿血，暖腰膝，除心腹痼冷，胸中痹，冷痃癖气及腹疼等。食之肥白人。中风失音，研汁服。心脾胃痛甚，生研服。蛇犬咬，并恶疮，捣傅。多食昏神，暗目；酒后尤忌；不可与蜜同食。又云：子，暖腰膝，治鬼交甚效。入药炒用。《衍义》云：春食则香，夏食则臭，多食则昏神。子，止精滑甚良。未出粪土为韭黄，最不益人，食之即滞气。盖含喧郁未发之气，故如是。孔子曰"不时，不食"，正为此辈。花，食之动风。

紫[2]**苏** 味辛，温。主下气，除寒中，其子尤良。《药性论》云：紫苏子，无毒。主上气咳逆，治冷气及腰脚中湿风结气，将子研汁，煮粥食。长服令人肥，身香。和高良姜、橘皮等分，蜜[3]丸，空心下十丸，下一切宿冷气及脚湿风。叶可生食，与一切鱼肉作羹良。《日华子》云：紫苏，补中益气，治心腹胀满，止霍乱转筋，开胃下食，并一切冷气，止脚气，通大小肠。子，主调中，益五脏，下气，止霍乱呕吐，反胃，补虚劳，肥健人，利大小便，破癥结，消五膈，止嗽，润心肺。《图经》曰：苏，紫苏也。旧不著所出州土，今处处有之。叶下紫色而气甚香。夏采茎叶，秋采实。其茎并叶通心经，益脾胃，煮饮尤胜。与橘皮相宜气，方中多用之。实，主上气咳逆，研汁煮粥尤佳。长食之令人肥健。若欲宣通风毒，则单用茎、去节大良。《衍义》：苏，此紫苏也。背面皆紫者佳。其味微辛、甘，能散其气香。今人朝暮汤其汁饮，为无益。医家以谓芳草致豪贵之疾者，此有一焉。脾胃寒人，饮之多泄滑，往往人不觉。子，治肺气喘急。

荆芥[4] 味辛，温，无毒。主寒热，鼠瘘瘰疬，生疮，破结聚气，下瘀血，除湿痹。《药性论》云：荆芥，可单用，治恶风贼风，口面㖞斜，遍身瘴

---

[1] 若：原脱，据《证类·葫》补。
[2] 紫：原脱，据目录补。
[3] 蜜：原作一字阙，据《证类·苏》补。
[4] 荆芥：原作"假苏"，据目录改。

痹，心虚忘事，益力添精，主辟邪毒气，除劳。久食动渴疾。治疗肿，取一握切，以水五升，煮取二升，冷分二服，主通利血脉，传送五脏不足气，能发汗，除冷风。又捣末和醋，封毒肿。陈士良云：荆芥，主血劳，风气壅满，背脊疼痛，虚汗，理丈夫脚气，筋骨烦疼及阴阳毒，伤寒头痛，头旋目眩，手足筋急。《本草》呼为假苏。假苏，又别按：假苏叶锐圆，多野生，以香气似苏，故呼为苏。《日华子》云：荆芥，利五脏，消食下气，醒酒。作菜生、熟食。并煎茶，治头风并出汗。豉汁煎，治暴伤寒。《图经》曰：假苏，荆芥也。生汉中川泽，今处处有之。《衍义》：假苏，荆芥也。只用穗，治产后血，及中风目带上，四肢强直。为末，二三钱，童子小便一小盏，调下咽，良久即活，甚有验。又治头目风，荆芥穗、细辛、川芎等分为末，饭后汤点二钱。风搔遍身，浓煎汤淋渫，或坐汤中。

香薷音柔　味辛，微温。主霍乱腹痛吐下，散水肿。陶隐居云：家家有此，惟供生食，十月中取，干之。霍乱，煮饮无不差。作煎，除水肿尤良。《日华子》云：无毒。下气，除烦热，疗呕逆冷气。《图经》曰：香薷，旧不著所出州土，陶隐居云，家家有之，今所在皆种。但北土差少，似白苏而叶更细。十月中采，干之。一作香菜。俗呼香茸。霍乱转筋，煮饮服之，无不差者。又有一种石上生者，茎叶更细而辛香弥甚，用之尤佳，彼人谓之石香菜。《本经》出草部中品，云生蜀郡、陵、荣、资、简州及南中诸处山中岩石缝中生。二月、八月采苗、茎、花、实。但亦主调中温胃，霍乱吐泻。今人罕用之，故附于此。《衍义》：香菜，生山野，荆湖、南北二川皆有，两京作圃种。暑月亦作蔬菜。治霍乱不可缺也，用之无不效。叶如茵陈，花茸紫，在一边成穗，凡四五十房为一穗，如荆芥穗，别是一种香。余如经。

薄荷　味辛、苦，温，无毒。主贼风伤寒，发汗；恶气，心腹胀满，霍乱，宿食不消，下气。煮汁服。亦堪生食。人家种之。饮汁发汗，大解劳乏。《药性论》云：薄荷，使。能去愤气，发毒汗，破血止痢，通利关节。尤与薤作齑相宜，新病差人勿食，令人虚汗不止。《日华子》云：治中风失音，吐痰，除贼风，疗心腹胀，下气消食及头风等。《图经》曰：薄荷，旧不著所出州土，而今处处有之。近世医家治伤风，头脑风，通关格及小儿风涎为要切之药。故人家园庭间多莳之。《衍义》：薄荷，世谓之南薄荷，为有一种龙脑薄荷，故言南以别之。小儿惊风壮热须此引药。猫食之即醉，物相感尔。治骨蒸劳热，用其汁与众药熬为膏。

胡麻　味甘，平，无毒。主伤中虚羸，补五内，益气力，长肌肉、填髓脑，坚筋骨，疗金疮止痛，及伤寒温疟，大吐后虚热羸困。久服轻身不老，明耳目，耐饥渴，延年。以作油，微寒，利大肠，胞衣不落。生者摩疮肿，生秃发。一名巨胜。《唐本》注云：胡麻，以角作八棱者，为巨胜；四棱者，为胡麻。都以乌者良，白者劣尔。《日华子》云：胡麻，补中益气，养五脏，治劳气，产后羸困，耐寒暑，止心惊。子，利大小便，催生，落胞，逐风湿气，游风，头风，补肺气，润五脏，填精髓。细研涂发长头。白蜜蒸为丸服，治百病。叶作汤，沐润毛发，滑皮肤，益血色。《图经》曰：胡麻，巨胜也，生上党川泽。青蘘，巨胜苗也，生中原川谷，今皆处处有之。陶隐居云：其茎方者名巨胜，圆者名胡麻，如此巨胜、胡麻为二物矣。或云本生胡中，形状类麻，故名胡麻。又八谷之中最为大胜，故名巨胜。如此似一物二名也。然则仙方乃有服食胡麻、巨胜二法，功用小别。疑本一物而种之有二名，天雄、附子之类。故葛稚川亦云，胡麻中有一叶两荚者，为巨胜是也。《衍义》：胡麻，诸家之说参差不一，止是今脂麻，更无他义。盖其种出于大宛，故言胡麻。今胡地所出者皆肥大，其纹鹊，其色紫黑，故如此区别。取油亦多，故诗云"松下饭胡麻"，此乃宜所食之谷无疑。与白油麻为一等，如川大黄、川当归、川升麻、上党人参、齐州半夏之类，不可与他土者更为二物。盖特以其地之所宜立名也，是知胡麻与白油麻为一物。尝官顺安军、雄、霸州之间备见之。又三条皆言无毒，治疗大同。今之用油，世不可一日缺也，然亦不至于大寒，宜两审之。

生大豆_{黄卷附，巴豆附} 味甘，平。涂痈肿，煮汁饮，杀鬼毒，止痛，逐水胀，除胃中热痹，伤中淋露，下瘀血，散五脏结积、内寒。杀乌头毒。久服令人身重。炒为屑，味甘，主胃中热，去肿除痹，消谷，止腹胀。恶五参、龙胆。得前胡、乌喙、杏人、牡蛎良。《日华子》云：黑豆，调中下气，通关脉，制金石药毒，治牛、马温毒。《图经》曰：大豆黄卷及生大豆，生泰山平泽，今处处有之。黄卷是以生豆为蘖，待其芽出，便暴干取用。方书名黄卷皮，今蓐妇[1]药中用之。大豆有黑白二种，黑者入药，白者不用。其紧小者为雄豆，入药尤佳。豆性本平，而修治之，便有数等之效。煮其汁，甚凉，可以压丹石毒及解诸药毒。作腐则寒，以动气。炒食则热。投酒主风。作豉极冷。黄卷及酱皆平。牛食之温，马食之凉。一体而用别，大抵宜作药使耳。杀乌头毒尤胜。仙方修制黄末，可以辟谷度饥岁。然多食令人体重，久则如故矣。《衍义》：生大豆，有绿、褐、黑三种，亦有大、小两等。其大者出江浙、湖南北。黑小者，生他处。今用小者力更佳。炒熟，以枣肉同捣之

---

[1] 蓐妇：即产妇。

为面,代粮。又治产后百病,血热并中风、疾痹,止痛,背强口噤,但烦热瘦疲,若渴,身背肿剧呕逆,大豆五升,急水淘净,无灰酒一斗,先熬豆,令微烟出,倾入酒水中沃之,经一日已上,服酒一升,取差为度。如素不饮酒,即量多少服。若口噤,即加独活半斤,微微椎破,同沃,仍增酒至一斗贰升。暑月旋作,恐酸。又可当为面食之。

大豆黄卷[1] 味甘,平,无毒。主湿痹筋挛,膝痛,五脏胃气结积,益气,止毒,去黑皯,润泽皮毛。

巴豆 味辛,温。生,温;熟,寒。有毒。主伤寒,温疟,寒热,破癥瘕结聚,坚积留饮,痰癖,大腹水胀,荡练五脏六腑,开通闭塞,利水谷道,去恶肉,除鬼毒蛊疰邪物,杀虫鱼,疗女子月闭,烂胎,金疮脓血。不利丈夫阴。杀斑蝥毒,可练饵之。益血脉,令人色好,变化与鬼神通。一名巴椒。芫花为之使。恶蘘草,畏大黄、黄连、藜芦。《药性论》曰:巴豆,使。中其毒,用黄连汁、大豆汁解之。忌芦笋、酱、豉、冷水,得火良,杀斑猫、蛇虺毒。能主破心腹积聚结气,治十种水肿,痿痹,大腹,能落胎。《日华子》云:通宣一切病,泄壅滞,除风,补劳,健脾开胃,消痔,破血排脓,消肿毒,杀腹脏虫,治恶疮息肉及疥癞疔肿。凡合丸散,炒不如去心膜,煮五度换水,各煮一沸。《图经》曰:巴豆,出巴郡川谷,今嘉眉、戎州皆有之。

赤小豆 味苦、酸,平,无毒。主下水,排痈肿脓血,寒热,热中消渴,止泄,利小便,吐逆,卒澼,下胀满。《唐本》注云:《别录》云,叶,名藿。止小便数,去烦热。今按,《陈藏器本草》云:赤小豆和桑根白皮煮食之,去湿气痹肿。小豆和通草煮食之,当下气无限,名脱气丸。驴食脚轻,人食体重。《药性论》云:赤小豆,使。味甘。能消热毒痈肿,散恶血不尽,烦满,治水肿,皮肌胀满。捣,涂痈肿上并小儿急黄烂疮。取汁冷洗之,不过三度差。能令人美食。末与鸡子白调,涂热毒痈肿差。通气、健脾胃。陈士良云:赤小豆,微寒,缩气行风,抽肌肉。久食瘦人,坚筋骨,疗水气,解小麦热毒。《日华子》云:赤豆粉,治烦,解热毒,排脓,补血脉,解油衣粘缀甚妙。叶,食之明目。《衍义》:赤小豆,食之行小便,久则虚人,令人黑瘦枯燥。关西、河北、京东西多食之花,治宿酒渴病。

绿豆 味甘,寒,无毒。主丹毒烦热,风疹,药石发动,热气奔豚。生研绞汁服,亦煮食。消肿下气,压热解石。用之勿去皮,令人小

---

[1] 大豆黄卷:原在大豆前,据目录移至此。

壅。当是皮寒，肉平。圆小绿者佳。孟诜云：绿豆，平。诸食法作饼，炙食之佳。谨按：补益，和五脏，安精神，行十二经脉，此最为良。今人食皆挞皮，即有少壅气。若愈病须和皮，故不可去。又研汁煮饮服之，治消渴。又去浮风，益气，大润皮肉，可长食之。《日华子》云：绿豆，冷，益气，除热毒风，厚肠胃。作枕明目，治头风、头痛。

豉 味苦，寒，无毒。主伤寒头痛寒热，瘴气恶毒，烦燥满闷，虚劳喘吸，两脚疼冷，又杀六畜胎子诸毒。陶隐居云：豉，食中之常用。春夏天气不和，蒸炒，以酒渍之至佳。依康伯法，先以醋酒溲蒸，暴燥，以麻油和，又蒸暴之，凡三过乃末椒、干姜屑合和以进食，胜今作油豉也。患脚人常将其酒浸，以淬傅脚，皆差。《药性论》曰：豆豉，得盐良。杀六畜毒。味甘。主下血痢如刺者，豉一升，水渍才令淹，煎一两沸，绞取顿服，不差可再服。《日华子》云：治中毒药，蛊气，疟疾骨蒸，并治犬咬。

大麦 味咸，温、微寒，无毒。主消渴，除热，益气调中。又云，令人多热，为五谷长。蜜为之使。大麦面：平胃止渴，消食疗胀。《药性论》云：大麦蘖，使。味甘，无毒。能消化宿食，破冷气，去心腹胀满。孟诜云：大麦，久食之，头须不白。和针沙、没石子等染发黑色。暴食之，亦稍似脚弱，为下气及腰肾故。久服甚宜人。熟即益人，带生即令损人。陈士良云：大麦，补虚劣，壮血脉，益颜色，实五脏，化谷食。久食令人肥白，滑肌肤，为面胜小麦，无躁热。又云：蘖，微暖，久食消肾，不可多食。《衍义》：大麦，惟性平凉。有人患缠喉风，食不能下，将此面作稀糊，令咽之，即滑腻容易下咽，以助胃气。三伏中，朝廷作麨，以赐臣下，作蘖造饧。

小麦 味甘，微寒，无毒。主除热，止躁渴咽干，利小便，养肝气，止漏血、唾血。以作曲，温，消谷止痢；以作面，温，不能消热止烦。《唐本》注云：小麦，汤用，不许皮坼。云坼则温，明面不能消热止烦也。小麦曲，止痢，平胃，主小儿痫，消食痔。又云：面，味甘，温。补虚，实人肤体，厚肠胃，强气力。性壅热，小动风气。《日华子》云：面，养气，补不足，助五脏，久食实人。

曲 味甘，大暖。疗脏腑中风气，调中下气，开胃消宿食，主霍乱，心膈气，痰逆，除烦，破癥结，及补虚去冷气，除肠胃中寒，不下食，令人有颜色。六月作者良。陈久者入药。用之当炒令香。六畜食米胀欲死者，煮曲汁灌之，立消。落胎，并下鬼胎。又，神曲，使。无毒。能化水谷宿食，癥气，健脾暖胃。

粟米 味咸，微寒，无毒。主养肾气，去胃脾中热，益气。陈者味苦，主胃热消渴，利小便。

酒 味苦、甘、辛，大热，有毒。主行药势，杀百邪恶毒气。陶隐居云：大寒凝海，惟酒不冰，明其性热独冠群物。药家多须以行其势。人饮之，使体弊神昏，是其有毒故也。陈藏器云：凡好酒欲熟，皆能候风潮而转，此是合阴阳矣。又云，诸米酒有毒。酒浆照无影，不可饮。酒不可合乳饮之，令人气结。白酒食牛肉，令腹内生虫，酒后不得卧黍穰，食猪肉，令人患大风。凡酒，忌诸甜物。陈士良云：凡服食丹砂、北庭、石亭脂、钟乳石、诸石[1]、生姜，并不可长久以酒下，遂引石药气入四肢，滞血化为痈疽。《日华子》云：酒通血脉，厚肠胃，除风及下气。《衍义》：古方用酒有醇酒、春酒、社坛余胙酒、糟下酒、白酒、清酒、好酒、美酒、葡萄酒、秫黍酒、杭酒、蜜酒、有灰酒、新熟无灰酒、地黄酒，今有糯酒、煮酒、小豆曲酒、香药曲酒、鹿头酒、羔儿等酒，今江浙、湖南北人以糯米粉入众药和合为曲，曰饼子酒。至于官务中，亦用四夷酒，更别中国，不可取以为法。今医家所用酒，正宜斟酌，但饮家惟取其味，不顾入药如何尔。然久之未见不作疾着。盖此物损益兼行，可不虑欤？汉赐丞相上樽酒，糯为上，稷为中，粟为下者。今入药佐使，专以糯米，用清水白面曲所造为正。古人造曲，未见入诸药合和者，如此则功力和厚，皆胜余酒。今人又以麦蘖造者，盖止是醴尔，非酒也。《书》曰：若作酒醴，尔为曲蘖。酒则须用曲，醴故用蘖。盖酒与醴其气味甚相远，治疗岂不殊也。

糯[2]米 味苦。主温中，令人多热，大便坚。陈藏器云：糯米，性微寒，妊身与杂肉食之，不利子。作糜食一斗，主消渴。久食之，令人身软。黍米及糯饲小猫、犬，令脚屈不能行。缓人筋故也。孟诜云：糯米，寒。使人多睡，发风动气，不可多食。又霍乱后吐逆不止，清水研一碗饮之，即止。陈士良云：糯米，能行荣卫中血积。久食发心悸及痈疽疮疖中痛。不可合酒共食，醉难醒。解芫菁毒。萧炳云：糯米壅诸经络气，使四肢不收，发风昏昏。《日华子》：糯米，凉，无毒。补中益气[3]，止霍乱，取一合以水研服，煮粥。稻穗治虫毒，浓[4]煎汁服。稻秆，治黄病通身，煮汁服。《图经》曰：稻米，有秔稻，有糯。旧不载所出州土，今有水田稻处

---

[1] 石：此前原衍"礜"字，据《证类·酒》删。
[2] 糯：原作"稻"，据目录改。
[3] 气：原作"无"，据《证类·稻米》改。
[4] 浓：原作"沥"，据《证类·稻米》改。

皆能种之。糯米性寒，作酒则热，糟乃温平。如大豆与豉、酱不同之类也。《衍义》：稻米，今造酒者是此。水田[1]米皆谓之稻。前既言粳米，即此稻米乃糯稻无疑，故可以为酒。酒为阳，故多热。又令人大便坚，非糯稻孰能与于此？《西域记》：天竺国土潟热，稻岁四熟，亦可验矣。

醋 味酸，温，无毒。主消痈肿，散水气，杀邪毒。陶隐居云：醋、酒为用，无所不入，逾久逾良。亦谓之醯。以有苦味，俗呼为苦酒。丹家又加余物，谓为华池左味。但不可多食之，损人肌脾脏。《唐本》注云：醋有数种，此言米醋。若蜜醋、麦醋、曲醋、桃醋、葡萄、大枣、蘡薁等诸杂果醋及糖糟等醋，会意者亦极酸烈，止可啖之，不可入药也。陈藏器云：醋，破血晕，除癥块坚积，消食，杀恶毒，破结气，心中酸水痰饮。多食损筋骨。然药中用之，当取二三年米酢良。《日华子》云：醋，治产后妇人并伤损，及金疮血运，下气除烦，破癥结。治妇人心痛，助诸药力，杀一切鱼、肉、菜毒。又云：米醋功用同醋，多食不益男子，损人颜色。《衍义》：醋，酒糟为之，乞邻者是此物。然有米醋、麦醋、枣醋，米醋最酽，入药多用[2]，谷气全也，故米醋胜糟醋。产妇房中常得醋气则为佳，酸益血。

---

[1] 田：原作"日"，据《证类·稻米》改。
[2] 用：原作"日"，据《证类·醋》改。

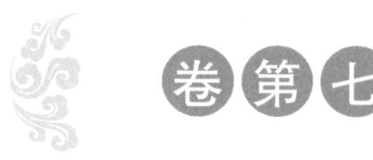

辨验药材美恶之诀

凡丹砂、雄黄、硫黄,皆须光明映澈、色理鲜净者为佳。不然令人身体干燥,发热口干。

凡雌黄,须如金色、可拆片者佳。

凡赤石脂,要如桃花者佳。

凡白石脂,要入口嚼如脂腻者佳。

凡阳起石,要色白、肌理莹明如狼牙者佳。

凡磁石,要色紫黑、吸铁紧者佳。

凡黄丹,要久停不变色,炒得轻松者佳。

凡苍术,要肥实大块者佳;白术,要肌肉肥厚、白色者佳。

凡地黄,要粗肥、沉水者佳。

凡远志,要无心、味辛、痹者佳。此物间有伪者。

凡泽泻,要白色有粉,轻松不木硬,如牛蹄,而采造处根眼不深大者佳。

凡甘草,要横纹、有粉者佳。

凡人参,要坚实块大,而中有紫晕者佳,虚泡者不中。

凡牛膝,要粗肥、长茎者佳,久停润而绕指者尤妙。

凡细辛,以细如丝发、折之而里白者佳。俗有石臼草一种,可以相杂,只是味不辛尔。修合者先可尝。

凡独活、羌活,要以气味甜淡者为上。如气烈而臭者,乃所出不地道也。

凡柴胡,其尖如针者佳。前胡,要铁脚者为上。

凡木香，须如枯骨、嚼之粘齿者良。世有南北根子一件，可以相杂，只是纹理顺而斜裂重实，不佳。

凡菟丝子，须细而圆者是。若细而扁者，乃是莨荡子[1]，不可服，服之令人发狂。

凡巴戟，要心上紫色、肥满者佳。俗有以黑豆煮令紫色者，不可不辨。

凡苁蓉，要粗肥肉厚，而里无骨者佳。

凡防风，要粗肥者有力。世有野胡萝卜根相乱，不可不辨。

凡芎䓖，要肉白无油、味辛甘者佳。

凡黄耆，要身有縠纹起，柔软如威[2]，茂州所出暖，木条肥长而无白斑者佳。

凡五味子，要五味全而白霜结在上，咸、甘偏胜而不苦者佳。

凡黄连，如鸡爪坚实者佳。

凡大黄，切之如锦纹者佳。

凡当归，要粗肥，成蔟如马尾者，方有气度。

凡芍药，白而轻松有粉者补，赤者泻。

凡麻黄，要折之其中理通而陈久者佳。

凡萆薢，要轻松有粉者佳。

凡白芷，要如猪胴肠头、块大而膏润，切之有晕而香美者佳。

凡高良[3]姜，要以紫色而重实者佳。白者不甚好。又俗以杜若呼[4]之，不可不辨。

凡肉豆蔻，要重实而大者气度足。皱小者不佳。

凡缩砂、白豆蔻，要颗大而人肥者佳。

---

[1] 莨荡子：即莨菪子。《证类·莨菪子》为药名注音曰："莨（音浪）菪（音荡）子"。故此"荡"当为"菪"之音借字。《证类》引《本经》云："多食令人狂走。"
[2] 如威：《证类·黄耆》言绵黄耆"柔韧如棉"。"威"字疑为"棉"字误。
[3] 良：原脱，据《证类·高良姜》补。
[4] 呼：原脱，《证类·高良姜》引唐本注云："今相与呼细者为杜若，大者为高良姜，此非也。"据补。

凡桔梗，要白肥、蚕头鼠尾者佳。歧头者不可使。

凡乌头，要真似老乌之头、重实而周正者佳。

凡天雄，要一握露尖寸余、肥大者佳。

凡附子，要乳头少、蹲坐周正、每个近一两者佳。愈大者恐不真。

凡白附子，肥实而长白者是。短浅、轻松、色黯者是甘遂。

凡半夏，要小而清水、陈久者佳。

凡吴茱萸、枳实、橘皮，要陈久者良。

凡天南星，要里白而无斑点者佳。

凡茯苓，坚实、雪白者补，赤者泻。

凡猪苓，要块大、里白、皮不甚皱者佳。

凡琥珀，色深莹澈、摩面热、可以拾芥[1]者良。

凡桂，要味辛甘者佳。

凡沉香，要如黑角，味苦辛而一直没水[2]者良。

凡乳香，要明净如滴出者良。世有以枫香松脂乱真，不可不辨。

凡丁香，要紫色、有油者佳。

凡商壳[3]，要肌肉厚，而反唇裹外者真。

凡槟榔，要如鸡心有尖者是。如无尖、平头而扁者，乃大腹子也。

凡龙骨，要五色具者，乃各主五脏也。

凡牡蛎，合于地，人面向午位，以牡蛎顶向子视之，口口在左者为左顾，可使。

凡干蝎，以小者良。

凡鹿茸、麋茸，以皮脱而轻酥者佳。亦有硬骨而酥香者，不可不辨。

凡麝香，世无有真者。万一有之，乃自采得为真尔。但作伪分数少

---

[1] 拾芥：指琥珀可以粘起芥子。《证类·琥珀》引"别说云"："松脂入地所化……今可拾芥，尚有黏性。"引《衍义》云："以手摩热，可以拾芥。"

[2] 一直没水：《证类·沉香》引"雷公云""如犀角硬重沉于水下为上也，半沉者次也"。一直没水，应该是指没有半浮半沉的情况。

[3] 商壳：即"商州枳壳"之简称，乃道地药材。

者佳。有红、紫二色、味苦而辛者可使。

凡菖蒲，虽以一寸九节者为佳，今往往一寸有十四五节者。蜀中以严道者为胜。第不若坚实而里白、一寸十余节者，皆可使也。

凡牛黄，生取、死取皆出于牛。而生得者、如鸡子黄大、其重迭可拆、轻氛而气香者佳。此物多伪，人多试之以揩指甲上，透甲黄者为真。其杀死而在角中得者，名角中黄。心中剥得者，名心黄。初在心中如浆汁，取得便投水中，露水乃硬如碎蒺藜或如皂荚子。肝胆中得之，名肝黄。虽皆可使，然皆不及牛吐出、照水喝迫得者为最胜。

凡乌蛇，以背有三棱如剑脊，色黑如漆，而尾稍细长，可穿铁钱五六十文者为真[1]。若以它蛇熏黑乱之，但眼不光为异耳。

凡白花蛇，诸蛇鼻皆向下，独此蛇褰鼻向上，背有方胜白花纹，以此为真。

以上皆真是州土之药，须一一精新始佳，不尔不堪服食。

六十四药炮炙制度

凡丹砂，先研细料，水飞过，灰碗内铺纸渗干始入药。如欲[2]☐

凡狗脊，先以火燎去其毛，剉，或以酒浸一宿，焙干使。急使不浸。

凡草薢，先以酒浸一宿，焙干使。急则不浸。

凡白芷，先剉，焙干使。

凡紫菀，先洗去土，剉，微炒使。

凡款冬花，去枝茎，焙干使。

凡高良姜，先片剉，以麻油少许炒过使。

凡肉豆蔻，先以面裹炮，面熟为度，去面，剉，焙干使。

---

[1] 可穿铁钱五六十文：《本草衍义·乌蛇》作"能穿小铜钱一百文者佳"。
[2] 如欲：此下脱叶。和本书卷前"六十四药总目"核对，在丹砂与狗脊之间，脱了石钟乳至麻黄等31味药。其中金石类药物8味，草木类药物23味。

凡白豆蔻，先去皮取人，焙干使。

凡草豆蔻，先去皮取人，焙干使。或和皮炮过，去皮使。

凡缩砂，先和皮慢火炒，去皮取人使。

凡蓬莪术，先以醋煮干，片剉，焙使。或热灰火中炮熟使。

凡天麻，先以湿纸裹炮，取出，片切，以酒浸一宿，焙干使。

凡京三棱，先以醋煮干，剉，焙或热灰火中炮熟使。

凡使君子，先于灰中和皮炮，去皮取人，焙使。

凡补骨脂，一名破故纸。或以酒浸一宿，焙干，或只以盐同炒香，去盐使。

凡桔梗，先去芦头，剉，焙使。

凡乌头，先炮裂，去皮、脐[1]并尖使。或阴制，以东流水浸七日，去皮脐，片切，焙干使。

凡附子，先炮裂，去皮、脐，剉，焙使。

凡天雄，先炮裂，去皮、脐，焙干使。

凡白附子，先灰火中炮裂使。

凡半夏，先以沸汤浸，俟温，洗去滑。如此七次。如入汤剂中，且先用。如尚凝戟人喉舌，但将半夏杵为末，以生姜等分捣研，和淬和为剂，罨一宿，捏作饼子，焙干使。如更杵为末，再以姜和剂罨之焙干，尤佳。此用合汤妙。

天南星[2]，先以煻灰炮裂，干使。

凡茯苓，先去粗皮，剉，焙干使。

凡茯神，先去粗皮并中心所抱木，剉，焙干。

凡猪苓，先去黑皮，剉，焙使。

凡桂，先去粗皮，令见[3]心中有味处，剉，不见火使。如妊娠合

---

[1] 脐：原作"剂"，据《和剂局方·论炮炙三品药石类例》乌头炮制法改。下附子、天雄同此。

[2] 天南星：按本篇体例，此前脱"凡"字。

[3] 见：原脱，据《和剂局方·论炮炙三品药石类例》肉桂炮制法补。

所需药，仍炒了使。

凡杜仲，先去粗皮令尽，以生姜汁涂之，炙香，令无丝使。或先去皮，剉碎，以姜汁拌炒，令丝绝使。

凡沉香，剉碎，别杵末入药。

凡藿香，先去枝梗净，挼去土，焙干，取叶使，良。

凡乳香，先顿在风射紧者窗隙中两三时，然后入针，急敲碎，研细使。

凡丁香，微火焙干使。

凡檀香，剉，杵，不见火，别为末使。

凡酸枣人，先慢火炒十分香，熟研破使。

凡厚朴，先去粗皮，令见赤心，以生姜汁涂炙令香，涂炙三次，剉，使。

凡枳实、枳壳，先去瓤，以麸炒，令麸焦药香为度，剉使。陈者最佳。

凡山茱萸，先槌破，焙干使。沈存中有"和核使"之说，甚善。见《笔谈》。

凡吴茱萸，先以沸汤浸洗七次，微火炒使。攻外病不入口者，不洗。

凡槟榔，不见火，剉使。

凡大腹皮，剉，焙干使。

凡诃梨勒，先灰火中炮，槌去核，取肉使。

凡胡椒，如入汤剂，先槌破使。如为细散，研细使。

凡龙骨，先以酒浸一宿，焙干，研使。如急使，以酒煮干，焙使。

凡牡蛎，先炭火煅赤，放冷，研如粉使。

凡蝎，先去足，微炒使。

凡鹿茸，先去皮毛，涂酥炙令黄使。麋茸同法。

凡鹿角，先锉屑，熬令黄使。

凡鹿角胶，先剉，炒令通体沸起，燥乃捣，有不沸者更炒之。

凡麝香，先研细，后入药使。

上凡修合，先依法制。治毕，令十分干燥，方秤分两，庶几药力不致偏胜。

所在皆有之药炮炙制度

凡硝石，先以火炒过，研使。

凡食盐，先炒过，研使。

凡石灰，以风化为末者佳，各依本法用。

凡伏龙肝，先火烧赤，研使。

凡百草霜铛墨也，研使。

凡麦门冬，先以汤微润，抽去心，焙干使。

凡菖蒲，剉，焙使。

凡茴香，先炒过使，或以酒浸一宿，晾干，炒过使。

凡干山药，剉，微焙使。

凡菊花，焙干使。

凡薏苡人，微炒干使。

凡车前子，焙干使。

凡蛇床子，慢火炒使。

凡干姜，先炮裂，剉，焙使。

凡艾叶，先去枝梗，杵成茸，以糯米稀粥浆拌匀，焙干使。或慢火炒使，恐难捣。

凡松脂，研使。

凡枸杞子，焙使。根，去骨取皮使。

凡桑白皮，剉，微炒使。

凡川椒，先拣去蒂并目及合口者，炒过，隔纸铺在地，以盏盖，令汗出，然后使。

凡楝实一名金铃子，先以麸炒过，以手搓去皮，入木臼内杵下粗末，罗过，去核使。

凡皂荚，先拣不蛀者，刮去皮弦并子，涂酥，炙黄使。

凡牛黄，研使。

凡阿胶，先剉，炒令沸，燥，剉为度[1]。

凡虎骨，先斫开，去内中髓，涂酥，反复炙令黄赤色使。

凡夜明砂，先微炒过使。

凡蜜，先以火煎，掠去其沫，令色微黄则丸，经久不坏。掠之多少，随蜜精粗。

凡桑螵蛸，先炙过，或蒸过使。

凡龟甲，先以醋浸三日，取出，炙令黄。急使，醮醋炙干，又蘸，如此三五度，亦可使。

凡露蜂房，先炙过，或炒过使。

凡蝉壳，微炒过使。

凡白僵蚕，先去觜丝，炒过使。

凡蜗牛壳，先炒过使。

凡鳖甲，先以醋浸三日，炙干使。如急使，只蘸醋炙干，再蘸，如此五度使。

凡虾蟆，先涂酥，炙焦黄使。或烧成炭，存性使。

凡鼠粪，先炒过使。

凡蛇蜕，或烧成灰使。

凡乌蛇，先以酒浸二三日，去皮骨，取肉，炙干使。

凡白花蛇，先去头并项后七寸，以酒浸三日，弃酒不用，尽去皮骨，火炙干使。

凡地龙，先搓去土，微炒使。

凡蛜蝌，先去头、翅、足，炙过使。

凡橘皮青橘皮附，先去瓤、核，并以汤浸洗，去白，焙干使。

---

[1] 燥剉为度：《和剂局方·论炮炙三品药石类例》作"燥如珠子"，义长。

凡乌梅，先洗，槌去核，取肉，微炒使。

凡枇杷叶，先拭去毛，姜汁涂，炙黄使。

凡木瓜，先去瓤并硬子，剉，焙使。

凡杏人，先以汤浸，退去皮并尖及双人者，慢火炒令黄赤使。

凡桃人，同杏人法。

凡胡桃，破取肉，以汤浸去皮，研使。

凡枣，先擘破，去核，焙干使。

凡蒜，炮去皮，研肉使。

凡韭子，先炒过使。

凡紫苏，去土并枝梗，取叶焙干使。

凡荆芥，去枝梗，取穗，焙使。

凡薄荷，先去土并枝梗，取叶使。

凡胡麻乃黑油麻也，先炒过，研使；或九蒸九曝使。

凡巴豆，先去壳并膜及心，以纸裹，压去油，取霜使。一法：去心、膜[1]了，以水煮五度，换水，各煮一沸，研。

凡大豆乃黑豆也，先炒过使。

凡赤小豆，先炒过使。

凡绿豆，先炒过使。

凡大麦，先炒过使。

凡曲，先炒香使。

上凡有修合，先依法制。治毕令十分干燥，方秤分两，庶几药力不致偏胜。

---

[1] 膜：原作"腹"，据上文有"去壳并膜及心"改。

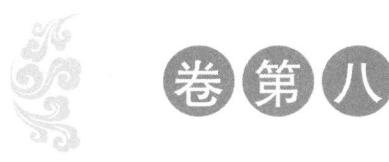

治一切风疾诸方上

中风总治眩运　失音　口噤　口㖞　风痉　偏痹　战掉　瘫痪[1]
紫癜　白癜　抽掣

单　方

一物桂汤　治卒中风不语。《胡氏方》。

桂薄辣者壹两

右怀中怀两个时辰，为细末，分三服。每服以水壹盏半，煎至柒分，食前服，并服、三服，神效。

附香散　治中风偏痹，经络不通，手足缓弱，臂膝酸疼。凡风证始作，脉息不洪数者[2]先宜服此药。《杨氏方》。

附子贰钱　木香贰钱

右件为细末。每服叁钱，水壹盏半，生姜拾片，煎至壹盏。温服，食前。

开口散　治中风口噤。《圣惠方》。

独活贰两　桂心壹两

右件药捣碎，以酒水各壹大盏半，煎取两盏，去滓放温。不计时

---

[1] 瘓：原作"缓"，据目录改。
[2] 不洪数者：原作"不共□百"，文义不通。核宋代杨倓《杨氏家藏方》卷一"附香散"，与此方余皆同，惟此四字作"不洪数者"。据改。

候，分为伍服。拗开口灌之。

乌荆圆 治风。《胡氏方》。

川乌头壹两　荆芥穗贰两

右醋面糊为丸如梧桐子大。每服贰拾丸，酒或热水下。有疾食空时，日叁四服。无疾，早晨壹服。少府郭监丞病风寒搐，颐颔宽弹不收，手承颔，然后能食，服此六七服即差，遂长服之，已五十余年。年七十余，强健，须发无白者。此药疗肠风下血尤妙，累有人得效。下血人服此而差者，一岁之内数人。

荆芥豆淋酒 若忽尔摇头，口噤背强，直如发痫之状，此由风邪乘虚客于足太阳之经。诊其脉缓散而迟者，盖其人本虚，风邪留于经络，日久而发，谓之风痓。其脉三部俱洪数者，由蕴热搏于诸阳之经，甚则日夜数十发。上所谓热则生风，亦名曰痓风痓。《指迷方[1]》。

荆芥穗四两　大豆半升，炒令烟出，好酒壹升沃之，去豆不用

右用水叁升，并酒同煮至壹半，去滓温服。

菖蒲散 中风失音立效方。《江阳方》。

石菖蒲壹分　桂心壹两

右为散，贰钱，以水壹中盏，至伍分，非时温服。

天南星膏 治暴中风，口眼㖞斜。《杨氏方》。

右用天南星，不以多少，生使，为细末。加生姜自然汁调，摊纸上贴之。左㖞贴右，右㖞贴左，才正便洗去。

肉桂熨法 治中风口面㖞斜。《圣惠方》。

肉桂壹两半，为末

右用酒壹大盏，调肉桂令匀，慢火煎成膏。去火，良久用匙摊在壹片帛上，贴在腮上，频频更，用热瓦子熨令热透。专看正，去却桂膏。患左贴右，患右贴左。

---

[1] 指迷方：即宋代王貺《全生指迷方》。

姜黄散[1]　治紫癜风。《至道方》。

舶上流黄不以……浸非……

简 要 方[2]

防风圆

天麻　甘草　川芎各贰两　朱砂壹两为衣　防风[3]

右为末，炼蜜为圆，每两分作拾圆，朱砂为衣。每服壹圆，荆芥汤或茶酒嚼下，不拘时候。

生白圆子　治风去痰，通中极妙，青州正方，后医局洗而圆以煞其毒尔。《家藏方[4]》。

半夏柒两　天南星叁两　白附子贰两

以上叁味并生用，洗净，慢火焙干。

乌头贰两，炮熟

右四味捣罗为末，以糯米粉熟煮糊为圆，如梧桐子大。每服拾伍圆、贰拾圆，不计时，熟汤下。

摩风膏　治白癜风如雪色。《圣惠方》。

附子贰两，生用　天雄贰两，生用　川乌头贰两，生用

右件药细剉，以猪脂贰斤，煎令附子色焦黄，去滓候冷，于瓷合中盛用。摩风癜上，以差为度。

太白散　治风虚潮热，手足抽掣，背强口噤，神识昏塞，或产后血

---

[1] 姜黄散：此下方组及用法残缺。《至道方》今佚，仅有少量佚文存于《普济方》等书中。今查《普济方》卷112引有一方，虽未注明出《至道方》，但主治用药多同，录之备参："用舶上硫黄，不以多少，用米醋化开，将茄蒂蘸硫黄，醋磨搽癜风处。一方不用米醋，良久以温汤洗去。一方细研，绵帛子裹，用生姜自然枝半盏浸，不拘时，和绵子涂所患处，稍止再易。"

[2] 简要方：原脱，据目录补。

[3] 防风：剂量原缺。该书多有此误。若有出处可补则补，暂无可补则仍其旧，以俟来者。下同。

[4] 家藏方：本书卷前"今具所编古今方论总目"有《杨氏家藏方》乃宋代杨倓所著，今存。又有《郭氏家藏方》，古今书目未见，有可能是作者自家藏方。

虚，中风发作痉状，涎盛语涩，胃闷不醒。《杨氏方[1]》。

天南星壹分，剉碎，炒黄　乌蛇肉叁钱　蝎梢贰分　白附子叁分，生用　川乌头尖，贰分，去皮，生用

右件为细末。每服壹钱，水壹盏，入蜡茶半钱，葱白二寸，同煎至伍分。微热服，不拘时候。

五虎汤　治中风弹曳，目睛上视，牙关紧急，涎盛昏塞，不省人事。《杨氏方》。

天南星　草乌头不去皮、尖　川乌头不去皮、尖　半夏汤洗七遍　皂角去皮弦子，各等分，并生用

右件㕮咀。每服壹钱，以水贰盏，生姜十片，煎至半盏，去滓温服。不拘时候。

群　方

虎骨散　治半身不随，肌肉干燥，渐渐细瘦，或时疼痛。此由其血少，阴气不周，气胜于血，风邪又留于血经，使不得运行，病曰偏枯。治之慎无以麻黄。盖麻黄亡津液，亡津液则血耗。当养血去风。《指迷方》。

虎骨　乌蛇各半两　白术壹两　藁本　芍药　续断各壹两　当归贰两

右为末，酒调贰钱，食后服。脏寒多利者，加天雄半两。骨中烦疼有热者，加生地黄壹两。

当归汤　治虚热生痉风。《指迷方》。

当归　防风各叁分　独活壹两半　麻黄壹两壹分　附子半两　细辛半两

右为粗散。每服伍钱，以水贰盏，生姜伍片，煎至壹盏，去滓温服。

附子圆　治妇人风痹，手足不随。《圣惠方》。

附子　天麻　牛膝　仙灵脾　川乌头　防风各壹两　虎胫骨贰两

右件药捣细罗为末，以酒煮面糊和圆如梧桐子大。每服食前以温酒

---

[1] 杨氏方：此乃宋代杨倓《杨氏家藏方》。此方见其书卷一。

下叁拾圆。

八风丹 治体虚有风，痰涎壅盛，头目昏重，口眼牵引，面若虫行及瘫缓诸风，并宜服之。《杨氏方》。

附子 川乌头 草乌头 白附子 半夏 天南星 香白芷 天麻 川芎 细辛以上壹十味各半两，并生用 朱砂半两 麝香壹分

右件并为细末，入白面伍两，壹处研匀，水和为圆，每壹两作拾贰圆，阴干。每服壹圆，细嚼，茶清或温酒送下。食后临卧。

十珍圆 治诸风掉运，痰癖头旋，项背拘急，肢体疼痛，麻木不仁。《杨氏方》。

草乌头捌两，壹半生，去皮脐尖，壹半炮 天南星伍两叁分，河水浸叁日，炮 缩砂人壹两 肉桂 川芎 防风 白芷 桔梗各贰两柒分 细松烟墨贰两，烧存性 麻黄柒两

右件为细末，炼蜜圆，每壹两分作叁拾圆。每服壹圆，食后细嚼，茶酒任下，食后。

天麻除风圆 治一切风气上壅，头昏目涩，鼻塞耳鸣，项背拘急，肢体倦怠。常服疏风顺气，清利头目。《杨氏方》。

天麻 防风 细辛 藁本 川芎 香白芷 干山药 黄耆 蝎梢 当归以上各壹两 甘草捌分 白附子半两

右件为细末，炼蜜和圆，每壹两作拾圆。每服壹圆，茶酒任下，食后。

芎辛煎 治风热上攻，肌肉瞤动，头昏旋运，鼻塞声重。《杨氏方》。

桔梗贰两 川芎壹两 甘草柒分 防风半两 细辛壹分 麝香半分

右件并为细末，入麝香研匀，炼蜜为圆，壹两作拾圆，朱砂为衣。每服壹圆，细嚼，温酒或茶清送下，食后。

续断煎 治下经虚冷，真气不足，络脉风寒，气血凝滞，腰腿疼重，转侧不得。《鸡峰方[1]》。

---

[1] 鸡峰方：即宋代张锐《鸡峰普济方》。

续断　杜仲　牛膝　萆薢　羌活　木瓜　白术各四两　狗脊　青盐　熟地黄　芎　薏苡人各贰两　附子捌两

右件为细末，以白面、酒煮为糊，和圆如梧桐子大。每服叁拾圆。壹方加生茱萸、伍味子壹两，空心食前。

羌活煮散　治风气涩，骨节疼痛，头目不利，拘倦。《鸡峰方》。

羌活　芎䓖　桔梗　茯苓　薏苡人各壹两　独活　黄橘皮　人参　防风　麦门冬　白术　甘草各半两　细辛壹分

右件刷去沙土，细剉，都微炒，捣为粗末。每服叁钱，以水壹盏、姜贰片同煎，滤取伍分，温服。余滓再煎，不以时候。

消风散　治一切风攻，偏正头疼，及白屑痒闷肿痛，眼目昏暗，连眉骨痛，项背紧急，口眼瞤动相引，上膈有痰，眼黑旋运欲倒，四肢拘倦，皮肤瘙痒，抓之血出成疮热疼，手足麻痹无力懈堕、塞壅风邪。《鸡峰方》。

芎䓖　羌活　人参　茯苓　甘草　僵蚕　荆芥　藿香　防风各四分　厚朴　黄橘皮　蝉壳各壹分

右为细末。每服二钱，茶清调下，不以时。

头面风

单　方

煮豆法　治头风，验。以附子壹个，生去皮脐，用绿豆壹合，同入铫子内煮豆，以熟为度，去附子，服豆，即立差。每个附子可煮伍服后为末服之。

半夏圆　治头风，吐痰。《家藏方》。

半夏四两，以醋壹升煮，俟醋干为度　甘草壹两

右为细末，姜汁煮糊为圆，以米汤非时下叁贰拾圆。

蝉壳散　治风头旋脑转。《圣惠方》。

蝉壳贰两，微炒

右件药罗为散，每服不计时候，以温酒调下壹钱。

皂荚膏 治卒然口目㖞斜，语则牵急，四肢如余无它苦。此由居处不便，因卧而孔风入耳，客于阳明之经，宜傅之。《指迷方》。

皂荚去皮

右为末，不以多少，火熬成膏。如左㖞贴右，右㖞贴左，正则洗去。

消硫散 治偏头风痛。《圣惠方》。

硫黄壹两　消石壹两

右同入铫子内镕作汁，候冷取出，入石膏末壹两，又同研令细软，饭和圆如梧桐子大。每服以温水下伍圆。

群　方

头旋病源　夫风头旋者，良由体虚，风邪乘于阳脉。诸阳之经皆上注于头面，风邪随入于脑，遂成头旋。亦因痰水在于胸膈之上，犯大寒，使阳气不行，令痰水结聚，而阴气逆上，风与痰相结上冲于头，则令头旋也。

三五七散　治头面如风吹习习，眉骨额角皆痛。由风寒乘于三阳之经，伏留而不去，正气为邪气所搏，谓之头面风。《指迷方》。

天雄　细辛各叁两　干姜　山茱萸各伍两　防风　山药各柒两

右为末，热酒调贰钱匕，服非时[1]。

白芷散　头面多汗，恶风头痛，不可以出风[2]，是谓头面风。《指迷方》。

白芷壹两　山药　山茱萸　天雄　菊花　细辛　甘草各半两

右件为末，酒调贰钱匕，服非时。

---

[1] 服非时：原无"服"字，今据下方方后注补。今本《指迷方》未见此方。《和剂局方》卷1有"加减三五七散"惟用附子，不用天雄，与此方有异，其他均相同。此处作"食前"。

[2] 不可以出风：意即不可外出见风。

山茱萸散 治风，头旋目疼。身体痛。《圣惠方》。

山茱萸壹两　防风壹两　薯蓣半两[1]

小三五七散[2]（脱）

神圣散[3]（脱）

头痛

单　方

荆公治头痛法[4]（脱）

鲁直治头痛法（脱）

粹道治法[5]（脱）

透顶散[6]（脱）

---

[1] 半两：此后脱一页。据目录此后脱小三五七散、神圣散、荆公治头痛法、鲁直治头痛法、粹道治法、透顶散、乌头散、伏龙肝散、地龙膏、附子散、神圣散11方。今据目录补出标题及方名。并尽力搜寻，将所得佚文备注于后。

[2] 小三五七散：原脱。据《普济方》引此方云出"三因方"。查《三因方》卷7有"三五七散"与《普济方》所载"小三五七散"基本相同。今备之参考。"治感寒头眩，恶寒，口眼㖞斜，耳聋。大附子两两（炮去皮脐），山茱萸五两，山药七两。右为末。每服二钱匕，酒调服；或㕮咀，每服四大钱，水盏半，姜五片，枣一个，煎七分，去滓服。"

[3] 神圣散：原脱。据《普济方》卷46载"神圣散"云出《十便良方》。今备之参考。"神圣散出《十便良方》：治脑风，项背怯寒，脑户极冷，头痛不可忍，连眉骨项彻腮顶痛，皆治之。麻黄去节，细辛去苗，全蝎生一半炒一半，藿香各等分。右为细末。每服二钱，煎荆芥薄荷汤调下，茶清亦可。并治妇人血气。一方用薄荷酒。"

[4] 荆公治头痛法：原脱。《普济方》卷44引此内容，云"轼闻荆公云"。查《苏沈良方》卷7有此方，今备之参考。"偏头痛方：裕陵传'王荆公偏头痛方'云，是禁中秘方。用生萝菔汁一蚬壳，仰卧注鼻中，左痛注右，右痛注左，或两鼻皆注亦可。数十年患，皆一注而愈。荆公与仆言，已愈数人。"

[5] 粹道治法：原脱。《普济方》卷44引此内容，今备之参考。"张粹道治头痛法。予与陈孚先、史圣自应灵步月而归龙德井。至晓三人并头痛。粹道于筐箱中探得大乌头二枚，去皮急蒸过，细切焙干为末。以好细茶滚过，姜汤煎。予与史各一服愈，孚先二服差。"

[6] 透顶散：原脱。《普济方》卷44引此内容，云出"本事方"。今本《普济本事方》未见此方。今仍引《普济方》以备之参考。"透顶散出《本事方》。治偏正头风，夹脑风，并一切头风。不问年深日近，克日取效。瓜蒂七个，丁香三粒，糯米七粒，脑子一豆大，细辛长白者三根，麝香一黑豆大。右先将脑、麝乳钵内研令极细，却将前四味碾入，共治为末。乳钵内荡起脑、麝令匀，用瓦罐子盛之，紧闭罐口。患人随左右嗜之一大豆许。良久出冷涎一升许，即安。"

乌头散（脱）

伏龙肝散（脱）

地龙膏（脱）

简 要 方

附子散[1]（脱）

神圣散[2]（脱）

下壹钱。

吹鼻散 治头偏痛。《圣惠方》。

生姜汁二合，于垍器中晒令干，为末　桂心末，壹字　麝香末壹字

右件药同研令细。每用少许，吹于鼻内即差。

附子细辛汤 头痛者，谓痛连脑户，或但额间与眉相引，如风所吹，如水所湿，遇风寒则极，常欲得热物熨。此由风寒客于足太阳之经，随经入脑，搏于正气。其脉微弦而紧，谓之风冷头痛。《指迷方》。

细辛壹两　芎䓖壹两　附子半两　麻黄壹分

右为粗散。每服伍钱，生姜叁片煎，去滓温服。

天麻圆 治风气壅盛，头疼目涩，项背拘急，鼻塞耳鸣。《杨氏方》。

天麻　川芎　防风各四两　甘草贰两

右件为细末。炼蜜圆，每壹两分作拾圆，朱砂为衣。食后茶清嚼下壹粒。

蓝机圣**贴脑膏** 治两额角并头顶痛。《江阳方》。

桂　附子　半夏各等分，并生用

右以姜汁调如膏，贴之。

白附子散 治头痛连齿，时发时止，连年不已。此由风寒留于骨

---

[1] 附子散：原脱。《普济方》卷44有此内容，今备之参考。"附子散：治痰厥头痛，胸满短气，呕吐白沫，饮食不消。附子半两（炮裂去皮脐），前胡半两（去芦头），半夏半两（汤洗七遍去滑），枳壳半两（麸炒微黄去瓤），槟榔半两，石膏二两（杵碎），芎䓖半两，人参半两（去芦头）。右细锉和匀。每服四钱，以水一大盏，入生姜半分，煎至五分。去滓，不计时候，温服。"

[2] 神圣散：原脱。或可参上节"群方"之"神圣散"校记，亦治"头痛不可忍"。

髓。髓者，脉为主。脑逆故令头痛，齿亦痛。《指迷方》。

麻黄_{半两，不去节} 白附子_{壹两} 朱砂_{壹分} 麝香_{壹分} 蝎_{伍个} 乌头_{半两} 天南星_{半两} 干姜_{壹分}

右为细末。酒调壹字，服讫，去卧少时。

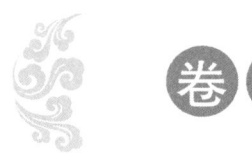

治一切风疾诸方下[1]

头眩[2] 癫痫 大风 常服方

头眩

单 方

芎茶汤 治气虚头疼。《本事方》。

右用好川芎半两为末,每服贰钱,腊茶清调下,甚捷。曾有妇人产后头痛,壹服愈。

菊花散 治风毒上攻,头昏眼晕。《鸡峰方》。

菊花 芎䓖

右各等分,为细末。每服壹贰钱,食后临卧,茶清调下。

蝉壳散 治风头旋脑转。《圣惠方》。

蝉壳贰两,微炒

右为散。不计时,以温酒调下壹钱。

菊花酝酒 治风头旋。同前方。

甘菊花开者

右件药九月九日取,曝干作末,以糯米馈中蒸熟,每壹斗米用伍两

---

[1] 治一切风疾诸方下:原作"治风下",据目录补改。
[2] 头眩:原作大字,此下7字作小字。今据本书体例,此处作为本卷内容提示,全部改用小字。另行补出"头眩"大字作为标题。

菊花末搜拌如常法，多用细曲为良。候酒熟，即压去滓。每暖壹小盏服。

松花浸酒　治风头旋，脑皮肿痹。《圣惠方》。

松花 并台

右件药，春三月取伍陆寸如鼠尾者，不计多少，蒸，细切壹升，用生绢囊贮，以酒叁升，浸伍日。每服空腹暖饮伍合，晚食前再服。

群　方

防风饮子　疗风痰气，发即头旋，呕吐不食。《延年方[1]》。

防风　人参　橘皮各贰两　白术　茯神各叁两　生姜肆两

右为粗散。每取伍钱，以水壹盏半，煎取捌分服。日叁肆服。忌醋、面等。

川芎散　治风眩头晕。《本事方》。

山茱萸壹两　山药　甘菊花　人参　茯神　小川芎各半两

右为细末。每服壹钱，酒调下，不拘时候，日叁服。不可误用野菊。庞先生方。

山茱萸散　治风，头旋目疼，身体痛。《圣惠方》。

山茱萸壹两　防风壹两　山药半两　芎䓖半两　细辛半两　甘菊花半两　天雄半两，炮

右件药捣细罗为末，每服不计时候，以温酒调下贰钱。

天雄散　治风头旋，口喎目痛耳聋。同前。

天雄　细辛　山茱萸　干姜各[2]叁两　薯蓣　防风各柒两

右件药细罗为散。每服，食前以温酒调下贰钱。

摩顶细辛膏　治风头旋。《圣惠方》。

细辛叁两　当归叁两　桂心贰两　天雄贰两，生用　白芷贰两　芎壹两

---

[1] 延年方：或指题为晋代张湛所著的《延年秘录》。《外台秘要》卷15引此方，云出《延年秘录》"第十卷"，方名为"防风饮"。

[2] 各：原脱，据《太平圣惠方》卷22同名方药量补。下防风前"各"字同据补。

半　干姜壹两　乌头贰两,生用　松柏叶肆两　生地黄伍斤,取自然汁　朱砂壹两,细研　猪脂贰斤

右件药玖味捣筛如麻子大,以地黄汁浸一宿,先煎猪脂,消去筋膜,下火停冷,下地黄汁并浸者药同煎,令白芷黄色,去滓,入朱砂末,用柳木匕,不住手搅,令凝,收于坩合内。用摩头顶,甚效。

癫痫

单　方

朱麝散　治心转不定,好登高临险,恶言骂詈,不避亲疏,日夜狂走,自语自笑,忽高声叫怒,举止无常,大便秘热,小便赤涩,解衣露体,不曾安处,多言妄乱说鬼神。《家藏方》。

好成块朱砂　麝香

右贰味同研,用无灰酒于坩瓶内浸,糠头火外慢烧壹时,用银篦搅令热。随患人吃得多少酒,须是吃令醉,待患人睡着后,用厚衣被盖之,令汗[1]出,其病自愈。每服,酒贰升,使朱砂半两、麝香贰铢。其患人若只吃得壹升,即砂壹分、麝壹铢。

铁落饮　若人多怒,壹发则莫知所为,其后欲闭户而处,恶闻人声。由心有所欲,因暴折而难决,阳气常动,令气郁抑而为怒,谓之阳厥。《指迷方》。

生铁落火煅,拾斤。是铁炉打铁落坠下者碎屑,火烧赤。

右作浆,日饮壹盏。空心服,仍无多肉食。

火蟾散　治妇人风邪癫狂,大叫奔走。宜服此方。《圣惠方》。

虾蟆壹枚大者,去肠中滓令净,并肠胃却内腹中,入瓶子中固济,渐以火烧通赤,以土罨定,隔日取出

---

[1] 汗:原脱,《普济方》卷18有"丹砂酒"方,与此方组、主治均略同,此处作"汗出病愈",据补。

右件药入麝香壹钱同研令细。每服以新汲水调下壹钱。

又方 **神效散**

伏龙肝 取灶中心赤者良

右件药研令极细。每服以东流水调下壹钱，日叁服。

简 要 方

半夏圆 治风痰不散，上冲心脏为风痫，不问长幼。《鸡峰方》。

半夏 伍两　朱砂 叁两　白矾 叁两　黄丹 贰两

右为细末，都研匀，以粟米饭和圆如梧桐子大。每服贰拾圆，食前人参汤下。

辰砂散 治风邪诸痫，狂言妄走，精神恍惚，思虑迷乱，乍歌乍哭，饮食失常，疾发仆地，吐沫戴白，魂魄不守，医、禁不治。《鸡峰方》。

朱砂 肆钱　酸枣人 贰钱　乳香 贰钱

右件为末。量患人饮酒几何，先令恣饮沉醉，但勿至吐，静室中服药讫，便安置床枕令睡。以前药都为壹服，温酒壹盏调之，顿服令尽。如饮酒素少人，但尽其量。病浅者壹两日，深者叁伍日睡，不觉，令家人潜伺之，觉即神魂定矣。谨之！不惊触它物，惊动更不复治。

黄石散 治心风发狂。《杨氏方》。

狗肝 壹具　硝石　黄丹 贰味各壹钱半

右件硝石、黄丹研匀，将狗肝批开，掺药在内，以麻壹缕缠缚，用水壹升煮熟，去麻，将肝药壹顿细嚼，用煮肝药汁送下，不拘时候。

大风疾

单 方

恶疾大风论《千金方》。

论曰：恶疾大风有多种不同。初得虽遍体无异而眉须已落，有遍体已坏而眉须俨然，有诸处不异好人而四肢腹背有顽处，重者手足十指已有堕落。有患大寒而重衣不暖，有寻常患热不能暂凉。有身体枯槁者，有津汁常不止者。有身体干痒彻骨，搔之白皮如麸，手下作疮者；《外台》作"卒[1]不作疮"。有疮痍荼毒，重迭而生，昼夜苦痛不已者；有直置顽钝不知痛痒者。其色亦有多种，有青、黄、赤、白、黑，光明、枯暗。此候虽种种状貌不同，而难疗、易疗皆在前人，不由医者。何则？此病一著，无问贤愚，皆难与语。何则？口顺心违，不受医教，直希望药力，不能求己。故难疗、易疗属在前人，不关医药。予尝手疗六百余人，差者十分有一。莫不一一亲自抚养，所以深细谙委之。且共语看，觉难共语，不受入，即不须与疗，终有触损，病既不差，乃劳而无功也。又《神仙传》有数十人，皆因恶疾而致仙道，何者？皆由割弃尘累，怀颖阳之风，所以非止差病，乃因祸而取福也。故余所睹病者，其中颇有士大夫，乃至有异种名人，及遇斯患，皆爱恋妻孥，系着心髓，不能割舍，直望药力，未肯近求诸身。若能绝其嗜欲，断其所好，非但愈疾，因兹亦可自致神仙。余尝问诸病人，皆云自作不仁之行，久久并为极猥之业，于中仍欲更作云。为虽有悔言而无悔心。但能自新，受师教命，餐进药饵，何有不除？余以贞观年中，将一病士入山，教服松脂，欲至百日，须眉皆生。由此观之，惟须求之于己，不可一仰医药者也。然有人数年患身体顽痹，羞见妻子，不告之令知。其后病成，状貌分明，乃云犯药卒患。此皆自误。然斯疾虽大，疗之于微，亦可即差。此疾一得，远者不过十年皆死，近者五六七岁而亡。然病者自谓百年不死，深可悲悼。一遇斯疾，即须断盐，常进松脂。一切公私物务，释然皆弃，犹如脱屣。凡百口味，特须断除，渐渐断谷。不交俗事，绝乎庆吊，幽隐岩谷，周年乃差。差后终身谨房，犯之还发。兹疾有吉凶二义，得之修善即吉，若还同俗类，必是凶矣。今略述其由，致以示后之孝者，可览而思焉。

---

[1] 卒：原作"本"，据《外台秘要》卷30引《千金》论改。

皂荚圆 治大风疾，先宜服此，宜泻。《圣惠方》。

皂荚贰拾梃。壹拾梃去黑皮，涂酥炙令黄焦，去子，捣罗为末；壹拾挺去皮子，捣碎

右以水伍升，煎碎皂荚至壹升，后以生布裹挼，滤去碎滓，重煎成膏。和煎皂荚末圆如梧桐子大。每服空心以温酒下贰拾圆。得利后，方可别治大风圆散，即早见效。

何首乌散 治大风癞恶疾。《圣惠方》。

何首乌壹斤，白米泔浸壹柒日，夏月逐日换水，用竹刀子割令碎，玖蒸玖曝 胡麻子肆两，玖蒸玖曝

右件药捣细罗为散。每服食前用温酒调下贰钱，荆芥薄荷汤、茶调下亦得。

上真散 治患癞，大风疾。《鸡峰方》。

右用浮萍草，三月采，不拘多少，净淘叁伍次，窨叁伍日，焙干为细末，不得见日。食前空心贰钱，温酒调。十服病退。忌猪、鸡、蒜。既服此药，须常持诸救苦救难观世音菩萨圣号。

大风圆 治恶疾。《千金方》。

右炼松脂，投冷水中贰拾遍。蜜圆，服贰两，饥便服之，日叁。鼻柱断离者二百日，服之差。断盐及杂食、房室。又天门冬酒，服百日愈。

松叶酒 治大风疾。《圣惠方》。

猪鬃松叶贰斤　麻黄伍两

右件药细剉，以生绢袋盛，以清酒贰斛浸，秋冬柒日，春夏伍日，日满开取。每服温壹小盏，服常令醺醺，以效为度。

侧柏叶圆[1] 治大风疾，令眉鬓再生。《圣惠方》。

侧柏叶不拘多少

右件药玖蒸玖曝，捣罗为末，炼蜜和圆如梧桐子大。每日叁服，夜

---

[1] 侧柏叶圆：圆，原作"丸"。据目录改。侧，原置于句末"再生"之后，据目录及《太平圣惠方》卷24乙正。

壹服，以熟水下伍拾圆，百日即生。

艾蒿酒 治大风癞，身体面目有疮。《圣惠方》。

白艾蒿拾束

右件每束如斗[1]粗，剉，以水壹石，煮取汁伍斗，以曲拾伍斤，糯米壹石，如常法酿酒熟。即每服暖壹中盏服，日叁服。

又方**雄黄丹**《圣惠方》。

右用雄黄、炼成[2]松脂等分，蜜和圆如梧桐子大[3]，以饮服拾圆，日贰。百日差。慎酒色、盐、豉、生冷、生血物等。神秘不传。

盐浴法 疗风，身体如虫行。《千金方》。

右用盐壹斗，以水壹石煎减半，澄清，温洗浴叁肆遍。亦疗一切风。

下[4]虫方 治大风，遍身生疮，腹脏有虫，眉鬓半落，语声欲破，宜服此。

干虾蟆头壹两，炙令黄，为末　皂荚壹挺，去皮，涂酥，炙令微黄，去子，杵末

右件药研令匀，以竹同引入羊肠，于内抵司，壹人系定，两头用麸贰升裹，于饭甑中蒸熟，去处入麝香壹钱，和捣圆如梧桐子大。强壮者，空心温服下叁拾丸；劣弱者，服贰拾丸。任意饮酒，取醉为度。专看大肠内有虫下即差。

松脂圆 治中大风，癞疾。《圣惠方》。

炼成松脂白色者，不计多少

右件药捣熟，研炼，蜜和圆如梧桐子大。每服，食前以蜜汤下贰拾圆。服百日大效。

---

[1] 斗：原作"十"。《太平圣惠方》卷24载"白艾蒿酿酒方"，与此方同，作"每束如斗"，据改。
[2] 炼成：原作"成炼"，在雄黄之前，据《太平圣惠方》卷24"雄黄丸"乙转。
[3] 如梧桐子大：原前有"丸"字，位"日贰"之前，据《太平圣惠方》卷24"雄黄丸"删乙。
[4] 下：原作"小"，据目录改。

简 要 方

通天再造散 治大风。《家藏方》。

锦纹大黄壹两，湿纸裹，煨熟，片切，焙干　皂荚刺壹两，去独皮，取独茎者秤，碎剉，炒

右件药为细末。每服拾钱，空心冷酒下壹方寸匕。至午时，取下毒物如鱼脑胶之类。如未取，再服伍钱，即取下如乱发之虫。恶物取尽，然后服补药。

雄黄膏[1]

雄黄壹两，水飞　白花蛇全者壹条，伍寸许，剪，酒浸一宿，去骨炙干，为细末　白沙蜜壹斤　杏人壹斤，去皮尖，烂研

右将雄黄、白花蛇末入在蜜、杏人内，同炼为膏。每服壹钱，温酒调服，日进叁服。久服绝根本。

神效散 治大风疾。《圣惠方》。

水银贰两　硫黄贰两，细研　松脂炼成者贰两，末

右件药同入铫子内，火上结为砂子。以大乌鸦不损者壹只，以湿纸裹柒重，又以泥裹作球，候干，大火煅[2]令通赤，候冷，取出研入砂子及松脂末，都研令细，炼蜜和圆如梧桐子大。每服空心温酒下拾丸，晚食前再服之。

黑虎丹 治大风恶疾，腹内生虫，皮肤疮肿，手足欲堕。《圣惠方》。

天灵盖叁两，涂酥，炙微黄　虾蟆壹枚，去头脚，涂酥微炙　麝香壹分，细研　桃人贰两　杏人贰两　雄黄贰两　人中白贰两

右件药捣罗为末，炼蜜和捣叁贰佰杵，圆如梧桐子大。每服食前以温粥饮下叁拾圆，服拾日后，当有虫下即愈。

乳香散 治大风疾，肌肉欲坏，眼色变改，眉发落，语言散。《鸡峰方》。

---

[1] 雄黄膏：原在上方之末。今按本书体例，方名移前。
[2] 煅：原作"断"，据《圣惠方》卷24"神效方"改。

胡麻贰斤，净水淘肆拾玖遍，去净者从卯时蒸，恐釜内汤少，仍添热汤，至酉时取出，炒香燥即佳，候冷为末，入诸药　乳香叁两　天麻末叁两　麝香壹两　雄黄壹两

右每日空心蜡面茶清调贰钱。初服叁日心逆，肆日多睡，伍日腰脚痛，可如醉人，是其效也。

常服方

单　方

纯阳丹　治一切冷气，去风痰，定遍身疼痛，益元气，强精力，固精益髓，令人少病。

川乌头壹斤，用伍升许大瓷钵子，盛童子小便浸，逐日添注，任令溢出，浸贰柒日，其乌头通软，拣出烂坏者不用。以竹刀切破，每个作肆片，却用新汲井水淘柒遍，复以水浸之，每日换。柒日了，通前浸贰拾壹日，取出焙干，其药洁白。捣罗为末，酒煮面糊丸如绿豆大。每服贰拾圆，空心盐汤并酒下，少粥饭压之。如冷气稍盛，加圆数服之。《经验方》。

附子酒　去风除湿，温经络，散寒邪。《大衍方》。

附子壹枚，半两以上者，慢火熟炮，去皮、脐，切作片子

右用无灰酒伍升浸附子，夏叁、春秋伍、冬柒日可服。每温饮壹盏，常令酒气不断，食前。

橘皮圆　治脚气有风，人气不顺，致生热而大便秘，此药通用，不损人，进饮食，散胀满，调中下气。偏宜脚气。《鸡峰方》。

黄橘皮肆两　干生姜叁两

右为细末，以蜜半斤同熬成膏，圆如梧桐子大。每服叁拾圆，生姜汤下，食前。

人参辰砂圆　去骨髓内风冷，壮筋力，安神爽思，宽快膈脘，益胃

进食。《鸡峰方》。

人参好者，生碾壹两为末　辰砂晶明佳者，半两，细研，同人参末研匀

右同以糯米粉汁和成锤，煎汤内煮熟，取出放冷，丸如赤豆大。每服贰拾圆，空心温酒或枣汤下，日进贰服。

川芎煎　治风痹骨节痛方。《鸡峰方》。

老大芎不计多少

右壹味磨汁煎，服壹盏、贰盏即安。

小省风汤　治风下痰。《鸡峰方》。

天南星壹个，半两，舂，切片　生姜贰钱半

右件药以水叁盏，银石器内煎至捌分。温热服。

生姜附子汤　治风痰。《鸡峰方》。

附子壹枚　生姜半两

右㕮咀，水叁升煎壹升，去滓，温服，分叁服。

简　要　方

青州白圆子　治男子妇人半身不遂，手足顽麻，口眼㖞斜，痰涎壅塞，及一切诸风，他药不能疗者，及小儿惊风，大人头风，洗头风，妇人血风，并皆治之。《太医局方[1]》。

天南星叁两　半夏白好者，柒两　白附子贰两　川乌头贰两，生，去皮脐

右件生为细末，生绢袋盛，井华水浸，每日换水。春伍日、夏叁日、秋柒日、冬拾日，去水，渗滴水圆如绿豆大。初服伍圆至拾伍圆，姜汤下，不计时候。如瘫缓风，温酒下叁拾圆，日叁服，至叁日后浴，当有汗，便能舒展。服经叁伍日，呵欠是应。常服拾粒，永无风痰膈壅之患。小儿惊风，薄荷汤下两叁圆。

四斤圆　补肾，治风，强脚膝。《鸡峰方》。

苁蓉　天麻　牛膝叁件各壹斤，共酒伍升，浸壹宿　木瓜壹斤

---

[1] 太医局方：即宋代官编《太平惠民和剂局方》。此方见其书卷1。

右件焙干，为细末，炼前浸药酒如膏用，和圆如梧桐子大。空心汤酒任下叁拾圆。如浸药酒少，和不尽，更添酒炼之。

活血丹 若一边足膝无力，渐渐瘦细，肌肉不泽，上牵胁肋，下连筋急，不能行步，此由大病之后，数亡津液，血少不荣，气弱不能运行，肝气亏损，肝虚无以养筋，筋不荣则干急而痛，亦不能举。《鸡峰方》。

干地黄贰两　当归　白芍药　续断　白术各壹两

右为细末，酒煮面糊为圆如梧桐子大。温酒下叁拾圆，渐加至伍拾圆。

防风散 治头目不清，神志不爽，常服去风明目。《杨氏方》。

防风　川芎　香白芷　甘菊花　甘草各等分

右件药为细末，每服贰钱，荆芥汤调下，食后。

虎骨酒 治风，腰脚疼痛冷痹宜服。《圣惠方》。

虎胫骨壹斤　侧子伍两　当归伍两

右件药细剉，以生绢袋盛，以清酒壹斗伍升浸之，春夏叁日，秋冬柒日。每服，暖壹水盏服之。不耐酒人随性饮之，常令醺醺。

芎辛散 治风化痰，清利头目，不思饮食。《鸡峰方》。

川芎壹两　细辛半两　甘草壹分

右为末。每服贰钱，水壹盏，薄荷柒片，煎至伍分，去滓。不以时温服。

青龙膏 治荣卫不和，阳少阴多，手脚举动不快。《鸡峰方》。

白花蛇不蚺者，陆两，好酒煮，去皮骨，新瓦焙干，取肉壹两　狗脊贰两　天麻贰两

右为细末，银盂子盛无灰酒壹升，入此叁药，重汤煮稠如膏，银匙搅。细磨生姜半两，取汁同熬匀，垍罐内收。每服半匙头，好酒半盏，搅匀服，或汤亦可。食前或空心饮之极佳，日贰服。

薏苡人煎 治寒湿搏袭经络，筋脉挛急，腿膝重痛，行履[1]艰难，

---

[1]履：原作"李"，据《普济方》卷118引《十便良方》"薏苡人煎"改。

宜服之。《鸡峰方》。

薏苡捌两　虎骨捌两　天麻　防风　附子　羌活　桂心各肆两　乳香贰两

右件为细末，酒煮面糊，和圆如梧桐子大。每服贰拾圆，煎防风汤下，不以时。

群　方

定风饼子　治风客阳经，邪伤腠理，背膂强直，口眼㖞斜，体热恶寒，痰厥头痛，肉瞤筋惕，辛额鼻渊，及饮酒过多，呕逆涎沫，头目眩运，如坐车船。常服解伍邪伤寒，辟雾露瘴气，爽惠神志，诸风不生。许学士方[1]。

天麻　川乌头　天南星　半夏　干姜　川芎　白茯苓　甘草各等分，并生用

右为细末，生姜汁为圆，如龙眼大。作饼子，生朱砂末为衣。非时生姜汤细嚼壹粒。熙、丰间王丞相常服，预防风疾神验。

辰砂天麻圆　治诸风疾盛，头痛目眩，旋晕欲倒，呕哕恶心，恍惚健忘，神思[2]昏愦，肢体疼倦，头项拘急，头面肿痒，手足麻痹。常服除风化痰，清神思，利头目。《太医局方》。

辰砂伍两，飞研，半入药，半为衣　天麻拾两　川芎贰两半　白附子伍两　白芷壹两壹分　天南星生姜汁浸，切作片子，焙干，秤贰拾两　麝香壹两壹分，细研

右件为细末，煮面糊圆如梧桐子大。每服贰拾圆，温荆芥汤下，不拘时候服。如瘫缓风，并服取效。如破伤风，豆淋酒下。如要发汗，煨葱热酒，并服叁服。常服亦得。

石髓圆　治风内补，举动步履不稳，大腑传送间或冷秘，食不美，非时呵欠倦怠，皆可服进。健脾胃，助阳气，快胸膈，美饮食，壮筋骨，悦颜色，和五脏。久服无炎上。《鸡峰方》。

---

[1]许学士方：指宋代许叔微《普济本事方》。此方见其书卷1。
[2]思：原作"民"，据《太平惠民和剂局方》卷1"辰砂天麻圆"改。

牛膝壹两　天麻半两　续断半两　人参半两　大防风半两　五味子拾铢　巴戟拾捌铢　杜仲半两　附子半两　菟丝子壹两　虎脑骨半两　阳起石半两　当归半两　白术壹两　鹿茸　大芎各拾捌铢

右各依法制了，碎剉，焙干，为细末。以西山木瓜贰拾枚，去皮穰，片切。用羊筋髓贰两，雄羊腰子贰枚，去筋膜，片切，好酒半升，细研入青盐捌铢，椒末少许，好苁蓉壹两，洗切。银铫内煮令软，沙盆内如研膏，用杵牛膝等末，至硬软得所，圆如梧桐子大。每服伍拾圆至捌拾圆，空心，盐酒、米汤任下皆可[1]，日贰服。

天麻圆　治中风瘫缓，拖拽手足，口眼不正，言语舌涩，及大人理筋骨疼痛。《鸡峰方》。

天麻　大附子　干蝎全者　白僵蚕直者　川芎　牛膝各壹两　干姜　甘草各半两

右各用新好者同为细末。炼蜜和圆如梧桐子大。每日空心，日午、临卧，以温酒下贰拾圆。常服大治筋骨，至妙。

愈风丹　暖风药。《鸡峰方》。

荆芥穗　乌药　天南星　川芎　黑附子　天麻　甘草　当归各壹两

右为细末。炼蜜和圆如弹子大。每服壹圆，茶、清酒任下。壹方以防风代甘草，甚佳。

大省风汤《家藏方》。

附子　吴术各壹两　肉果壹方使丁香　天南星　防风各半两　藿香壹分

右为饮子。每服叁钱，生姜伍片，煎，去滓服。常服，以防天阴雨作。

虎骨散　治筋骨疼痛，祛风邪，通血脉。《鸡峰方》。

虎骨壹两　乌蛇半两　藁本壹两　当归贰两　赤芍药　续断　白术各壹两

右为细末，酒调贰钱。食后脏寒多痢者，加天雄半两。骨中烦痛热者，加生干地黄壹两。

---

[1] 空心盐酒米汤任下皆可：原作"任下心盐酒米汤皆可服"，据《普济方》卷95"石髓丸"调改删补。今本《鸡峰普济方》未见此方。

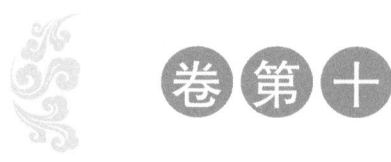

治伤寒等疾诸方 伤风 吹齑附

伤寒总治上咳逆 痞气 虚脱 厥冷 发散 鼻衄 劳复 结胸 阴毒 阳毒 恶寒 下痢 烦躁 吐血 一日证 二日证 三日证 四日证 五日证 六日证 七日证 八日证 九日证[1] 发痓 耳聋 和解 多汗 清涕 发热 下血 无汗 虚羸 呕哕 谵言

调治法七道

凡伤寒之病，本是风寒暑湿疫疠之气，其证各别。初觉病在表，寒热头疼，四肢拘急，六脉浮紧。此乃邪气肤浅，真气尚盛，宜发汗而取安也。又有初病时，六脉沉涩，宜用理中丸散，去冷，温脾胃。候日高再审其脉，必浮洪，当令解也。《鸡峰方》，下同。

又有兼饮食作孽，因好用消化之药，虽不利动，要为妄攻。虽复发汗，不能解也。

凡调治伤寒，切须谨初。经云，伤寒之病作于阳者，为病必热，虽甚而不死。惟阴厥多危。细详其由，多缘寒药及妄转泻之所致也。

此阴厥证，皆缘始感寒，服辛甘药发散，既不愈，却不保其真而调其谷气，故邪不退而成此疾。若保真气，调谷气，邪必自退也。

若伤真坏谷，邪气炽盛，变异多端。仲景云，春夏宜汗。是不可下

---

[1] 四日证……九日证：凡6个"证"字，原脱，据目录补。

也，下、汗须随其所宜。今病发阳而反攻下，必致搐。热入胃，气结伏心胸也，通滞解结药不可不用。又结胸脉浮大，下之必死，可不谨哉。若自得此疾，全不服药者，亦得中医。存真调谷，七日之外，十差八九，今转为药所误，十死一生，犹云疏取不尽。若胃气不败，不问强弱老幼、病重病轻，无缘死得。今劝病者之家，应于[1]病疾，切在安养胃气，不得妄乱攻取，必无夭枉之人。今将伤寒时气论下、汗、吐、补之法，随顺阴阳证候，不损脾胃，保护真源的不误人之诀，尽述于此。愚每念伤寒有仓卒之变，害人最急。经云，伤寒吐、下、发汗之相反，其害至速。信哉！愚欲使人人尽达其理，凡卫生者幸少留心而详考之。

经曰：治伤寒有法，非杂病之比。然昔人禀气强实，可以依次用法治疗。今人气血怯弱，其治法之要，宜以温药扶持。过七日之后，邪气自衰。如遇有他证，用药无不愈也。《鸡峰方》。

《经心录》曰：伤寒病错疗，祸及如反覆手耳。故传云，有病不治，常得中医者，论此疾也。中医谓半生半死。《外台》许仁则论曰：自心不全甄别，他医难得精妙，与其疗也，宁可任之。但能薄滋味，适寒温，将理中冷暖，守过七日，此最为得。计其中事须服药，不可徒然者，唯多日不大便，暂须一转泄耳。王氏方[2]。

单　方

一药兼疗法　《肘后》云：伤寒有数种，庸人不能分别，今取壹药兼疗者。若初觉头痛，肉热，脉洪，起壹贰日，便作此葱豉汤。用葱白壹握，豉壹升，以水叁升，同煮取壹升，顿服取汗。若汗不出，更作，加葛根叁两、升麻叁两，通前肆物，以水伍升，煮取贰升，分作两次温服。徐徐服，亦必得汗即差。若又不得汗，可更作，加麻黄叁两，去

---

[1] 于：原作"干"，据《鸡峰普济方》卷3"杂治法"改。
[2] 王氏方：指唐代王焘《外治秘要》。此论见其书卷3"天行病方"引"许仁则"。

节，通前伍物服，取汗出。此方神效。古叁两当今壹两，叁升当今壹升。准此计之。王氏方。

阮河南蒸汗法 疗伤寒。《外台秘要方》。

薪火烧地良久，扫除去火，可以水小洒，取蚕沙，若桃叶、桑柏叶、诸禾糠及麦麸，皆可取[1]用易得者，牛马粪亦可用，但臭尔。桃叶落时可益收取，干之。以此等物着火处，令厚贰叁寸，布席卧上，温覆，用此发汗，汗皆出。若过热当审细消息，大热者可重席，汗出周身辄便止。当以温粉粉身，勿令遇风。

活人汤 治干呕哕，若手足厥冷者。《活人书》。

橘皮肆两　生姜半斤

右剉如麻豆大，以水柒盏，煮至叁盏，去滓。温服壹盏。

治伤寒结胸病源《圣惠方》　夫结胸者，为热毒气结聚于心胸也，此由病发于阳而下之早，热气乘虚而痞结不散，按之乃痛，其寸口脉浮，关下沉细是也。脉大不可下，下之即死。脉沉而大，下之为逆。若阳脉浮，关上沉紧者，名为藏结病。舌上白苔滑者为难治。不往来寒热，其人反静，舌苔滑者，不可攻之也。

赚胸散 治伤寒结胸，气噎塞，烦闷，宜服此。《圣惠方》。

枳实贰两，麸炒微黄　桂心壹两

右件药捣细罗为散。每服不计时候，以温水调下贰钱。

枳壳汤 治伤寒痞气，胸满欲死者。《苏沈良方》。

桔梗　枳壳炙，去穰，各壹两

右细剉如米豆，用水壹升半，煎减半，去滓，分贰服。伤寒下早则气上彭胸，世俗即谓之结胸，多更用巴豆、粉霜、腻粉下之。下之十有七八死。此盖泻其下焦，下焦虚则气愈上，攻胸膈，多致不救。凡胸胀满，只可泻膈。若按之坚硬而痛，此是结胸。胸有水，须用大黄、甘遂辈下之，陷胸圆之类是也。若按之不甚硬，亦不痛，此名痞

---

[1]取：原作"趣"，据《外台秘要》卷1"阮河南蒸法"改。

气，止虚热鼓胀，只可用黄芩、黄连、大黄之类化之。尝有人患胸胀已危困，作结胸痞气，治皆不差，史大夫以此汤饮之，下黄水壹升许，遂差。得此法用之如神。若是痞气，但莫不应手而消。凡伤寒胸胀，勿问结胸、痞气，先投此药。若不差，然后别下药，此汤但行气下膈耳，无它损。

治结胸灸法《本事方》。

巴豆拾肆枚　黄连柒寸，和皮[1]使

右捣细，用津唾和成膏，填入脐中，以艾灸其上。腹中有声，其病去矣。不拘壮数，病去为度。才灸了，便以温汤浸手帕拭之。恐生疮也。

阴毒渐深候《本事方》　积阴感于下则微阳消于上，故其候沉重，四肢逆冷，腹痛转甚，或咽喉不利，或心下胀满结硬，躁渴，虚汗不止，或时狂言，指甲面色青黑，六脉沉细而一息七至以来。有此证者，速宜于气海或关元二穴灸三二百壮，以手足和暖为效。仍服金液丹、来苏丹、玉女散、还阳散、退阴散。

玉女散　治阴毒气攻，上腹痛，四肢逆冷恶候，并治之。《本事方》。

川乌，去皮、脐，冷水浸柒日后，薄切曝干，纸袋盛。有患者取碾末壹大钱，入盐壹小钱，以水壹盏半煎，令煎至柒分。通口服，压下阴毒所往，如猪血相似。未已，良久再进壹服。

还阳散　治阴毒，面色青，四肢逆冷，心躁腹痛。《本事方》。

右用硫黄末，以新汲水调下贰钱。良久，或寒一起，或热一起，更看紧慢，再服，汗出差。

退阴散　治阴毒，伤寒手足逆冷，脉沉细，头痛腰重，连进三服。小小伤冷，每服壹字，入正元散内同煎，入盐壹捻。阴毒伤寒咳逆，煎壹服，细细热呷便止。《本事方》。

川乌　干姜各等分

---

[1]皮：原作"支"，据《普济本事方》卷9"治结胸灸法"改。

右为粗末，炒令转色，放冷，再捣为细末。每服壹钱，以水壹盏、盐壹捻，煎半盏，去滓温服。

阴毒沉困候《本事方》　沉困之候与前渐深之候皆同，而更加困重。六脉附骨取之方有，按之即无，一息八至以上，或不可数也。至此则药饵难为工矣。但于脐中灼艾如半枣大，三百壮以来，手足不和暖者，不可治也。偶复和暖，则以前硫黄及热药助之。若阴散阳气来，即渐减热药而[1]和治之，以取差也。

救阳汤　治阳微阴胜，风寒侵袭，真气暴衰，形寒脉结，神识不明，心胸痰满，呕逆清涎，头目昏眩，不觉倦卧，自汗不止，饮食不入，下利频数，脐腹疼痛，肢体困倦，并主之。《鸡峰方》。

川乌头　干姜各肆两，捣碎，同炒转色

右为粗末，每服叁钱，以水叁盏，煎壹盏，去滓，食前温服。寒多加良姜贰两，汗多加牡蛎壹两，痰多加附子贰两，风加防风壹两，肢节疼加桂壹两。

黑散子　治伤寒阴盛隔阳，身冷烦躁，脉细沉紧。《鸡峰方》。

附子壹枚，重半两

右慢火烧，存三分性，放冷为末，研，入腊茶壹大钱，共分贰服。每服以水贰盏、蜜半匙头，同煎至陆分，去滓温服，不以时。须臾躁止得睡，汗出而解。

霹雳散　治阴盛隔阳伤寒，其人必躁热而不欲饮水者是也。

右使附子壹枚，烧为炭存性为末，蜜水调下，为壹服而愈。此逼散寒邪，然后热气上行而汗出，乃愈。

柴胡散　治邪入经络，体瘦肌热，推陈致[2]新，解利伤寒时疾，中暍伏暑。《本事方》。

柴胡肆两　甘草壹两

---

[1] 而：此下原有"以中"2字，据《本事方》卷9"阴毒沉困候"删。
[2] 致：原作"攻"，据《本事方》卷4"柴胡散"改。

右细末，每服贰钱，以水壹盏，同煎至捌分。食后热服此药。冬月可以润心肺，止嗽咳，除壅热；春夏可以御伤寒时气，解暑毒。居常不可缺，兼不拘长幼，皆可服之，仓卒可以便得。

茱萸熨法　治阴毒伤寒，四肢逆冷，宜熨之。《圣惠方》。

吴茱萸壹升

右以酒拌令匀湿，以熟绢袋贰枚盛，蒸令极热，取熨脚心。候气通畅匀暖，即停熨。

松墨圆　《深师》疗天行毒病，鼻衄，是热毒，血下数升者。《外台秘要方》。

勿疗自差，亦无所苦。亦可取好松烟墨捣之，以鸡子白和丸如梧桐子大。壹服拾丸，并无所忌。

伏龙肝散　治伤寒口鼻俱出血，可及三伍升，宜服此方。《圣惠方》。

乱发灰半两　伏龙肝壹两

右件药同研令匀细，每服不计时候，以新汲水调下贰钱。频服，以差为度。

葱熨法　治气虚阳脱，体冷无脉，气息欲绝，不省人，及伤寒阴厥，百药不效者。《苏沈良方》。

葱以索缠如盏许大，切去根及叶，惟存白，长贰寸许，如大饼馓。先以火熁壹面，令通热，又勿令灼人，及以热处搭病人脐下，其上以熨斗满贮火熨之，令葱饼中热气熨入肌肉中。顷预作叁肆饼，壹饼坏不可熨，又易壹饼。良久，病人当渐省，手足温、有汗即差。更服四逆汤辈温其内，万万无忧。予伯兄病伤寒，冥冥不知人八日，四体坚冷如石，药不可复入，用此遂差。集贤校理胡完夫用此方拯人之危，不可胜数。

灸咳逆法《苏沈良方》　予族中有霍乱吐痢垂困，忽发咳逆，半日之间逐至困殆。有一客云，有灸咳逆法，凡伤寒及久疾得咳逆，皆为恶候，投药皆不效者，灸之必愈。予遂令灸之，火至肌，咳逆已定。其法：乳下一指许，正与乳相直骨间陷中，妇人即屈乳头，度之乳头齐处是穴，艾炷如小豆许，灸三壮。男灸左，女灸右。只一处，火到肌即差。若不差则多不救矣。

劳复三方 疗劳复，或因洗手足，或梳头，或食等。《外台秘要方》。

取洗手足汁壹合，饮之即愈。

又方

取头垢如枣核大，吞壹枚。

又方

取饭，烧为末，饮进壹升。

阴易方 治伤寒病后。《圣惠方》。

韭壹把　雄鼠粪柒枚

右件药以水壹大盏，煎至伍分，去滓。不计[1]时候，热服厚盖，汗出便愈。

生津圆 治伤寒热病，口干喜唾，咽痛。《千金方》。

大枣贰拾枚　乌梅拾枚

右贰味合捣，蜜和，含如杏核大，咽其汁，甚验。

伤寒[2]后禁忌将养法 《千金》云：伤寒新差，食猪肉、羊血、肥鱼、油腻等，必大下痢。若食饼饵胜炙、果实脯修难消之物，胃气尚虚弱，不能消化，必更结热，皆难救也。

又云：病新差后，但得少食糜粥，令饥仅饱，不得他有所食。虽欲之勿与也。又忌狗肉。

又《本草》注云：羊肉，热病差后食之，发热杀人也。此极可戒，切切！

又新差后，当静卧，勿早起梳头、洗面。非但体劳，亦不可多言语，用心使意劳烦。凡此，皆令人劳复。若新差未满百日，气力未平复而犯房室者死。此差后大禁也。

---

[1] 计：原作"许"，据《圣惠方》卷14"阴阳易方"改。
[2] 伤寒：原作"论伤寒热病"，据目录删改。

简 要 方

不卧散 截伤寒。《鸡峰方》。

苍术　川芎　甘草　藁本各壹两

右为粗末，每服叁钱，水壹盏、葱白叁寸，同煎至捌分，去滓。热服，不以时。

温肺汤 恶寒，汗多。《指迷方》。

五味子贰两　细辛　干姜　半夏　甘草各壹两

右为粗散。每服伍钱，水叁盏、姜叁片，煎至壹盏，去滓温服。

升麻葛根汤 治伤寒中风，头痛，憎寒壮热，肢体痛，发热畏寒，鼻干不得睡。兼治小儿、大人疮疹，已发、未发皆可服。兼治寒暄不时，人多疾疫，乍暖脱着，及暴热之次，忽变阴寒，身体疼痛，头重如石者。《太医局方》。

升麻　白芍药　甘草　干葛各等分。此虽非六十四药之数，以有效故载之

右剉如麻豆大。每服伍钱，以水壹盏半，煎捌分，去滓温服。若大段寒即热服，若热即温服，疮疥亦准此。服药已，身凉，止药。小儿量度多少服。如老儿吃，去芍药加柴胡壹两、人参半两、雪白芍药壹分。

五苓散 主天行热病，但狂言烦躁不安，精采言语与人不相主当方。《外台秘要方》。

猪苓　白术　茯苓　桂心各叁两　泽泻伍分

右伍味捣筛为散，水服方寸匕，日叁服，多饮暖水，汗出愈。忌大醋、生葱、雀肉、桃李等。

伤寒一日病源 夫太阳受病，太阳者，膀胱[1]之经也，三阳之首，故先受病。其脉络于腰脊，主于头项，故得病一日而头项腰脊痛也。

桂枝汤[2]　治伤寒一日，太阳受病，头病项强，壮热恶寒宜服。

---

[1] 膀胱：原作"小肠"，据《太平圣惠方》卷9"治伤寒一日候诸"改。
[2] 桂枝汤：原在上文"夫太阳……痛也"凡47字之前，据《圣惠方》卷9"治伤寒一日候诸"乙转。

《圣惠方》。

桂枝　附子　干姜　甘草各半两　麻黄贰两

右件药捣筛为散，每服肆钱，水壹中盏，入葱白贰茎，煎至陆分，去滓，不计时候，稍热服。如人行伍里，以稀葱粥投之，衣盖取汗。如未汗，一依前法。

桂枝芍药汤　治伤寒初觉，憎寒壮热，头痛口苦，服此。《圣惠方》。

桂心　赤芍药各壹两　甘草叁分

右件药捣筛为末，每服伍钱，以水壹大盏，入生姜半分、枣叁枚，煎至伍分，去滓，不计时候，稍热服。须臾吃葱豉粥。投之，衣盖取汗，未汗即再服。

葱豉汤　治伤寒初得一日，壮热头痛，宜服。《圣惠方》。

葱白叁茎，切　麻黄壹两，到　豉壹合　生姜半两，拍碎

右件药以水贰大盏，煎至壹大盏叁分，去滓。不计时候，稍热，分为叁服，频服，衣覆出汗。

伤寒二日病源《圣惠方》　夫阳明受病，阳明者，胃之经也，主于肌肉。其脉络于鼻，入于目，故得病二日，肉热鼻干不得眠也。诸阳在表，表始受病，在于皮肤之间，故可摩膏、火灸、发汗而愈也。

桂枝附子汤　治伤寒二日，阳明受病。阳明者，主于肌肉，其气往来寒热，鼻干，不可眠卧，面赤身热。有此病证宜服。

桂枝　附子各壹两　甘草　赤芍药各半两

右件药捣筛为散。每服叁钱，水壹中盏，入生姜半分、枣叁枚，煎至陆分，去滓。不计时候，热稍频服，汗出即愈。

伤寒三日病源《圣惠方》　夫足少阳受病，少阳者，胆之经也。其脉循胁上于头耳，故得病三日，胸胁热而耳聋也。三阳经络始相传，病未入于脏，可汗而解也。《圣惠方》。

赤茯苓散　治伤寒病三日，腹痛，小便不利而呕者，属少阳病证，宜服。《圣惠方》。

赤茯苓壹两　赤芍药　白术　附子　干姜各半两

右件药捣筛为散，每服叁钱，以水壹中盏，入生姜半分，煎至伍分，去滓，不计时候，温服。

通关散 治伤寒三日不得汗，四肢不利，宜服。《圣惠方》。

附子壹颗 干姜半两 桂心 麻黄各壹分

右件药捣粗罗为散。每服肆钱，以水壹中盏，入葱白贰寸，煎至伍分，去滓，不计时候，热服。

半夏汤 治伤寒四日，呕哕频烦，头疼大渴，此证是脾胃痰滞。《圣惠方》。

半夏叁分 甘草半两 厚朴贰两

右件药捣筛为散。每服叁钱，水壹中盏，入生姜半分，煎至伍分，去滓，不计时候，稍热服。

伤寒五日病源《圣惠方》 夫少阴受病，少阴者，肾之经也，其脉贯于肾，络于舌。故得病五日，口热舌干，渴而引饮。其病在肠，故可下而愈也。

猪苓散 治伤寒五日，头痛目眩，大渴饮水，口干，小便不利，憎寒壮热，腿膝酸疼不可忍，宜服。《圣惠方》。

猪苓 赤茯苓各壹两 白术半两 桂心半两 泽泻壹两

右件药捣细罗为散。每服不计时候，以新汲水调下贰钱，日贰服。若呕吐不可下食者，服之亦效。

伤寒谵语病源《圣惠方》 夫伤寒四五日，脉沉喘满。沉为在里，而反发汗，其津液越出，大便为难，表虚里实，久久则成谵语。发汗后，重发其汗，亡阳，亦为谵语。其脉反和者不死。阳明病下血而谵语者，此为热入血室，但头汗出，当刺期门，随其实者而泻之，濈然汗出者则愈。病苦谵言妄语，身有热，脉当洪大者生。沉细微、手足四逆者，寒热毒逼心，死也。《圣惠方》。

犀角散 治伤寒热毒逼心，谵言见鬼神，不安。《圣惠方》。

犀角屑壹两 黄连半两 茯神叁分 甘草半两

右件药捣，粗罗为散。每服伍钱，水壹大盏，煎至伍分，去滓，不计时温服。

桂枝汤 治太阳中风，阳脉浮，阴脉弱，发热汗出，恶寒，鼻鸣干呕。今伤风，古方谓之中风。《本事方》。

桂枝　芍药各壹两半　甘草壹两

右为粗末，抄伍钱，水壹盏半，生姜叁片，枣壹个，同煎至捌分，去滓温服。

麻黄汤 治太阳病，头痛发热，身疼恶风，无汗而喘。《本事方》。

麻黄去节，百沸汤泡，去黄汁，焙干，壹两半　桂枝壹两　甘草半两

右粗末。每服伍钱，水壹盏半，煎至捌分，去滓温服。加减法并依《活人书[1]》。

黄耆建中加当归汤《本事方》。

黄耆　当归各壹两半　白芍药叁两　桂壹两壹分　甘草壹分

右粗末。每服伍钱，生姜叁片、枣壹个，水壹盏半，同煎至捌分，去滓，取柒分清汁，日叁夜贰服。尺脉尚迟，再作壹剂。

昔有乡人丘生者病伤寒，予为诊视。发热头疼，烦躁，脉虽浮数而无力，尺以下迟而弱。予曰：虽麻黄证而尺迟弱。仲景云：尺中迟者，荣气不足，血气微少，未可发汗。予于建中汤加当归、黄耆令饮。翌日脉尚尔，其家煎迫，日夜督发汗药，几不逊矣。予忍之，但只用建中汤调荣而已。至伍日，尺部方应。遂投麻黄汤啜，第贰服发狂，须臾稍定，略睡，已中汗矣。信知此事是难。仲景虽云不避晨夜，即宜便治，医者亦须顾其表里虚实，待其时日。若不循次第，暂时得安，亏损五脏，以促寿限，何足贵也！《南史》记范云初为陈武帝属官，武帝有九锡之命，在旦夕矣。云忽感伤寒之疾，恐不得预庆事。召徐文伯诊视，以实恳之，曰：可便得愈乎？文伯曰：便差甚易，只恐二年后不复起耳。云曰：朝闻道，夕死犹可，况二年乎？文伯以火烧地，布桃桑设席，置云于上，顷刻汗解，裹以温粉，翌日愈。云甚喜，文伯曰：不足喜也。

---

[1] 活人书：指宋代朱肱《类证活人书》（也称《南阳活人书》）。

后二年，果卒。夫取汗先期，尚促寿限，不顾表里，不待时日，便欲速效乎？每见病者皆不耐病，未叁肆日，昼夜促汗，医者随情顺意，鲜不败事。故予书此，以为医者之戒。

真武汤 治太阳病，汗过不解，头眩，筋惕肉瞤。《本事方》。

茯苓 芍药各叁分 附子壹枚 白术半两，加减法从本方

右粗末。抄伍钱，生姜伍片，水壹盏半，煎捌分，去滓温服，日叁服。

乡里有姓京者，以鬻绳为业。子年三十，初得病，身微汗，脉弱恶风。医以麻黄药与之，汗遂不止，发热，心多惊悸，夜不得眠，谵语不识人，筋惕肉瞤，振振动摇。医者又进惊风药。予曰：强汗之过也。仲景云：脉微弱，汗出恶风，不可服青龙汤，服之则筋惕肉瞤，此为逆也。惟真武汤可救，进此叁服，佐以清心丸、竹叶汤，数日愈。

破阴丹 治阴中伏阳。《本事方》。

硫黄 水银各壹两 陈皮 青皮去白，各半两，末

右先将硫黄铫子内镕，次下水银，用铁杖子打匀无星，倾入黑茶盏内，研细，入贰味匀研，用厚麸糊圆如桐子大。每服叁拾圆。如烦躁，冷盐汤下；阴证，冷艾汤下。

顷年，乡人李信道得疾，六脉沉不见，深按至骨则弱紧有力，头疼，身温烦躁，指末皆冷，中满恶心。更两医矣，医者不识，止供调气药。予因诊视，曰：此阴中伏阳也。仲景法中无此证，世人患此者多，若用热药以助之，则为阴邪隔绝，不能导引真阳，返生客热，用冷药则所伏真火愈见消铄，须用破散阴气、导夺真火之药，使火升水降，然后得汗而解。予授此药贰百粒作壹服，冷盐汤下，不半时，烦躁狂热，手足燥扰。其家大惊。予曰：俗所谓换阳也。须臾稍定，略睡，已中汗，自昏达旦方止，身凉而病除。

两感伤寒病源《圣惠方》 夫两感伤寒者，一日，巨阳与少阴俱病，则头痛口干，烦满而渴；二日，阳明与太阴俱病，则腹满身热，不欲饮食，谵音占，多言也言妄语；三日，少阳与厥阴俱病，则耳聋囊缩，厥逆，水浆不入，不知人事，即难治也。何者？脏腑表里同受其邪，五脏

内伤，六腑闭塞，阴阳交争，荣卫不行，如是之后三日乃死。夫伤寒两感，初得一二日，不得汗，又吐下，不得其人，四肢沉重，心神昏闷，手足厥逆，心中烦躁，渴水，头疼，憎寒壮热，或即吐逆，腹胁疼痛，转加困重，不得睡卧，阴阳交并，不可救疗。如此之候，当观其形证善恶，察其受病浅深而行拯疗，亦可差也。

四逆汤 治两感伤寒，阴阳二毒交并，身体手足厥逆，心中热闷强语，三部脉微细。宜急救之。《圣惠方》。

干姜叁分　附子　桂心各壹两　甘草半两

右件药捣粗罗为散。每服伍钱，以水壹大盏，煎至伍分，去滓，不计时候，温服。良久吃热粥以助药力，汗出为度。

伤寒衄血病源《圣惠方》　夫伤寒病衄血者，此由五脏结热所为也。心主于血，热邪伤于心，故衄血也。衄者，鼻出血也。肺王于气而开窍于鼻，血随气行，所以从鼻出也。阳明病口燥，但欲漱水[1]不欲咽者，必衄。衄者不可攻其表，汗出必额上急而紧，直视而不能眴，不得眠。失血者，不可攻其表，汗出则寒栗而振。脉紧，发热，其身无汗，自衄者愈也。

艾叶汤 治伤寒衄血及吐血，连日不绝，欲死，宜服。《圣惠方》。

艾叶　生干地黄各半两　阿胶壹分

右件药都和令匀，分为贰服。每服以水壹中盏，煎至伍分，去滓，下赤马通汁壹合半，搅令匀。不计时候，放温频服。以差为度。

鸡苏散 治伤寒鼻衄不止，心胸烦闷，宜服。《圣惠方》。

甘草　鸡苏茎叶各壹两　淡竹叶壹握

右件药捣碎，以水壹大盏半，煎至捌分，去滓，不计时候，分贰服。以差为度。

术附汤 治伤寒出汗后成阴阳痓，骨节烦痛，不得屈伸，近之即痛，汗出短气，小便不利，恶风，身体微肿，宜服。《圣惠方》。

---

[1] 口燥但欲漱水：原作"口躁但欲漱下"，据《圣惠方》卷10"治伤寒鼻衄诸方"改。

附子壹两半　白术叁分　甘草半两

右件药捣筛为散，每服伍钱，以水壹大盏，入生姜半分、枣叁枚，煎至伍分，去滓，不计时候，温服。

伤寒[1]**吐血病源**《圣惠方》　夫伤寒诸阳受邪，热初在表，应发汗而汗不发，致使热毒入深，结于五脏内，有瘀积故吐血也。

黄连散　治伤寒吐血，心神烦闷，宜服。《圣惠方》。

黄连　荷叶各壹两　艾叶贰分，微炒　柏叶叁两

右件药捣筛为散。每服肆钱，以水壹中盏，煎至伍分，去滓，入地黄汁半合，更煎壹两沸，不计时候，温服。

黄芩芍药汤　治伤寒衄血。《活人书》。

黄芩叁分　芍药　甘草各半两

右为粗末。每服叁钱，水壹盏，煎至陆分，去滓，温服。

赤石脂圆　治伤寒热痢。《活人书》。

黄连　当归各贰两　赤石脂　干姜各壹两

右为细末。蜜丸如梧桐子大。每服叁拾圆，米饮吞下，日进叁服。

二宜散　治伤风。《胡氏方》。

右使五积散、败毒散合煎服之。盖五积性温，败毒稍凉，服之无不效者。仍入生姜伍片煎，非时服。

甘草芍药汤　治伤寒中风，阳浮热自发，阴弱汗自[2]出，啬啬恶寒，翕翕发热，鼻鸣干呕，宜服。《圣惠方》。

甘草　芍药各壹两　葛根壹两半

右件药捣，粗罗为散。每服肆钱，以水壹中盏，入生姜半分、枣贰枚，煎至陆分，去滓，温服。日叁服，夜壹服。

桂附散　治伤寒中风，身体疼，不烦躁，能自转侧，脉浮虚者，可发汗，宜服。《圣惠方》。

---

[1] 伤寒：原脱，据目录及《圣惠方》卷11 "治伤寒吐血诸方" 补。
[2] 自：原脱，据《圣惠方》卷10 "治伤寒中风诸方" 改。

桂心　附子各壹两　甘草半两

右件药捣，粗罗为散。每服叁钱，以水壹中盏，入生姜半分，煎至陆分，去滓，稍热服，衣覆出汗。

芎䓖附子汤　治风寒客于头中，清涕，项筋拘急坚硬，及治胸中寒痰，呕吐清水等疾。《鸡峰方》。

附子　芎䓖各半两　生姜壹两

右叁味细切如麻子大，拌匀。每服伍钱，水贰大盏，慢火同煎至壹盏，去滓。食后温服。间日叁肆服，不得并服。呕逆，食前服。

川芎散　治风化痰，清利头目，不思饮食。《鸡峰方》。

川芎壹两　细辛半两　甘草壹分

右为末。每服贰钱，水壹盏、薄荷柒片，煎至伍分，去滓，不以时候，温服。

三奇汤　治感寒，语声不出。《家藏方》。

桔梗壹两，剉，蜜拌，甑上蒸　甘草半两，半生、半炒　诃子大者肆个

右为细末，每拾钱匕，入沙糖小块、水伍盏，煎至叁盏，时时细呷，壹日服尽。效甚速。声未出再服。

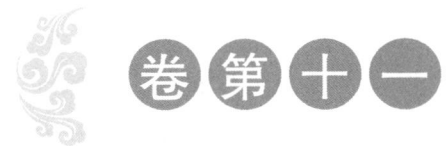

治伤寒等疾诸方

伤寒总治下[1] 中暑　风湿　辟温疫

群　方

小青龙汤　若其状洒淅恶寒，但欲厚衣近火。阴阴头重时痛，鼻窒塞，浊涕如脓痰，动辄汗出，亦或无汗，甚则战栗。此由寒邪之气从外入中，或因饮冷客于肺经，内外合邪留于经络，谓之感寒。寒从外至，则两手寸口脉俱紧。或寒从内起，其脉带迟，恶寒无汗者。《指迷方》。

麻黄　桂　细辛　甘草　干姜各叁两　芍药贰两　五味子　半夏各贰两半

右为粗散。每服伍钱，水叁盏，煎壹盏，去滓温服。

术附汤　若但寒头重，动则眩运，肌肉酸疼牵急，不得转侧，縈縈汗出，恶寒，小便不利，大便反快，短气眩运，足寒，或时咽痛发热。此由寒湿之邪客抟经络，阳气不得发泄，蕴于肌肉之间，谓之寒湿。其脉迟缓而小弦。《指迷方》。

苍术肆两　芍药　茯苓各叁两　人参　甘草各壹两　附子壹两半

右为粗散。每服伍钱，水贰盏，煎壹盏，去滓温服。

又宜**除湿汤**《指迷方》。

厚朴　苍术　甘草　橘皮　藿香叶　生姜　半夏各贰两

---

[1]伤寒总治下：原在"辟温疫"之后，据目录及前卷体例乙转。

右将半夏、厚朴、生姜叁物同杵令烂，焙干，与余药一处为粗散。每服伍钱，水贰盏、姜贰片、枣壹个，煎壹盏，去滓温服。

败毒散 治伤风，温疫，风湿，头目皆眩，四肢痛，憎寒不壮热，项强，目睛疼。寻常风眩拘倦，风痰，并可服之。《活人书》。

羌活　独活　前胡　柴胡　芎劳　枳实　白茯苓　桔梗　人参各壹两

右件捣罗为末。每服叁钱，生姜贰片、水壹盏，煎柒分，或沸汤点亦可。老人、小儿亦宜。日叁贰服，以知为度。瘴烟之地，或温疫时行，或人多风疾，或处卑湿脚弱，此药不可缺也。

茯苓白术汤 伤寒服桂枝汤，或下之，仍头项强痛，翕翕发热，无汗，心下满，微痛，小便不利者，桂枝加此方。

芍药　生姜　白术　茯苓各叁两　甘草贰两　大枣贰拾个

右陆味切。每服半两，以水贰大盏，煎取壹盏，温服。小便利则愈。忌海藻、菘菜、酢、桃、李、雀肉等。

人参饮子 治阳毒伤寒，四肢壮热，心膈烦躁，呕吐不止。《圣惠方》。

柴胡　黄芩　人参　甘草　麦门冬各贰两　半夏半两

右件药捣，粗罗为散。每服肆钱，以水壹中盏，入竹叶叁拾片、生姜半分，煎至陆分，去滓，不计时候，温服。

伤寒阴毒病源《圣惠方》　夫伤寒初得一二日，或服药后至六七日，身重背强，腹中疠痛，咽喉不利，毒气攻心，心下胀满，短气不得息，呕逆，唇青面黑，四肢厥冷，其脉沉细，身如被打，此名阴毒。五日可疗，七日不可疗也。《圣惠方》。

桂附散[1]　治阴毒伤寒，唇青面黑，身重背强，四肢逆冷，宜服。《圣惠方》。

附子叁钱　桂心　当归　白术各半两　半夏[2]壹钱　干姜壹钱　天南

---

[1] 桂附散：《太平圣惠方》卷11作"附子散"。
[2] 半夏：此下4药均无剂量，据《圣惠方》卷11附子散补，原书有炮制法从略。

星壹钱　木香壹钱

右件药捣筛为散。每服叁钱，以水壹中盏，入生姜半分，煎至陆分，去滓，不计时候，热服。衣覆取汗，如人行十里。未有汗再服。

正阳散　治阴毒伤寒，面青，张口出气，心下硬，身不热同，只额上有汗，烦渴不止，舌黑，多睡，四肢俱冷，宜服。《圣惠方》。

附子壹两　皂荚壹挺　干姜壹分　甘草壹分　麝香壹钱，细研入

右件药捣，细罗为散。每服叁钱，以水壹中盏煎至伍分，不计时候，和滓热服。

四逆汤　治阴毒伤寒，脉候沉细，肆肢逆冷，烦躁头痛。《圣惠方》。

干姜　附子　桂心　甘草　白术　当归各半两

右件药捣，粗罗为散。每服叁钱，水壹中盏，煎至陆分，去滓，不计时候，稍热频服之。

建中汤　治伤寒二日，心中悸而烦者，宜服。《圣惠方》。

桂心　甘草　芍药　桔梗　人参　白术　陈橘皮　厚朴各壹两

右件药捣筛为散。每服肆钱，以水壹中盏，入生姜半分、枣叁枚，煎至陆分，去滓，不计时候温服。

伤寒四日病源《圣惠方》　夫太阴受病，太阴者，脾之经也，为三阴之首。是故三日已后，阳受病讫，传之于阴，而太阴受病焉。其脉络于脾，主咽喉，故得病四日，腹满而咽干也。其病在胸膈，故可吐而愈也。

和气治中汤　治太阴初受病，服散吐后服。《圣惠方》。

藿香　人参各半两　白术　陈橘皮各叁分　甘草　干姜　白茯苓各壹分

右件药捣，罗为细散。每服贰钱，以水壹中盏，入生姜半分，煎至伍分，即去生姜和滓，不计时候温服。

茵陈散　治伤寒四日，头痛，背膊急闷，骨节烦疼，心躁口干。《圣惠方》。

柴胡　附子各壹两　甘草半两　茵陈壹两　赤芍药　防风各叁分

右件药捣筛为散。每服肆钱，以水贰中盏，入生姜半分，煎至陆分，去滓，不计时候温服。

柴胡桂枝汤 治伤寒五日，发热恶寒，肢节烦疼，微呕逆，心下痞结，外证未解。《圣惠方》。

柴胡贰两 桂枝 黄芩 人参 甘草 半夏 芍药 赤茯苓 厚朴各壹两

右件药捣筛为散。每服肆钱，以水壹中盏，入生姜半分、枣叁枚，煎至陆分，去滓，不计时候温服。

伤寒六日病源《圣惠方》 夫足厥阴受病，厥阴者，肝之经也，其脉循阴络于肝，故得病六日，烦满而阴缩也。此则阴阳俱受病，毒气在胃，故下而愈也。

小柴胡汤 治伤寒病六日，其病深结在脏，是三阴三阳俱受病。若五脏六腑荣卫皆不通，其人难治，宜服。《圣惠方》。

柴胡 人参各贰两 黄芩 赤芍药各壹两 半夏 枳实 甘草各半两

右件药捣筛为散。每服肆钱，以水壹中盏，入生姜半分，煎至陆分，去滓，不计时候温服。

猪苓汤 治伤寒六日，发热烦闷，渴欲饮水而吐，其脉浮数，小便不利者宜服。《圣惠方》。

猪苓 白术 赤茯苓 丁香 甘草各叁分 厚朴壹两半 泽泻壹两 桂心半两

右件药捣，粗罗为散。每服叁钱，以水壹中盏，入生姜半分，煎至伍分，去滓，不计时候温服。

伤寒七日病源《圣惠方》 夫病法当小愈，阴阳诸经传病终故也。今七日已后，病反甚者，欲为再经病也。再经病者，是经络重受病也。《圣惠方》。

桂枝汤 治伤寒七日不解，头痛，有热在里，大肠秘涩，与承气汤后，其小便清者，病不在里，在表也，常须发汗。若头痛者，必衄。《圣惠方》。

桂枝　赤芍药　甘草　麻黄　芎䓖　柴胡各壹两　厚朴贰两

右件药捣，粗罗为散。每服肆钱，以水壹大盏，入生姜半分、枣叁枚，煎至陆分，去滓，不计时候热服。衣覆取微汗，如人行十里。未汗再服。

伤寒八日病源《圣惠方》　八日不解者，或是诸阴阳经络重受于病，或日发汗吐下之后，毒气不尽，所以病证犹在也。

附子白术汤　治伤寒八日，风湿相抟，身痛心烦，不能自转侧，不呕不渴，下之脉浮者，宜服。

附子　桂心　白术　白芷　甘草　葛根　人参　陈橘皮各壹两

右件药细剉，和匀。每服半两，以水壹大盏，入生姜半分、枣叁枚，煎至柒分，去滓，不计时候，分温贰服。

伤寒九日病源《圣惠方》　夫上病不除者，或初一经受病，即不能相传三阳讫，而不能传于阴，致停滞累日，病证不罢。或三阴传病已毕，又重感于寒，名为两感伤寒，则腑脏俱病，故日数多而病候改变也。《圣惠方》。

半夏散　治伤寒九日不解，往来寒热，状如温疟，胸膈闷，时有痰逆不止。《圣惠方》。

半夏　柴胡各贰两　葛根　白术　人参　陈橘皮　厚朴　黄芩　甘草各壹两

右件药捣，粗罗为散。每服肆钱，以水壹中盏，入枣叁枚、生姜半分，煎至陆分。去滓，不计时候温服。

伤寒痉病病源《圣惠方》　夫病之状，身热足寒，颈项强直，恶寒，头面热，摇头，卒口噤，背脊反张是也。此由肺热移于肾，转而为痉。痉有刚柔，太阳病发热无汗而不恶寒，为刚痉；发热汗出而恶寒为柔痉。诊其脉沉细，此为痉也。

人参散[1]　治伤寒阴痉，颈项强直，四肢拘急疼痛，足冷口噤。

---

[1] 人参散：《圣惠方》卷10，此方名"附子散"。

《圣惠方》。

附子　人参　白茯苓　白术　前胡　麻黄　桂心　半夏　独活　当归各壹两　石膏　干姜各半两

右件药捣筛为散，每服伍钱。以水壹盏，入生姜半分，煎至伍分，去滓，不拘时候频服。

白术散[1]　治伤寒阴痓，手足厥冷，筋脉急，汗出不止，宜服。

白术　桂心　附子　防风　芎䓖　甘草各叁分

右件药捣筛为散。每服肆钱，以水壹中盏，入生姜半分、枣叁枚，煎至伍分，去滓，不计时候热服。

附子汤　治两感伤寒，遍身疼痛，脑目疼闷，心胸烦热，肆肢沉重，宜服。

附子壹两　桔梗　防风　桂心　羌活　干姜　黄耆　厚朴各壹两　甘草半两

右件药捣筛为散。每服伍钱，以水壹大盏，煎至伍分，去滓，不计时候热服。良久，吃热粥投之，衣盖取汗。

柴胡汤　治伤寒十余日，热气结于胸中，往来寒热不定。《圣惠方》。

柴胡　枳实　赤芍药　半夏　黄芩各叁分　甘草半两　桔梗壹两

右件药捣，粗罗为散。每服伍钱，以水壹中盏，入生姜半分、枣叁枚，煎至陆分，去滓，不拘时候温服。

伤寒阴易阳易病源《圣惠方》　夫病者，皆是病新差，未满百日，体力犹虚，乖于将摄。女人即名为阴易，丈夫即名为阳易。筋脉拘急，手足皆拳。若得斯疾，即须急治。若稍[2]失治，当为必死之病也。

葛根散　治伤寒差后，阴阳易，劳复如初，宜服。《圣惠方》。

葛根　生干地黄各壹两　生姜　麦门冬各壹两　桂心贰柒茎　豉壹合

---

[1] 白术散：此方原无出处。亦出于《圣惠方》卷10。下方"附子汤"出《圣惠方》卷13，名"附子散"。

[2] 稍：原作"消"，据《圣惠方》卷14"治伤寒阴阳易诸方"改。

劳水伍升，此水以杓扬[1]之壹千遍，名曰劳水

右件药细剉和匀。每服半两，以劳水壹大盏，煎至伍分，去滓，不拘时候温服。

附子散[2] 治伤寒阴阳易，小腹急痛，阴肿，四肢乏力，宜服。

附子壹两　细辛叁分　干姜　白术　甘草　蘹香子各半两

右件药捣筛为散。每服伍钱，以水壹大盏，入生姜半分，煎至伍分，去滓，不计时候温服。

附子散 治伤寒后百日内未平复，合阴阳，遂成阴阳易病。四肢厥，令心痛烦闷，手足拘急，皆为难治，宜服。

附子壹两　干姜　吴茱萸各半两　桂心　白术　细辛　木香　甘草半两

右件药捣筛为散。每服伍钱，以水壹中盏，煎至伍分，去滓，不计时候温服。

草豆蔻散 治伤寒后脾胃虚弱，痰逆，不思饮食，四肢虚羸。《圣惠方》。

草豆蔻　桂心各叁分　藿香　白术　人参　黄耆各壹两　半夏　甘草　陈橘皮各半两

右件药捣筛为散。每服叁钱，以水壹中盏，入生姜半分，煎至陆分，去滓，不计时候，稍热温服。

桂心散 治伤寒后虚羸黄瘦，五脏气乏，宜服。《圣惠方》。

桂心　人参　黄耆　肉苁蓉各壹两　甘草　白茯苓各叁分

右件药捣筛为散。每服伍钱，以水壹大盏，入生姜半分、枣叁枚，煎至伍分，去滓，食前稍热服。

沉香散[3] 治伤寒后肾脏虚羸，耳无所闻，脚膝乏力，宜服。

附子　白茯苓　桑螵蛸　沉香　牛膝　石斛　肉苁蓉各壹两　熟干地黄壹两半　芎藭　桂心　人参　当归　磁石捣碎，淘去赤汁，各叁分

---

[1]扬：原作"洋"，《圣惠方》卷14同，即"扬"之音误，据文义改。
[2]附子散：此方原未载出处，出于《圣惠方》卷14。下一"附子散"同。
[3]沉香散：此方原未载出处，出于《圣惠方》卷14，方名"附子散"。其方磁石用"二两"。

右件药捣筛为散。每服贰钱,以水壹大盏,入生姜半分、枣叁枚,煎至伍分,去滓,食前稍热服。

解肌抵圣散 治伤寒。《圣惠方》。

麻黄_{贰两} 甘草 桂心 附子_{各壹两} 白术 五味子 陈橘皮_{各半两}

右件药捣,粗罗为散。每服叁钱,以水壹中盏,入生姜半分、枣叁枚,煎至伍分,去滓,不计时候服。汗出为度。

当归散 治伤寒吐血,目眩烦闷,宜服。《圣惠方》。

当归 赤芍药 黄芩 伏龙肝 阿胶_{各壹两} 干姜_{半两}

右件药捣筛为散。每服肆钱,以水壹中盏,煎至陆分,去滓,不时候温服。

中和汤 调适阴阳,通流荣卫,养脾进胃[1],快饮食,治胁肋胀满,止呕逆恶心。《鸡峰方》。

白术_{肆两} 黄橘皮 厚朴 人参 甘草 茯苓_{各贰两半}

右为细末。每服贰钱,水壹盏,入生姜叁片,煎至柒分,去滓,食前温服。

和解汤 治血气虚弱,外感寒邪,身体疼倦,壮热恶寒,腹中疼痛,鼻塞头昏,痰多咳嗽,大便不调。《鸡峰方》。

白芍药 桂_{各叁分} 厚朴 甘草 干姜 白术_{各壹两} 人参 茯苓_{各壹两半}

右为粗末。每服贰钱,水壹盏,生姜叁片、枣壹个,煎至陆分,去滓温服,不以时。

顺气人参散 温和表里,祛逐风寒,治壮热头痛,项强腰疼,心胸气痞,咳嗽痰多,发热恶寒,咽膈不利。《鸡峰方》。

人参 桔梗 干姜 白芷 白术_{各壹两} 甘草_{各半两}

右为粗末。每服贰钱,水壹盏半,姜叁片、葱白贰寸,煎至陆分,去滓温服。

---

[1] 胃:原脱,据《鸡峰普济方》卷16"中和汤"补。

中暑毒

单　方

造桂浆法《续传信方》　夏月饮之解烦渴，益气清痰。桂末贰大两，白蜜壹升，以水贰斗，先煎取壹斗，待冷，入新坩瓶中，后下贰物，搅贰叁佰转令匀。先以油单壹重盖上，加纸柒重，以绳封之。每日去纸壹重，柒日开之。药成气香味美，格韵绝高。今人亦多作，故并著其法。宜换冷水浸瓶底。

熟水法《家藏方》。

大肉豆蔻壹个　甘草壹分

右为末。以生姜贰两取汁，去滓，入上件药末熬成膏。每取少许，投熟汤中。

蒜浆　治暑喝，逡巡闷绝。

道上热土　大蒜

右不以多少，烂研，冷水和，去滓，服之即差。此方乃徐州沛县城门上板书揭之，不知何人所施也。

泥浆　治喝死。《胡氏方》。

泥浆

右于行路中，旋以刀器掘开一穴，入水其中，捣之，去取□□[1]以饮，死者即愈。

桂苓圆[2]　解暑毒。《太医局方》。

肉桂　茯苓各等分[3]

---

[1] □□：原阙。《胡氏方》今无可查索。泥浆，又名地浆。《证类·地浆》引"陶隐居云"："此掘地作坎，以水沃其中，搅令浊，俄顷取之。"《圣惠方》卷56"治热喝诸方"："服地浆一盏即愈。"录之备参。

[2] 圆：原脱，据《太平惠民和剂局方》卷2"桂苓丸"补。

[3] 各等分：原脱，据《太平惠民和剂局方》卷2"桂苓丸"补。

右为细末。炼蜜圆，每两作捌圆。每服壹圆[1]，用新汲水或热水嚼下，化下亦得。

疗热暍死方《古今录验方》。

令人[2]嘘心前令暖，易人为之。

简 要 方

冷香饮子 治伏暑烦躁，引饮无度。尊年人入夏宜常服之方。《杨氏方》。

草果子人贰两　甘草壹两　陈橘皮半两　附子壹分

右件㕮咀。每用半两，以水叁碗，煎至两碗，去滓，沉冷，旋旋服之，不拘时。

五苓散 治伤寒、温热病，表里未解，头痛发热，口燥[3]咽干，烦渴，常欲饮水，水入便吐，水停积胸腹不下，痞闷不快，小便不利，及汗出表解、烦渴不止，及霍乱吐泻，躁渴等疾。《太医局方》。

泽泻伍两　猪苓　桂　茯苓　白术各叁两

右为细末。每服贰钱，热汤调下，不计时候。服讫，多饮热汤，汗出即愈。又治疸病发渴及伏暑饮水过多，心腹胀闷欲吐泻者，服之立效。夏月大暑，新汲水调服。又治瘀热在里，身发黄肿，煎茵陈蒿汤下。

大顺散 治冒暑伏热，引饮过多，脾胃受湿，水谷不分，清浊相干，阴阳气逆，霍乱呕吐，脏腑不调。《太医局方》。

甘草拾两　桂　杏人　干姜各贰两

右为末。每服贰钱，以熟汤点服，不计时候。如中暑烦渴，以新汲水调服。

广顺散 治中暑烦渴。《杨氏方》。

甘草叁两半　肉桂　干姜各壹两　乌梅肉壹两半　紫苏叶半两

右件药为细末。每服贰钱，冷水调下，沸汤调服亦得。

---

[1] 每服壹圆：原脱，据《太平惠民和剂局方》卷2"桂苓丸"补。
[2] 令人：原脱，据《外台秘要》卷28引《古今录验》"疗热暍方"补。
[3] 燥：原作"躁"，据《太平惠民和剂局方》卷2"五苓散"改。

橘皮甘草汤 治若身大热，背微寒，心中烦闷，时时欲呕，渴不能饮，头目昏痛，恶见日光，遇凉稍清，起居如故。此由饮食失宜，胃中空虚，热留胃口，其脉虚大而数，谓之中暑。《指迷方》。

橘皮叁两　生姜贰两　甘草壹两

右㕮咀，水叁升，煎至壹半，去滓，分叁服，不以时。

疗热暍方《千金方》　可饮热汤，亦可用少干姜、橘皮、甘草煮饮之。稍稍咽，勿顿使饱，但以热土及热灰土拥脐上佳。

香薷散[1]　治脏腑冷热不调，饮食不节，或食腥鲙、生冷过度，或起居不节，或露卧湿地，或当风取凉，而风冷之气归于叁焦，传于脾胃。脾胃得冷，不能消化水谷，致令真邪相干，肠胃虚弱。因饮食变乱于肠胃之间，便致吐利，心腹疼痛，霍乱气逆。有心痛而先吐者，有腹痛而先利者，有吐利俱发者，有发热头痛、体疼而复吐利虚烦者，或但吐利心腹刺痛者，或转筋拘急疼痛，或但呕而无物出，或四肢逆冷而脉欲绝，或烦闷昏塞而欲死者，此药悉能治之。《太医局方》。

香薷　厚朴各半斤　白扁豆肆两，炒

右捣粗末。每服叁钱，水壹盏，入酒壹分，同煎至柒分，去滓，水中沉冷，连吃贰服，立有神效。

群　方

十全[2]**饮子**　治伤暑，病疟，中暑等疾。《大衍方》。

人参　白茯苓　干山药　白扁豆　紫苏叶　香薷叶　甘草　厚朴　半夏　白术各等分

右为粗末。每服贰钱，水壹盏、姜叁片，煎柒分，去滓，以新汲水沉冷服，妙。若觉烦躁，方可沉冷服。如脾胃弱，只温如常服。

黄耆汤　治暑月口干，烦躁，渴汤，不思食。《家藏方》。

---

[1] 香薷散：此方主治症、药物及服法均有脱字，凡19字。今据《太平惠民和剂局方》卷2同名方补齐，不予详注。

[2] 十全：原脱，据目录补。

黄耆　地黄　芍药　五味子　麦门冬　茯苓各半两　甘草壹分

右为粗散。每服叁钱，以水壹大盏、生姜叁片、枣壹个、乌梅壹个煎服，非时。

含化圆　解暑毒。《家藏方》。

檀香贰铢　杏人壹分　乌梅肉贰两　甘草壹两半　紫苏叶壹两　茴香壹分　百药煎壹分

右为末。蜜丸如弹子大，非时含化。

生津木瓜圆《家藏方》。

乌梅肉半两　好木瓜贰两　茴香　丁香皮　白芷各壹分　甘草叁分

右为末。炼蜜圆如弹子大，非时含化。

蜡梅圆　止渴生津。《家藏方》。

蜡梅花末　干葛　甘草末　枇杷叶末　百药煎　乌梅肉末，各壹两　蜡伍两

右熔蜡开，投蜜贰两，和上件药捣贰叁佰下，圆如鸡头大。夏月长途，壹日壹圆，妙。

香薷圆　治大人小儿伤暑，伏热躁渴，胁闷，头目昏重，胸膈烦满，呕哕恶心，口苦舌干，肢体困倦，不思饮食。或发霍乱吐利，转筋拘急，并宜服之。《太医局方》。

香薷　紫苏　干木瓜各壹两　丁香　茯神　藿香　甘草　檀香各[1]半两

右为细末，炼蜜为圆，每两作叁拾丸。每服壹圆至贰圆，温汤下或新汲水亦得。小儿半圆。不计时。

风湿

单　方

二生汤　治体虚有风，外受寒湿，身如在空中。《大衍方》。

---

[1] 各：原脱，据《太平惠民和剂局方》卷2同名方补。

生附子　生天南星各等分

右贰件㕮咀。每服肆大钱，水壹盏半、生姜拾片，慢火煎至捌分，去滓服。戊午年，予在新安有此疾，张医博子发授此方，叁服愈。

独附汤　治男子妇人因中风湿，筋脉拘挛作痛。《胡氏方》。

右用捌玖钱川附子壹个，生去皮、脐、尖，细切，分作两服。每服用白水两大撇盏，却用慢火煎至半大撇盏，通口入盐空心食前服。连进数服则疾便去，体向安矣。如疑，更入生姜伍片同煎亦得。

附子酒　祛风除湿，温经络，散寒邪。《杨氏方》。

附子壹枚

右用无灰酒伍升浸附子，夏叁、春秋伍、冬柒日可服。每温饮壹盏，常令[1]酒气不断，食后。

简 要 方

芎附汤　疗风湿，百节疼痛，不可屈伸，痛时汗出。《深师方》。

芍药　芎䓖各肆两　甘草　附子各叁两

右肆味㕮咀。每服叁钱，以水壹大盏，煎取柒分服，相去十里顷，再服，不计时候。

术[2]**附汤**　治风湿相抟，身体疼痛，不能转侧，不呕不渴，大便坚硬，小便[3]自利，及风虚头目眩重，甚者不知食味。《太医局方》。

附子　甘草各贰两　白术肆两

右先捣白术、甘草为粗末，切入附子，令[4]匀。每服叁钱，水壹盏半、姜伍片、枣壹个，煎至壹盏。去滓，食前温服。此药暖肌补中，助阳气，止自汗。

姜附汤　治风湿体重，肌冷白汗出方。《家藏方》。

---

[1] 令：原作"人"，据《杨氏家藏方》卷1同名方改。
[2] 术：原作"木"，据目录及《和剂局方》卷2"术附汤"改。
[3] 小便：原脱，据《和剂局方》卷2"术附汤"补。
[4] 令：原作"人"，据《太平惠民和剂局方》卷2"术附汤"改。

大附子壹两,生　干姜叁两　甘草半两

右为饮子。每服肆钱,加生姜伍片、水壹大盏,不计时煎服。

群　方[1]

渗湿汤　治风虚湿[2]冷,头项拘急,肢体疼倦,或半身不遂,手足麻痹,或内积阴[3]寒,腹胁胀满,饮食不进,便利无度,或风湿相抟,自汗短气,筋脉抽掣,并皆治之。《鸡峰方》。

苍术　陈皮去白　官桂　缩砂人　厚朴　附子　干姜各肆两　甘草贰两

右为饮子。不计时,以生姜伍片、枣壹个煎拾铢服。

又方

苍术贰两半　附子　干姜　厚朴　肉豆蔻　陈皮　细辛　桂　缩砂人各壹两　甘草　丁香各半两

右为饮子。每服叁钱,生姜伍片、京枣壹枚,同煎。

风湿饮子　治肤腠不密,易冒风湿,身体烦疼,不能屈伸,多汗恶风,头目昏重,项背强急,手足时厥,周身麻痹,肢体微厥。《杨氏方》。

白术肆两　附子　干姜　芍药　茯苓　人参　甘草　肉桂各叁两

右为粗末。每服伍钱,水壹盏半、生姜伍片、大枣贰枚,同煎至壹盏,去滓温服。

又方白术散　治湿留肢节,身体烦疼,或时麻木。《杨氏方》。

白术贰两　天麻　人参各壹两半　干姜　全蝎各壹两　附子生,片切,以生姜汁壹盏,重汤煮干,焙干,壹两

右为细末。每服叁钱,非时温酒调下。

---

[1] 群方:原脱,据目录补。
[2] 湿:原脱,据《普济方》卷118引《十便良方》"渗湿汤"补。原书注此方出《鸡峰方》,今本《鸡峰普济方》卷10确有"渗湿汤",但唯有方组及服法,缺主治症。
[3] 阴:原脱,据《普济方》卷118引《十便良方》"渗湿汤"补。

辟瘴疫

单　方

柏枝散　《范汪》疗天气不和，疾疫流行，预备壹物方。

南向社中柏东南枝，暴之令干，捣散。酒服方寸匕，神良。

辟瘟方《延年秘录》。

正旦取东行桑根大如指，长柒寸，以丹涂之，悬着门户上，又令人带之。

朱蜜圆　断疫瘟。《外台秘要方》。

白蜜和上等[1]朱砂粉壹两，常以太岁日平旦，大小勿食，向东方，人各[2]吞叁柒圆，如麻子大。勿令齿近。并取赤小豆柒枚，投井泉水中。终身勿忘此法。

辟魔法《斗门方》　辟魔，以雄黄壹块带头上，妙。

辟妖法　李畋《该闻集》[3]云：爆竹辟妖气。邻人有仲叟，家为山魈所祟，掷瓦石、开户牖，不自安，叟求祷之，以佛经报谢，而妖祟弥盛。畋谓其叟曰：翁旦[4]夜于庭落中，若除夕爆竹数拾竿。叟然其言，爆竹至晓，寂然安帖，遂伏。

烧术法　凡冒暑、中暑热时，或久雨，以苍术合皂荚烧，辟瘟疫邪湿气。《本草衍义》。

简　要　方

草豆蔻散　辟山岚瘴气。《江阳方》。

---

[1] 等：原作"上"，据《外台秘要》卷4"朱蜜丸"改。
[2] 人各：原作"六人"，据《外台秘要》卷4"朱蜜丸"改。
[3] 李畋该文集：据《郡斋读书志》载，北宋李畋著《该文录》。此段文字见于《证类·竹叶》，正作《该文集》。
[4] 旦：原作"日"，据《证类·竹叶》引"李畋《该闻集》"改。

草蔻　良姜　甘草各半两

右为散。每服贰钱，作熟水频频饮之。

平胃散　治脾胃不和，不思饮食，心腹胁肋胀满刺痛，口苦无味，胸满短气，呕哕恶心，噫气吞酸，面色萎黄，肌体瘦弱，怠惰嗜卧，体重节痛，常多自利，或发霍乱，及五噎八痞，膈气反胃，并宜服之。《太医局方》。

厚朴　陈橘皮各壹斤　甘草拾两　苍术壹斤拾两

右为细末。每服贰钱，水壹盏、姜贰片、枣壹个，煎至柒分，热服，空心食前盐汤点。亦得常服，调气暖胃，化宿食，消痰饮，辟风寒冷湿，四时不节之气。

浴汤方　治时气瘴疫。《圣惠方》。

桃枝拾两　白芷叁两　柏叶伍两

右件药捣筛为散。每服叁两，煎汤浴之极良。

粉身方　辟瘟病。《外台秘要方》。

芎䓖　白芷　藁本

右叁味等分下筛，内米粉中，以粉涂身。

辟时疫令不相染方《海上方》。

以冬至前后取沙牛胆，将小颗黑豆着向内，又不得倾胆水出，任令满，以线系于当风处，候干收之。若遇时疫动，即朝起取胆内豆子柒个，井华水服之，即不相染。或云服则明目，兼疗内障眼。

群　方

却毒散　夫瘴气者，岭南青草、黄芒瘴，状如岭北伤寒也。南地暖，故太阴时草木不黄而落，伏蛰不闭而藏，杂虫因暖而生，则仲夏有青草瘴，孟冬有黄芒瘴。彼人失医，多成痼[1]病，即为难治。岭南之[2]人得之，亦如伤寒，壮热头痛，一日、二日、三日已上，在于皮

---

[1] 痼：原作"疽"，据《普济方》卷199引《十便良方》"却毒散"改。
[2] 之：原作"放"，据《普济方》卷199引《十便良方》"却毒散"改。

肤前，汗可愈。五日以上，结于脏腑，身重而节痛，当下之得愈，即不可先下，下之亦为难疗。其或不解，则春秋作疟痢，而肌肤黄瘦，可此方。《卫生方》。

麻黄　椒子　防风各壹两　乌头　术　桔梗　桂心各半两　干姜壹分

右为散。温酒调下壹钱，每日食前服。兼治诸恶毒气，冒雾中行，并宜先服之。

雄黄圆　治时气瘴。《圣惠方》。

安息香　雄黄各壹两　朱砂　硫黄　阿魏各半两　松脂　柏叶　苍术各肆两　白芷　干桃叶各叁两

右件药捣，罗为末。炼蜜和圆如弹子大，时以壹圆烧于所居之处。仍亦宜用前方[1]频治之。

---

[1] 前方：指却毒散。

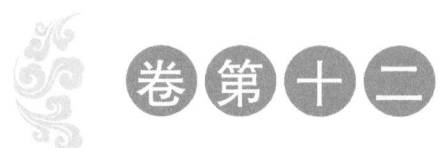

治一切气疾诸方上 心腹痛 小肠气

心腹痛

单　方

姜骰子　治道途呼吸寒气，忽觉恶心，口吐清涎，心腹痛。《大衍方》。

右使良姜，不以多少，剉如骰子大。如寒气心腹痛，即取壹块含之，咽津，极妙。

最圣散　治心脾疼。《胡氏方》。

右取吴茱萸肆拾玖粒，或佰粒以下，手按令光，用生姜醋汤下，即时痛止。

桂酒方　《备急》疗心痛。

右将桂心末温酒服方寸匕，须臾陆柒服。干姜依上法服之亦佳。

葛氏《集验》单方　疗卒腹痛。

桂末叁匕，酒服。人参上好、干姜亦佳。忌生葱。

姜桂散　治卒心痛，腹胁气滞方。《圣惠方》。

桂心　干姜各壹两

右件药捣，细罗为散。不计时候，以酒调下壹钱。

二圣散　治腹痛不止方。《圣惠方》。

桂心壹两　蓬莪术半两

右件药捣，细罗为散。不计时候，以热酒调下壹钱。

又方

当归壹两

右捣，细罗为散。不计时，以热酒壹盏，调下壹钱。

半硫圆　除积冷，暖元脏，温脾胃，进饮食，心腹一切痃癖冷气，及年高风秘、冷秘，或泄泻等疾，并皆治之。《太医局方》。

半夏　硫黄各等分

右为末。以姜汁同熬，入干蒸饼末搅匀，杵数佰下，圆如梧桐子大。空心温酒或姜汤下拾伍圆至贰拾圆。妇人醋汤下。

椒萸圆　治心腹疼痛。《鸡峰方》。

椒贰两　吴茱萸肆两

右为细末。醋煮面糊为圆如梧桐子大。每服叁肆拾圆，米饮或酒下，空心服。

川乌头散　治一切寒冷，心腹疼痛，疝瘕痃癖，攻刺发歇。《鸡峰方》。

右以川乌头为末，秤，每壹钱，水壹大盏，入蜜半匙头，慢火煎至陆分，去滓温服，空心。

简　要　方

先熨法　疗心腹痛者，或邪气乘客，或脏气相干，其卒然痛而即止者。此寒气客于脉外，得寒则缩绻绌急，外引小络，得热则止。《指迷方》。

盐半斤，炒

右以故帛裹，就热熨痛处。

高良姜汤　以后方[1]。《指迷方》。

高良姜伍两　厚朴贰两　当归　桂各叁两

右为粗散。每服伍钱，水贰盏，煎至壹盏，去滓温服。

---

[1] 以后方：文义不明。据《全生指迷方》卷3"良姜散"（即此高良姜汤）方前注云："宜先用熨法，后以良姜散主之。"主治证见前"先熨法"之后。

四神散

当归　芍药　芎 各壹两　干姜 半两

右每服贰钱，暖酒调下。予每作以疗妇人气痛，常以壹服差。

一捻金散　治久新心气痛，呕吐清痰。《杨氏方》。

胡椒 壹两贰钱半　肉桂 壹两　干姜　高良姜 各半两

右为细末。每服贰钱，夏月冷酒调下，冬月温酒或米饮调下，不拘时候。

四味当归汤　主寒腹痛。《范汪方》。

当归　桂心　干姜 各叁两　甘草 贰两

右切。每取伍钱，以水壹大盏煎服，日叁服。虚冷激痛甚者，加黄耆、芍药各贰两。忌海藻、菘菜、生葱。

黄耆建中汤　治男子女人诸虚不定，心腹急痛，胁肋瘨胀，脐下虚满，胸中烦躁，面色萎黄，唇口干燥，少力[1]身重，胸满短气，腰背强痛，骨肉酸疼，行动喘乏，不能饮食，或因劳伤过度，或因病后不复，并宜服之。

黄耆　桂 各叁[2]两　甘草 贰两　白芍药 六两

右为粗散。每服叁钱，以水壹盏半、姜叁片、枣壹枚煎至壹中盏，去滓，入饴少许，再煎令溶。稍热，空心食前服。

群　方

戎[3]盐汤　治心腹痛连腰背，宜此。《指迷方》。

青盐 半两　高良姜　芍药　泽泻 各壹两　桂　吴茱萸　乌喙　黄耆　茯苓　甘草 各叁两

右为粗散。每服伍钱，以煮□肉汤壹盏煎服，去滓，温服神效。

---

[1] 干燥少力：原为四字阙。据《太平惠民和剂局方》卷5同名方补。

[2] 叁：底本原脱。此方出于东汉张仲景《伤寒杂病论》（今本《金匮要略》），原方为桂枝三两，黄耆一两半。唐代孙思邈《千金要方》卷19"黄芪建中汤"，桂枝、黄耆均三两。据补。

[3] 戎：原脱，据目录补。

神捷圆 治急心痛不可忍[1]，浑身手足厥逆，呕吐冷沫。《杨氏方》。

吴茱萸　干姜　肉桂　蓬莪术　附子　川芎各等分

右件为细末。醋煮面糊为圆如桐子大，食前热醋汤送下伍拾圆。

吴茱萸散 治阳脏冷气攻，心腹疼痛不可忍，宜服。《圣惠方》。

木香　当归　吴茱萸　高良姜各半两　桂心叁分　厚朴壹两

右件药捣筛为散。每服叁钱，以水壹中盏，煎至陆分，去滓，不计时候，稍热服。

高良姜散 治冷气不和，心腹疼痛，或时呕逆，不纳饮食。

高良姜　桂心　白豆蔻各壹两　丁香　芎䓖　当归各半两

右件药捣，粗罗为散。每服叁钱，以水壹中盏，煎陆分，去滓，不计时候热服。

当归散

当归　桂心　☐　附子各壹两　黄耆半两　干姜叁分

右件药捣筛为散。每服叁钱，以水壹中盏，煎至六分，去滓，不计时候，稍热服。

生气汤 治男子妇人一切冷气攻心腹[2]，胁肋胀满刺痛，噫醋吞酸，痰逆呕吐，胸膈痞闷，饮食不美，又治[3]五膈五噎，一切气疾。常服除邪冷，生胃气。《太医局方》。

檀香　丁香各半两　干姜　甘草各贰两　舶上丁香皮壹两　胡椒贰钱半　盐贰两半

右捣碎，用慢火爁令香熟，乘热入瓷器内，密盖覆。候冷，碾罗作细散，密盛贮，勿令泄气味。每服半钱，不计时候，沸汤点。

---

[1] 急心痛不可忍：原"急""可"皆脱，据《杨氏家藏方》卷5"神捷圆"补。
[2] 腹：原脱，据《太平惠民和剂局方》卷3"生气汤"补。
[3] 美又治：原脱，据《太平惠民和剂局方》卷3"生气汤"补。

小肠气

单 方

发灰酒 治小腹切痛，属小肠病。《江阳方》。

元丰中承相王郇公病小腹痛不止，圣旨宣差太医攻治，终是不效。凡药之至热，如硫黄、附子、五夜叉圆，用之不差。驸马张都尉，令取妇人油头发烧作灰，酒服贰钱，即时痛除。

茴香圆 治小肠气。《胡氏方》。

舶上茴香壹☐

右用生姜肆两，好碎并滓汁拌和茴香，罨过壹宿，晒干为细末。次用青盐贰两，别碾入药，酒糊为圆如桐子大。每服叁伍拾圆，盐汤或温酒下，空心食前。郭廷圭知县云：旧苦此疾，岁不下五七发，服药壹料，病根遂除。今已十五年不作。

二神膏[1] 治☐气偏坠。《胡氏方》。

牡蛎 ☐各等☐

右☐味为末，☐涂之立消。

各半散 治小肠气[2]，小便难。《海上方》。

室女发 茴香

右贰味各抄壹钱匕，以无灰酒调，热服，不拘时候，日叁服。

简 要 方

胡桃圆 治小肠气。《杨氏方》。

---

[1] 二神膏：该方原阙字较多，《胡氏方》今无考。
[2] 小肠气：原脱，据《普济方》卷249引《十便良方》各半散补。该书引方更详，云："以室女或妇人退发（烧灰）、茴香（为末）。上二件各抄一钱匕，以无灰热酒调下。如神。"录以备考。

胡桃肉_{汤浸去皮[1]、研如膏}　破故纸　大枣_{煮去皮核，焙，贰味为末}

右件等分拌匀。以蜜和圆如梧桐子大，食前温酒下肆伍拾圆。

蘹香散　治盲肠气，小腹连阴疼痛。《圣惠方》。

蘹香子　苦楝子_{各壹两}　木香　槟榔　青橘皮_{各半两}

上件药捣，细罗为散。每服贰钱，以水壹中盏，入生姜半分，煎至伍分，和滓不计时候热服。

茴香散　治膀胱气痛。

蓬莪术　茴香_炒　金铃子肉[2]　荆三棱_{各壹两}　甘草_{半两}

右细末。每服贰钱，热酒调下。强幼安云：每发痛甚，连日壹贰服，立[3]定。

吴茱萸散　治小肠气，冷气，小腹如刀刺，或绕脐结痛，冷汗出，宜服。《圣惠方》。

芎䓖　干姜　厚朴　甘草_{各半两}　附子_{叁分}　吴茱萸_{壹分}

右件药捣，粗罗为散。每服叁钱，以水壹中盏煎至陆分，去滓，不计时候稍热服。

---

[1] 汤浸去皮：原作"浸□□□"，据《杨氏家藏方》卷10"胡桃散"补改。
[2] 炒金铃子肉：原为阙字，据《普济本事方》卷3"茴香散"补。
[3] 立：原作"一"，据《普济本事方》卷3"茴香散"改。

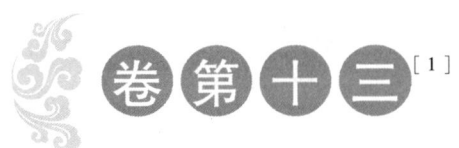

卷第十三[1]

治一切气疾诸方下 积聚　胀满喘促　浮肿水气

积聚膈噎附

单　方

快气圆　治膈气噎，不下饮食。《大衍方》。

陈皮去白，为细末

右件不以多少，用大蒜研细和圆如绿豆大。每服贰拾圆至叁拾圆，温米饮下，食后，日叁服。

酢面圆　主噎方。《必效方》。

以酢煮面糊，啖之则差。此只可壹两日差，欲长久绝者，取溲为圆如弹子大，酢中煮熟于水中泽，却及热则食贰拾圆，神验，不过叁两度则差，大效。

下气方　疗卒食噎食方。《肘后方》。

舂杵头糠，置手巾角以拭齿，立下。

又方　疗卒食噎不下方。《备急方》。

取老牛涎沫如枣核大，置水中饮之，终身不有噎。

破癥散　疗心腹宿癥及卒得癥方。《集验方》。

取雄鸡壹头，饲之两日，饿贰日，以好赤朱砂溲饭，极令朱多，以

---

[1] 卷第十三：从此卷始至卷第十七，以《新编近时十便良方》为底本。

饲鸡，安鸡著板上，取粪，暴燥，末，温清酒服伍分匕，可至方寸匕，日叁。若病困急者，昼夜可陆服，壹鸡少，更饲余鸡取足。

熨癥方 《备急方》。

吴茱萸_{叁升，碎之}

右壹味以酒和煮，热布裹以熨癥上，冷更炒，更番用之，癥移走逐熨，都消乃止也。《肘后方》云，亦可用射冈，伍两茱萸末，以鸡子白和涂癥上。

散癥汤 疗米癥，其疾常欲食米，若不得米，则胸中清水出方。《广济方》。

鸡屎_{壹升}　白术_{伍合}

右贰味合炒，取米焦捣筛为散，用水壹升顿服取尽，少时即虫出癥如研米汁碎。若无癥，即吐白沫淡水，乃憎米不复食之。无所忌禁。

痃癖病源 《圣惠方》　夫痃癖者，本因邪冷之气积聚而生也，痃者，在腹内近脐，左右各有一条筋脉急痛，大者如臂，次者如指，因气而成，如弦之状，名曰痃气也。癖者，侧在两肋之间，有时而僻，故曰癖也。夫痃之与癖，名号虽殊，针石汤圆主疗无别，此皆阴阳不和，经络痞隔，饮食停滞不得宣流，邪冷之气博结不散，故曰痃癖也。

桃人煎方　治痃癖气，心腹疼痛，肌肤瘦弱，面无颜[1]色，及男子元气、妇人血气，并宜服此。《圣惠方》。

桃人_{贰拾枚，汤浸去皮尖双人[2]}

右件药细研如膏，以酒贰斗淘滤取汁，于净铛中以慢火煎成膏。每于食前以暖酒调下壹茶匙。

夫久积癥癖者，因饮、水气壅滞，遇寒热气相搏便成癥癖，在于两肋下，经久不差乃结聚成形段而起。按之乃作水鸣，积有岁年，故云久

---

[1] 颜：原脱，据《圣惠方》卷49"桃人煎方"补。
[2] 桃人贰拾枚汤浸去皮尖双人：原脱，据《圣惠方》卷49"桃人煎方"补。

积癥癖也。治久积癥癖及痃气急痛方，**乌头圆**。

川乌头贰两　川椒壹两

右件药捣罗为末，用鸡子白和圆如麻子大。每服不计时候，以温酒下拾圆。

熨癥癖方《圣惠方》。

吴茱萸壹升　川乌头叁两

右件药捣碎用，错拌，炒令热，分作壹包更番熨之。

治膈气，心胸中气逆，时复疼痛，**枳实散**方。《圣惠方》。

枳实　桂心各壹两

右件药捣细罗为散。每服，不计时候，以热酒调下壹钱。

简　要　方

治伍膈气吐逆，食饮不下，心胸气壅滞，宜服此**丁香煎**方。

丁香贰两半　生姜壹斤，取汁　酒壹中盏

右件药相和令匀，以文火熬成膏。不计时候，以酒调下半匙。

治五噎**立效方**《圣惠方》。

枇杷叶　陈橘皮各壹两　生姜半两

右件药，都以水贰大盏半，煎至壹盏，去滓，不计时温服。

治心下蓄积痞闷，或作痛多噫败卵气，**枳壳散**。《本事方》。

枳壳　白术各半两　香附子壹两　槟榔叁钱

右为细末。每服两钱，米饮调下。日叁服，不拘时候。庞老方。

治气食忧劳思虑，**五噎膈气圆**。《本事方》。

半夏　桔梗各贰两　肉桂　枳壳各壹两半

右细末姜汁糊圆如桐子大，姜汤下叁拾圆，食后临卧服。

生姜橘皮圆　升降滞气，消饮去痰，温中散寒，快膈美食。《杨氏方》。

陈橘皮壹斤　生姜壹斤，薄切　神曲贰两

右为末。面糊圆如梧桐子大。每服伍柒拾圆，米饮熟水下，食后。

无问老幼皆可服。

群　方

积聚病源　夫积者，阴气也，五脏所生；聚者，阳气也，六腑所成。此皆寒温失宜，饮食不节，邪气蕴畜在内，不得宣通，结搏于脏腑之间，故为积聚之病也。

治积聚心腹疼痛，胸膈气滞，四肢无力，不思饮食，**木香散**方。《圣惠方》。

木香　槟榔　诃梨勒皮　青橘皮各半两　白术　人参　桂心各壹分　赤茯苓叁分　厚朴半两

右件药捣细罗为散。每于食前以温酒调下贰钱，生姜枣汤调下亦得。

治积聚，心腹胀满，脐下结硬，宜服**京三棱煎圆**。《圣惠方》。

京三棱贰两　当归　草薢　肉桂　厚朴　陈橘皮　槟榔各壹两　木香　赤茯苓各叁分

右件药捣罗为散，以酒叁升煎壹半药末如膏。后入余药末，和捣叁贰佰杵，圆如梧桐子大。每于食前浸酒下叁拾丸。

七香圆　通中快气。《家藏方》。

丁香　檀香　益智子　甘草各壹两　木香　蓬莪术各半两　香附子壹两半

右柒味，甘草膏圆如鸡头大。非时姜汤嚼下两叁粒。

十膈五噎圆　通膈，神效。《家藏方》。

干姜　川椒　食茱萸如无，以吴茱萸代之　人参　官桂各伍铢　细辛　白术　茯苓　附子各贰铢　橘皮叁铢

右为末。蜜圆如梧桐子大，米饮下或清汤饮下拾伍圆，日再。忌醋物、生桃李、雀肉、猪肉、冷水、生葱等。

胀满喘促

单　方

肉桂散　治吃果实胀满不快。《江阳方》。

右取肉桂末，空心熟水下贰钱匕。

疗卒心腹胀满，又胸胁痛欲死方，**桂心散**。《备急方》。

枳实　桂心

右贰味下筛，以米饮服壹钱匕。忌生葱等。

立效散　疗卒患心腹胀满刺痛方。《救急方》。

生姜大有功，能远行，宜将自随煮汁服良。患久痢虚损，呕逆不下食，见食则吐，取叁两细切，捣绞取汁，微暖点少蜜，顿壹服则下食。大效。

烧盐散　通一切气，尤疗风方。《近效方》。

取盐花，以生麻油和之，以湿布一片急裹，以绳子系，如打墙锤许大，置瓦子上，以炭火四面烧，望之如火色讫，更勿加炭，待火尽冷讫，吹扇去灰，收取盐，捣破。如患心腹胀满，气膈不通，取棋子大含咽之，立差。如煮诃梨勒、槟榔及茶汤，用此盐疗一切病。韦特进用之，极效验。

诃梨勒圆　疗气胀不下食，尤除恶气方。

诃梨勒　青木香

右贰味等分，捣筛融沙糖和，众手壹时捻为圆。随意服之。气甚者，每服八拾圆，日再。稍轻者，每服肆伍拾圆则得。性热者，以生牛乳下。性冷者，酒下。不问食之前后。礼部萧郎中处得此方，自服大效。

治腹内诸气胀满，不下食方，**至效圆**。《圣惠方》。

诃梨勒贰两　木香壹两

右件药捣罗为末。炼蜜和圆如梧桐子大,不计时候,以生姜汤下拾圆。

简 要 方

腹胀之状,上下膨亨,或鼓之有声,喘息不便。由上者不降,下者不升,气痞于中,无所归息,三焦浑乱。若卒然胀满,余无所苦,此由脾胃不调,冷气暴折,客气于中,塞则气收聚,聚则壅遏不通,是以胀满。其脉弦迟,先宜**调中汤**。《指迷方》。

厚朴肆两　枳实叁两　桂壹两

右为粗散。每服伍钱,以水贰盏,煎至壹盏,去滓温服后,宜**宽中圆**。《指迷方》。

橘皮肆两　白术贰两

右为细末。酒糊圆如梧桐子大,食前煎木香汤,下叁拾圆。

疗胸满有气,心腹胀冷,**半夏汤**方。《集事方》。

半夏壹升　桂心肆两　生姜八两

右叁味切,水叁升,煮取贰升,绞去滓。适寒温饮柒合。忌羊肉饧、生葱等。

疗上气,腹内胀满,饮食不消,欲作霍乱及咳嗽,**紫苏子圆**。

紫苏子　橘皮各贰两　高良姜　桂心　人参各壹两

右伍味捣筛,蜜和圆。每服拾伍圆,酒饮任下。若食瓜脍等物,有生熟气,疑似霍乱者,即含枣栗许大,细细咽取汁令消尽,应时立愈。常有此药,永不患霍乱,甚神效也。忌生葱、猪肉、陈臭等物。《近效方》。

青木香圆　疗一切气腹胀满,心痛气冷,食不消方。《必效方》。

青木香　槟榔人各陆分　芍药伍分[1]　大黄拾贰分　枳实炙　诃梨勒皮各伍分　桂心肆分

---

[1]伍分:原脱,据《外台秘要》卷31"《必效》青木香丸"补。

右柒味捣筛。蜜和圆如桐梧子大，饮下拾伍圆。以意增减之。常人令溏利甚效。

治脾气虚，心腹胀满，胸膈不利，少思饮食，宜服此方，**通中散**方。

萝卜子拣子好者伍拾两，炒令熟，捣细，罗，收末壹两，余者有油，别处捣如膏　沉香　白术　草豆蔻各壹分

右件药捣细罗为散。入前萝卜为散[1]，入前萝卜子末及别入白沙糖壹钱半，同研令匀。每服壹钱，抄在口内细嚼后，以米饮下其萝卜膏。别入草豆蔻末壹分，白沙糖叁分拌令匀，每取半枣大，亦细嚼，米饮下，并不计时候服。

治心腹卒胀满，胸膈不利，难下饮食，**枳实散**方。《圣惠方》。

枳实　桂心　诃梨勒各壹两

右件药捣细罗为散。不计时候，煎生姜汤调下壹钱。

治心腹俱冷，卒胀满短气方，**草豆蔻散**。《圣惠方》。

草豆蔻壹两

右捣细罗为散。不计时候，以木瓜生姜汤调下半钱。

群　方

治脾气虚，心腹胀满，不思饮食，体重无力，宜服**人参散**方。

人参　丁香　白术　草豆蔻各壹两　枳实半两　木香半两　甘草壹分

右件药捣粗罗为散。每服叁钱，水壹中盏，入生姜半分、枣叁枚，煎至陆分，去滓，不计时候温服。忌生冷油腻等。

治上气，胸中满塞，不下食，宜服**半夏散**方。《圣惠方》。

半夏　前胡　紫苏子　桂心　陈橘皮　赤茯苓各壹两　甘草半两

右件药捣筛为散。每服伍钱，以水壹大盏，入生姜半分、枣叁枚，煎至伍分，去滓，不拘时候温服。

---

[1] 入前萝卜为散：此6字疑衍。

治腹虚胀及胸满，腹中冷痛，**白术散**方。《圣惠方》。

白术　厚朴　草豆蔻各壹两　半夏　桂心各半两　陈橘皮叁分

右件药捣粗罗为散。每服叁钱，以水壹盏，入生姜半分煎至陆分，去滓，不计时候。

加减理中汤　治脾胃不和，三焦壅滞，胸膈痞满，胁肋胀痛，呕吐恶心，口淡无味，呼吸寒冷，心腹暴痛，饮酒过伤，全不思食。常服生养诸气，大益脾胃。《鸡峰方》。

白术　人参　甘草　干姜各壹两　青皮　陈皮各半两

右为细末。每服壹钱，沸汤点服，不以时。

浮肿水气

单　方

冬瓜圆　治十种[1]水气。《杨氏方》。

大冬瓜壹枚，先于头边切壹盖子，取去中间穰不用，以赤小豆水淘净，填满冬瓜中，再用盖子合[2]了，用竹签签定，以麻线系，纸筋、黄泥通身固济，窨干，用糯米壳破取糠片两大箩，埋冬瓜在内，以火着糠内煨之，候火尽，取出去泥，刮冬瓜令尽，薄切作片子，并豆壹处焙干

右为细末。以煮面糊为圆如梧桐子大。每伍拾圆，煎冬瓜子汤送下，不拘时候，小便利为验。

香薷圆　疗水病，洪肿气胀，不消食方。《崔氏方》。

干香薷伍拾斤，焙用，湿者亦得

右壹味细剉。内釜中，以水淹之，出香薷上数寸，煮使汁浓，去滓清澄之，慢火煎令可圆。服拾伍圆如梧桐子大，日叁，稍加之，以小便利为度也。

---

[1] 种：原作"肿"，据《杨氏家藏方》卷10"冬瓜圆"改。
[2] 合：原作"令"，据《杨氏家藏方》卷10"冬瓜圆"改。

香术圆 疗暴水、风水气水肿，或疮中水，通身皆肿[1]。

干香薷壹斤　白术柒两

右贰味捣术下筛，浓煮香薷，取汁和术为圆。饮服如梧桐子拾圆，如日夜肆伍服，利小便极良。夏取花叶合用。亦佳忌桃李、雀肉、青鱼酢等。

十全汤[2]　疗水气遍身洪肿，百药不愈，待死者方。《千金方》。

大麻子壹石，未入窖不郁悒者为佳　赤生豆壹硕，不得壹粒杂

右贰味取新精者，乃净择，以水淘汰，暴令干。蒸麻子使熟，更暴令干，贮于浮器中。欲服，取伍升麻子，熬令黄香，唯须缓火，勿令焦，捣极细作末。以水伍升搦取汁令尽，净器密贮之。明旦欲服，今夜以小豆壹升净淘，渍之至旦，干滤去水，以新水煮豆[3]，未[4]及好熟即滤出令干，内麻子汁中煮令烂熟为佳，空腹恣意饱食，日叁服。当小小心闷，少时止。伍日后小便数或赤唾黏，口干，不足怪之。服讫常须微行，不得即卧。拾日后，灸村里、绝骨下气。不尔气不泄尽。服药后伍日逆不可下者，取大鲤鱼壹头先死者，去鳞尾翅，以汤脱去滑，净洗，开肚去脏，以上件麻汁[5]和小豆，完煮令极熟，作羹，下葱、豉、橘皮、生姜、紫苏调和，下药食之。始终一切断盐。渴饮麻汁，秋冬暖饮，春夏冷饮。常食不得至饱，止得免饥而已。慎房室、嗔恚、大语高声、酒面油酢、生冷菜茹、一切鱼肉、盐酱五辛。并[6]疗一切气病，服者皆差。凡作，壹月日服之，大良。麻子熟时多收，新瓮贮之施人也。

治水病差后，常服此药永不复发，**麻豆圆**方。《圣惠方》。

大麻人贰两，微研如膏　黑豆叁两，炒熟去皮

---

[1]疗……肿：凡16字，原脱，据《外台秘要》卷20"香薷术丸"补。
[2]十全汤：此方见《千金要方》卷21"水肿第四"，方名"麻豆煎"。
[3]豆：原作"米"，据《千金要方》卷21"麻豆煎"改。
[4]未：原脱，据《千金要方》卷21"麻豆煎"补。
[5]汁：此后原衍"中"字，据《千金要方》卷21"麻豆煎"删。
[6]并：此前原衍"疗十差神验"5字，据《千金要方》卷21"麻豆煎"删。

右件药捣罗为末。蜜和圆如梧桐子大，每日空腹以粥饮下叁拾圆。

葱塌子方 治水气坐卧不得，面身体悉浮肿方。《圣惠方》。

葱白柒斤，和须分作两塌子

右先以炭火烧一处净地令赤，即以葱塌子安在地上，令病人脱袜，以人扶着踏葱上蹲坐，即以被衣围裹，勿透贼风，待汗通、小便出黄水、葱冷即止。小便多即差矣。

治四肢肿满，**大枣汤**。《本事方》。

右白术叁两咬咀。每服半两，水壹盏半、大枣叁枚拍破，同煎到九分，去滓温服，日叁肆服，不拘时候。

治水气，**羌活散**。

羌活 萝卜子各等分

右同炒香熟，去萝卜子不用，末之。温酒调下贰钱，壹日壹服，贰日贰服，叁日叁服，取效。嘉兴簿张昌时传方。

浸脚法 治水肿。

赤小豆壹斗，煮令熟，遂日取汁，浸脚令到膝，仍吃小豆，更勿杂食。

服食法 治水病初得。《至道方》。

右取冬瓜不限多少，任性吃，水渐消矣。

群　方

白术散 若其人久下利之后，卒然身体足胫、面目浮肿，小便反快，切其脉水而虚，此由脾肺虚则不能潮[1]运诸气，脾虚则肌肉空疏地所归[2]，宜白术散。《指迷方》。

橘皮　大腹皮　茯苓　生姜皮各半两　白术壹两

右为细末。米饮调下叁钱。

---

[1] 潮：《普济方》卷212"泄痢门"作"渐"。
[2] 地所归：《普济方》卷212"泄痢门"无此三字。

五皮饮子　治头面四肢浮肿。

大腹皮　生姜皮　桑白皮　茯苓皮　陈橘皮

右等分为粗末。每服叁钱，以水壹盏半，煎至壹盏，去滓取柒分，热服。

正脾散　治大病之后脾气虚弱，中满腹胀，四肢虚浮，状若水气，此药主之。《杨氏方》。

蓬莪术　香附子　茴香　陈橘皮　甘草

右等分为细末。每服贰钱，煎灯心木瓜汤调下。

浮肿病源《圣惠方》　夫肺主于皮毛，肾生于水，肾虚则水妄行，流溢于皮肤，故令身体面目悉肿，按之没指而无汗也，其腹如故不满，亦不渴，四肢重而不恶风脉浮者，名皮水也。

治脾元虚浮肿，**实脾散**。《本事方》。

大附子壹个　草果　干姜各贰两　甘草壹两　大腹子陆个　木瓜壹个，去穰，片切

右用水于沙器内同煮壹半以来，劈开干姜，心内不白为度，不得全令水干，恐近底焦，取出剉，焙，为末。每[1]空心日午用沸汤点服。

茯苓汤　治脾气不实，手足浮肿，小便秘涩，气急喘满。《杨氏方》。

赤茯苓　泽泻　香附子　橘红　大腹皮　干生姜　桑白皮各等分

右件㕮咀。每服伍钱，以水壹盏半，煎至柒分，去滓温服，不拘时候。

服食法　治风水，腹脐俱肿，腰不可转动，宜服此方。《圣惠方》。

赤小豆壹升　桑根白皮叁两，剉　白术　生姜　陈橘皮各叁两　鲤鱼壹斤，去鳞及肠肚，净洗

右件药细剉，以水壹斗都煮令熟，出鱼，量力食之，兼食小豆，勿着盐，便以汁任下之。

---

[1] 每：此后无每服剂量。核《普济本事方》，卷4确有此方，方名同，亦无每服剂量。

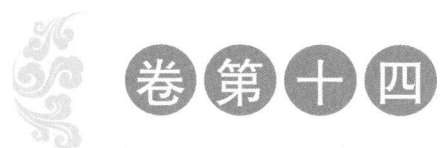

治脾胃等疾诸方上呕吐

脾胃总治咳癔 进食 冷秘 反胃 食伤 泄泻 虚肿 呕吐 吐泻 脾湿 胃热 腹痛 积冷 膨胀

单 方

治胃冷咳癔,气厥不通,**高良姜散**[1]。《圣惠方》。

陈橘皮各壹两

右件药捣粗罗为散。每服贰钱,以水壹小盏,煎至肆分,去滓,不计时候热服。

胡椒汤 治寒气攻胃咳癔方。《圣惠方》。

胡椒叁拾颗 麝香壹钱,细研

右捣破胡椒,入麝香,用酒壹中盏,煎至半盏,稍热服。

《经验后方》治脾胃,食**茴香圆**。

茴香贰两 生姜肆两

右同捣于白净器内,湿纸盖壹宿,次以银石器中文武火炒令黄焦,为末。酒糊圆如梧桐子大。每服拾圆至拾伍圆,茶酒下。

萝附煎 治腹胀有冷,里急或秘方。《鸡峰方》。

---

[1] 高良姜散:疑此方药物不全,或有误。《圣惠方》卷47"治咳癔诸方"有同名方,由"高良姜一两(剉)、干木瓜半两、莲子心半两、菖蒲半两、丁香一分"组成,无"陈皮"。

好附子为细末　萝卜壹个

右先将萝卜剜作瓮子，次将附子末填在内，却用元切盖子盖之，用竹签定，湿纸裹，炭火中煨熟，取附子末出，用刮下萝卜和圆。每服拾圆，米饮下，立效。

麦蘖[1]**散**　治脾胃不进饮食方。《鸡峰方》。

大麦蘖子肆两　甘草半两

右为细末。每服贰钱，以水壹盏，煎至柒分，去滓，温服。

定胃散　治反胃吐逆。《博济方》。

附子壹个，生，去皮脐，切作肆块子

右用生姜半斤，以水壹碗同煮附子，汁尽为度，取附子焙干为末。每服壹钱，冷米饮下。

水沃雪丹　治脾胃虚，腹胀减食，甚者成水气，作水治则即愈。《鸡峰方》。

附子肆两，去皮脐，切作片子　小豆肆升，水壹斗[2]煮令水尽，拣出附子，末之

右以生姜自然汁煮糊，和圆如梧桐子大。每服叁伍拾圆，陈皮汤下。

枣附圆　治诸虚不足，脏腑不调，常服资血气，进饮食。

大附子叁个

右用晋枣伍拾个，煮附子至伍分软，去皮及脐，别用晋枣伍拾个，再煮附软，片切焙干，捣为细末，以枣肉为圆如梧桐子大。每服贰叁拾圆，空心米饮下。

治脾胃虚弱，饮食减少，易伤难化，无力肌瘦，**胶饴圆**[3]。

干姜炮裂为细末

右以白饧，到如樱桃大，以新水浴过，入铫子炭火中煨溶，和姜末如梧桐子大。每服叁拾粒，空心米饮下。

---

[1] 蘖：原作"叶"，据目录改。
[2] 斗：原脱，据《鸡峰普济方》卷8"水泼雪丹"补。
[3] 圆：原作"煎"，据方后制法及《普济方》卷23引《十便良方》"胶饴丸"改。

简 要 方

治脾胃虚冷，岁久不思饮食，或发虚肿，或日渐羸瘦，四肢衰倦，吐利无节，应脾虚候状，皆可服食**椒朴圆**。《江阳方》。

汉椒　厚朴　茴香　青盐

右各贰两，以水贰升煮干焙，捣末。面糊圆如桐子大，每服叁肆拾圆，空心温米饮及盐汤下。病深者日叁服。予中表许君病脾逾年，通身黄肿，不能起，全不嗜食，其甥为本道转使，日遣良医治之都不效，有傅主簿传此方，服拾许日渐安。自尔常服，肌肤充实，嗜饮美食，兼人面色红润，年陆拾余日行数千里，强力如少年。椒朴圆，《博济》及诸方集中多载有加附子者，有加姜桂者，不快健，此方得其精要。与病相当，如神，慎勿增减。凡药之中病处，人多不测，看不上面，自有奇功。多因增益他药，却致不验，此难可以意度也。

四倍圆　壮脾胃，去寒湿，治泄泻，疗吐逆，除心腹痛，美进饮食。《杨氏方》。

人参去芦，壹两　甘草贰两　干姜肆两　白术捌两

右为细末，炼蜜如梧桐子大。空心食前，温米饮下壹佰圆。

厚朴煎圆　补脾健胃，强中逐寒，大去冷痰，兼止吐泻，倍进饮食。《杨氏方》。

厚朴壹斤，紫色厚者，去粗皮，剉如指面大，以生姜半斤和皮作片子，水叁升浸，火熬干，去姜不用　干姜肆两　附子炮，去皮、脐，贰两

右为细末。生姜煮枣肉圆如梧桐子大，每服叁拾圆至伍拾圆，空心米饮下。

治脾胃虚弱不能食，宜服**生姜煎**方。《圣惠方》。

生姜半斤，研取汁　白蜜拾两　人参末，肆两

右件药使银锅子内都搅令匀，以慢火煮成膏。每服不计时候，以热粥饮调下壹茶匙。

胃热饮子　治脾胃壅热，呕哕不下食，心膈烦躁，宜服此方。

糯米半合，水淘，生研　绿豆半合[1]，含水生研　蜜壹合　生姜叁两，研取汁　新汲水伍合

右件药相和研，滤取汁，入蜜调令匀，不计时候，分叁服。

理中圆　理中焦不和，脾胃宿冷，心下虚痞，腹中疼痛，胸嗝逆满，噎塞不通，呕吐冷痰，饮食不下，噫醋吞酸，口苦无味，怠惰嗜卧，全不思食，伤寒时气，恶风不壮热，手足逆冷，遍身疼痛，里寒外热，霍乱吐利，心腹绞痛，手足不和，身热不遏，及肠鸣自利，采谷不化。《太医局方》。

人参　干姜　甘草　白术各壹两

右为末。炼蜜和圆，每两作拾圆，作壹服。食前沸汤煎化温服，分作小圆子服亦得。如大病新差，多唾不止，及新产内霍乱，可服。常服温脾暖胃，消痰逐饮，顺三焦，进饮食，辟风寒湿冷邪气。

治脾受风湿，**朴术圆**。《家藏方》。

厚朴　苍术各壹斤　白茯苓肆两

右叁味为细末。枣肉圆如弹子大，每服壹圆，米饮服下，空心食前。日两服，陆、柒、捌月添作两圆服，以去湿气。如作小圆，亦可每服肆伍拾圆。

六君子汤　治胸膈痞闷，脾寒不嗜食，服燥药不得者，正宜服此。《杨氏方》。

枳壳　陈橘皮　人参　白术　白茯苓　半夏

右各等分为粗末。每服伍钱，以水贰盏，加生姜伍片，同煎至壹盏，去滓温服，不计时候。

丁香平胃散　理一切气，温和脾胃，大进饮食，止腹痛，疗泄泻。《杨氏方》。

厚朴　白术各陆两　甘草　陈橘皮各贰两　缩砂人　丁香各贰两

右件为细末。每服叁大钱，水壹盏、生姜柒片、枣叁枚，同煎至捌分，温服，食前。

---

[1] 半合：原脱，据《圣惠方》卷5 "治脾胃壅热呕哕诸方" 补。此方原无名方，后为明代《普济方》所引仍无方名。"胃热饮子" 似为本书作者郭氏所加。

健脾人参圆 治脾胃久虚，饮食全减。《鸡峰方》。

钟乳粉贰两 人参 石斛各叁分 大麦蘖 干生姜 陈橘皮各半两

右为细末。水煮面糊和圆如梧桐子大，每服贰拾圆，空心米饮下。

附子理中圆 治脾胃冷弱，心腹绞痛，呕吐下痢，霍乱转筋，虚冷微汗，手足厥寒，心下逆满，腹中雷鸣，呕哕不止，饮食不进，一切沉寒痼冷。《鸡峰方》。

人参 白术 干姜 甘草 附子[1]各等分

右为细末。炼蜜和圆如弹子大，每服壹圆，以清水大半盏化破，煎至柒分，食前热服。

厚朴煎 治脾胃虚，积冷，腹胁刺痛，饮食进退，大便秘泄。《鸡峰方》。

厚朴肆两 陈橘皮叁两 干姜贰两 附子叁两

右为细末。枣肉和圆如梧桐子大，每服叁拾圆，空心米饮下。

老人、虚人平时多腹胀，心下痞，有妨饮食，或刺痛泄痢，气痞滞，宜服**温中厚朴汤**方。《家用方》。

厚朴去皮，细剉 甘草细剉 生姜洗切 青州枣切，以上各等分

右贰味杵令得所，方入生姜、枣，再杵令匀，匀相入取出以火焙至浥浥，入锅釜内慢火炒至紫色，杵罗为细末。每服壹大钱，生姜少许沸汤点，空肚服，以知为度。气味殊美，兼复愈疾不易为也。

群　方

进食散 治脾元虚冷不思食，及久病之人脾虚全不食者，尽宜贰服，便顿思食。《江阳方》。

青橘皮 陈橘皮各壹分 州乌头壹个 甘草壹两 草豆蔻叁个 良姜壹分 肉桂壹分 诃子伍个

右为散子，每壹钱，生姜壹片，水壹中盏，煎柒分，空心服。泸州李潜方。潜名医也，予目见其在真州治贾使君之女，已五十余日病脾，

---

[1] 子：原脱，据《鸡峰普济方》卷八"附子理中圆"补。

多呕吐，都不进食，久医绝无验。潜投此药壹服，遂食蒸饼半个，明日百味皆思。潜云：此药进食极神速。予疑此药大热。潜云：不然，用之叁拾年，无不效者。

扶老理中散 并作圆，长服亦得。疗羸老冷气，恶心，食饮不化，腹中虚满，拘急短气，及霍乱呕逆，四肢厥冷，心烦气闷，流汗，悉主之方。《小品方》。

人参 甘草各伍两 干姜 麦子各陆两 白术 附子 茯苓各叁两

右柒味作散。临病煮，取叁合，白汤饮和方寸匕。壹服不效，又服。常将蜜圆酒服如梧桐子大，贰拾圆亦可。

治脾胃壅热，呕吐，烦渴不止，宜服**茅香散**方。《圣惠方》。

茅香花 麦门冬 赤茯苓 枇杷叶各叁分 芦椒根壹两 甘草半两

右件药捣筛为散。每服叁钱，以水壹中盏，入生姜半分、竹茹壹分、粳米伍拾粒，煎至陆分，去滓，不计时候温服。

中和圆 治脾胃不和，寒气积聚，饮食减少，肢体倦怠。《鸡峰方》。

良姜肆两 乌梅肉 白茯苓 甘草 苍术各壹两 干姜 神曲 小麦蘖各半两 茴香壹两半

右为细末。炼蜜和圆如弹子大。每服非时，以米汤嚼下壹粒。

运脾散《家藏方》。

缩砂 吴术 人参 藿香 肉果 丁香曲各壹两 甘草半两

右件为细末。非时以橘皮汤点之。

通中健胃消食，和脾胃，化痰涎，止逆，不思饮食，**厚朴建中汤**。

好厚朴贰两 半夏壹两 京枣贰两，去核 甘草壹两半 丁香兰两 生姜切，焙干，壹两半

右件药咬咀，搅匀。每服贰钱，生姜壹小块拍破、枣壹枚、水壹盏半，煎至柒分，去滓温服，不计时。

开胃养气进食，**七珍散**。《本事方》。

人参 白术 黄耆 山药 白茯苓 粟米微炒 甘草各壹两

右为细末。每服贰钱，水壹盏，姜、枣同煎至柒分，如大故不思饮

食，加白扁豆壹两蒸用，名八珍散。予制此方，温平不热，每有伤寒、疟疾、中暑得差之后，用此以调脾胃，日叁肆服。拾日外饮食倍常。

养脾圆 治脾胃虚冷，心腹绞痛，胸膈满闷，胁肋虚胀，呕逆恶心，噫气吞酸，少气下痢，腹满身重，四肢不举，肠鸣食泄，食不消化，肢体倦怠，不思饮食。《太医局方》。

干姜 缩砂人各肆两 大麦蘖 甘草 茯苓 人参各贰两 白术壹两

右为细末。蜜和圆，每两作捌圆。每服壹圆，细嚼，生姜汤下，非时。

四妙健脾散 进食极妙。《家藏方》。

苍术肆两，麸炒 干姜肆两，灰炒 甘草伍两，半沙炒 乌头陆两，以江水浸柒日，取出片切，以盐肆两炒干，或先切片之，以江水浸两日，炒黄赤为度，再同取出合诸药。

或先切片之，以江水浸两日，同姜[1]炒黄赤为度，再取出合诸药。

右为细末，入盐点啖，非时。

人参豆蔻散 治本虚气弱，中满脏闷，不思饮食。《杨氏方》。

白豆蔻半两 缩砂 人参 白术 甘草各壹两 川姜肆两 山药贰两 绵黄耆叁分

右为细末。每服贰钱，水壹盏、盐壹捻、姜贰片、枣贰枚，煎至陆分，去滓或和滓通口服，入盐点亦得。不计时候。

呕吐

单 方

半夏圆 治久吐不止。《江阳方》。

半夏壹两 干姜半两

右为末。白面糊圆桐子大，非时陈橘皮汤下。

---

[1]同姜：原脱，据《普济方》卷25引《十便良方》"四妙健脾散"补。

的奇丹 治一切吐逆，不问虚实冷热，霍乱翻胃并皆治之。

生硫黄壹两　水银捌钱

右件贰味研匀，入无油铫内炒，以柳木匕子不住搅匀，更以柳枝蘸冷醋频频洒，候如铁色，结成青金块方成，刮下再研如粉，以粽子尖叁枚，醋少许研开，稀稠得所，成膏和圆，每两作贰拾圆，朱砂为衣。每服壹圆，煎丁香汤磨下，食前热服。

《备急》疗吐逆水米不下，**干姜甘草汤**方。

干姜贰分　甘草壹分

右贰味切，以水贰合煎至壹合，去滓顿服。少间，与粥则不呕。

治反胃病吐后令永差，**赤石脂圆**方。《圣惠方》。

赤石脂壹斤，好腻无砂者

右捣罗研，以蜜和圆如梧桐子大。每日空腹以生姜汤下拾圆，加至贰拾圆。一云，水飞圆如绿豆大，令干，以布揩令光净，复津吞拾圆。仍以巴豆壹枚去皮，勿令破，津吞之后服药。

二力士圆 治反胃吐逆方。《圣惠方》。

硫黄　白矾各壹两

右贰味于铫子炼过，入朱砂壹分，同研和，面糊和圆如小豆大，不计时候，以生姜汤下伍圆。

一物汤 治卒吐逆，粥饮入口即吐，困弱无力。《至道方》。

人参贰两，拍破

右以水壹大盏，煎取肆合，顿热服。兼以人参汁煮粥啖，立愈。徐郎中患反胃，诸方不差，只服参而愈。

附子散 《斗门方》治翻胃，用附子壹两最大者，坐于砖上，四面着火逼淬，入生姜自然汁中，又依前火逼干，复淬之，约用生姜汁可尽半碗许，捣罗为末，用粟米饮下，不过叁两服即差。

简 要 方

枣合圆 治脾胃虚冷，干哕恶心，呕吐涎沫，全不思食，十膈五噎并皆治之。《阳氏方》。

丁香半两　半夏曲壹两　胡椒　干姜　木香各贰钱

右为细末。生姜汁浸蒸饼为圆，每壹两作拾伍圆。服壹圆，用大枣壹枚，去核入药在内，用湿纸裹煨令香熟，去纸细嚼，温生姜汤送下，食前。

白术煎　治反胃病吐后补方。

白术伍两，罗为末　生姜伍斤，捣碎，取汁伍升入酒壹升

右件药汁下白术，以温火煎去半，入白蜜贰合、酥贰两更煎如稀饧，泻于银器中凝定。每日空腹以清酒调下半匙，服之壹月，百病除愈。

食后多吐，欲作翻胃，**白术散**。《本事方》。

泽泻　白术　茯苓各等分

右细捣为末。每服壹钱，白汤调，温服。

玉蕊圆　治胃虚，因吐生风。《鸡峰方》。

白圆子　金液丹各伍拾圆

右为细末，煮面糊圆如梧桐子大。每服叁拾圆，空心米饮下。

健[1]**脾散**　治脾胃不和，心腹疼痛，呕逆恶心。《杨氏方》。

陈橘皮柒两　高良姜伍两　干姜叁两　甘草壹两

右件为细末。每服贰钱，水壹盏、生姜叁片、枣贰枚，同煎至捌分，热服，不拘时候。

大半夏汤　治反胃不受食，食已即吐。《鸡峰方》。

半夏叁升，重拾伍两　人参贰两　白蜜壹升，重拾两　泉水贰斗　生姜叁两

右为细末，和水蜜扬之贰叁佰下，煮取壹升半分，肆服，不以时。

定胃散　治翻胃。《胡氏方》。

右将糯米壹撮、胡椒贰拾肆粒、木香壹块剉同炒，以糯米熟为度，并为细末。每服壹钱半，热汤点服，立效。

---

[1] 健：原作"建"，据《杨氏家藏方》卷6"健脾散"改。

群 方

附子丁香散 治翻胃，恶心吐逆，脏腑泄泻等疾。《胡氏方》。

附子壹两　丁香　白术　干姜　肉豆蔻各半两　甘草贰钱

右㕮咀。每服叁钱，以水贰盏、生姜伍片，煎至陆分，空心食前，去滓温服。

香银圆 治一切吐逆，粥药不下者。《杨氏方》。

藿香叶壹两　丁香大者陆拾枚　草豆蔻人大者肆枚　附子炮去皮、脐，取末　生硫黄　水银各壹钱

右先将硫黄、水银贰味同研后，碾诸药为细末，和匀。煮枣肉为圆，每壹两作拾伍圆。每服壹圆至贰圆，煎生姜枣汤化下，不拘时候。

厚朴圆 治脾虚受湿，湿胜则濡泻，故肠鸣夜起，四肢浮肿，多困少力。《杨氏方》。

厚朴壹斤　生姜半斤，净洗切片　大枣壹佰枚　附子柒钱者[1]肆枚，炮，去皮、脐，每枚[2]切作肆片　人参　诃子　白术　白茯苓　肉豆蔻　木香以上陆味各贰两

右将前肆味于银石器中，以水壹斗慢火熬干，取枣去皮核，肆物一起捣如泥。将人参等六[3]味作细末和匀。入少面糊同搜和，杵千下，圆如梧桐子大。每服伍拾圆，米饮送下，食前。

健脾圆 治脾胃久虚，心腹疼痛，胁肋胀满，脏腑溏泄，停饮不消，恶心呕逆，咳嗽上气，干哕涎沫，口苦无味，肢体羸困，不思食。易氏方。

丁香　甘草各半两　肉豆蔻　细辛　附子　吴茱萸　肉桂　干姜各壹两　厚朴贰两

右件为细末。煮粟米饭为圆如梧桐子大，每服伍拾圆，米饮送下，

---

[1] 者：原脱，据《杨氏家藏方》卷6"厚朴圆"补。
[2] 枚：原脱，据《杨氏家藏方》卷6"厚朴圆"补。
[3] 六：原作"四"，据《杨氏家藏方》卷6"厚朴圆"改。

空心食前。

胃爱散　治脾久虚，中焦气滞壅上，或有冷涎上潮，呕恶，或有胸腹疼痛，不思饮食。《胡氏方》。

丁香_{壹分}　人参_{壹两}　白术　茯苓　甘草_{各壹分}　肉豆蔻_{叁个}　黄耆　干姜_{各半两}

右白米贰盏同破，为细末。每服贰大钱，水壹盏，入生姜壹片，同煎至柒分，通口服。如脏腑不和，加丁香拾肆粒、石莲心柒粒，同煎柒分，通口温服，空心食前。

平胃圆　治吐食翻胃，暑气烦燥不食，小儿呕吐，泄泻黄色，杀疳虫，美饮食。《杨氏方》。

平胃散壹两，加硫黄、硝石各半两，醋糊为圆如梧桐子大。每服贰拾圆，橘皮汤下。小儿壹岁伍粒，橘皮汤化下。

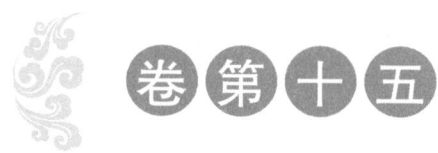

治脾胃等疾诸方中 泄泻 痼冷 霍乱

泄泻

单 方

朴附圆 治脾胃气弱及下冷，不思食，泄泻方。《鸡峰方》。

厚朴贰两　附子壹两，各剉如皂子

右以生姜陆两取汁，于银石器内贮之，重汤熬尽姜汁，取出焙干为细末，用神曲法，酒煮面糊和圆如梧桐子大。每服叁伍圆，空心热米饮下。

治肾泄，**五味子散**。《本事方》。

五味子贰两　吴茱萸半两

右贰味同炒香熟为度，末之。每服贰钱，陈米饮下。顷年有一亲识，每五更初欲晓时必溏痢一次，如是数月。有人云此名肾泄，肾感阴气而然，得此方，服之而愈。

朱砂圆 治大人小儿暴下水泻及积痢。《杨氏方》。

杏人贰拾粒，汤浸去皮、尖　巴豆贰拾粒，去心膜油令尽

右件研细。蒸枣肉为圆如芥子大，朱砂为衣。每服壹圆，倒流水下，食前。

三神圆 治清浊不分，泄泻注下，或小便赤白，昼夜频并。

草豆蔻叁枚，去皮、籽，壹枚生用，壹枚炮熟，壹枚烧作灰

右件为细末。醋煮面糊为圆如萝卜子大，大人每服伍圆，小儿叁圆。水泻，倒流水送下；赤痢，甘草汤下；白痢，干姜汤下；赤白痢，干姜甘草汤下。并食前。

附子赤石脂圆 治老人、虚人阳虚胃寒，洞泄不禁。《杨氏方》。

附子贰两半　赤石脂壹两半

右件拌匀，醋煮面糊为圆如梧桐子大。每服伍拾圆，温米饮下，食前。

枣附圆 治脾气虚弱，大肠冷滑，脏腑泄泻，米谷不化，饮食无味，乏力短气，常服益脾壮气。《杨氏方》。

附子柒钱已上者，秤拾两，不去皮，同大枣贰升于银石器内用水浸，火同煮，药上常令有两指许水，面水耗则旋添热汤，煮一日，取出附子，每个切作叁片，再同枣一处又煮半日，取附子削去皮，薄切片，焙干为末。别煮枣肉，烂研和圆如梧桐子大。每服伍拾圆，渐加至壹佰圆，空心米饮下。

肉豆蔻散 治脾虚泄泻，肠鸣不食。《杨氏方》。

肉豆蔻壹枚，剜小窍子，入乳香叁小块在内

右以面裹煨[1]，面熟为度，去面，碾为细末。每服壹半钱，米饮调下[2]。

简　要　方

猪肝散 治久泻方。《琴心方[3]》。

白术　白芍药　白芷各半两　桔梗壹分

右为细末。以猪肝肆两片，切如食法，入少盐和之，不用油。取药先和壹半于铫内，先煿过，次用木炭火上炙干；再傅末，作两叁次。食之止泄最妙。

---

[1] 煨：原脱，据《杨氏家藏方》卷7"肉豆蔻散"补。
[2] 米饮调下：原脱，据《杨氏家藏方》卷7"肉豆蔻散"补。
[3] 琴心方：即卷前"古今方论总目"所提到的《琴心居士方》，未见载于古今书目。

健脾散 治胃虚泄，老人脏泄尤效。《江阳方》。

乌头叁分　厚朴　甘草　干姜各壹分

右为散。每服壹钱，水叁合、生姜贰片煎至贰合，热服。予家常贮此药，治脾极验。

若暴下如水，或青或白，脐腹撮痛，手足逆冷，脉细欲绝，渐渐短气，此由寒冷之气暴伤于阳，阳气凑下，为阴所辟，气不禁固。阳复则生，不复则死，宜**姜附汤**。《指迷》。

干姜叁两　甘草　附子各壹两

右为粗散。每服伍钱，以水贰盏煎至壹盏，去滓温服。

又宜**金液丹**方见"丹药门[1]"。

灸气海法[2]

服前药若不止者，灸气海壹佰壮，穴在脐下壹寸伍分。《指迷方》。

梅枣汤 治水泻不止。《海上方》。

枣子拾个大者　樱粟壳壹两　乌梅拾个

右剉为粗末。每服贰钱，以水壹盏，煎至柒分，去滓温服，不拘时候。

玉粉丹 治肠胃虚寒，下利清谷，或便纯白，肠滑不禁，少气羸困，全不思食。《杨氏方》。

伏火硫黄伏火硫黄伍两，水飞去砂石秤，研为末，用坩合子盛，以水和赤石脂，封口，盐泥固济，晒干。地[3]内先埋壹小罐子，盛水令满，置合子在上，用泥固济，慢火养柒日柒夜，候足加顶火壹煅。候冷，取研为细末，秤贰两入药用　白龙骨　钟乳粉　附子　白石脂以上肆味各贰钱半

右件并细，研匀，汤浸蒸饼圆如梧桐子大。空心食前，米饮送下伍拾圆，次以温粥压之。

姜附圆 逐寒，温脾胃，止泄泻。《杨氏方》。

---

[1] 丹药门：本书"丹药"在卷第三六。
[2] 灸气海法：原脱，据目录补。
[3] 地：原作"肚"，据《杨氏家藏方》卷七"玉粉丹"改。

附子_{叁枚，重柒钱者}　白术_{肆两}　干姜_{贰两}

右为细末，面糊丸如梧桐子大。每服叁拾丸，温米饮下。

钟乳石圆　治脏寒腹痛，下利不禁。《杨氏方》。

成炼钟乳粉　硫黄_{各半两}　阳起石_{别研}　白矾_{各壹分}

右件为细末，煮面糊丸如小豆大。每服拾圆，粟米饮下，空心食前。

干姜圆　治脾胃冷气，大肠滑泄不禁，腹中常冷，饮食不能化者。

干姜_{壹两}　川乌头　胡椒　赤石脂_{各半两}

右为细末，水煮面糊为丸如梧桐子大。空心米饮下贰拾丸。

治泻不止，**木瓜煎圆**。《家藏方》。

以大木瓜壹枚，切盖去子，入艾叶壹两、椒子肆拾玖个，盖定签之，入土鈛[1]内，以醋好者一处煮干，去艾并椒，研木瓜为糊，用和干姜_炮、附子_炮等分为末，丸如梧桐子大。每服柒拾丸，姜、附末不拘多少。

群　方

治气，**七宝丹**。《十全方》。

附子　当归　陈橘皮　干姜_{各壹两}　吴茱萸　厚朴　胡椒_{各半两}　舶上硫黄_{壹分，为细末}

右件药柒味细剉，以慢火暖过，捣罗为末，与硫黄末同拌和，一处煎米醋，和作两剂，却以白面半斤和令得所，亦分作两剂，用裹药，如烧饼法用文武火煨，令面熟为度，去却面，于臼中捣叁佰下，圆如梧桐子大。如患诸般泻痢，以米汤下贰拾圆，空心日午服。如患气痛及宿食不消，以姜盐汤下贰拾圆，并无所忌。此方如神比圣，其效无及此药。如久患泻痢诸药疗不差者，服此无不差。若老人及脾胃泄滑，大宜服

---

[1] 土鈛：鈛，shèng，铁锈。土鈛，意不可解。《普济方》卷208引《十便良方》"木瓜煎丸"作"瓷器"。故此土鈛，可能为"土锅"之误。供参考。

此药。

人参圆 治泻无比。《家藏方》。

米斗皮_{肆两,去子,蜜炒} 人参_{柒钱} 木香_{叁钱} 甘草_{肆钱} 黄橘皮_{半两} 诃子_{肆个} 藿香_{叁钱}

右件为细末,炼蜜为圆如弹子大。每服壹粒,细嚼,煎艾汤下。每两作拾圆,云将后伍件同入在内,亦佳。立春后芒种前加白术半两,立夏后秋分前加白芍药、茯苓各叁分,立秋后加缩砂半两。如瘀血、吐血、下血加当归半两。

治泻,**斗肛圆**。《家藏方》。

木瓜 厚朴 诃肉 艾叶 苍术 赤石脂_{各壹两} 茯苓_{贰两} 附子_{半两}

右为末,饭圆如梧桐子大。非时米饮下伍拾圆。

诃梨勒圆 治脾胃虚损,泄泻不止,脐腹疠痛。《杨氏方》。

肉豆蔻 草豆蔻 诃梨勒 赤石脂_{各贰两} 高良姜 干姜_{各叁两,已上贰姜用好醋壹升同煮醋尽,晒干,入别味}

右件药为细末,粳米饭圆如梧桐子大。每服伍拾圆,米饭送下,食前。

白术圆 治泄泻呕吐,脾胃不和,痰多气逆。《海上方》。

白术 半夏曲 干姜 人参_{各贰两} 丁香_{半两} 高良姜_{油炒,半两} 木香_{壹两}

右件为细末,生姜汁煮面糊圆如梧桐子大。每服伍拾圆,温米饮下,食前。

木香散 治脾胃久虚,泄泻不止,全不进食,脐腹作痛,虚阳上冲,口中生疮,及妇人产后虚冷,下泄冷痢,悉皆治之。

木香 破故纸 高良姜_{各壹两} 缩砂人 厚朴_{各柒钱半} 赤芍药 陈橘皮 肉桂 白术_{各半两} 胡椒 吴茱萸_{各壹分} 肉豆蔻_{肆枚} 槟榔_{壹枚}

右件为细末。每服叁钱,用㺚猪肝肆两,去筋膜,批为薄片,重重掺药。银石器内入浆水壹碗,醋壹茶脚盖覆,煮肝熟;入盐壹钱,葱白叁茎，细切，生姜壹弹子大，同煮水欲尽，放温，空心为壹服。初服微泻，不妨。此是逐下冷气，少时自止。

煨肝散 治脏腑久虚，挟寒滑泄，全不入食，口生白疮。《杨氏方》。

川椒　茴香　缩砂人　丁香　木香　肉豆蔻各半两　附子　白术已上贰味各壹两，入生姜肆两，用醋煮拾数沸，焙干

右件为细末。每服叁钱，用猪肝或羊肝贰两，切作片子批开，掺药末在内，更用好纸叁两重裹，慢[1]火煨。候肝熟取出，细嚼，温酒送下，不拘时候，日叁服。

厚肠圆 治元气虚寒，下痢不止，里急后重，脐腹疞痛。《王氏方》。

钟乳粉贰两　宣黄连　人参　白术　诃子　肉豆蔻　厚朴　白茯苓　茴香　阿胶各壹两

右件药为细末，入钟乳粉同研匀，汤浸蒸饼为丸如梧桐子大。每服壹佰丸，糯米饮下，空心服。

痼冷

单　方

治冲冷气吃噫，**小陈皮汤**。《大衍方》。

陈皮壹两　生姜贰两

右贰味切，用水叁盏，煎贰盏，去滓，分贰服，温服。下咽即愈。

救阳汤 治阳微阴胜，风寒侵袭，真气暴衰，形寒脉结，神识不明，心胸痰满，呕逆清涎，头目昏眩，不觉倦卧，自汗不止，饮食不入，下痢频，并脐腹疼痛，支体困倦，并主之。

川乌头　干姜各肆两，捣碎，同炒转

右为粗末。每服叁钱，以水叁盏，煎至壹盏，去滓，食前温服。寒

---

[1] 慢：此前原衍"在"字，据《杨氏家藏方》卷7"煨肝散"删。

多，加良姜贰两；汗多，加牡蛎壹两；痰多，加附子贰两；风，加防风壹两；支节疼，加桂壹两。

二气丹 治虚冷。《鸡峰方》。

硫黄　水银

右等分，慢火结砂子，糊和绿豆大，丁香汤下伍柒丸。

治脾胃气虚弱，呕逆不能饮食，宜服**草豆蔻拨刀**方。《圣惠方》。

草豆蔻壹枚　高良姜半两　生姜汁半合

右件药前贰味细剉和匀，以水壹中盏，煮取贰合。并生姜汁、溲白面肆两为拨刀，以羊肉藿汁内煮令熟，空腹食之。

治脾胃气虚弱，不能食，宜服**生姜煎**方。《圣惠方》。

生姜半斤，研取汁　白蜜拾两　人参末肆两

右件药用银锅子内都搅令匀，以慢火熬成煎。每服不计时候，以热粥饮调壹匙。

简　要　方

正气丹 治阴寒内盛，元脏不足，阳气暴脱，下焦伤竭，手足厥逆，战栗背寒，腰膝冷重，脐腹疼痛，大便滑泄，小便频数，行步息短，色泽枯悴，呕逆喘急，咳逆自汗，霍乱转筋，寒疝及伤寒阴盛，脉微欲绝。温固精气，大益脾胃。《千金方》。

硫黄　附子　干姜　桂各等分

右为细末，水煮面糊为丸如梧桐子大。每服叁拾圆，食前热米饮下。

洞阳丹 补真气，去风冷，通血脉。《千金方》。

附子　天雄　乌头各壹两

右叁味调为末，入钟乳粉壹分，同研匀。酒糊和丸如梧桐子大，朱砂为衣。每服叁两圆，空心温酒下。

钟乳石圆 治脏寒腹痛，下利不禁。《杨氏方》。

成炼钟乳粉半两　硫黄半两，别研　白矾火烧，壹分　阳起石壹分，别研右件为细末,煮面糊为圆如小豆大。每服陆拾圆,粟米饮下,空心食前。

艾硫圆 去邪养正,补真益脾。治髓冷血虚,腰疼脚弱,及伤冷,心腹疼痛,霍乱吐利,自汗气急,下元久虚,小便频数,妇人冲任不足,月水愆期,腹胁刺痛,崩漏带下,全不思食,兼治伤寒阴证,手足厥冷,脉微自汗。《杨氏方》。

熟艾拾两,用糯米壹升[1]煎成粥,浇在艾上,用手拌令匀,于日中晒干 干姜拾两 生硫黄 附子各贰两

右为细末,面糊圆如梧桐子大。每服叁拾圆或伍拾圆,温米饮下,食前。

火轮散 正阳固气,峻补下经,治脏寒滑泄,状如倾注,下痢赤白脓,昼夜无度,脐腹疼痛,呕逆,肠鸣虚滑,夜起,全不入食,手足厥冷,面色青白,渐致气劣,虚汗不绝。《鸡峰方》。

附子两个 肉豆蔻壹两 干姜贰分

上为细末,每服壹钱,食前米饮调下。

小钟乳圆 治虚冷。《鸡峰方》。

钟乳粉柒钱 硫黄末叁钱 干山药壹钱

右为细末,用枣肉和圆如梧桐子大。每服柒捌圆至拾圆,空心米饮或酒下。

群　方

养正金丹 治中下寒冷,进饮食,暖脾胃。张会伯方。《鸡峰方》。

硫黄去砂,别研 大附子 干姜 丁香 桂 厚朴 半夏 肉豆蔻各贰两

右为细末,酒煮面糊为圆如桐子大,朱砂为衣。每服贰叁拾圆,加至柒捌拾圆,空心米饮下。老人服之尤佳。

---

[1]升:原作"处",据《杨氏家藏方》卷9"艾硫圆"改。

黑锡丹 治上实下虚,真元衰惫,阳气耗损,阴气独盛,上喘气促,泄泻呕逆,自汗心忡,小便频数。一切虚寒并皆主治。

黑锡_{肆两},新铫中以火镕开,用香匙拨去汤滓,入硫黄半两,同炒遍,取出煅为细末,秤贰两;别入硫黄末贰两,贰味和入铫中,炼成汁,取下铫;候冷,再见火,如此叁次;候冷,研为细末　舶上茴香　附子　木香　川楝子肉　破故纸　肉豆蔻[1]

右为细末。却将黑锡末一处和匀,酒煮面糊为丸如梧桐子大。每服伍拾圆,病势重加至佰丸,宜食前温米饮送下。服毕以少干物压之。

外炙膏 治一切虚寒,下痢赤白,或时腹痛,肠滑[2]不禁。《杨氏方》。

木香　附子　蛇床子　吴茱萸　胡椒　川乌头_{各贰钱}

右件为细末。每用药末叁钱、白面贰钱,生姜自然汁打作糊,摊[3]在纸上,当脐上贴之,衣物盖定,用熨斗盛文武火熨之,痢止为度。

山茱萸汤 东沙刘先生溉固足经,益阳火,五[4]抱肚法。《鸡峰方》。

山茱萸　吴茱萸_{各肆两}　胡椒_{贰两}　大川乌头_{壹两}　蛇床子_{生,贰两}　高良姜_{生,壹两}

已上陆味为粗末,以好酒拌匀,不可太湿,裹壹伏时,慢火炒令干,不得有烟,取出放冷。

牡蛎_{拾两}　干姜　香白芷　浮萍草_{阴干,各贰两}

右拾味为粗末。每[5]用水贰斗以来,秤药壹两,煎伍柒沸,去滓,盛盆内,以气薰足,候通手淋洗,如冷再暖亦得。凡淋浴了,着袜卧为佳。若小浴尤佳。若欲坐汤中,须用水伍斗、药末贰两半,煎拾余沸,

---

[1] 肉豆蔻:此及此前6味均无剂量。明代《普济方》卷220载"黑锡丹"与此同,无出处,后6味"各一两"。录之备考。
[2] 滑:原作"消",据《杨氏家藏方》卷9"外炙膏"改。
[3] 摊:原作"推",据《杨氏家藏方》卷9"外炙膏"改。
[4] 五:《鸡峰普济方》卷9"山茱萸汤"作"玉"。
[5] 每:原作"再",据《鸡峰普济方》卷9"山茱萸汤"改。

通手乃可坐之，如冷再暖之，以手淋肾腧一带，愈妙。淋了便须就寝，勿得见风。伍柒日壹淋，效不欲具述。若卧觉腰膝微汗出，尤奇。须饱食可浴。

厚朴煎 治脾胃久积冷气，不思饮食，三焦不调，中脏虚乏，开胃进食。《鸡峰方》。

厚朴 附子炮,各贰两 陈皮 诃子 干姜 桂 茯苓 甘草各壹两

右为细末，炼蜜和圆如梧桐子大。每服叁拾圆，如大段膈气进不得，以水酒共壹盏煎药末贰钱，和滓下叁拾丸。枣肉和圆尤佳。

霍乱

单 方

一味姜汤 疗霍乱心腹胀痛，烦满短气，未得吐下方。《肘后方》。

生姜或干姜壹小升

右壹味㕮咀，以水伍升煮叁沸，顿服，若不即愈，可更作，无新药煮滓亦得。

一味盐汤 《千金方》霍乱，蛊毒，宿食，心腹痛气，鬼气方。

极咸盐汤叁升壹味，霍乱，心腹暴痛，宿食不消，积冷满者，热饮壹升，以指刺口令吐宿食使尽，不尽更刺。吐讫复饮，叁吐乃[1]住静止，此法大胜。谙药俗人以为田舍浅近法，鄙而不用，守死而已，凡有此证即须先用之。

《广济》**治转筋方**

取故绵，多取酽醋，甑中蒸及热用，裹病人脚，冷更易，勿停，差止。

又方 《肘后》治转筋入腹中，如转者方。

---

[1] 乃：原脱，据《千金要方》卷20"霍乱第六"无名方补。

取鸡屎白壹方寸匕、水陆合，煮叁沸，温顿服，勿令病者知。

又方 《千金》治霍乱转筋入腹，不可奈何方。

极咸作盐汤于槽中，暖渍之则差。

吐少利多方 治冷气相攻，霍乱少吐多利，腹痛如刀刺，宜服此方。《圣惠方》。

母生姜壹片，大如手者，以炭火烧令皮色黑

右熟碎捶，以新汲水壹大盏浸之，良久渐渐服之。

干霍乱方 治干霍乱不吐不利，胸膈烦渴，心腹胀痛，宜服此方。《圣惠方》。

盐　乱发灰各贰钱

右件药以水壹中盏，煎盐至陆分，放温，调发灰顿服，良久再服之。

扶危汤 治霍乱困笃，不识人方。《圣惠方》。

右将鸡苏叁两剉，以水壹大盏半煎，去滓温服。

冰壶散 治霍乱吐泻不止。《鸡峰方》。

右使高良姜壹两，生剉为细末。每服贰钱，以水壹中盏，煎至壹半，去滓，于水内沉极冷，频服立定。

救死盐汤 唐柳州纂，救三死，治霍乱盐汤方。云：元和十一年十月得干霍乱，上不可吐下不可利，出冷汗三大斗许，气即绝。河南房伟传此汤，入口即吐，绝气复通。其法用盐壹大匙熬令黄，童子小便壹升，贰物温和服之，少顷吐下即愈。

简　要　方

和中圆 治霍乱吐泻，心腹疼痛。《江阳方》。

高良姜贰两　白术壹两　官桂半两　甘草壹分

右为末，炼蜜圆如弹子大。非时浓煎姜橘皮汤下壹粒。

若心下闷乱，呕吐不止，卧起不安，手足躁扰，水浆不下，此由冷热失和，邪正相干，清浊不分，阴阳错乱，喜冷者因热，恶冷者因寒，名曰霍乱。寒者，其脉弦大，宜**理中汤**。《指迷方》。

白术　人参　干姜　甘草各等分

右为粗散。每服伍钱。以水贰盏，煎至壹盏，去滓温服。

又宜**半硫圆**。《指迷方》。

半夏叁两　硫黄贰两

右贰味为细末，生姜面糊和丸如梧桐子大。每服叁拾丸，饮下。

仲景《伤寒论》：既吐且痢而大汗出，小便复利，或下利清谷，里寒外热，脉微欲绝，或发热恶寒，四肢拘急，手足厥逆者，**四逆汤**主之方。

甘草贰两，炙　大附子贰两，生，削去皮，破陆片　干姜叁两，强人可至肆两

右叁味以水叁升，煮取壹升贰合，去滓，温分贰服。其脉即出，愈。若面色赤者，加葱玖茎；若腹中痛者，去葱白加芍药贰两；若呕者，加生姜贰两；若咽痛者，去芍药加桔梗壹两；若利止脉不出者，去桔梗加人参贰两。病皆与方相应乃合。服之若吐利止，身疼痛不休者，消息和其外。《伤寒论》中又有疗诸发热霍乱者，审取之。忌海藻、菘菜、猪肉。

霍乱病源　夫湿霍乱者，多吐痢也。干霍乱者，冷气博于胃，饮食不消，但腹满烦乱，绞痛短气，其肠胃先挟实，故不吐痢，名为干霍乱也。

救急疗霍乱，无问干湿冷热等，**木香汤**方。

青木香长叁寸　高良姜叁两　草豆蔻子贰枚

右叁味㕮咀。以水壹大升，煮取半升，顿服之，则定。

治霍乱，水利不止，吐不下食，兼烦渴，**草豆蔻散**方。《圣惠方》。

草豆蔻半两　黄连壹两　丁香半两

右件药捣筛为散。每叁钱，以水壹中盏，入黑豆伍拾粒、生姜拾分，煎至陆分，去滓，不计时候温服。

定呕汤　治霍乱吐少呕多者，宜服此方。《圣惠方》。

附子　干姜各壹两　半夏贰两

右件药捣粗罗为散。每服叁钱，以水壹中盏，入粳米伍拾粒、枣贰枚，煎陆分，去滓，不计时候温服之。

治干霍乱不止，不利，宿食不消，烦乱腹痛，**木香散**方。《圣惠方》。

木香　草豆蔻各壹两　高良姜贰两

右件药捣筛为散。每服叁钱，以水壹中盏入生姜半分、枣叁枚煎至陆分，去滓，不计时候温服。

良姜汤　治脾胃伤冷，心腹大痛，霍乱吐泻。《鸡峰方》。

厚朴　良姜　桂各等分

右细末。每服叁钱，水壹盏，煎至陆分，去滓温服，不以时。

丁香散　治霍乱。《鸡峰方》。

丁香　藿香各壹两　人参半两

右细末。每服壹钱，以水半盏，煎伍沸，更入奶汁少许，去滓，稍热细呷频服。量儿大小加减。

群　方

若热者，其脉疾数，宜**小藿香散**。《指迷方》。

丁香　枇杷叶　干姜　赤茯苓　藿香叶　甘草等分

右为末。每服叁钱，以水壹盏，煎至柒分，去滓温服。

若不止者，宜**青金散**方。与上项方为一副当方，故载于此。《指迷方》。

硫黄　水银等分

右贰味同研，不见水银为度。生姜汁调少许，温米饮下。

《必效》**理中散**　治霍乱及转筋吐痢不止方。《外台秘要方》。

青木香陆分　桂心　厚朴　炙甘草　炙白术各捌分　干姜拾分　附子陆分

右为散。饮服两钱匕，如人行伍陆里不定，更服壹钱匕，差止。忌海藻、菘菜、生葱、猪肉、桃李、雀肉等。

《范汪》**理中加二味汤**　疗霍乱胸满，腹痛吐下方。

人参　干姜　甘草　白术各叁两　当归　芍药各贰两

右陆味㕮咀。每服半两，以水贰大盏，煎至壹中盏，日叁，甚良。忌海藻、菘菜、桃李、雀肉等。

丁香散　治霍乱吐痢不止，宜服丁香散方。《圣惠方》。

丁香　桂心　白术各半两　诃梨勒　厚朴　高良姜　附子各叁分　木瓜干者　陈橘皮各壹两

右件药捣细罗为散。不计时，以粥饮调下贰钱。

附子散　治冷霍乱，虚烦，吐泻转筋，冷汗出，腹中痛，附子散方。

附子　草豆蔻　陈橘皮　木瓜干者，各壹两　人参　厚朴各叁分　甘草　当归　干姜　桂心各半两

右件药捣筛为散。每服叁钱，以水壹中盏，煎陆分，去滓，不计时候温服。

扶阳散　治霍乱烦闷欲死方。《圣惠方》。

鸡屎白半合，微炒　胡椒叁拾粒　高良姜　桂心各半两　木瓜　麦门冬各壹两

右件药捣筛为散。每服叁钱，以水壹中盏，煎至陆分，去滓，不计时候温服。

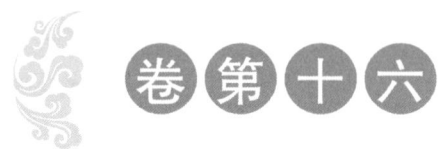

治脾胃等疾诸方下 疟 痢 消食

疟方

单　方

疟说二道附　《素问》言"夏伤于暑，秋必痎疟"，之为害大矣。方其寒，大火不能灼其热；及其热，水雪不能致其寒。苦人之重其于酷吏之疟，民故名之为疟，虽医不能治其已。

然夫疟之有寒热，即天地之旱涝也。方其热则不知寒，及其寒则不知热，阴阳之伏也。先寒后热者，邪气搏阴之所致也。邪气搏阴，寒邪用事，阳气潜伏，天也之秋冬也。先热后寒者，邪气搏阳之所致也。邪气搏阳，热邪用事，阴气潜伏，天地之春夏也。寒极而热，寒往则暑来也。阳气初来，阴邪尚壮，阴遂侵阳，故热甚而头痛，阴阳之相争也。往者屈也，则寒邪之热渐衰；来者伸也，则真阳之气愈盛。阴气既寒则热作而不寒，阳气转盛则热极而先汗。如天地之间，夏秋之月，天地之将雨，必先郁蒸暄燠，然后雨方大降，此盛阳之气击搏于阴，阴气消散化而为雨，疟之汗作下，其亦如此。阳气初盛，阴气散矣，阴气既散疟即除矣。经曰，人身如天地，其谓是也。《卫生方》。

独附汤　治脾疟久不差。《大衍方》。

大附子陆钱者，熟火灰炮裂，入盐水内渍，如此柒遍，别以盐水洗过，去皮、脐，切片子，焙干，碾罗为末。每服叁钱，以水壹盏半、大枣伍个、生姜拾片，慢火煎柒分，空心服，少时以温粥压下。累得效。

牛膝酒 治久疟。《江阳方》。

葛雅川治老疟不断，切牛膝壹握，酒叁升浸之，接续饮，令酒气不断。

猪胆膏 治脾胃虚弱遂作疟疾，寒多热少。凡寒发于胆，以猪胆引高良姜、干姜入胆，去寒燥脾胃。贰姜热，猪胆冷，阴阳相制，所以作效。仍治秋深寒疟。《杨氏方》。

干姜壹两　高良姜壹两，切块，油炒

右为细末。分作肆服，每服用猰猪胆汁调成膏，以好酒半盏热调匀，发时服。或以胆汁和圆，焙干，酒下肆拾伍圆，亦佳。

灸法 疗瘴疟服药后。《外台秘要方》。

灸大椎叁肆拾壮无不断。若先寒者将欲寒，预前以炭灰安床下，令背暖，炙鳖甲末壹方寸匕，暖酒和服。至发时，令得叁服，被覆。过时不发，此是阳氏法。此欲寒时，但以火灸其背，亦乃即差者。纵发亦轻，效验。

《千金方》**疗疟又灸法**

灸上星及大椎大椎穴在背，从第壹上节陷中是也。至发时令满佰壮，艾炷如黍粒，俗人不解，取穴务大炷。

蒜丹 治寒疟，手足鼓颤，心寒面青，宜用此方。《圣惠方》。

独颗蒜壹枚　黄丹半两

右件药相和，伍月伍日午时同捣壹千枚，圆如黑豆大米，发时以茶下。

治疟疾久不差，气体羸弱，**七枣汤**。《鸡峰方》。

右大乌头壹个端正者，煻灰火中炮柒遍，不得焦了，去皮脐，碎切如米粒大，以大枣柒个、水壹大碗、生姜柒片、葱白柒寸，慢火同煎至半碗，未发前先啖煮药枣柒个，然后温服。

先寒而后热者名之为寒疟，故寒而不热；面色黑者名为厥疟，先寒而后热；热少寒多，面黄腹痛，名之为脾疟。此大候，并宜服此七枣汤[1]。

长兴[2]贾耘老方，东坡累试，早晨壹服，晚更不发，病源稍异，莫服**乌头圆**。《卫生方》。

草乌头削去皮，沸汤汤泡拾肆度，度度以盏盖之，薄切焙干为末。稀糊圆梧桐子大，枣叁个、姜拾片、葱叁枝，煎汤服伍拾粒，仍啖枣令尽，如人行五里，别加再服，用此二十年，只一服差。乌头蛀损，瘦薄者不堪使。

简 要 方

三味汤 治脾疟。《大衍方》。

厚朴叁方寸　草果叁个　甘草叁寸

右叁味㕮咀。以生姜贰两切作片子，水壹大碗，未发前作两服盏[3]。

蒜圆子 治寒多热少。《江阳方》。

良姜　厚朴　附子各叁钱

右为细末，大蒜圆。于发日绝早，煎乌梅汤下，均作叁服，早食前令服尽。

五苓饮子 治疟疾发作，谵言妄语，如惑鬼神，或时大叫。《江阳方》。

泽泻壹两　赤茯苓　猪苓　白术各半两　官桂壹分

右为饮子。才服，小便清，狂言息。

草果饮子 治疟神妙。《胡氏方》。

草果子壹两，煨半两，生半两　肉豆蔻半两，壹半面裹煨，壹半生用　厚朴贰钱半，去皮秤，用湿纸煨壹半，生用壹半　甘草贰钱半，壹半湿纸煨，壹半生　生姜贰钱半，壹半湿纸煨，壹半生

---

[1]汤：原作"丹"。据上文方名改。
[2]长兴：原作"大"，据《苏沈良方》卷3"七枣汤"方后注改。
[3]两服盏：疑为"两盏服"之误。

右伍味㕮咀。每服叁大钱，姜叁片、枣伍个，煎至壹中盏，去滓。临发日，平旦日未出进壹服，临发更进壹服，留两服，滓并煎，发过后更㕮。任自饮食，惟忌生冷、油腻、鱼腥、鸡鹅之属半月。

天雄圆[1]　治疟无问新久，发作无时，神验方。《圣惠方》。

天雄一两，炮裂，去皮脐　黄丹一两，炒令紫色　人参一两，去芦头

右件药捣罗为末。炼蜜和捣佰杵，圆如梧桐子大。发日平旦以粥饮下贰拾圆，临发时又服贰拾圆。过发时，即暖[2]食将息。

大效**五丁饮子**　治疟发作重者。《海上方》。

肉豆蔻伍个，每个切作伍块　生姜切如皂子大，作贰拾伍块　京枣伍个，每个分作伍块　半夏贰拾伍个　甘草伍寸，每寸作伍块

右通作壹佰贰拾伍块，于未发前壹日，至晚作壹剂，水两大碗炼至壹碗余，滓再炼两番，衮作叁服，夜间露于中庭，至四鼓暖过，热㕮壹服，再于曙色分时，㕮壹服，次至天晓，㕮些粥食，若稍空时更㕮壹服。便去睡，极效。

药馄饨　《卫生方》。

良姜　吴茱萸　胡椒各壹分

右为细末。猪脾壹条剉作臊，加伍味炒之，壹半衮[3]药，壹半不衮。并作馄饨，有药者以墨点之，遇者吞下，无药者嚼下。亦壹服效。

群　方

大安散　治久疟不差，不拘寒热多少。《大衍方》。

鳖甲壹枚，重贰两，好醋煮壹时辰，令裙烂自脱，取出净洗，别以醋煮为粗米，取半两净者　大草果伍枚，连皮　大半夏伍枚　生姜伍块，如大拇指大，连皮用　甘草伍寸，炙　大枣伍枚，去核

---

[1] 天雄圆：原脱方组及剂量，据《圣惠方》卷52 "治疟发作无时诸方" 之无名方补。原方主治症与方后服法与此均同。
[2] 暖：原作 "前去"，据《圣惠方》卷52 "治疟发作无时诸方" 之无名方改。
[3] 衮：gǔn，意与 "滚" 同。后同不注。

右陆味同捣烂，刮作壹服。以无字白纸数重裹之，水湿透，入糖灰火内煨令香熟，取出。以水伍盏煎至壹盏，须隔夜，壹更时煎至中夜方至壹盏，去滓，再以水贰盏煎至壹盏，连前者和匀，分贰服。每发日，五更时暖服壹盏，至欲发时再暖服壹盏。轻者当日便止，重再壹发止。

治脾寒如疟发，寒热无时，**五兽饮子**。《大衍方》。

草豆蔻柒个，和皮细剉用　厚朴半两，去皮，剉　乌梅拾个，连核去人，剉　甘草剉，壹分　人参壹分，剉　大枣拾枚，连核剉　肥生姜壹分，连皮切　橘皮柒个全者，洗净剉

右细剉[1]了，拌匀，分作伍股。先以盐水蘸湿纸裹药，煨令熟，第壹服用壹裹，水壹碗煎壹盏，温服；第贰服用贰裹并前滓，以水贰碗煎壹大盏，温服；第叁服用贰裹并前滓，以水叁碗煎壹碗，作两服，并空心食前。

草果饮子　治寒热往来，烦渴头痛，或但寒但热。

草果人肆枚　人参拾钱　半夏拾叁枚，中段者　甘草半钱　大枣叁枚　乌梅叁枚　生姜叁寸大，壹块

右件㕮咀，用水壹大碗煎至半碗，去滓温服，食前。

草果饮子　治脾寒疟疾。《太医局方》。

草果　川芎　白芷　紫苏叶　良姜　甘草　青橘皮

右等分，为粗末。每服贰大钱，水壹盏，煎至柒分，去滓服。余滓两剂并煎作壹服，当发日连进叁服，无不效者。

香朴补虚汤　治伤寒伤冷，或夏秋疟疾，不过叁两服见效，大益脾胃，老幼皆可服。《鸡峰方》。

厚朴　苍术各拾分　茴香　附子　干姜　陈橘皮各伍分　甘草叁分

右为细末。每服贰钱，以水壹盏、生姜叁片、枣壹个，同煎至捌分，温服，空心。生姜盐煎不以时候服亦可。

治一切疟，**草豆蔻散**。《卫生方》。

---

[1] 细剉：原作"事持"，据《普济方》卷197引《大衍方》"五兽饮子"改。

草豆蔻　当归　杏子　厚朴　术　麻黄　猪苓　吴茱萸　甘草各壹两

右为饮子。分壹半，面裹炮之，炮了仍衮。每剂柒铢，姜叁铢同炼。寒时热吃，热时放冷吃。

痢

单　方

治痢，**连萸圆**。《胡氏方》。

黄连　吴茱萸各贰两

右如常法拣洗焙干，黄连剉如寸断，同一处炒，俟香熟分为贰，各用醋糊为圆如梧桐子大若小儿则如绿豆大。患赤痢则服黄连，白痢则服茱萸，赤白则并服之。赤先白后则先黄连而后茱萸，赤多白少则贰分黄连、壹分茱萸，反是亦如之。每服伍柒拾粒至佰粒，服之以愈为度。陈米饮下。大率茱萸治白，黄连治赤也。黄连，用鹰爪者。

乌犀圆　治脏毒下血不止。《王氏方》。

淡豉　大蒜各等分

右件壹处捣令和匀，可圆即圆如桐子大。每服盐汤下叁肆拾圆。久患血痢亦宜服之。

鹿角散　治七八十老人患积痢不断，兼不能饮食方。《张文仲方》。

上党人参肆分　鹿角去上皮，取白处作末，炒令黄，秤贰分

右贰味捣筛为散，平旦以粥清服方寸匕，日再。

治热痢诸治不差，**乌梅圆**。《圣惠方》。

乌梅肉壹两　黄连贰两

右件药捣粗罗为末，炼蜜圆如梧桐子大。每服，不计时候，以粥饮下贰拾圆。

又方车前汤

右捣车前子叶，绞取汁壹中盏，入蜜壹合，同煎壹两沸，分温

贰服。

羊肝散　治休息痢，羸瘦，宜服此方。《圣惠方》。

缩砂壹两　肉豆蔻半两

右件药捣罗为末。用羊肝半具细切拌药，以湿纸叁伍重裹，上更以面裹，用慢火烧令熟。去焦面并纸，入软饭研，圆如梧桐子大。每于食前，以粥饮下叁拾圆。

诃梨勒散　治休息痢，肠滑，宜服此方。《圣惠方》。

诃梨勒皮叁两　粟叁合

右件药相和，以慢火炒，以粟黄为度，捣细罗为散。不计时候，以粥饮调下叁钱。

冷痢论《千金方》。

论曰：旧治痢于贵胜用健脾圆多效，今治积久冷痢，先以温脾汤下讫，后以健脾圆补之，未有不效者。贫家难以克办，亦无可将息也。健脾圆方在群方。

温脾汤　治积久冷热赤白痢者方。《千金方》。

大黄　桂心各叁两　附子　干姜　人参各贰两

右伍味㕮咀。取叁钱，以水壹盏，煮取柒分，服。

桃花圆　治肠胃虚弱，冷气乘之，及脐[1]腹绞痛，里急后重，下痢纯白，或冷热相搏，赤白相杂，肠滑[2]不禁，日夜无度。《太医局方》。

赤石脂　干姜各等分

右为末，水煮面糊为圆如梧桐子大。每服叁拾圆，空心温粟米饮吞下。

艾姜圆　治脾胃湿冷，下痢脓血，腹中疼痛。《鸡峰方》。

大艾叶肆两　干姜壹两，炮

右为细末，醋煮面糊和圆如梧桐子大。每服叁伍拾圆，空心米饮下。兼治妇人经血不止。

---

[1] 脐：原作"早"，据《太平惠民和剂局方》卷6"桃花圆"改。
[2] 滑：原作"消"，据《太平惠民和剂局方》卷6"桃花圆"改。

云母散 治赤白痢积年不差。《千金方》。

云母粉

右以饮调服方寸匕，两服止，见神效。

《刘禹锡传信方》治气痢，**巴石圆**。

白矾

右以壹大斤，以炭灰净地烧令汁尽，则其色如雪，谓之巴石。取壹大两细研，治以熟猪肝作圆，空腹饮下圆数，随气方加减，水牛肝更佳。如素食人，蒸饼圆之亦通。或云白矾中青黑者名巴石。

观音散 孙尚药治丈夫妇人小儿痢，木香壹块，方壹寸，黄连半两，上件药贰味用水半升同煎干，去黄连，只薄切木香，焙干为末。叁服，第壹橘皮汤，第贰陈米饮，第叁甘草汤调下此方。李景纯传一妇人患痢将死，梦中观音受此方，服之遂愈。

独姜圆《肘后方》。

切干姜如小豆大，饮服陆柒拾枚，日贰夜壹服，痢色青为寒，自服得效。

简 要 方

阿胶圆 治赤白痢。《大衍方》。

干姜壹分，烧灰存性　当归　白芍药　白茯苓　木香各半两

右为细末，醋打阿胶糊为圆，如梧桐子大。每服叁拾粒，浓煎黄连、艾叶、粳米作汤，并服数服，立效。

黄连圆 治热痢，通血气。《江阳方》。

黄连陆两　干姜　当归　阿胶各叁两

右捣罗，以叁年米醋煮胶令消，和药，众手[1]捻圆如梧桐子大。每以米饮下叁拾圆，日再服。亦疗产妇下痢不止者，服之甚验。忌生冷、黏腻。

---

[1]众手：指多人一起捻丸，快速完成，以免凝结难丸。

不换金散　治痢。《胡氏方》。

新罂粟壳壹两，白痢炙，赤痢蜜涂炙，赤白痢半炙蜜炙　陈橘皮半两，不去穰，白痢炙，赤痢焙赤，白痢半炙半焙　甘草壹钱，白痢炙，赤痢生使，赤白痢半炙半生

右为细末。每服叁钱，用百沸汤调，去滓热服。如赤痢血多，用乌梅壹个入药，立效。

六物汤　治痢，腹痛难忍。《胡氏方》。

右用肆物汤，多着胶、艾煎，甚效。

二香圆　治冷痢久不差，诸药不能治者。《杨氏方》。

肉豆蔻　丁香　木香　干姜各[1]等分

右件一处用白面裹定，慢火煨令面熟为度，取出，去面不用。同为末，煮面糊为圆如梧桐子大。食前温米饮下[2]叁拾圆。

茯苓圆　廪丘公疗下痢三十年方。《外台秘要方》。

茯苓　干姜　黄连各等分

右叁味捣筛为散，蜜圆如梧桐子，饮服之。壹日拾圆，渐增至佰圆。若痢剧者，加龙骨、附子炮，还令分等，壹服拾圆渐增之，以知为度。忌猪肉、冷水、醋物等。

治赤白痢，腹中疼痛，时作寒热，**阿胶散**方。《圣惠方》。

阿胶　甘草　黄连　当归各半两　附子壹两

右件药捣筛为散。每服叁钱，以水壹中盏，煎至伍分，去滓，不计时候，稍热服。

当归散　治血痢，百方无效，不问远近，宜服此方。《圣惠方》。

附子　败龟烧存性　干姜各半两

右为末，醋糊圆如梧桐子大。饮下叁拾圆。有血去附子。

附子散（脱）

干姜散（脱）

---

[1]各：原脱，据《杨氏家藏方》卷7"二香圆"补。
[2]下：原脱，据《杨氏家藏方》卷7"二香圆"补。

三神汤（脱）

朱砂圆（脱）

驻车圆（脱）

群　方

狗头骨圆（脱）

梅胶圆　治泻痢。《胡氏方》。

黄连_{肆两}　乌梅_{贰两}　诃子_{贰两}　阿胶　茯苓　当归_{各壹两}

右为细末，汤浸蒸饼糊圆。每服叁拾圆至肆拾圆。泄泻，米饮下；赤痢，甘草汤下；白痢，干姜汤下。

至圣活命丹　文仲、华佗治老小下痢，柴立[1]不能食，食不化，入口即出，命在旦夕，久痢神验方。

黄连末_{半鸡子壳许}　乱发灰_{准上}　醇苦酒_{准上}　蜜_{准上}　白腊_{方寸匕}　鸡子黄_{壹枚}

右陆味于铜器中炭火上，先内苦酒、蜜、蜡、鸡子黄搅调，乃内黄连末、发灰，又搅煎，视可抟，出为圆。久困者，壹日壹夜尽之可；可者，贰日尽之。

治白痢腹痛不止，**当归散**方。《圣惠方》。

当归　阿胶　干姜　白术　赤芍药　附子_{各壹两}　乌梅肉_{贰两}　甘草_{半两}　厚朴_{壹两半}

右件药捣筛为散。每服肆钱，以水壹中盏，煎至陆分，去滓，不计时候，稍热服。

治久冷痢，大肠滑泄，吃食不消，腹胁疼痛，**附子圆**方。《圣惠方》。

附子　当归　白术　厚朴_{各壹两}　龙骨　干姜_{各叁分}　桂心_{半两}　白矾_{贰两}

右件药捣罗为末，炼蜜和捣叁贰佰杵，圆如梧桐子大。不计时候，

---

[1] 柴立：指严重消瘦。

以粥饮下叁拾圆。

健脾圆 治虚劳羸瘦，身体重，脾胃冷，饮食不消，雷鸣腹胀，泄痢不止方。

钟乳粉_{叁两} 赤石脂 好曲 大麦蘖 当归 黄连 人参 细辛 龙骨 干姜 茯苓 石斛 桂心_{各贰两} 附子_{壹两} 蜀椒_{陆两}

右拾伍味末之，白蜜圆如梧桐子。酒服拾圆，日叁，加至叁拾圆。弱者饮服。此方通治男女。《集验》无细辛、龙骨。

阿胶煎 常用极效方，疗冷痢。《肘后方》。

曲末 干姜末_{各陆两} 当归 术_{各叁两} 厚朴 人参 阿胶_{各贰两} 甘草_{壹两半}

右件捣筛。以水壹大升煮胶令消，煎取半，和药圆之如小豆，曝干。壹服取陆柒拾圆，微以水湿，以干面拌匀，令着面上，厚薄匀调，先煮壹升汤令极沸，下药即将出，赴抄取及暖吞之，日叁，夜壹服，效则止之。

曲蘖圆 治赤白痢久不差者。《杨氏方》。

神曲_{贰两半} 大麦蘖_{叁两半} 乌梅肉 干姜 黄连 肉桂_{去粗皮} 粳米_{各贰两} 附子 当归 吴茱萸_{各壹两} 川椒_{叁分}

右件为细末，煮粟米糊为圆如梧桐子大。每服伍拾圆，米饮下，不拘时候。

内灸圆 治肠胃虚寒，里急后重，痢下赤白，脐腹疼痛。《杨氏方》。

高良姜_{肆两，切成片子，水贰碗慢火煮，水尽为度} 肉桂 当归 茴香 干姜 肉豆蔻_{各贰两} 半夏_{壹两半} 附子_{壹两}

右件为细末，面糊为圆如梧桐子大。每服伍拾圆，温酒送下，空心食前。

坚肠圆 治一切痢疾，不问赤白脓血，并主之。

黄连_{半两} 龙骨 赤石脂 厚朴_{各叁分} 乌梅肉_{壹两} 甘草_{壹分} 阿胶_{贰钱}

右件为细末，用汤浸蒸饼圆如梧桐子大。每服伍拾圆，米饮送下，食前。

五奇汤　治久患痢疾，不问赤白，皆治之。

诃子两枚，壹枚生用，壹枚用面裹，煨香熟，去面不用　木香壹块如大枣大　肉豆蔻两枚，壹枚生用，壹枚面裹煨香，去面不用　甘草壹寸如指面大，炮令赤色　草豆蔻两枚，壹枚生用，壹枚面裹煨，去面不用

右件为细末。每服贰钱，米饮调下，不拘时候。

消食

单　方

青空汤　伤酒食饱满。《江阳方》。

青橘皮壹两

右汤浸去穰，入盐肆铢，炒为末。熟汤下贰钱。

类攻散[1]　所食不消方。《集验方》。

取其余类烧作末，酒服方寸匕，便吐去宿食即差。《张文仲》《备急》同，陆光禄说有人食桃不消化作病，时无桃，就林间得槁桃子烧服之，登时吐，病即差。

香曲散　疗食饱烦闷，但欲卧而腹痛方。《深师方》。

曲熟令香

右壹味捣为末，服方寸匕。大麦蘖亦佳。

快膈汤　治膈下冷气，及酒食饱满。《至道方》。

青橘皮肆两　盐壹两，先用盐壹分，汤浸橘皮壹宿，滤出

右以盐叁分都拌匀，候良久，铫子微炒焦，杵末。每服壹钱半，加细茶半钱，煎放温服。

陷坚汤　治食狗肉不消，心腹坚胀，忽发热妄语。《至道方》。

---

[1]散：此后原有"丹"字，据目录删。

杏人壹升，去皮尖，以水叁升煎，去滓取汁，为叁服，下肉为度。

治脾胃虚弱，饮食减少，易伤难化，无力肌瘦，**胶饴煎**。《鸡峰方》。

干姜 为细末

右以白饧剉如樱桃大，以新水浴过，入铁铫子，灰火中煨令溶，和姜末如梧桐子大。每服叁拾粒，空心米饮下。

荞汁圆 治酒食所伤并嗽。

杏人 柒个 巴豆 壹个，去皮壳 朱砂 少许

右件一处研成膏，圆如黄米大。每服叁伍圆，淡荞汁下，临卧服。小儿壹圆。如酒积，温酒下。

简 要 方

进饮食，快中脘，**术曲圆**。《胡氏方》。

神曲 肆两 大麦蘖 贰两 橘红 白术 各壹两 白豆蔻人 半两

右为细末，浸蒸饼心为圆如梧桐子大。每服叁伍拾圆，不拘时候，浓煎人参汤下，日进叁肆服。

治饮酒过度，呕逆不止，心腹胀满，宜服**草豆蔻散**方。《圣惠方》。

草豆蔻 拾枚 高良姜 青橘皮 各叁分 人参 壹两半 白茯苓 贰两

右件药捣筛为散。每服叁钱，以水壹中盏，入生姜半分，煎至陆分，去滓点少盐搅匀，不计时候服之。

神曲补中圆 治脾胃虚寒，饮食迟化，胸膈痞闷，腹胁胀满，口苦无味，恶心咽酸，倦怠嗜卧，滑泄下痢。《杨氏方》。

神曲 伍两 干姜 川椒 各叁两

右件同为细末。别用神曲末叁两，煮糊和圆如梧桐子大。每服伍拾圆，温米饮下，食前。

缩砂圆 温中散滞，消饮食，治胸膈噎闷，心腹冷疼，大能暖化生冷果食，夏月不可缺。《杨氏方》。

天南星 汤浸洗柒遍，焙干秤 高良姜 各肆分 缩砂人 壹两

右为细末，生姜自然汁煮面为圆如梧桐子大。每服伍拾圆至壹佰

圆，生姜汤下，不拘时候。

健脾汤 调中养气，消化宿谷。《杨氏方》。

生姜壹斤，切片，青盐叁两用拌壹宿，焙干　草豆蔻　大麦蘖　陈橘皮各贰两　甘草壹两

右为细末。每服壹钱，白汤调下，空心。

曲蘖圆 治脾胃虚弱，久不能食，心腹胀痛，食少多伤，呕逆恶心，噫寒痞闷，口淡无味，舌干咽噪，津液减耗，烦渴喜饮，食已则吐，肠鸣食泄，常服温脾暖胃，消谷进食。《鸡峰方》。

小麦蘖　神曲各叁两　乌梅　干姜各壹两

右为细末，蜜和圆如弹子大。每服壹圆，细嚼，米饮下，不以时。一方有甘草半两。

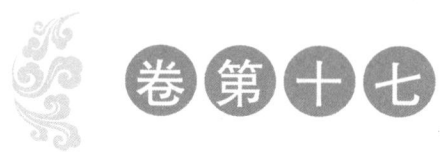

补虚损等疾诸方上 心、肝、肺附[1]

补益总治 肝肾　壮阳　升降　虚热　补精　涩精　止悸　肾冷　虚羸　脚弱　足冷　驻颜　明目

单　方

鲁直服菟丝子法《江阳方》。

菟丝子择净，不拘多少，先入臼，如舂谷。然后簸去粗稗，净用水淘五七遍，去浮者并底下砂土，控干，浸酒，夏五日，冬十日。取出焙，上于大碾中碾罗为细末，取生山药去皮磨为膏，酒煮为糊和圆如梧桐子大。每服伍拾圆至柒捌拾圆，无所忌。李周侍郎服此得效，年七十六如四五十人，朝中最健。服此后若觉小壅，当以少菊末如汤服之。但岁久令人思欲，切谨守之。

东坡服茯苓方《江阳方》。

茯苓自是仙上药，但其中有赤筋若不能去，服久不利人眼或使人眼小。削去皮，斫为方寸块，银石器中清水煮似酥软，解散为度，入细布袋中以冷水摆如作葛粉状，沉取粉而筋脉留袋中，弃去不用。其粉以蜜和湿香状，蒸过食之尤佳。又加胡麻，但取纯黑脂麻玖曝，入水烂研，滤取白汁，银石器中熬，如作杏酪汤。更入去皮核者，枣肉烂研，与茯

---

[1] 附：原脱，据目录补。

苓粉搜和为圆，服之尤妙。

二味香茸圆　补虚壮阳。《鸡峰方》。

右先将鹿茸为细末后，入麝香同拌匀，以山药贰两酒煮为糊，和圆如梧桐子大。每服叁拾圆，空心米饮下。

治脾肾虚弱，全不进食，**二神圆**。《本事方》。

破故纸_{肆两}　肉豆蔻_{贰两}

右为细末，用大肥枣肆拾玖个、生姜肆两切片同煮，枣烂去姜，取枣剥去皮核，用肉研为膏，入药和杵圆如梧桐子大。每服叁拾圆，盐汤下。有人全不进食，服补脾药皆不验，予授此方，服之顿能食。此病不可全作脾虚，盖肾气怯弱、真元衰劣自是不能消化饮食。譬如鼎釜之中置诸米谷，下无火力，虽终日米不熟，其何能化。黄鲁直尝记服菟丝子，净淘酒浸曝干，日抄数匙以酒下，拾日外饮啖如汤沃雪，亦如此理也。

治虚劳腰脚无力，久服令人强健，**麋角圆**。

麋角_{镑为屑，入酥少许，慢火炒令黄色，秤伍两}　附子_{炮半两}

右为细末，酒煮面糊为圆如梧桐子大。每服伍拾粒，空心温酒下。

服附子法《大衍方》。

虚人合服附子，欲其不借燥，以沉香、乌药磨水令浓者，以附子切片，约重叁钱，和生姜贰钱重，用此水壹盏半煎至柒分，空心食前温服。乌药、沉香须各自磨，欲知其浓淡，可无乌药，不可无沉香。

交感丹　升降水火，令气血不偏胜。《家藏方》。

菟丝子_{肆两}　茯神_{肆两茯苓亦可}

右为末，以好酒煮面为稀糊，圆如梧桐子大。不计时以酒或汤下伍拾圆。

黄耆四一散　治虚中有热，咳嗽脓血，口苦咽干，不可服凉药者。《删繁方》。

好黄耆_{肆两}　甘草_{壹两}

右为末，不拘时，如茶点服或入羹粥中亦可。

苍术圆 乌髭发，驻颜色，壮筋骨，明耳目，除风气，润肌肤，久服令人轻健。《经验方》。

右以苍术不拘多少，用米泔水浸叁两日，逐日换水，候满日，取出刮去黑皮，切作片子暴干，用慢火炒令黄色，细捣末。每壹斤末，用蒸过茯苓半斤，炼蜜圆如梧桐子大。空心或临卧温熟水下拾伍圆。别用术末陆两、甘草末壹两，拌和匀，作汤点之，下术圆妙。忌桃李、雀蛤及叁白。

二妙圆 治丈夫腰膝冷痛或顽无力。《经验后方》。

菟丝子壹两半　牛膝贰两

右同浸于银器内，用酒浸之药上，度过拾伍日，暴干为末，将元浸酒再入少醇酒作糊，搜和圆如梧桐子大，空心酒下贰拾圆。

一字散 治气虚头疼。《本事方》。

大附子壹个，剜去心，全蝎贰个，入在内，以取者附子末同钟乳粉壹分，面少许，水和裹，炮熟，都碾为末，以焦黄为度。葱茶下壹钱或半钱

又方半钱散《本事方》。

大川芎贰个，剉作肆块　大附子壹个，和皮生捣为末

右以水和附子末如面剂，裹芎作肆处，如附子末少，入少面裹毕，以针穿数孔子，用真脑麝薰有穴处，内香再捏合穴子。如未觉内有香，即再薰壹炷。细罗灰，用铫子内热灰炮熟，末之。每服半钱，葱茶调下，不拘时候。上泗医扬吉老贰方神良。

长生丹 秘精壮阳。有人服之寿至百岁，传者亲见之。《家藏方》。

大附子半两以上，蹲坐不伤气者，取肆两，东流水浸，冬柒，春陆日，夏叁日，去皮脐，细切，纸裹，童男怀中暖干，亦用日中干　清水半夏贰两，亦浸，用前法，日足片切，日干之

右贰味石臼中捣为末，用生曲贰两、生姜自然汁和得所，圆如鸡头大，阴干，日日转动使衣生，肆伍日，仍使日晒干收。拂晓空心茶酒任

下叁圆至玖圆止，此药奇效，服者自知。

简 要 方

四真圆 内补腑脏，外充百脉，资血平气，调筋强力，进食养精。亦宜常服，功不可述。《大衍方》。

当归_{焙干秤} 熟干地黄_{焙干秤，各贰两} 北伍味子 人参_{各壹两}

右件为细末，炼蜜为圆如梧桐子大。每服叁拾圆，食前米饮下。

补精血鹿茸圆 《琴心方》。

血茸_{半两} 伍味子 山药_{各壹两，已上叁件为末} 青盐_{贰钱，研入}

右件药炼蜜和作壹块，收瓷合中。临卧时圆服，每服叁拾圆，食前温酒下。

大效厚朴煎圆 治脾胃虚弱，不入饮食。孙兆云：补肾不如补脾，脾胃既壮则能饮食，饮食既进能至荣卫，荣卫既旺，滋养骨骸，保益精血。是以《素问》云，精不足补之以味，形不足温之以气。宜服此药大补脾胃虚损，温中降气，化痰进饮食。《鸡峰方》。

厚朴_{半斤去皮用} 生姜_{肆两，和皮切作片子，水叁升同朴煮，水尽为度，不用生姜，朴焙干} 干姜_{肆两，剉作散子大，用甘草贰两，寸截，以水叁升同煮水尽，不用甘草，干姜焙干} 茴香_{贰两，舶上者佳} 川附子_{贰两} 破故纸_{肆两}

右为末，以枣肉和圆如梧桐子大。每服叁拾圆，加至伍拾圆，空心食前米饮下。

暖下圆 补筋骨，久服令人壮健悦泽，破故纸圆。《家藏方》。

破故纸_{伍两，微炒为细末} 胡桃人_{贰两，研如脂} 蜜_{肆两}

右以蜜、胡桃相和，熬如稀饧。后入药末，和圆如梧桐子大。空心温酒下叁拾圆。妇人服之亦佳。

育真丹 暖脏腑，逐风寒，利腰脚，黑髭驻颜容。《杨氏方》。

苍术_{肆两} 川乌头 楝肉_{各贰两} 破故纸 龙骨 茴香_{各半两}

右为末。以酒糊圆如梧桐子大，每服伍拾圆，汤、酒任下，食前服。

附子鹿茸圆 补诸虚不足。《胡氏方》。

鹿茸　麋茸　附子　白龙骨各壹两　麝香壹分

右为末，以糯米糊为圆如梧桐子大。空心晚食前酒下壹贰拾圆。若觉得力即止，不可多服。

仙茅圆 大补益，壮元阳。久服延年益寿。《杨氏方》。

仙茅是山皆有，野人识之　茯苓　山药　玖节菖蒲各壹两

右仙茅壹件，不犯铁器，并刬以法，酒拌匀，于饭上蒸，以饭熟为度，晒干为末，以枣肉和圆如梧桐子大。每服伍拾圆，汤酒任下，空心。

沉香鹿茸圆 益真气，暖下元，助老扶弱。久服强健。《杨氏方》。

鹿茸贰两　附子壹两　沉香半两　麝香壹钱

右为末，以酒煮肉苁蓉壹两半，烂研，添酒熬成膏，和圆如梧桐子大。每服伍拾圆，汤任下，空心。

无名丹 补气守神，涩精固阳。男子服之有奇功，非笔舌所可尽。量其作用非至神不能处之，无名可称其效，因此为名。《鸡峰方》。

好苍术壹斤　川乌头壹两　龙骨破　故纸各贰两　川楝子　茴香各叁两

右为细末，酒煮面糊为圆如梧桐子大。自叁拾圆服至佰圆，食前汤酒任下。妇人无子，服至佰日妊娠。

二阳丹 补中益气，安心止惊，主心脾不足，五脏虚弱，腰膝疼痛。《鸡峰方》。

朱砂贰两　人参壹两　白术　茯苓各壹分

右研杵为末，用大附子数个，切盖作瓮子，入药在内，将旋下者。附子末同白面用醋和作饼子，先裹附子，后以精羊肉壹大片再裹，甑内蒸熟，壹处杵烂，用木臼乘热杵之，圆如梧桐子大。每服壹贰拾圆酒下空心。

群　方

补虚损，**十补汤**。《大衍方》。

人参　茯苓　白术　甘草　川芎　当归　白芍药　官桂　黄耆　熟

干地黄

右拾味事治，焙干秤，各等分。每服叁大钱，以水壹盏半、生姜伍片、大枣壹个，煎至捌分，空心食前服。如虚弱甚者，每服秤半两煎；嗽者加伍味子；有痰者加半夏；发热者加柴胡；有汗者加煅了牡蛎；虚寒者加附子；寒甚者加干姜；有风气者加独活。所加药皆依元药等分。若发热骨蒸，拾补汤贰两，入柴胡贰两，作拾服煎，未效再合服。

赐方鹿茸圆 治真元虚惫，伍劳拾伤，小腹拘急，肆肢酸疼，面色黧黑，唇口干燥，目暗耳鸣，心忪气短，精神困倦，喜怒无常，饮食无味，举动乏力，小便滑数，或时出血，并宜服之。

鹿茸 附子 伍味子 肉苁蓉 牛膝各壹两 熟干地黄伍两 干山药叁两 杜仲壹两半

右为细末，面糊和圆如桐子大。每服叁拾圆，温酒或盐汤送下，空心。

羊肉汤 治男子妇人壹切虚损不足，肌体羸弱，不思饮食。

牛羊肉半斤，精者，分作捌段 生姜半斤，薄片切 当归 川芎 人参 白术 附子 肉豆蔻各贰两

右件㕮咀，每壹料分作捌服，以水叁盏煎至壹盏，稍热服之，食前。

疗虚羸，**无比薯蓣圆**。《外台秘要方》。

薯蓣 牛膝 菟丝子 杜仲 泽泻各贰两 干地黄叁两 苁蓉肆两 伍味子拾分 巴戟天 茯苓 山茱萸 赤石脂各贰两

右拾贰味捣筛，以蜜和圆如梧桐子大。食前以酒下贰拾圆至叁拾圆，日再，夜壹服。无所禁忌，惟禁大醋、芜荑、蒜、陈臭物。服之柒日，令人健，身体润泽，唇口赤，手足暖，面有光怿，消食，身体安和，音声清明是其验。拾日后长肌肉，其药通中入脑鼻，必酸疼，勿怪。若欲求大肥，加燉煌石膏贰两。若失性健忘加远志壹两。少津液加柏子人壹两，壹月许即充足。

蔡大师所服**香茸圆**《本事方》。

鹿茸　熟干地黄各贰两　附子　苁蓉　破故纸　当归各壹两　沉香半两　麝香壹钱

右为末，入麝香研匀，炼蜜杵圆梧子大。每服叁伍拾圆，空心，用盐汤下。

又方《本事方》。

熟干地黄伍两　菟丝子肆两，别末　鹿茸叁两

右为细末，入麝半钱，炼蜜杵圆如梧桐子大。每服叁拾圆至伍拾圆，盐酒盐汤下。

附子圆　治肾脏衰弱，手足多冷。《鸡峰方》。

附子　蛇床子　钟乳粉　鹿茸　菟丝子　肉苁蓉各等分

右为细末，醋煮面糊为圆如梧桐子大。每服，空心酒下叁拾圆，盐汤亦得。

肉苁蓉圆　治下元，补伤惫，驻颜悦色。《鸡峰方》。

黄狗脊壹条，两头去节，截段，留少许，取硇砂壹两，研，次浆水壹升调匀，消化水方下脊骨，在汁中浸叁日，炭火炙干，以汁旋刷，汁尽炙令黄　肉苁蓉　肉桂　附子　干姜　蛇床子　牛膝　伍味子　胡椒　阳起石　鹿茸各壹两

右为细末，用枣肉伍两、酥壹两相和，入臼杵壹贰千下，看硬软得所，为圆如绿豆大，晒干。每日盐汤下拾圆。服之壹月，其精如火，两月精结实，叁月精秘不泄，益颜容，壮筋力，百病不生。

椒红圆　资益元脏，大明眼目，调气进食。《王氏方》。

椒红　大附子　紫巴戟　破故纸各壹两　舶上茴香半两　木香半两　肉苁蓉贰两，酒浸壹大时，研细，酒熬成膏

右件柒味，先捣椒细了，同陆味细罗为末，又用羊石子壹对，去筋膜，湿纸裹煨半生半熟，切细，研入前药膏内，以慢火熬，可入前药即都和匀，入青盐壹分，再入臼中壹向捣壹千下，圆如梧桐子大。每日空心温酒下拾伍圆至拾圆。

羊肉补真圆　治荣卫气涩，精神昏困，肌肉羸瘦，全不思食。《杨氏方》。

精羊肉焙干者，拾两　当归贰两　白术贰两　神曲贰两　丁香　茴香　肉果　缩砂人　干姜　桂各壹两　糯米半升，炒黄

右为末，次入羊肉末拌匀，蒸饼为圆如桐子大。每服伍拾粒，非时米饮下。

固真丹《家藏方》。

苍术米泔水浸，逐日换水，春伍、夏叁、秋柒、冬拾日，切焙干，秤壹斤，分作肆块，以慢火治之。

肆两用川乌头壹两炮制，去皮剂并尖，切作片子，以练[1]子肉壹两劈碎，同炒令黄。

肆两用茴香并盐各壹两，同炒令术黄。

肆两用椒子去目壹两、破故纸壹两，同炒术令黄。

肆两用好酒、醋各壹升，壹处煮叁贰拾沸，取出焙干。

右件壹处捣罗为细末，同煎术，酒醋煮面糊为圆如梧桐子大。每服叁拾圆，食前温酒或盐汤任下。此药治诸虚不足，伍劳柒伤，元阳气虚及小肠、肾余、膀胱疝气，诸般淋疾，及治妇人产前后拾捌般冷病，赤白带下，血山崩漏，子宫久冷，血海虚弱，面色痿黄，并宜食前醋汤下。

心惊悸　恍惚　补心　益智

简　要　方

治胆虚睡卧不安，心多惊悸，**安神散**方。《圣惠方》。

人参壹两　白茯苓壹两　朱砂半两

右件药捣细罗为散，入朱砂同研令匀。每服不计时候，清粥饮调下壹钱服。

又方《圣惠方》。

酸枣人壹两，炒令香熟

---

[1] 练：通"楝"。

右件药细罗为散。每服贰钱，以竹叶汤调下，不计时候。

煮朱砂法 《家藏方》。

茯苓壹两　人参贰两　酸枣人壹两，以上叁味同研为末

右以朱砂贰两生者，茅香水洗净，拭干，研令极细。以蜜肆两同煎叁味药，并研过砂，衮在蜜中。剪大苦竹筒壹截，去青皮，盛在筒内，用油纸裹筒口，令紧系之，仍针劄数孔令通气，匹定竹筒于釜内，不得移动。着黑豆壹斗，水半斛浸筒煮一昼夜，水干即添汤再煮，取出。非时，以熟汤调下壹匕头服。安神定志，治心前热并惊悸，神效。

寿星圆　治心脏因惊，神不守舍，风涎潮作，手足抽掣，常多健忘，举止失常，神情昏塞，并宜服之。

天南星[1]壹斤，先烧一地坑令赤，去火，以酒伍升倾在内，候渗酒尽，以盆遮盖，周回以土塞缝，次日方取出，为末　朱砂贰两　琥珀壹两

右并研匀，生姜汁煮面糊圆如豌豆大。每服叁拾圆，加至伍拾圆，煎石菖蒲人参汤送下，食后临卧。

养心丹　服之能宽神消虑，全志通神明，不老不忘。《鸡峰方》。

光明朱砂壹分　明净乳香壹分　酸枣人半两　雪白茯苓半两

右为细末，以枣肉和圆如梧桐子大。空心，清净水吞下拾圆。

宁志膏《本事方》。

人参壹两　酸枣人壹两　乳香壹分　辰砂半两

右为细末，炼蜜和杵圆如弹子大。每服壹粒，薄荷汤化下。予族弟妇缘兵火失心，制此方与之，服贰拾粒愈。亲识多传去，服之皆验尔。

定志圆　治心气不足，恍惚振悸，忧愁伤嗟，夜多梦寐，惊魇愁怖，喜怒不时，朝差暮剧，暮差朝剧，或发狂眩，皆可服之。《太医局方》。

人参　远志　茯苓　菖蒲各半两

---

[1] 天南星：此药制法不清晰，似有脱字。今查明代《普济方》卷101有此方。制法完整清晰，录以备考。如下：一斤，先用炭火三十斤，烧一地坑通红，去炭。以酒五升，倾坑内，候渗酒尽，下南星在坑内，以盆覆坑，周遍用灰拥定，勿令走气。次日取出，为末。

右为细末,蜜和圆如梧桐子大。每服贰拾圆,食后临卧白汤下。

群　方

茯神圆　治心虚血少,神不守舍,多惊恍惚,睡卧不宁。《杨氏方》。

人参　茯神　黄耆　熟干地黄　当归　酸枣人　朱砂湿纸

右件各等分为细末,炼蜜圆如梧桐子大。每服叁拾圆,煎人参汤下,不拘时候。

治心气不足,惊悸多忘,宜服**远志圆**方。《圣惠方》。

远志　麦门冬　赤石脂　薯蓣　熟干地黄　人参　茯神各壹两　甘草半两　白术叁分

右件药捣罗为末,炼蜜和捣叁贰佰杵,圆如梧桐子大。每于食后以清粥饮下叁拾圆。

补心益智,安神强记,**薯蓣圆**方。《圣惠方》。

薯蓣壹两　牛膝壹两　远志叁分　人参壹两　桔梗叁分　天门冬叁分　菖蒲叁分　麦子叁分　白茯苓壹两　附子壹两　枸杞子壹两

右件药捣罗为末,炼蜜和捣贰叁佰杵,圆如梧桐子大。每服,空心及早晓食前以温酒下贰拾圆。

人参散　治气虚,四肢疼痛,心神烦躁不得睡,全不思食。《家藏方》。

人参半两　黄耆叁分　麦子壹两半　甘草　当归各半两　地黄　酸枣人各壹两　芍药　白术各叁分

右玖件为饮子。每取叁钱,生姜半分、枣叁枚同煎服,非时温服之。

治因惊语言颠错,不能服温药,宜**远志圆**。《本事方》。

远志　天南星　白附子　白茯苓　人参　酸枣人各半两　金箔伍片　朱砂半两,入麝少许同研

右为细末,蜜圆如梧桐子大,朱砂为衣。每服壹贰拾圆,薄荷汤下,食后临卧服。

茯神散《本事方》。

茯神　地黄　芍药　川芎　当归　茯苓　桔梗　远志　人参各等分

右为细末。每服贰钱，以水壹盏、灯心、枣同煎至柒分，不拘时候。宋明远教授母七十四岁，因戎马惊，疾如上证，服此二方得力。

补心丹　治心虚诸疾方。《鸡峰方》。

干山药　人参　茯苓　菖蒲各贰两　干地黄　黄耆　麦门冬各壹两

右为末，蜜圆如弹子大，辰砂半两为衣。临卧白汤化下壹圆。

肝筋痹　转筋　肝虚　血少　风注　项筋痛　筋骨附

单　方

虎骨酒　治人骨体疼痛，风经五脏方。《江阳方》。

虎骨壹具

右以石炭火炙令黄色，捶刮取尽，捣碎，得数升，清酒陆升浸五宿，随多少稍稍饮之。《易》云：虎啸风生，龙吟云起，此亦有情与无情相感治风之效，故亦无疑。

二虎圆　补益元脏，大进饮食，能壮筋骨。《王氏方》。

乌头　附子各肆两

右以酽醋浸三宿，取出切作片子，穿一小地坑可深六七寸许，用炭煅令赤，去火，别用好醋叁升同药倾入热坑子内，以盆合。经一宿取出，晒令干，去砂土，用好青盐肆两杵末，与前药同炒令黄色，杵为细末，煮醋面糊为圆如梧桐子大。每日空心用冷酒下拾圆至拾伍圆。如不饮酒，即盐汤下。妇人亦宜服之，醋汤下。

治风，腰脚冷，痹疼，宜用贴胁**乌头散**方。《圣惠方》。

川乌头叁分，去皮、脐，生用

右捣细罗为散。以酽醋调涂于故帛上，傅之，须臾痛止。

治白虎风，走注疼痛，**虎骨散**。

虎胫骨　附子各壹两

右件药捣细罗为散。每服，不计时候以温酒调下壹钱。

治风毒攻，手足疼痛，或次皮肤浮肿，**附子汤**淋蘸方。《圣惠方》。

附子生，去皮脐　生姜各伍两

右件药细剉。以水壹斗，煮叁贰拾沸，去滓，稍热避风淋药，余滓更煎用之。

薏米粥　治筋脉拘挛久，风湿痹。下气，除胸中邪气，利肠胃，消水肿。久服轻身益气方。《至道方》。

薏苡人壹升，杵末

右以水壹升，煮叁两匙匕作粥，日两叁顿食之。

简　要　方

治风毒，手足疼痛顽麻，**川乌头汤**。《大衍方》。

川乌头伍两　汉椒贰两　生姜伍两

右细剉。以水贰斗，煎至壹斗，去滓，入盐贰两。频频淋蘸，以差为度。

偏枯血少，宜**续断汤**。《指迷方》。

当归叁两　生干地黄贰两　橘皮　芍药　细辛各壹两

右为粗末。每服伍钱，水贰盏，煎至壹盏，去滓温服。脏寒多利者，加附子壹两，炮，去皮、脐，入前药内。

治肝虚风冷所搏，转筋不止，宜服**附子散**方。《圣惠方》。

附子　沉香　桂心各壹两　木瓜壹两半　高良姜壹两半

右件药捣筛为散。每服肆钱，以水壹中盏，煎至陆分，去滓，不计时候热服。忌鸡猪、毒鱼、大蒜等。

治肝虚转筋，入腹闷绝，体冷，宜服此**木瓜散**方。《圣惠方》。

鸡粪壹合，微炒　肉豆蔻壹分　胡椒壹钱　桂心半两　木瓜叁分

右件药捣粗罗为散。每服肆钱，以水壹中盏，入生姜半，上为散，每服肆钱，清水煎服，不计时热服。忌鸡猪、鱼蒜等物。

浸药酒方（脱）

白虎风病源（脱）

防风散（脱）

麝香圆（脱）

又方**木瓜圆**[1]

治肝风冷，转筋入腹，手足逆冷，宜服木瓜丸方。《圣惠方》。

木瓜伍个，大者　附子　桂心　诃子肉　白术各壹两　人参　熟艾　木香　肉豆蔻　厚朴　高良姜各半两　盐贰两，湿纸裹，烧令通赤

右为末。切木瓜头，去瓤纳药，却以木瓜盖子盖定，以竹钉子签，蒸令烂熟，木臼中入软蒸饼相和，捣圆如梧桐子大。不计时候，以生姜汤下贰拾圆。

群　方（脱）

薏苡人煎（脱）

虎骨散（脱）

防风饮子（脱）

白豆蔻散（脱）

木瓜圆（脱）

肺 吐血　喘急　热疮　咳嗽　失音　气逆　声嘶　虚热　肺损

单　方

补肺散　治暴吐损肺，吐血不止。《杨氏方》。

成炼钟乳粉

右每服贰钱，煎糯米汤调下，立止。如无糯米，只用粳米，不拘

---

[1] 木瓜圆：原脱主治症，据《圣惠方》卷3"木瓜圆"补。

时候。

治肺气喘急，睡卧不安，**猪胰酒**方。《圣惠方》。

猪胰叁具，细切　大枣伍拾枚，去核

右贰味，以无灰酒伍升浸，经叁日。每服，不计时候，温服壹小盏。兼治经年嗽病。

平肺散　治肺毒热疮，如大风疾者。《至道方》。

取桑叶好者净洗，蒸出，或焙，杵罗为末。熟汤调下贰钱服。

杏人煎　治久患肺喘，咳嗽不止，睡卧不得者，服之则定。《杨氏方》。

杏人半两，炒　胡桃肉去皮，半两

右件药入生蜜少许，同研令极细，每壹两作拾圆。食后临卧，以生姜汤嚼下壹圆。

国老汤　治肺经积热，外感寒邪，口干喘满，咽燥肿痛，挟寒咳嗽，唾有脓血。《鸡峰方》。

桔梗贰两　甘草壹两

右为粗末。每服贰钱，以水壹盏，煎至陆分，去滓，临卧时温温呷之。

咳肺散　治嗽。

大半夏　大杏人各叁拾陆个

右以甘蜗子内烧存性。每服末半钱至壹钱，温米饮调下，不以时候服。

简　要　方

出声散　治肺损失音，语不得方。《十全方》。

诃子肆个，炮两个，生用两个　甘草贰寸，炮壹寸　桔梗壹两

右件药都一处杵为末。每服两钱，用童子小便壹盏和药，煎伍柒沸，温服。甚者不过伍服。

治肺脏伤风冷，声嘶，宜服顺气通声，**含化菖蒲煎**方。《圣惠方》。

菖蒲壹两，末之　桂心贰两，末之　生姜半两，绞取汁　白蜜拾贰两

右件药先以水壹升煎菖蒲、桂心，取伍分；次入姜汁并蜜，炼成煎。不计时候，取贰茶匙，含化咽津。

团参黄耆散　治肺虚热，咳嗽气急，胸中烦悸，支体倦疼，口燥咽干，情思不乐，多唾涎沫，或有恶物，肌瘦发热，减食嗜卧，并宜服之。《鸡峰方》。

好人参　好黄耆各贰两　甘草壹两

右为细末。每服贰钱，以水壹盏，煎至陆分，加生姜叁片、枣肉壹枚同煎。温服，不拘时候。

平肺汤　治肺虚有热。《鸡峰方》。

黄耆壹两　芍药壹两半　半夏壹两壹分　人参　甘草各半两

右为细末。每服肆钱，以水壹盏半，加生姜伍片、枣两枚、饧壹块，同煎至捌分，去滓。温服，食后。

金露散　平顺肺气。《鸡峰方》。

人参　白术　五味子各叁分　甘草壹分

右为细末。每服贰钱，不以时，白汤点下。

益肺散　调益肺胃，收敛荣卫方。《鸡峰方》。

糯米炒　阿胶　黄耆各壹分

右为细末。每服贰钱，以鹿角胶煎汤调下，非时。

群　方

治肺脏气虚无力，手脚颤掉，吃食减少，宜服**补肺黄耆散**。

人参壹两　茯神壹两　黄耆壹两　麦门冬壹两　白术叁分　伍味子壹两　桂心壹两　熟干地黄壹两　陈橘皮壹两　当归叁分　白芍药叁分　牛膝叁分　甘草半两

右件药捣筛为散。每服叁钱，以水壹中盏，入生姜半分、枣叁枚，煎至陆分，去滓。不计时候，温服。

治肺气不足，胸中短气，咳嗽恶寒，**白术散**方。《圣惠方》。

白术叁分　紫菀半两　干姜半两　人参叁分　熟干地黄叁分　桂心壹两　五味子叁分　甘草半两　白茯苓叁分　黄明胶叁分

右件药捣筛为散。每服叁钱，以水壹中盏，入枣叁枚、糯米伍拾粒，煎至陆分，去滓。不计时候，温服。

治肺气喘，下焦虚伤，宜服**阿胶膏**方。《圣惠方》。

阿胶叁两，捣碎，炒令黄，为细末　白羊肾叁对，去筋膜，细切，研薯蓣贰两，杵为末　薤白壹握，细切　黄牛酥肆两　杏人叁两，汤浸，去皮尖、双人，麸炒为黄，研膏　羊肾脂肆两，煮，去滓

右件药相和，于垍瓶内贮之，蒸半日，令药成膏。每服，不计时候以暖酒调下壹茶匙。

钟乳养肺圆　治肺脏虚损，咳嗽不已，渐致羸瘦。《杨氏方》，下同。

钟乳粉贰两　人参　紫菀　黄耆　款冬花各半两　桑白皮壹分

右为末，蜜圆如梧桐子大。每服叁肆拾圆，米饮下，食后。

宁肺汤　治荣卫俱虚，发热自汗，气短怔忪。此药安肺消痰，定喘止嗽。

人参　白术　当归　地黄　芎　芍药　甘草　麦门冬　五味　桑白皮　茯苓各半两　阿胶壹两

右为粗散。每服伍钱，以水壹盏半，入生姜伍片，同煎至柒分，去滓温服，不计时候。

钟乳圆　治肺虚寒嗽不已。

钟乳粉叁两　人参　白术　干姜　甘草各贰两　紫菀　款冬花各壹两

右为末，蜜和圆如弹子大。每服壹圆，含化。

卷第二十一[1]

治积热等疾诸方 咽喉、口齿

积热总治

单 方

芎黄圆 治风热壅盛,头昏目赤,大便艰难。《杨氏方》。

川芎 大黄锦纹者,以无灰酒壹碗[2]浸,火煮令酒尽,焙干,各[3]贰两

右为细末,炼蜜圆如梧桐子大。每服贰拾圆,温熟水下,食后。

麦门冬圆 治心经有热方。《本事方》,下同。

麦门冬壹两 川黄连半两

右捣罗为细末,炼蜜圆如桐子大。食后,熟水下叁拾圆。

《千金》地黄圆 治心热方。

川黄连肆两,粗末 生地黄半斤,研取汁,连滓贰味拌匀,日干

右细罗,炼蜜圆如桐子大。每服叁拾圆,食后,麦门冬汤下。

惺惺圆 治一切风热,烦躁口干,口眼偏斜。《至道方》。

右青荆芥壹斤、薄荷壹斤捣绞汁,于坩器内煎成膏。余滓日干,火焙杵为末。以前膏搜和为圆如梧桐子大,朝暮以热汤下贰拾圆。

---

[1] 卷第二十一:本卷至卷第二十三以《新编近时十便良方》为底本。此前卷一八、卷一九、卷二十均存目脱文,内容可参卷前总目录。
[2] 碗:原脱,据《杨氏家藏方》卷3"芎黄圆"补。
[3] 各:原作"为",据《杨氏家藏方》卷3"芎黄圆"改。

地骨皮散 治风热客于皮肤，血脉凝滞，身体头面瘾疹生疮。《杨氏方》，下同。

地骨皮叁两半　生干地黄贰两

右捣罗为细末。每服贰钱，食后，以温酒调下。

简 要 方

藕汁膏 凉血解肌，除五心烦热方。

藕汁叁盏　生地黄汁叁盏　生薄荷汁壹盏[1]　蜜壹盏　生姜汁半盏

右件药以银石器内慢火熬成稠膏。每服半匙，浓煎当归汤化下，不拘时候。

清凉饮子 治小儿血脉壅实，脏腑生热，颊赤多渴，五心急，烦燥，睡卧不宁，四肢惊掣，及因乳哺不时、寒温失度，令儿血气不理，肠胃不调。或温壮连滞，饮欲[2]成伏热；或壮热不止，欲发惊痫。又治风热结核，头面疮疖，目赤咽痛，疮疹余毒，一切壅滞，并宜服之。《太医局方》。

当归　大黄　甘草　芍药

右等分，捣罗为粗末。每服贰大钱，以水壹中盏，煎至[3]柒分，去滓。食后临卧温服，量儿大小虚实加减。

地黄圆 治心热太过，三焦不顺，夜卧不寐。退热安神，有虚热者宜服此方。《鸡峰方》，下同。

生地黄壹两　人参　白芍药　当归各半两　甘草壹分

右捣罗为细末，炼蜜和圆如弹子大。临卧，浓煎淡竹叶汤嚼下壹圆。常服养荣卫，用人参汤下。

四顺饮子 治大便不通，面目身热，口舌生疮，上焦冒闷，时欲得

---

[1] 壹盏：原脱，据《杨氏家藏方》卷3"藕汁膏"补。此方未示出处，然上方云"下同"，当指此书。
[2] 欲：原作"饮"，据《太平惠民和剂局方》卷10"清凉饮子"改。
[3] 至：原作"枣"，据《太平惠民和剂局方》卷10"清凉饮子"改。

冷。此三阳气壅,热[1]并大肠,其脉洪大。

大黄　甘草　当归　赤芍药等分

右为粗末。每服伍钱,水壹盏半,煎至壹盏,温服,利为度。

群　方

洗心散　治遍身壮热,头昏目眩,肩背拘急,热气上冲,口苦唇焦,咽喉肿痛,痰涎壅滞,涕唾稠黏,心神烦燥,眼涩多睡,伤寒头痛,鼻塞,语声不出,肢节倦急,小便多赤,大便秘滞。《太医局方》。

大黄　甘草　麻黄　当归　荆芥穗　芍药各陆两　白术壹两半

右捣罗为细末。每服贰钱,同水壹盏,加姜、薄荷少许,同煎至柒分,去滓温服。如小儿麸痘疮疹,狂语多渴,及惊风积热,可服壹钱。

黄耆汤　治大热有疮,宜服此方。《鸡峰方》。

川芎　地黄生干者　黄耆　芍药赤者　防风各半两　羌活　甘草各壹分

右捣罗为细末。每服贰钱,葱汤调下,荆芥汤亦可。

鸡苏圆　治虚热上壅,头目不清,面赤咽干,痰嗽烦。《杨氏方》,下同。

鸡苏叶半斤　荆芥穗壹两　防风壹两　黄耆　生干地黄　桔梗各半两　甘草　川芎　甘菊花各壹分　脑子[2]半钱,别研

右捣罗为细末,炼蜜为圆,每壹两作拾圆。每服壹圆,以麦门冬去心煎汤,嚼下壹圆。小便赤涩,加车前子壹分,食后。

除热饮子　治心惊客热,小便不通,口燥烦渴方。

甘草　陈小麦　麦门冬　赤茯苓　赤芍药　灯草　人参等分

右捣为饮子。每服伍钱,水壹盏半、苦竹叶数片,煎至捌分,去滓温服。如发渴,细细呷之,食后。

---

[1]热:原脱,据《鸡峰普济方》卷9"四顺饮子"补。
[2]脑子:即冰片。

咽喉

单　方

赋毒丹　疗喉痹。《近效方》。

右以大附子壹个，刮去皮，作肆片，以蜜涂，火上炙稍热，则含咽汁。甜尽，又取壹片，准前含。如已作头，即脓出；如未作头，立消。神验。忌猪肉、冷水。

救急烟　治咽喉闭塞肿痛，水米不通方。《圣惠方》，下同。

右取蛇蜕皮壹条，瓶子内缓火烧令烟出，即以笔管引烟入喉中熏之，差。

又方　治咽喉闭塞，喘息不通，须臾欲绝方。

右以地龙壹条，烂研内鸡子白搅令匀，泻入口即通。

生艾膏　治咽喉不利，肿塞，气道不通，宜用此方。

右以生艾叶捣烂傅肿上，随手即消。冬月以熟艾和水捣汁涂之亦佳。

立效散　治咽喉痒痛，语声不出，宜服此方。

干姜末　　酥各壹钱　　酒拾盏

右件药一处调和，空腹，温过服之。

含差方　治咽喉痛痒如似得蛊毒。

右常含生姜，差。

又方　治咽喉中痛痒，吐之不出，咽之不入，似得蛊毒。《千金方》。

右含生姜伍拾日，差。

如圣汤　治热在上焦，咽喉肿痛，口舌生疮，咽物妨闷。又疗肺壅咳嗽，咯唾脓血，胸满振寒，咽干不渴，时出浊沫，气息腥臭，久久吐脓状如米粥。又治伤寒咽痛。《太医局方》。

桔梗壹两　　甘草半两

右捣为粗末。每服贰钱，水壹盏，煎至柒分，去滓温服。小儿非时温温呷之。

一字散 治喉闭，兼治缠喉风。《至道方》，下同。

右以白僵蚕、天南星等分，生杵为末。用生姜汁调下壹字。如咽喉大段开不得，以笔管擘口灌之，涎出后，用姜壹块，煨过含之。

破毒丹 治单双雕。

右用巴豆壹枚，纸裹，火内炮令憋破声为度，去纸揭起头皮些子。左雕于右鼻内着，右雕于左鼻内着，双雕则着两个。得时饷破，脓血下也。

治悬痈方 孙用和治悬痈垂长，咽中妨闷。

白矾壹两壹，烧灰　盐花壹两

右贰味细研为散，以筯头点药在上，差。

白丁香圆 治咽喉双雕及单雕。

用白丁香贰拾个家雀粪是也，以沙糖如胡桃大壹块同研，分作叁圆，每壹圆用薄绵子裹，令含在口内，即时遂愈，甚不过两粒也。此极有奇功。

简　要　方

五香散 治咽喉肿痛，诸恶气结塞，宜服此方。《圣惠方》，下同。

沉香　木香　鸡舌香　陆香各壹两　麝香叁分，细研

右件药捣细罗为散，入麝香研令匀。每服贰钱，以水壹中盏，煎至陆分，不计时候，温服。

铅丹煎 治咽喉内生疮疼痛，宜服此方。

龙脑贰钱，细研　蜜捌两　黄丹贰两　麝香壹钱，细研

右件药先于银锅内化蜜，用绵滤过。再于锅中以慢火熬，次下黄丹煎成膏。候冷热得所，内龙脑、麝香搅令匀，入于瓷盒[1]中盛。每服壹圆如杏人大，绵裹含，咽津，日伍服。

下气饮子 治咽喉中如有物，吞咽不下，宜服此方。

半夏　陈橘皮　桂心　诃梨勒皮各壹两

右件药捣粗罗为散。每服叁钱，以水壹中盏，入生姜半分，煎至陆分，去滓，不计时候，温服。

---

[1]盒：原作"合"，通"盒"，后同不注。

通声圆 治寒邪客在肺经，咽嗌窒塞，语声不出，咳嗽及忧思悸怒，气道闭涩，胸满短气。《杨氏方》。

石菖蒲　肉桂　杏人　干姜　青橘皮等分　甘草半之

右为末，蜜圆，每壹两作拾圆。每服壹圆，食后含化。

群　方

半夏散 治咽喉如有炙腐，宜服此方。《圣惠方》。

半夏　厚朴　赤茯苓　紫苏叶　枳壳各壹两　诃梨勒皮壹两半

右件药捣筛为粗散。每服叁钱，以水壹中盏，入生姜半分，煎至陆分，去滓，不计时候，温服。

川芎圆 治咽喉不利，音声不出，及风热上壅，面赤鼻塞，不闻香臭，宜服此药。《杨氏方》，下同。

石菖蒲拾两　桔梗　荆芥穗　薄荷叶　芎藭　缩砂人各陆两　甘草半两

右捣罗为细末，炼蜜和圆如弹子大。食后临卧，含化壹丸。

菖蒲大圆 治风热壅盛，咽嗌肿痛，语声嘶嗄[1]，咽物艰难。常服清上焦，发音声。

水菖蒲　白术各壹两　防风　川芎各壹两半　甘草　桔梗各贰两　杏人半两，去皮研，以纸压去油　肉桂　缩砂人各贰两半　薄荷叶取末，拾两

右捣罗为细末。次入杏霜、薄荷叶末，研匀，炼蜜和圆如弹子大。每服壹圆，食后含化。

口齿 口疮　齿痛　龋齿　风毒　齿败　龂露　舌强　舌肿　揩齿　舌疮　吻疮　唇皴　齿肿　牙动　齿宣　口臭　龂肿

单　方

速效散 治男子、妇人、小儿口疮。《大衍方》，下同。

---

[1] 嗄：原作"下"，据《杨氏家藏方》卷11"菖蒲大圆"改。嗄，shà，嘶哑。

吴茱萸　赤芍药

右等分，为粗末，每于临卧先用粗末贰大匙，沸汤泡，淋洗腿脚，拭干。以细末贰钱，米醋调匀，摊两脚心，用软纸贴定，再以帛子系之，投明再易则愈。

芎䓖散　治齿中风疼。

芎䓖贰两　附子壹分

右捣罗为散。每服叁钱，水壹盏，煎取捌分，去滓，热含冷吐。

口角疮方　治口角生疮，名燕口。《江阳方》。

右以桑木皮汁涂之。傅麝亦立效。

疗龋齿方《集验方》，下同。

右取松脂锐如锥，注龋孔内，须臾齿虫缘松脂出。

又方

右煮鸡舌香汁，含之差。

杀齿虫方《必效方》。

右用雄黄末，以枣膏和为丸，塞牙孔中。以膏少许置齿，烧铁篦烙之令彻热，以差止。又一方，用附子壹枚。

风齿方　疗风齿疼刺肿方。《备急方》。

右煮独活含之。

救腐汤　疗齿败口臭方。《广济方》。

右以芎䓖煮，壹味含之。

坚牙散　凡齿龈[1]宣露，多是月蚀及疳䘌方。《千金方》，下同。

右每旦以盐壹捻入口中，以暖水含，和盐揩牙佰遍。可长为之，口齿牢密。

杀疳虫方《张文仲》。

右以大酢壹升，煮枸杞白皮壹升，取半升，含之，虫即出。

止齿血方　疗齿间血出者。《千金方》。

---

[1] 凡齿龈：原作"丹齿渐"，据《千金要方》卷6"齿病第六"改，原方无名。

右用竹叶浓煮汁，著盐含之，冷吐。

又方 疗齿断间津液血出不止。

细辛　甘草各贰两

右件贰味以醋壹升煮，夜含之，及热尤良。

又方

右煮细辛令浓，含之，久却吐，甚良。

矾石散 疗舌强不能言方。《张文仲方》。

矾石　桂心各壹两

右贰味捣末，傅舌上，差。

治舌肿方 疗舌忽然粗满口。《必效方》。

右以釜下煤和盐等分，以涂舌肿令遍，清水涂之，差止。

乳香散 治牙齿䘌孔有虫，疼痛不可忍。《圣惠方》，下同。

乳香　白矾各壹分

右药细研，饭和圆如绿豆大。每用壹圆，以绵裹内䘌孔中。

雄黄散 治牙齿被虫蚀，有䘌孔疼痛方。

右以雄黄末壹两，以枣瓤和，用少许塞于䘌孔中，更以枣瓤温塞䘌孔子上，以铁筯烙之令热，便愈。

朱砂散 治齿黄黑，令白净揩齿方。

盐肆两，烧过　杏人壹两

右贰件都研成膏，每用揩齿，甚佳。

又白牙方

右取桑根白皮，擘作片子如指大，以醋浸叁日。常用两头揩齿，甚效。

地龙散 治牙齿宣露挺出方。

干地龙壹分为末　麝香半钱，细研

右件药研令匀。每取壹字，掺于齿根下。

黄檗煎 治口舌生疮，赤肿疼痛，宜含此药方。

黄檗壹两　乌豆壹升

右件药，以水贰升半，煎取伍合，去滓。入寒食饧壹两、蜜壹两、龙脑少许，更煎稀稠得所，不计时候，常含咽半匙。

含化圆 治口舌生疮，烂痛不差，宜含此药。

黄丹贰两　蜜叁两

右贰件相和，以瓷盏盛，坐在水铫子内，慢火煮一炊久，用绵滤过，却入瓷盏内再煮，面糊药成，即圆如酸枣子大。每服壹圆，以绵裹含咽津，日叁肆度含之。

黄连散 治口吻恶疮方。

右用黄檗，以蜜炙，碾罗为末，傅疮上效。

槟榔散 治口吻生白疮，宜用此方。

右用槟榔贰枚烧作灰，细研，傅疮上，立差。

猪脂膏 治远行唇口面皴方。

右用猪脂熟煎，以合器盛，每至夜间常涂唇及面上，或于野宿睡卧，唇面不皴。

桃人膏 治冬月唇干坼血出方。

右用桃人烂捣，以猪脂调，涂于唇上，效。

地黄散 治舌上忽出血如簪孔者方。

生干地黄贰两　鹿角胶贰两

右贰件捣细罗为末。每于食后，以糯米粥饮调下贰钱。

独活酒 治风齿疼，颊肿。

右以酒煮独活，热含之，温服亦可。

皂荚膏 治卒然口㖞斜，语则牵急，四肢如故，余无他苦，此由居处不便，因卧而孔风入耳，客于阳明之经，宜用此膏傅之。《鸡峰方》，下同。

右用皂荚，不以多少，去皮捣罗为细末。以水熬成膏。如左㖞贴右，右㖞贴左，正则洗之。

百草霜膏 治舌肿方。

右用百草霜研细，醋调成膏，于舌上下傅之。以针决出血汁，傅之弥佳。

苦竹汤 治齿间血出方。

右用苦竹叶不以多少，以水浓煎取汁，入盐少许，寒温得所含之，冷即吐之。

牢牙散 治牙齿动摇方。

右用生干地黄、羌活，贰件等分，捣为粗末。每贰钱，以水壹盏、酒少许，煎拾余沸，去滓，温漱冷吐。

乌头散 治下虚气就上，风毒攻牙齿宣动，疼痛虚浮。《家藏方》。

右用川乌头壹枚，炮，去皮、脐，片切。入生姜拾片、青盐少许，煎令浓，用浸齿脚。

简 要 方

如神散 治牙疼不问年远日近，并皆疗之。《胡氏方》。

露蜂房　盐　椒末

右叁件，每用各抄壹钱匕，用水壹盏半，煎至捌分，乘热漱之，冷即吐出，壹服即效。

芎䓖汤 疗齿中风，疼痛龋肿。《古今录验方》。

细辛　附子各壹两　芎䓖贰两

右叁件切。以水陆升，煮取贰升，去滓，以少许含之，冷即吐出，日叁肆度，勿咽汁。

口香汤 疗口中臭方。《千金方》。

甘草伍两　芎䓖肆两　白芷叁两

右叁件捣细为末。以酒服方寸匕，日叁服。十日口香。

口疮煎 疗口及舌生疮烂方。《肘后方》。

杏人贰拾枚　甘草壹寸　黄连壹分

右叁件为末，蜜圆如鸡头大，绵裹含之。

又方 《张文仲方》。

右剉黄檗含之。《肘后》云：削如鸭舌含之。蜜清含亦验。

麝香圆　治牙齿疼痛。

麝香半钱　胡椒壹分　甘松壹分　雄黄半分

右件药捣罗为末，都研令匀。以水蜜和圆如梧桐子大，每以新绵裹壹圆安在患处，咬之立效。

柳[1]枝酒　治牙齿动摇疼痛，齿龂宣露，咬物不得，宜用此方。

细辛贰两　柳枝皮肆两

右贰味细切，于铛中炒令黄，内大豆壹升，和柳皮更炒后，爆声绝于瓷器中，盛用好酒伍升，浸经壹宿，暖壹大盏，热含冷吐，以差为度。

细辛散　治齿龂连颔肿疼，频频发动无时，宜服此方。

细辛壹两　芎藭贰两　附子壹两

右叁味捣罗为散。每用药壹两，以水两大盏煎至壹盏，去滓，热含冷吐。

露蜂房散　治热毒风攻头面，齿龂肿痛不可忍方。

右取露蜂房稍大者壹枚，每孔中着椒子壹颗及盐少许，即以手按令相入，以淡浆水壹大碗，煎至强半，去滓，热含冷吐之，甚妙。

齿血出病源　夫手阳明支脉入于齿，头面间有风，而阳明脉虚，风挟热乘虚入于齿龂，搏于血，故血出也。《圣惠方》，下同。

治牙齿缝忽然出血，**当归散**方[2]。

当归　桂心　甘草各半两　白矾壹两

右件药都捣粗罗，每为叁度。每度以浆水贰大盏，煎至柒分，去滓，热含冷吐。

槐枝散　揩齿去风令白净方。

槐枝　生干地黄　苣胜子炒令黑色　青盐各壹两　皂荚两挺，长壹尺，不蛀者

右件药并细剉，入一新瓷瓶中盛，固济，于瓶口上只留一窍如钱孔

---

[1] 柳：原作"桃"，据目录改。
[2] 当归散方治牙齿缝忽然出血：原脱，据目录及《圣惠方》卷34 "当归散"补。

大，然后以文火烧，候瓶内药烟绝为度，便取出捣细罗为散，每用揩齿甚良。

桑椹散 揩齿常令光润白净方。

干桑椹子　川升麻　皂荚盐水中浸一宿，焙干　生干地黄　槐白皮各壹两

右件药细剉。用糯米饭溲为团，以炭火烧令通赤，候冷，入麝香壹分，都研令细。每日早晨及夜临卧时，先以浆水漱口，后揩齿。

杏人圆 治口中疮烂痛，吃食不得方。

杏人叁拾枚　甘草生用　黄连各壹分

右叁味捣细罗为散。每取如杏人大，以绵裹含之，有涎即吐之。日叁服，夜壹服，以差为度。

杏人散 治口吻生疮，宜用此药傅之。

乱发烧灰　故絮烧灰　黄连末，各壹分

右件药细研为末。每用少许傅疮上，不过叁肆度差。

芎藭散 治口臭秽常服方。

芎藭　甘草各壹两　白芷半两

右件药捣罗为末。每用壹钱，以绵裹含咽津，日叁伍度，差。

乌头散 大定风蚛疼痛不可忍，兼开牙关，消断颊肿硬。

川乌头　香白芷各半两　苍术　细辛各壹两

右拣择好者，捣罗为细末。每用半钱揩在患疼痛处，合口，多时吐涎。《鸡峰方》。

群　方[1]

塌气膏 治下冷上热之人，及跣[2]足履地，口舌生疮，及眼痛日久不愈，服凉药愈甚。《江阳方》。

吴茱萸　桂　附子　椒子　干姜　地龙各壹分

---

[1] 群方：此标题原脱，据目录补。
[2] 跣：xiǎn，意指光脚。

右件药为末,姜汁调成膏,摊如掌大,贴足心,踏火桶子。

鸡舌香散即丁香也[1]　治牙齿风毒所攻,疼痛不止方。《圣惠方》,下同。

鸡舌香　细辛　附子生,去皮、脐　独活各半两　川椒壹分　麝香半分

右件药捣罗为末,绵裹如枣核大,含之,有涎即旋旋吐出。却含叁伍度即差。

地骨皮散　治齿风疼痛,极效方。

川升麻　防风　细辛　地骨皮　芎䓖　当归　白芷　独活　木香各壹两　甘草半两

右件药捣粗罗为散。每用伍钱,以水贰大盏,煎至壹盏,去滓,热含冷吐之。

芎䓖散　治牙齿动摇疼痛方。

芎䓖贰两　细辛　防风　地骨皮　柳枝各壹两　薏苡人贰两

右件药捣筛为粗散。每用半两,以水贰大盏,煎至壹盏,去滓,热含冷吐之。

槐白皮散　治齿龂风,连腮肿痛方。

槐白皮贰两　川椒壹佰粒　枸杞根　附子　防风　芎䓖各壹两

右件药捣筛为粗散。每用叁钱,以清水壹大盏,煎至贰分,去滓,热含冷吐之。

柳豆散　治齿龂风肿,去齿根下热毒方。

赤小豆炒熟　黑豆庄炒熟,各叁合　柳枝壹握,剉　地骨皮壹两　柳蠹末半合

右件药捣筛为散。每用肆钱,以水壹盏煎,热含冷吐之。

乳香含化圆　治口疮不差方。

乳香　麝香　白胶香　黄丹　细辛　川升麻　垢腻头发　皂荚烧灰　生干地黄烧灰　雄黄　青盐各壹分　白蜜　蜡各半两

---

[1] 即丁香也:原脱,据目录补。

右件药捣罗为末。先以清油叁合，入头发煎令化，用绵滤过。再煎油令热，下黄蜡，次下诸药末，煎令稠，可圆即圆如鸡头实大。每服以绵裹壹圆，含化咽津。

失笑散 治牙疼。

川乌头　芎　甘草　地骨皮　细辛　高良姜　白芷_{等分}

右为细末。每用少许，擦痛处两叁次。涎出，以温水漱之。

沉香散 治老人久患冷牙，疼不可忍者，宜用此方。

沉香_{半两}　升麻　细辛　白芷　地骨皮_{各壹两}　附子_{壹分，生用}

右捣罗为细末。每用壹钱，以白汤调，热含，冷即吐之。

三枝膏 治风热上攻，牙齿疼痛方。

槐枝　柳枝　桑枝_{各半斤，寸截}

以上叁件，以水壹斗，煎至叁升，去滓，熬成膏，入后药。

生姜_{壹两，取汁}　芎末　细辛末_{各半两}

右同搅令匀，以合子盛。每用少许擦牙，立效。

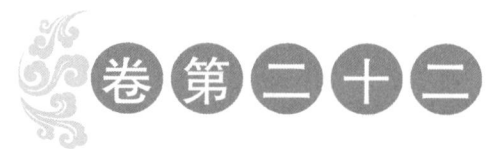

治眼目等疾诸方

眼目 暴赤　障翳　久赤　卒痛　物入眼　昏暗　青盲　雀目　眼涩　眼花　止泪　瘑眼　内外障　麸豆眼

单　方

丧明论_附　凡生食五辛，接热食饮，刺头出血过多，极目远视，认读细书，不避烟火，博弈不休，日没后读书，饮酒不已，热餐面食，抄写多年，雕镂细作，泣泪过度，房室无节，数向日月轮看，夜远视星火，月中读书，雪山巨晴视日，极目瞻视山川草木。

右一十九件并是丧明之由。养性之士，宜熟慎之。又有驰骋田猎，冒[1]涉霜雪，迎风追兽，日夜不息者，亦是伤目之媒也。恣一时[2]之浮意，为百年之痼疾，可慎欤，可不慎欤？凡人从少时不自将慎，年至四十，即渐渐眼暗，若能依此将慎，可得白首，无他。所以人年四十已去，当须瞑目，非有要事，不可辄开，此之一术，护慎之也。其读书博弈等过度患目，名曰肝劳。若欲疗之，非三年闭目不视不可得差。自泻肝及作诸疗，终无效也。《千金方》。

姜连散　治暴赤眼。《大衍方》。

---

[1] 冒：原脱，据《千金要方》卷6"目病第一"补。
[2] 一时：原脱，据《千金要方》卷6"目病第一"补。

干姜　黄连各半两

右捣罗，同为粗末。以绵包之，沸汤泡。闭目，乘热频洗。

物落眼方　治麦芒及尘土等物入眼不出。《江阳方》。

右以大藕壹截，净洗烂捣，以帛子裹于眼上，撅取汁落眼中，立出。鲤鱼胆、鸡肝血、京墨汁皆可点。

消翳圆　治小儿斑疮，眼生障翳方。《杨氏方》。

朱砂研　指甲末不拘男子妇人，先于水内净洗指甲，拭干，用木贼草打取细末

右件等分再同研，令极细，以露水搜圆如芥子大。每用壹粒，于夜卧时以新笔蘸水点在眼内，夜半更点壹粒。

铜青膏　疗眼赤无新久，皆差，神验。《外台秘要方》。

右以石盐枣核大、人乳壹枣许置故铜碗中，以古钱拾文研之，使青铜着碗底。取熟艾，急拧壹鸡子许。掘[1]地作小坑子，坐艾于坑中，烧使烟出，以铜碗覆上，以土拥四边，勿令烟出。量艾燃尽即止，刮取着碗青药。每以半豆许，于蛤蚌[2]中和枣核大乳汁研细，缠杖头，注入两眦，夜即仰卧，着之伍陆度必差。无石盐以白盐，无古钱以青铜钱代之亦得。

洗眼汤　疗目卒赤痛方。《肘后葛氏方》。

右以盐汤洗之。

杏人膏　主令明目。《广济方》。

右以三月中取新杏人研脂，绞取汁壹升，石盐两大豆许，以铜器盛之。取铜古钱贰柒文，浸之贰柒日。绵注目中，夜洗眼用。

疗青盲方《深师方》。

右以猪胆壹枚，微火煎之，可圆如黍末大。内眼中食顷。

雀目方　疗眼暮无所见。《千金翼方》。

右以猪肝壹俱，细切，以水贰升煮熟，置小口器中。极热，以目临

---

[1] 掘：原作"握"，据《外台秘要》卷21"目赤痛方二十一首"改。《外台秘要》此方无名。
[2] 蚌：原作"蜻"，据《外台秘要》卷21"目赤痛方二十一首"改。

上，令气冲之，大开勿闭也。冷复温之，取差为度。

刮䃜膏 疗目䃜障，白膜落方。《千金方》。

右以雄雀尿、人乳和研以傅上，当渐渐消烂，良妙。

羊胆膏 疗眼暗，热病后失明。《集验方》。

右以羊胆傅之。旦暮各壹。

乳汁煎 治肝热，眼赤痛，宜用点之。《圣惠方》。

人乳汁半合　古字钱拾文

右以乳汁于铜器中磨钱，令变色，煎令稀稠成煎，即佳，内瓷瓶中盛。每以铜箸头取少许，点目眦头，日叁伍度。

神效方 治暴赤，眼涩痛。《圣惠方》。

鲤鱼胆伍枚　黄连叁分，为细末

右件药相和令匀，以瓷合子盛于炊饭甑内，蒸壹炊久，以新绵滤去滓，点之。

枸杞煎 治眼涩痛兼有䃜者，宜用点之。

枸杞叶贰两　车前叶壹两

右药贰件熟挼之，使汁欲出。又别取大桑叶两叁重裹之，悬于阴地，经宿乃轻压取汁。点目中，不过叁伍度差。

青蒿散 治五脏积热，冲眼干涩难开方。

右以青蒿花取，五月五日采，阴干，捣罗为细散。每空心以井华水调下贰钱。若能久服，目明可夜看书。

柏叶圆 治青盲明目。

柏叶壹两，微炒　夜明砂壹两，以糯米炒令黄

右件药捣罗为细末，用牛胆汁拌和，圆如梧桐子大。每夜临卧时以竹叶汤下拾圆，至五更初粥饮下贰拾圆。

鱼脑膏 治眼青盲，用点之。

右以鲤鱼脑壹枚、鲤鱼胆壹枚相和调匀，日贰度点之。

抵圣散 治雀目，不计日月，宜服之。

右以苍术贰两，捣罗为细散。每服壹钱，不计时以猪羊子肝壹个，

用竹刀子批破，掺药在内，却用麻线子缠定，用粟米泔壹大盏，煮熟为度。令患人先熏过眼后，药气绝即吃之。每日未发前服。

蛇蜕散 治眼卒生翳膜，遮黑睛，宜服此方。

右以蛇蜕皮壹条细剪，用白面和作饼子，炙令焦黑色，捣罗为细散。每于食后及夜临卧时，以温汤调下壹钱。

楮白皮散 治眼生花翳，涩痛难开，宜点此方。

右以楮白皮不限多少，曝干，合作壹绳子如钗股，烧作灰，待冷细研。每取少许点于翳上，日叁伍度，渐渐消退。

又方**牙灰散**

右用人自落牙齿烧灰，细研如粉。每取少许点于眦头。

搨眼膏 治眼血灌瞳人，生障膜，宜用此方。

生地黄伍两，烂研　川大黄壹两，捣罗为末

右贰味相和，以帛子剪作片子，如两叁指长阔，匀摊药于上，以铜器中盛，仰卧搨眼，觉热即更换冷者。

千里膏 治眼眈眈不明，点眼方。

右取乌鸡胆汁，夜临卧时点之。

又方 以鼠胆汁点之。

朱砂圆 治眼昏暗，能令彻视见远方。

朱砂半两，细研　青羊胆壹枚

右以朱砂末入胆中，悬屋西北角阴干，百日取出，圆如小豆大。每于食后以粥饮下拾圆。

治伤眼法 缘为物所伤或弩，宜用此方。

右以杏人烂研，以人乳汁浸，频频点之。

猪脂膏 治一切物昧眼中，妨痛不可忍方。

右取猪脂，去筋膜，于水中煮，待有浮上如油者，掠取贮于别器中又煮，依前再取之。仰卧去枕，上点于鼻中，不过叁两度，其脂自入，眼角中流出眯物，即差。

出眯法 治杂物眯目不出方。

右取桑根白皮壹片新者，如筯大，削壹头令薄，捶令软滑，渐渐令入于目中黏之，须臾自出。

退热膏 治目赤，眦痛肿开不得，乃是肝热所至。《至道方》。

右用苦竹沥伍合，黄连半两，拍碎，绵裹入，少沥内浸，点于目中。

二妙散 养肝气，治目昏，视物不明，泪下方。《家藏方》。

当归　熟干地黄

右等分，捣罗为细散。以无灰酒下贰钱匕，非时服。

硼砂散 点眼，止泪明目。《家藏方》。

右用生姜不计多少，刮去皮，洗净略眼水气干，捶擦，以夹绢袋裂汁，净器中盛澄壹两日，盖之。撤去清者，其淀慢火煿干，研细如粉用。硼砂等分，合研匀，令细瓷合收之。每用铜箸点少许于大小眦间，点之去昏与风毒，如神。

单服苍术法 补下部，明目，治内外障圆子，传效方。《家藏方》。

金州大块苍术壹斤，足秤分作肆分，每分肆两，刮去皮，令净了秤。

肆两以无灰好酒浸叁日　肆两以米醋浸叁日　肆两以童子小便浸叁日，日两易　肆两以米泔浸伍日，日换

右件日足漉出，更不淘洗便片切，晒，或焙半干了。使黑脂麻肆两，如无，只叁贰两亦得。又无，只使黄色者同入在铫上炒，令干香。然后捣罗为细散。仍用前余浸药酒煮稀糊为圆如梧桐子大，若酒少，添药醋，皆不妨。每服肆伍拾圆，以汤或酒任下。

简　要　方

眼疾病源《圣惠方》。

夫眼目者，法天地日月也。天地清净，日月光明；天地晦暝，日月昏暗。经云：眼应于肝，王春三月，作魂神宫。眼为户牖，所通万事无不亲之，好恶是非自然分别。自少及长，疾状多般，皆是摄养有乖，致使眼目生患。

磁石圆　治肝元脏风虚，明目。《江阳方》。

磁石叁两　神曲贰两　朱砂壹两

右叁味为末，炼蜜圆如桐子大。空心盐汤下伍柒圆。

退赤汤　治暴赤眼。《十全方》。

干艾叶烧灰，贰钱匕　宣连末贰钱匕　古铜钱

右都入大盏内，用百沸汤泡了，放冷，澄上清者，以水隔盏浸，令极冷。以所浸泡者铜钱点之，壹日内取差。

大枣煎　疗眼热眦赤，生赤脉息肉，急痛，闭不得开，如芒在眼，碜痛。《删繁方》。

大枣拾枚，去皮核　黄连贰两，去毛，拣择须如金色者，碎，绵裹　淡竹叶伍合，切

右叁味，以水贰升煎竹叶，取壹升澄至捌合，下枣、黄连，煎取肆合，去滓，绵滤，细细点傅眼中。忌猪肉。

竹叶煎　治眼赤痛，点之。《圣惠方》，下同。

竹叶贰握，洗净切　大枣伍枚，擘破　古字钱柒文　黄连半两，去须，捣为末

右件药合和。内铜器中，以水壹盏煎至伍分，绵滤去滓。又重煎取叁分，内瓷瓶中盛。每以铜箸头点目眦头，日叁伍度点之。

朱砂煎　治眼，兼生翳膜、疼痛等，宜点之。

朱砂一两，细研[1]　白蜜半两　黄丹壹两

右件药相和令匀，入有油瓷瓶内，用柳木楔子紧塞瓶口，又以生布壹片、油单两重密裹瓶口，勿令透气。便安瓶于大鼎内座，用一杖子横措鼎口，以绳子系瓶口悬之，用水常令至瓶项，以文火煮。如鼎内水耗，旋旋添汤，勿用冷水。从寅时煮至酉时，住火候冷，取出以新绵滤过。用白龙脑壹钱研入，以一新瓷瓶盛之，常令封闭，候三日，外用之。以铜箸头黏药如绿豆大点之，每一复时只

---

[1] 一两细研：原脱，据《圣惠方》卷32"朱砂煎"补。

得一度点。

洗眼方 治眼卒患赤肿疼痛，宜用洗之。

甘草壹两　细辛壹两　黄连壹两

右件药剉，和匀。每取壹两，以水壹大盏半，入青盐壹钱，煎至壹盏，绵滤去滓。每暖叁合洗眼，日两度。洗了避风。

三胆膏 治眼，为他物所伤，宜用点之。

羊胆贰枚　鸡胆叁枚　鲤鱼胆贰枚

右叁胆摘破，调合令匀，频点之。

驻景圆 治肝肾俱虚，眼常昏暗，多见黑花，或生障翳，视物不明，迎风有泪。久服补肝肾，增目力。《太医局方》。

菟丝子伍两　熟干地黄　车前子各叁两

右为末，蜜圆如梧桐子大。每服叁拾圆，温酒空心日贰服。

截赤汤 治眼赤痛。《鸡峰方》。

京枣壹枚　黄连壹分

右贰味，以水壹盏，同煎至叁分，时点之。更添竹叶，分煎汁淋，截赤眼尤佳。

羊肝圆 治目方用黄连多矣，而羊肝圆尤奇异。取黄连末壹大两，白羊子肝壹具，去膜，同于沙盆内研令极细，众手捻为圆，如梧桐子大。每食后，暖浆水吞贰柒枚，连作伍剂差。但是诸眼目疾及障翳、赤盲皆主之。禁食猪肉及冷水。出《本草》《删繁方》。

胜金方 治眼黄连圆。

右以宣连不拘多少，捶碎，用新汲水壹大碗浸，至六七日后，用绵滤过取汁，入元碗内，却于重汤上熬，不住以匙荡搅，候干为度。即穿地坑子，可深壹尺，以瓦铺底，将熟艾肆两坐在瓦上，以火燃之，如灸法。然后以药碗覆上，肆畔封泥，开孔令烟出尽即止，取出刮下圆如小豆大。每服拾圆，苦竹叶汤下。

圣散子 治小儿疳渲眼，并麸豆入眼。《家藏方》，下同。

右以天灵盖壹片，翻覆涂酥，炭火烧令通赤，点酥烟绝，取出放在地上研细，使羊子肝如两指[1]壹片，生用细切，衮药末半钱许，不可多使，以面片包蒸熟。食后吃，神效。

神明椒菊圆 治目睛失明而睛不损者，或十分不见。半月取效，见贰叁分；服药壹佰日，收全功。如冷泪及睑紧睑重，肝虚肝热，肾虚肾风攻注眼目及患昏花，服之立愈。

川椒_{壹两} 甘菊_{贰两} 生地黄_{洗，壹斤}

右生地黄控断水脉，入木臼内烂捣，或沙盆内烂研，以绢袋裂取自然汁，可得拾贰两已上，去滓不用。将川椒、甘菊入地黄汁内浸，少时漉出，候水脉断，入慢火焙之，约八九分干，再入地黄汁，再漉再焙，如此以汁尽为度，一发焙令透干。木臼内捣为细末，炼蜜丸如梧桐子大。以温水下叁拾丸。

群 方

磁石圆 治眼因患后起早，元气虚弱，目生翳膜，视物昏暗，欲成内障，宜服此方。《圣惠方》，下同。

磁石 菟丝子_{各贰两} 肉苁蓉 补骨脂 巴戟 熟干地黄_{各壹两} 木香 五味子 桂心 茯神 甘草_{各半两}

右件药捣罗为末。入研了药令匀，炼蜜和捣叁贰佰杵，圆如梧桐子大。每于食前，以温酒下叁拾圆。

肉苁蓉圆 治眼昏翳，赤涩，远视似有黑花，及内障不见物。

肉苁蓉 神曲 青盐_{各壹两} 菟丝子_{贰两} 雀儿_{拾个，去毛、嘴、翅、足，存肠胃，去骨，烂研}

右件药捣罗为细末。以好酒贰升，入少炼熟蜜，入雀肉及盐，研令极烂成膏，和诸药圆如桐子大。每于空心及晚食前，以温酒下贰拾圆。

椒灵丹 治一切眼。此方治人眼见一物为二之证，神效不可言。《家藏》。

---

[1] 指：原作"脂"，据《普济方》卷381引《家藏方》"圣散子"改。

椒子_{肆两，去蒂并子，及有闭口者}　青盐_{贰两}　川芎　防风　附子_{炮，各壹两}　菊花_{半两}

右件药，先将青盐、椒用好醋壹碗煮尽为度，后将肆味药捣罗为细末，却将椒衮药为圆。每服叁拾圆，空心盐汤下。如有此证，宜与"丹药门"飞灵丹相间服，屡经大效。

羊肝圆　镇肝明目。《本事方》。

羯羊肝_{壹具，瓦器中煿令干}　菊花　羌活　地黄　细辛　五味子　白术　桂_{各半两}　黄连_{叁分}

右捣罗为细末，蜜圆如梧桐子大。食前温汤下叁肆拾圆。

张湛治目奇方　读书之苦，伤肝损目，诚然。晋范甯尝苦目痛，就张湛求方。湛戏之曰：古方宋阳子少得其术，以授鲁东门伯，次授左丘明，遂世世相传，以及汉杜子夏，晋左太冲。凡此诸贤，并有目疾。得此方云：须损读书一，减思虑二，专内视三，简外观四，旦起晚五，夜早眠六。凡六[1]物，熬以神火，下以气筛[2]，蕴于胸中，七日然后纳诸方寸。修之一时，近能数其目睫，远视尺笔之余。长服不已，动见墙壁之外，非但明目，乃亦延年。审如是而行之，非可谓之嘲戏，亦奇方也。《本事方》。

枸杞圆　治眼目昏暗。《鸡峰方》，下同。

苁蓉　枸杞　椒红　甘菊_{各等分}　巴戟_{减半}

右捣罗为细末，炼蜜圆如梧桐子大。每服贰拾圆，空心酒下。久服明目活血。

羊肝夹子　治眼退晕并翳膜遮障，小儿疳眼、雀目并治之。

蝉壳　黄连_{各半两}　甘草　菊花_{各壹分}　蛇蜕皮_{壹条，烧灰}

右捣罗为细末。每用羊肝壹具，竹子批，掺药拌匀，用白面裹作夹子。每日食后吞壹服。

---

[1] 六：原脱，据《普济本事方》卷5"眼目头面口齿鼻舌唇耳"补。
[2] 筛：原误作"簇"，据《普济本事方》卷5"眼目头面口齿鼻舌唇耳"改。筛，音义同"筛"。

补青圆　养肝益粗，滋荣目力。《杨氏方》，下同。

菟丝子　地黄各壹斤　车前子　枸杞子　地骨皮　白茯苓　甘菊花各半斤

右捣罗为细末，炼蜜圆如梧桐子大。每服以温酒、盐汤下伍拾圆，食后服。

菊睛圆　治眼目昏暗，视物不明，眵泪难开。久服能夜看书。

巴戟壹两　肉苁蓉贰两　五味子叁两　枸杞子肆两　甘菊花伍两

右捣罗为细末，炼蜜为圆如梧桐子大。每服伍拾圆，空心盐、酒任下。

地黄圆　唐丞相李恭公扈从在蜀中日患眼或生翳膜，或即疼痛，或见黑花如豆大，累累数拾不断，或见如飞虫翅羽，百方治之不效。有僧智深谒云：相公此病，肾受风毒。夫五脏实则泻其子，虚则补其母，母能令子实，子能令母虚。肾是肝之母，今肾受风毒，故令肝虚，肝虚则目中恍惚，五脏亦然。脚气、消中消渴、诸风等皆由肾虚也。《古今录验方》。

生干地黄壹斤　熟干地黄壹斤　石斛　杏人去皮尖，麸炒黄为末，入瓦器中研去油　牛膝　枳壳　防风各肆两

右木石臼中捣为细末，炼蜜圆如梧桐子大。空心以豆淋酒下贰拾圆至叁拾圆，日再。

耳鼻
鼻齆　耳聋　聤耳　虫入耳　瘜肉　鼻塞　蚀鼻　耳疼　耳鸣　鼻衄　酒齇　常涕

单　方

断齆法　治鼻齆极觉，甚如瘜肉者。《江阳方》。

右取雄鸡肾壹对，并脬前肉，令与肾铢两等，豉柒粒，并于新瓦焙干，研为细末。又以鸡膝中髓和了，安在鼻门前，引出虫子。忌阴人、鸡犬。

菖蒲散　疗耳聋。《备急方》。

菖蒲　附子各贰两

右贰味捣筛，以苦酒和圆如枣核大，以绵裹即塞耳中，夜一易之，有黄水出便差。

磁石酒　疗二三十年耳聋。《肘后方》。

右取故铁叁拾斤，以水柒斗渍之叁宿，取其水以酿柒斗米，用曲如常法，酒熟出酒壹斗。取引针磁石壹斤，研末，置酒中叁宿乃可饮之。取醉，以绵裹磁石塞两耳中，夜一易之遂愈。

蚯蚓散　治鼻中瘜肉。

猪牙皂荚壹挺　白头蚯蚓壹条，韭园内者

右件药内于瓷瓶中，烧熟细研。先洗鼻内令净，以蜜涂之，傅药少许在内，令清水下尽，即永除根本。

白矾膏　治鼻中瘜肉，不闻香臭方。

右以白矾壹两，烧为灰，细研，以面脂旋和，以少许傅着瘜肉上即差。

蜣螂散[1]

右以蜣螂拾枚，内青竹筒中，以刀削去竹青，以油单裹筒口令密，内厕坑中肆拾玖日，取出曝干。入麝香少许，同细研为散。涂瘜肉上，当化为水。

治酒齄鼻

右用枇杷叶，去毛，焙干，末之。茶调下叁钱，日叁服。

简　要　方

通鼻散　治老小鼻塞，常有清涕出方。《肘后方》。

杏人贰分　附子贰分　细辛壹分

右叁味切，以苦酒拌，用猪脂伍两煎成膏，去滓，以点鼻中，即

---

[1] 蜣螂散：原作"又方"，据目录改。

通。又以摩囟上佳。

鸡子圆 治耳聋久不差,宜用此方。《圣惠方》。

天雄末壹分　附子末壹分　鸡子壹枚

右件药,先取鸡子开头出黄,和药,却内入壳中,对合讫,还窠中,候抱别者见出,药成。绵裹枣核大塞耳中便愈。

地黄散 治鼻衄日夜不止,面无颜色,昏闷,宜服此方。

生干地黄　阿胶　当归各半两　赤芍药　赤茯苓各叁分　柏叶壹两

右件药捣,细罗为散。每服,煎黄耆汤调下贰钱。

又方伏龙肝散

乱发灰半两　伏龙肝壹两

右件药相和,细研令匀。以新汲水调叁钱服。

阿胶散 治衄久不止。

阿胶　龙骨各贰两　细辛　桂心　芎䓖　当归各壹两　乱发叁两,烧灰

右件药都捣,细罗为散。每服,以粥饮调下贰钱[1]。

黄耆圆 治肾虚耳鸣,夜间睡着如打战鼓,觉耳内风吹,更四肢抽掣疼痛。《本事方》。

黄耆壹两　破故纸　羌活各半两　黑附子大者壹个　羯羊肾壹对,焙干

右捣罗为细末,以酒糊圆如梧桐子大。每服叁肆拾圆,空心晚食前煨葱盐汤。

烧肾散 治耳聋。

磁石　附子　巴戟各壹两　川椒半两

右依法炮制,捣罗为末。用猪肾壹只,批开,入葱白、盐,和药掺在内,以纸厚裹,炮于灰火中令熟,细嚼酒解,薄粥下之,拾日效。

通鼻八味膏 疗鼻塞多清涕。《必效方》。

细辛　蜀椒　干姜　芎䓖　吴茱萸　皂荚　附子各叁两　猪膏壹升[2]叁合

---

[1] 粥饮调下贰钱:原作"粥饭调下",据《圣惠方》卷37"阿胶散"补改。
[2] 升:原作"外",据《外台秘要》卷22"《必效》疗鼻塞多清涕方"改。

右捌味切，㕮咀，以苦酒浸壹宿，以猪脂煎，候附子色黄，去滓，膏成凝，以绵裹少许导鼻中，并摩顶。

肾沥汤 治肾脏风虚，两耳常鸣。《圣惠方》。

附子壹两 肉苁蓉贰两 桂心 熟干地黄 人参 山茱萸各叁分 磁石贰两，捣碎，水淘去赤汁，以绵包之

右件药捣，粗罗[1]为散。每服伍钱，以水壹大盏，用羊肾壹对，切去脂膜，入生姜半分、薤白叁茎，每用磁石包子同煎至伍分，去滓，空心及晚食前温服。

羊肾附子圆 治劳聋方。

附子壹两半 磁石 牛膝 肉苁蓉 菟丝子 菖蒲各壹两

右件药捣罗[2]为末，用羊肾伍对，去脂膜，细切，烂研入酒叁升，于银锅中微火煎如膏，然后入药末，和捣贰叁佰杵，圆如梧桐子大。每于空心及晚食前以温酒下叁拾圆，以温汤下亦得。

鱼脑膏 治耳鸣兼聋，宜用此方。

雄鲤鱼脑捌两 防风 菖蒲 细辛 附子生用 芎䓖各半两

右件药捣罗为细末，用鱼脑煎令稠。每取枣核大，以绵裹内耳中。

---

[1] 罗：原作"罡"，据《圣惠方》卷7"肾沥汤"改。
[2] 罗：原作"罡"，据《圣惠方》卷7"羊肾附子圆"改。

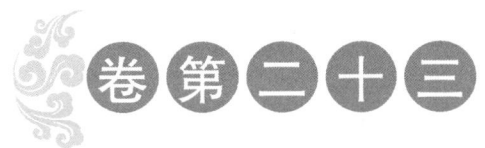

治大肠小肠等疾诸方

痔血　脱肛　大肠秘涩　淋沥　小便不通　尿血附

痔血

单　方

杏丹　治脏毒下血方。《大衍方》。

杏人_{肆拾玫粒，去皮尖}　蜡_{壹两}

右贰味臼中熟杵，自然可以为圆。每服空心米饮下叁贰拾圆。忌鱼腥服，永不发。有僧服之效，后传与一僧人，每服即止。惟不能忌鱼腥，再发，然亦不至于甚。

茱萸圆　久患肠风泻血。《江阳方》。

吴茱萸　黄连_{各壹两}

右为末，炼蜜圆如梧桐子大。食前温酒、米汤下拾圆。

黄耆汤　若血随大便而下，或先后，此饮食不节，饥饱不时，劳伤肠胃，荣卫不调，或强忍大便，气无从出，肠陷于阴，气并于阴则血失常经。或醉饱房劳，酒入于胃络，脉满而经脉虚劳，动则气血相并，不胜者为病。故先便而后血者，其血远；先血而后便者，其血近。所下不常，有所触动则作，血远者宜。《指迷方》。

枳实_{叁拾个}　青州枣_{叁拾个，去核，贰味合捣，焙}　黄耆_{贰两}　甘草_{半两}

右为细末，米饮调下贰钱。

赤小豆散　血近者宜。《指迷方》。

当归叁两　赤小豆浸，令芽出，日干，陆两

右为末，浆水调贰钱，温服。

止痛膏　治痔，傅贴，止痛方。《胡氏方》。

大皂角针柒个，烧灰存性　白矾指大壹块

右为末，入脑子少许，以面、油调匀，傅患处，日两次，止痛如神功。不可以药味非贵轻易，即用之有效。

鲫鱼圆　治肠风下血。《海上方》。

鲫鱼壹枚大煮，去肚　白矾末贰两

右将矾入鱼腹中，以线缝合，入于瓦瓶内盖定，以炭火烧为灰，取出研，以软饭圆如梧桐子大。食前粥饮下贰拾圆。

水沃法　治肠痔下血如注水，久不差者方。《苏沈良方》。

右件惟用市河中水，每遇更衣罢，便冷沃之。久沃为佳，久患者皆差。予始得于信州候，使君曰：沃之两次即差。予用之亦再沃而差，并与数人用，皆神奇可惊，不类他药。无河水，井水亦可。

百药散　治脏毒，下血不止。《杨氏方》。

川百药煎不以多少，壹半生用，壹半炒黄

右为细末。空心温米饮调下贰钱。

止痒法　《范汪》疗人下部中痒方。

蒸枣取膏，以水银熟研圆之，令相得长贰叁寸，以绵薄裹，内大孔中，虫出差。

二神圆　治肠风下血久不止，大肠虚冷，宜服此方。《圣惠方》。

附子壹两　白矾壹两

右件药捣，细罗为散。每于食前，以粥饮调下贰钱。

川乌头圆　治肠风泻血不定，甚者面黄瘦弱方。《圣惠方》。

川乌头壹两，去皮脐，生用

右件药捣筛为散。每服叁钱，以水壹中盏，入生姜半分、黑豆壹佰粒，煎至伍分，去滓。每于食前温服。

散结圆 主五痔结核。《鸡峰方》。

黄耆 枳实各等分[1]

右为细末，炼蜜和梧桐子大。每服叁伍拾圆，空心米饮下。

枳实散 治肠风下血。《经验方》。

枳实 绵黄耆各半两

右以米饮，非时下贰钱匕。若难服，以糊圆，汤下叁伍拾圆，效。

黑龙散 治远年日近肠风，下血不止。《博济方》。

枳壳烧成黑灰存性，羊胫炭为末。枳壳末伍钱、炭末叁钱，和匀。用浓米饮壹中盏调下，空心服。五更初壹服，如人行五里再服，当日见效。

通神散 泻血，三代吃校[2]散子。《家藏方》。

缩砂人不拘多少，去粗皮

右捣为末，米饮调，热服。大段经效。

简 要 方

白矾圆 治肠风下血久不止，下部肿痛。《江阳方》。

白矾壹分 干姜 黑附子叁度炮，每度以水蘸杀，留皮、脐，各壹两 皂荚贰挺

右件为末，河水煮面糊圆如梧桐子大。空心或食前盐汤下拾圆。

治痔三黄圆《海上方》。

雄黄壹两 硫黄壹两 黄丹贰两

右件研细，入盏内，以黄丹盖定，用湿纸封却，火烧，候青烟出为度，取出候冷，研细。以软柿干和为圆如绿豆大，每服拾圆。若大伤出血，有窍，或粪前出血，以木通汤下。若粪后有血，甘草汤下。甚者加至拾伍圆，并空心服。

---

[1] 分：原脱，据《鸡峰普济方》卷26"救急单方"补。原无名方。
[2] 校：疑为"效"之误。

斗肛圆 疗大便后出血方。《崔氏方》。

白矾　附子　干姜各壹两

右叁味捣筛，蜜和圆如梧子大。饮服拾圆至贰拾圆，日贰服。忌猪、鸡、酒、面、生冷、鱼、油腻等。

四神散 治大便下血不止，宜服此方。《圣惠方》。

赤芍药　阿胶　当归各壹两　甘草半两

右件药捣筛为散。每服叁钱，以水壹中盏，入竹叶贰拾片，煎至陆分，去滓，每于食前温服。

槟榔散 治寸白虫。每以月一日、二日、三日服之，余日勿服。《圣惠方》。

槟榔贰两　桑白皮叁分　芜荑人半两　陈橘皮叁分

右件药捣，细罗为散。又取醋石榴东引根壹握，剉碎，以浆水壹中盏，煎至伍分，去滓。令温调下叁钱，五更初服。药至明未有所下，即便再服。当日且宜吃粥。未服药前宜先嚼淡肉干脯，咽汁引动虫后即服，甚效。

萆薢圆 治寸白虫，令化为水方。《圣惠方》。

萆薢壹两　甘草叁两　狗脊叁两

右件药捣，细罗为散。每于食前以粥饮调下贰钱。

又方麝香圆 《圣惠方》。

麝香壹钱，细研　芜荑人叁两　狗脊半两

右件药捣，细罗为散。每服，空心以芜荑汤调下两钱，以虫出尽即止。

大萆薢圆 治一切痔漏，不以年深日近。《海上方》。

萆薢　菟丝子各贰两　黄耆壹两半　枳实贰两半　白蒺藜叁两　乌蛇肉壹两

右为末，蜜圆如桐子大。每日空心临卧粥饮下拾伍圆。

生干地黄圆 治内伤风冷，大便下血不止，宜服。《圣惠方》。

生干地黄　龙骨　黄耆　紫苏子　蒲黄　当归　附子　艾叶　白矾

阿胶各壹两　枳壳半两

右件药捣罗为末，炼蜜和，捣叁贰佰杵，圆如梧桐子大。每日空心及晚食前，以粥饮下叁拾圆。

鹿茸圆　治脏腑久虚[1]，肠风痔瘘，下血太多，面色萎黄，日渐羸瘦。《圣惠方》。

鹿茸　附子　续断　侧柏叶　厚朴　黄耆　阿胶　当归各壹两

右件药捣罗为末，炼蜜和[2]，捣伍柒佰杵，圆如梧桐子大。每服于食前，以粥饮下叁拾圆。

脱肛

单　方

收肛散　治脱肛。《杨氏方》。

鳖头壹枚，烧灰

右研令极细，候肠头出，以药干掺在上，用纸衬手，轻轻揉入。

洗肛法　疗脱肛历年不愈方。《集验方》。

右以生铁叁斤，以水壹斗，煮取伍升以洗之，日再。

野狸散　治大肠风冷，下血不止，脱肛疼痛，宜服。《圣惠方》。

右用野狸壹头，以大瓷瓶壹所可容得者，内于瓶中，以厚泥固济，候干，以大火烧之，才及烟尽住火，候冷取。入麝香末半两，研令匀，于坩器中收之。每于食前，以温粥饮调下贰钱。

暖脏法　治大肠久冷，每脱肛下收不得。《至道方》。

右将石灰烧令热，故帛裹，坐其上。冷则易之。

磁石散　治脱肛。《杨氏方》。

---

[1] 久虚：此前原有"又虚"二字，据《圣惠方》卷60"鹿茸圆"删。
[2] 和：原作"竹"，据《圣惠方》卷60"鹿茸圆"改。

磁石_{肆两，用米醋煎沸，将磁石烧令赤，蘸柒次}

右件为细末。每服壹钱，空心麝香米饮调下。次用铁片烧通红，放冷，同葱根煎汤，洗净托上。

简 要 方

三神丹 治大肠风冷，脱肛，兼腰痛不可忍者，宜服。《圣惠方》。

石灰_{壹两}　白矾_{壹两}　黄丹_{壹两}

右件药同研，以油和为饼子，于新瓦上烧令通赤，放冷细研。又和又烧，如此叁度。即捣罗为末，入麝香末壹分，更研令匀。每于食前，以艾叶粥饮下壹钱。

缩肠散 治大肠虚冷，脱肛，宜服此方。《圣惠方》。

干蜗牛子_{壹佰粒，炒，捣罗为末}　磁石_{贰两，捣碎，淘去赤汗}

右件药，以水壹大盏，煎磁石伍钱至伍分，去滓。调蜗牛末壹钱，服之，日叁服。

附子散 治小儿大肠虚冷，肛门脱出，多因下痢得之，宜以此药傅之。《太医局方》。

附子_{生，去皮脐}　龙骨

右等分为细散。每用壹钱，傅在脱肛上，按令入，频用之。

赤石脂散 治小儿因痢后，䐁气下推出肛门不入。《太医局方》。

赤石脂　伏龙肝

右等分，细研为散。每用半钱，傅肠头上，每日叁上用之。

秘涩

单 方

通秘散 治风秘，大便涩。《杨氏方》。

香白芷_{不以多少，焙干}

右为细末。每服贰钱，蜜少许，温米饮调下。连进贰服通，食前。

治秘姜兑法《外台秘要方》。

右以生姜削如小指，长贰寸，盐涂之，内下部中，立通。

神效方 疗大便秘塞不通。

右用猪胆，以筒灌叁合许，令深入即出矣。不尽，须臾更灌。一方加葵子汁和之。又有椒豉汤伍合、猪膏叁合灌之，佳。临时易可得者即用之。

蜜导方 治大肠秘，不可服凉药者。《良方》。

右将蜜不拘多少，慢火炼之令可圆，取出捏如小指大，纳下部，立通。不甚快，更取壹个纳之，取下结粪为度。一方俟捏了，蘸在猪胆汁内一浴，尤妙。

赤小豆散 治大肠秘。《鸡峰方》。

赤小豆浸令芽出，日晒干，贰两　当归壹两

右为细末。温浆水调服贰钱，不以时。

通肠圆 治大肠干结不通。同前。

厚朴末制了者　猪胰各等分

右用猪胰研和，圆如梧子大。每服叁拾圆，生姜水下。

霹雳汤 利大肠。《海上方》。

右用不去白陈橘皮壹分，以米汤壹碗，入橘皮在内，顿一顷，瓶中火畔烧至大半碗，时时呷[1]之。

简　要　方

黄耆汤 治高年人苦大便秘涩。《大衍方》。

绵黄耆壹两　陈皮半两

右贰味为末，和匀用。先以火麻子壹合研，水壹盏，滤去滓，银器内煎，候有乳，即入白蜜壹匙，再煎令熟，调药末叁钱。空心食前服。秘甚者，不过两服愈。寻常叁服，当无秘涩之患。盖此药之效，不冷不

---

[1] 呷：原作"呻"。疑为"呷"字形误，据文义改。

燥，用之神效。

润肠圆 治大肠虚秘，老人风秘。《胡氏方》。

杏人别研如泥　橘皮为末

右等分和匀，入蜜少许，圆如梧桐子大。每服叁拾圆，橘皮汤下，服之自然通快。

橘皮圆 治脚气有风，人气不顺，致生热而大便秘，此药通用。不损人，进饮食，散胀满，调中下气，偏宜脚气。《鸡峰方》。

黄橘皮肆两　干生姜壹两

右为细末，以蜜半斤同熬成膏，圆如梧桐子大。每服叁拾圆，生姜汤下，食前。

四顺饮子 治大便不通，面目身热，口舌生疮，上焦冒闷，时欲得冷，此三阳气壅，热并大肠，其脉洪大。《鸡峰方》。

大黄　赤芍药　甘草　当归各等分

右为粗末。每服伍钱，水壹盏半，煎至壹盏，温服。

大橘皮圆 治便秘。同前。

厚朴　橘皮各壹两　杏人壹两叁分

右细末，炼蜜和圆如桐子大。每服伍柒拾粒，非时米饮下。

小黄耆圆 治胴肠风热，大便秘滞及五痔结核。同前。

防风壹两　黄耆贰两　芎半两　皂子人壹分　枳壳壹分

右细末，炼蜜和圆如桐子大。每服拾粒，不以时。

淋沥 小便不通附

单　方

石淋病源《圣惠方》　夫石淋者，淋而出石也。肾主水，水结则化为石，故肾容砂石。肾虚为热所乘，热则成淋。其病之状，小便则茎重痛，尿不能卒出，痛引小腹膀胱，里急，砂石从小便道出，甚者塞痛，令人闷绝也。

膏淋病源 《圣惠方》 夫膏淋者，阴阳不调，劳倦所致，小便下而肥似膏，故谓之膏淋。亦曰肉淋。此皆肾虚不能制于肥液，故与小便俱出也。

劳淋病源 《圣惠方》 夫劳淋者，谓劳伤肾气而生热成淋也。肾气通于阴，其候尿留于茎内，数起不出，引小腹痛，小便不利。劳倦即发也。

热淋病源 《圣惠方》 夫热淋者，由三焦有热，气搏于肾，流入于脬而成淋也。其状小便赤涩，亦有夙病淋，今得热而发者，其热甚则变尿血也。

血淋病源 《圣惠方》 夫血淋者，是热淋之甚者则尿血，故谓之血淋。心主血，血之行，通身遍行经络，循环腑脏。劳热者则散失其常经络，渗入脬而成血淋。

冷淋病源 《圣惠方》 夫冷淋者，由脏腑虚冷，其状先寒颤，然后是尿也。此皆肾气虚弱，下焦受于冷气，入脬与正气交争。寒气胜则寒颤而成淋，正气胜则寒颤解，故得小便也。

糯米膏 治小便频数。《江阳方》。

右纯糯米糕一片。夫临卧炙令软熟，啖之，仍以温酒送下。不饮酒人，温汤下，多啖弥佳。行坐良久，待心间空便睡一夜，十余次，当夜便止。予常以为戏术，与人赌物，用之如有神。或言，候心气，温水道。不然。大都糯稻工缩水道。凡人夜饮酒者，是夜辄不起，此糯米之力也。又记一事：予故人刘正夫罢官闽中，次建溪，常叩一人家求舍，辄闭门不纳。既而使人来谢云，属其父甚病，不能延客。刘问其状，云，病渴殆死矣。刘许为其营药，俄其子弟群至求治，其父刘印烧药与之。明日来谢云，饮药壹盏，是夜啜水减柒捌升。此刘君目击者。其中用糯稻秆斩去穗，作灰，每用壹合许，汤壹碗沃浸，良久澄去滓，尝其味如薄灰汁，乘渴频饮之。此亦糯稻缩水之一验也，因附于此。

皂角酒　治淋方。《胡氏方》。

皂角刺烧存性　破故纸等分

右件为细末，以无灰酒调下。

矾石散　治小便不通，脐腹急胀。《杨氏方》。

白矾不以多少，研令细

右用水和面，条作圈子，围脐眼高壹寸许，内安矾末，以冷水逐旋滴，攀末上，令湿透，更以水滴，觉内冷透，即小便通。

发灰散　苏澄疗尿血方。《外台秘要方》。

水服乱发灰半寸匕，日叁服。

浮萍散　疗卒小便不通及胞转[1]方。《肘后方》。

右取水上浮萍暴干，末服之。治小便不通利，水胀流肿佳。

双金自然液　疗小儿尿血方。《张文仲方》。

生地黄汁壹升　生姜汁壹合

右贰味相和，顿服。不差，更作。此法许令公处，云极效。

疗尿床方《千金方》。

羊肚系入水令满，急系两头，熟煮，即开，取中水[2]，顿服之，立差。

又方《千金方》。

取鸡肶胵壹具并肠，暴干，末，酒服之。男雌女雄。

又方《千金方》。

右将新炊熟馈饭壹盏，写尿床处拌之，收取与食，勿令知。

鸡白散　治膀胱虚热，下砂石，涩痛。利水道，宜服。《圣惠方》。

鸡粪白壹两，微炒　雄鸡胆半两，干者

右件药同研令细。每于食前以温酒调下壹钱，以利为度。

又方 下石散方。《圣惠方》。

右取鸢粪细研。每服以冷水调下贰钱。旦服，至晚当下石出之。

---

[1] 转：原作"轻"。疑为"转"字形误，据《普济方》卷240 "治小便不利，膀胱胀，水气流肿及转胞方"改。此方用药服法均同本"浮萍散"。

[2] 即开取中水：原作"开取水"，据《千金要方》卷21 "治尿床方"补改。

豉饼灸法 治气淋，脐下切痛方。《圣惠方》。

右用盐和豉捣作饼子，填在脐中，向盐上灸贰柒壮，差。

金葵散 治石淋。《本事方》。

五月五日，葵菜子炒，杵末。食前酒服壹钱匕，当下石子。仍取淋石，遇有人患石淋，以水研淋石吃，尤佳。

车前子散 治热淋，小腹不利，茎中急痛。《圣惠方》。

车前子壹合　葵根壹两半，剉用

右件药以水壹大盏半，煎至壹盏，去滓。食前，分为贰服。

熨法 治小便难，腹满闷。不急疗之杀人。宜此方救之。《圣惠方》。

葱白叁斤　盐壹斤

右件药相和，研烂，炒令热，以帛子裹，分作贰包，更互熨脐下。小便立出，差。

清真汤 治小便不通，腹胀气急闷方。《圣惠方》。

车前叶汁贰合　冬瓜汁贰合

右件药相和，分为贰服。食前服之。

神效胡桃酒 治小肠气及妇人外痈。《家藏方》。

右以好胡桃壹枚，火内烧成炭，细研。以薄酒热调下，绝妙。

各半散 治小肠气，小便不利。《家藏方》。

以室女或妇人退发烧灰　茴香为末

右贰件各抄壹钱匕，以无灰热酒调下。如神。名五斗安神各半散。

简 要 方

气淋病源《圣惠方》　夫气淋者，由肾虚膀胱热，气胀所为也。膀胱与肾为表里，膀胱热，热气流入于脬，热则生实，令脬内气胀，则小腹满。肾虚不能制其小便，故成淋。其状膀胱、小腹[1]皆满，尿涩，常有余沥是也，亦曰气癃也。

---

[1] 腹：此前原有"便"字，据《圣惠方》卷58"治气淋诸方"删。

葵子散　治气壅不通，小便淋结，脐下妨闷疼痛。《圣惠方》。

葵子壹合　生茅根贰两　青橘皮壹两

右件药捣筛。以水贰大盏，入葱白伍茎，煎取壹盏，去滓，食前，分为叁服。

龙骨圆　治妇人小便滑数。《圣惠方》。

龙骨贰两　鹿茸壹两　椒红壹两　附子壹两

右件捣，细罗为散，以酒煮面糊和圆如梧桐子大。每服，食前温酒下贰拾圆。

苁蓉圆　若小便纯血，血下则凝，亦无痛处，惙惙短气，日就羸瘦不食，此由阳气不固，阴无所守，五液注下，诊其脉散涩欲绝，而身冷者死。治属虚损，宜。《指迷方》。

菟丝子　肉苁蓉　干地黄　鹿茸各壹两

右为末，酒糊圆如桐子。饮下叁拾圆。

柏叶汤　治小便血方。《千金方》。

生地黄叁两　柏叶小半握　黄芩壹两　阿胶叁升

右肆味切。以水贰升，煮取柒合，去滓内胶，分作伍陆服。

发灰煎　治五劳七伤，溺血淋露，胸腹闷。《鸡峰方》。

菟丝子肆两　鹿茸　山药各壹两　发灰壹分

右为细末，酒煮面糊和圆如梧桐子大。每服伍拾圆，空心白汤下。

白芍药煎　治劳淋，小腹疼痛，小便不利。《鸡峰方》。

当归　白芍药　鹿茸　熟地黄各壹两

右为细末，炼蜜和圆如桐子大。阿胶汤下叁拾圆。

茯苓散　治血淋，不可进凉药者。《鸡峰方》。

五味子　阿胶　茯苓各半两　黄耆壹两

右为细末。每服贰钱，米饮调下，不以时。

伏龙肝散　解血淋。《普济方[1]》。

---

[1] 普济方：此指宋代张锐《鸡峰普济方》。本书或称之为"鸡峰方"。伏龙肝散出自其书卷14。

伏龙肝[1]　甘草　芎䓖　黄芩　赤芍药各壹两

右为粗末。用水壹升，药半两，煎至柒分，去滓。分作叁服，温服之。

通秘散　治血淋。同前。

陈皮　香附子　赤茯苓等分

右为粗末。每服贰钱，水壹盏，同煎至陆分，去滓。食前服。

生茶散　治暴患小便不通。《普济方》。

蓬莪术　茴香　生茶等分

右为细末。每服贰钱，以水壹盏、盐贰钱、葱白贰寸，煎至陆分，和滓空心服之。

抵圣散　治五淋。《鸡峰方》。

赤芍药壹两　槟榔壹个

右件为细末。每服壹钱，以水壹盏，煎至柒分，空心温服，立差。

鹿茸地黄煎　治血淋。《鸡峰方》。

鹿茸　熟地黄　当归　蒲黄各半两　龙骨　发灰各壹分

右为末，炼蜜为圆如弹子大。每服壹粒，以水壹盏，入青盐壹捻煎化，食空时服之。

群　方

龙骨圆　治下虚胞寒，小便白浊，或如米泔，或若凝脂，腰重少力。《杨氏方》。

牡蛎　熟干地黄　菟丝子　白茯苓各半两　龙骨伍色者　肉桂　白石脂　五味子各贰钱半

右为细末，炼蜜为圆[2]如桐子大。空心食前，温酒或盐汤送下伍拾圆。

---

[1] 伏龙肝：原脱，据《鸡峰普济方》卷14"黄芩伏龙肝散"补。
[2] 为圆：原作"和"，据《杨氏家藏方》卷9"龙骨圆"改。

鹿茸圆　治小腹虚冷，小便数。《圣惠方》。

鹿茸贰两　白龙骨壹两　桑螵蛸叁分　附子壹两　山茱萸壹两　椒红壹两

右件药捣罗为末，炼蜜和，捣壹贰佰杵，圆如梧桐子大。每服，空心及晚食前，以盐汤下贰拾圆。

菟丝子散　治膀胱及肾虚，虚冷惫伤，小便滑数，白浊不止。《圣惠方》。

菟丝子叁两　鹿茸壹两　桑螵蛸壹两　牡蛎壹两　五味子壹两　肉苁蓉壹两　鸡肶胵贰两，微炒

右件药捣，细罗为散。每服，食前以温酒调下贰钱。

肉苁蓉圆　治膀胱虚冷，小便滑数白浊，梦中失精，宜服。《圣惠方》。

肉苁蓉贰两　白龙骨贰两　鹿茸贰两　泽泻壹两　附子贰两　补骨脂贰两　山茱萸壹两　椒红贰两　菟丝子壹两

右件药捣罗为末，炼蜜和，捣贰叁佰杵，圆如梧桐子大。每服，食前以温酒下叁拾圆。

葵子散　治冷淋，小便数，恒[1]不利。《圣惠方》。

葵子　赤茯苓　白术　当归　泽泻各壹两　木香半两

右件药捣筛为散。每服叁钱，以水壹中盏，煎至陆分，去滓。每于食前温服之。

小便不通病源兼治法《圣惠方》　夫小便不通者，是膀胱与肾俱有热故也。肾主水，膀胱为津液之腑，此二经为表里，而水行于小肠，流入脬者为小便。肾与膀胱既热，热入于脬，热气太盛故结涩，令小便不通，少腹胀满气急。甚者水气上逆，令人心急腹满至于死。诊其脉紧而滑直者，不得小便也。

治小便不通，数日欲死，神验方[2]。

---

[1] 恒：原作"怛"，据《圣惠方》卷58"葵子散"改。
[2] 治……神验方：凡12字原脱，据《圣惠方》卷58"治小便不通诸方"补。

桃枝壹两　柳枝壹两　葱白壹握　木通壹两　灯心壹束　汉椒壹两　白矾壹两

右件药并细剉。以水叁斗。煎至壹斗伍升。用垍瓶壹所，热盛壹半药汁，熏外肾，周回以被围绕，辄不得外风入，良久便通，如赤小豆汁。若冷即换之，其功甚大[1]。

小便数病源 《圣惠方》。

夫小便数者，由膀胱与肾俱虚，而有客热乘之故也。肾与膀胱为表里，俱主水，肾气不通于阴，此二经既虚，致受于客热，虚则不能制水，小便热则水行涩，涩则小便不快，故令数起也。诊其趺阳脉数，胃中热即消谷引食，大便必燥，小便即数。

地骨皮饮子　治肾中虚热，虽能食，小便数多，渐加瘦弱，宜服。《圣惠方》。

地骨皮叁两　生干地黄壹两　人参壹两　麦门冬叁两　白龙骨壹两　黄耆壹两

右件药细剉和匀。每服半两，以水[2]壹盏，入生姜半分、小麦半合煎至伍分，去滓，每于食前温服。

菟丝子散[3]　治小便多，或不禁[4]。

菟丝子贰两　牡蛎壹两　肉苁蓉贰两　附子壹两　五味子壹两　鸡肫胫中黄皮叁两，微炒

右件药捣，细罗为散。每于食前，以粥饮调下贰钱。

白茯苓散　治小便不禁，日夜不止方。《圣惠方》。

白茯苓壹两　熟干地黄贰两　龙骨　甘草　干姜　桂心　续断　附子各壹两　桑螵蛸贰两，微炒

右件药捣，粗罗为散。每服肆钱，以水壹中盏，煎至陆分，去滓，

---

[1] 其功甚大：原作"甚功其大"，据《圣惠方》卷58"治小便不通诸方"乙正。
[2] 水：原脱，据《圣惠方》卷58"地骨皮饮子"补。
[3] 散：原作"圆"，据方后制服法及《圣惠方》卷58"菟丝子散"改。
[4] 不禁：原脱，据《圣惠方》卷58"菟丝子散"补。

每于食前温服。

遗尿病源《圣惠方》　　夫遗尿者，此由膀胱虚冷，不能制约于水故也。膀胱为足太阳，肾为足少阴，二经为表里，肾主水，肾气下通于阴。小便者，尿液之余也。膀胱为津液之腑，腑既虚冷，阳气衰弱，不能制约于水，故令遗尿也。诊其脉来过寸口入鱼际者，遗尿；肝脉微彻者，遗尿。左手关上脉沉为阴，阴绝者无肝脉也。若遗尿，尺脉实，腹牢痛，小便不禁；尺中虚，小便不禁。肾病小便不禁，当沉滑而久浮大，其色当黑而反黄者，此土之克水，为逆，不可治也。

泽泻散　治遗尿，小便涩。《圣惠方》。

泽泻　牡蛎　牡丹　鹿茸　桑螵蛸　赤茯苓　阿胶各壹两

右件药捣，细罗为散。每于食前，以酒调下贰钱。

大鹿茸圆　治妇人久积虚冷，小便白浊，滑数不禁。《圣惠方》。

鹿茸　椒红　桂心　附子　牡蛎各壹两　桑螵蛸叁分，微炒　补骨脂　石斛　肉苁蓉　鸡肶胵各壹两

右件药捣，细罗为末，酒煮面糊和圆如梧桐子大。每服，食前以温酒下贰拾圆。

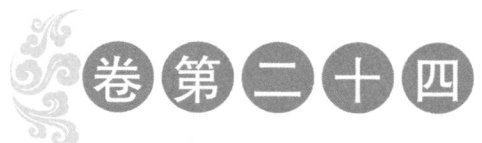

治妇人等疾诸方上 经候附

妇人总治 暖子脏　血冷　腹痛　带下　血闭　梦交　阴病　血虚　生血　脏燥　多血　崩漏　虚劳　潮热　求子　腰脚　诸虚

单　方

妇人生疾病源《圣惠方》，下同　夫妇人者，众阴之所集，常与湿居。十五已上，阴气浮溢，百想经心，内伤五脏，外损姿容。月水去留，前后交互，瘀血停凝，中道断绝，其中伤堕不可具论。所以妇人别立方者，以其气血不调，胎妊产生崩伤之异故也。妇人之病与男子十倍难疗，以其嗜欲多于丈夫，成病则倍于男子，加以嫉妒忧恚、慈恋爱憎深着坚牢，情不自抑，所以为病根深，疗之难差也。夫人将摄顺则血气调和[1]，风寒暑湿不能为害。若劳伤气血，便致虚损，则风冷乘虚而干之，乃生百病，可依证而治也。

暖胞圆　治妇人子脏风虚积冷，十年无子，宜用此方。

吴茱萸　川椒各壹两

右件药捣罗为末，炼蜜和圆如弹子大。以绵裹内产门中，日再易之。若无所下，亦暖子脏。

滋阴万病圆　治劳虚血弱，肌肉枯燥，手足多烦，肢节酸疼，鬓发

---

[1] 气调和：原脱，据《圣惠方》卷70"治妇人虚损补益诸方"补。

脱落，面少颜色，腹中抱急，痛引腰背，去血过多，崩伤内竭，胸中气短，昼夜不得眠，情思不乐，怔忪多汗。《鸡峰方》，下同。

熟地黄　当归各壹两

右为细末，炼蜜和圆如梧桐子大。每服贰拾圆，米饮下，不以时。

芎劳汤　调益荣卫，滋养血气，治诸疾失血，虚羸短气，腹中疼痛，面体少色，心忪惊悸，虚烦汗出，时发寒热，倦怠[1]，无力妊娠，温和胞络，助气，产后顺行余秽，滋生新血。

芎劳　当归等分

右为粗末。每服叁钱，水壹盏半，入酒少许，煎至柒分，去滓。食前温服。

止冷气法　治妇人久冷，血气攻心，疼痛不止。《圣惠方》，下同。

吴茱萸叁两　桃人贰两

右件药以慢火同炒令熟，即拣去茱萸。不计[2]时候，以热酒嚼下桃人伍枚。

又方　治妇人血气攻心，腹疼痛不可忍方。

熟艾伍两　生姜肆两，细方

右件药以布包，用水叁大盏煮，令水尽，于包中绞取汁壹中盏。每服以热酒调下壹合。

头灰散　治妇人赤白带下，久不止方。

右取狗头，烧灰细研。每于空心及晚食前，以暖酒调下壹钱。

通经散　治室女月水不通。

鼠屎壹两，烧灰

右细研。空心以温酒下壹钱，神效。

雄黄圆　治妇人忽与鬼交通方。《千金方》。

松脂贰两　雄黄壹两，末

---

[1] 怠：原作"久"，据《鸡峰普济方》卷12"芎劳汤"改。
[2] 计：原作"许"，据《圣惠方》卷71"无名方"改。

右贰味，先烊松脂，乃内雄黄末，以虎爪搅令相得，药成取圆如鸡头大。夜卧以着熏笼中烧，令病人取鼻其上，以被自覆，惟出头，勿令过热及冷气得泄也。

治妇人阴痒不止方。《圣惠方》，下同。

小蒜随多少

右以水煮作汤。稍热洗之，日叁用之。

又方

枸杞根壹斤，细剉

右以水叁升，煮拾余沸。稍热洗之。

又方 治妇人阴痒如有虫方。

右取牛肝，截取叁寸内阴中，半日虫尽入肝内，出之。猪肝亦得。

又方 治妇人阴冷痒方。

蛇床子壹两 吴茱萸壹两，半生用

右件药捣罗为末，炼蜜和圆如酸枣大。以绵裹内阴中，下恶物为度。

温中坐药蛇床子散《金匮方》 右以蛇床子人为末，以白米粉糊少许和令匀相得，如枣大。绵裹内之，自然温。

交加散 治妇人荣卫不通，经血不调，肌体黄瘦，气短羸怯。《本事方》，下同。

生地黄半斤，取汁 生姜半斤，取汁

右交[1]互用汁浸渍，各用一垍罐子盛，于火畔远煨，不住回转，候吸尽汁，取出焙干为末。每服贰钱，温酒调下，日贰服。

大枣汤 治妇人脏燥方。

甘草壹两 小麦叁合

右咬咀，以水贰升、枣伍枚，煮至壹升，去滓，分为叁服。亦补脾气，乡里[2]有一妇人数见无故悲泣不止，或谓之祟，祈禳终不应。予

---

[1] 交：原作"夹"，据《普济本事方》卷10"交加散"改。
[2] 气乡里：原脱，据《普济本事方》卷10"大枣汤"补。

忽忆《金匮》有一证云，妇人脏燥，悲伤欲哭，象如神灵，数见者，宜大枣汤。予急令治药，尽剂而愈。古人识病、制方妙绝如此，试而后知。

地黄散 治妇人血少气寒，面色青白方。《鸡峰方》，下同。

地黄　干姜各壹两

右为细末。每服贰钱，温酒调下，不以时。

葱白汤 治妇人里急不已方。

阿胶　葱白等分

右以水煎服，不以时，立效。

简 要 方

肩背痛饮子 治妇人体中肩背等处作痛。《大衍方》。

自合四物汤中加木香壹味，分两同四物。家中及亲戚屡有验。此建康开药铺真州刘大师方。

麋茸万病圆 补养气血，久服令人有子方。《杨氏方》，下同。

干熟地黄　当归　麋茸勿使鹿茸

右件各等分，为细末，炼蜜圆如梧桐子大。空心食前，米饮或温酒下伍拾圆。

温经胶附圆 除风冷，暖血海，治月事过多，血气诸疾方。

阿胶　附子　熟干地黄洗，焙干秤　白芍药各贰两　艾叶肆两

右件伍味用米醋贰升壹处煮，令尽醋，用烈火焙干燥，碾为细末，酒煮面糊圆如梧桐子大。每服伍拾圆，温酒送下，不拘时候。

当归散 治妇人血气攻心疼痛，及一切积冷气痛。《圣惠方》，下同。

当归叁分　吴茱萸壹分　桂心叁分

右件药捣，细罗为散。每服，食前以生姜热酒调下壹钱。

鹿角胶散 治妇人白带下不止，面色痿黄，绕脐冷痛方。

鹿角胶　白龙骨　附子　桂心　当归　白术各壹两

右件药捣，细罗为散。每于食前以粥饮调下贰钱。

肉豆蔻圆　治妇人白带，下腹内冷痛方。

肉豆蔻壹两　附子贰两　白石脂贰两

右件药捣罗为末，炼蜜和圆如梧桐子大。每于食前，以热酒下叁拾圆。

久治[1]**赤白带下病源**《圣惠方》，下同　夫妇人气血不足，劳逸过度，胞络伤损，任卫气虚，不能约制经血，与秽液相兼而下。然五脏皆禀气血，其色则随脏不同。今心肺二脏俱虚损，故令下赤而挟白色，往来不断，或发或歇，经于岁月，故谓之久赤白带下也。

干姜圆　治妇人久赤白带下，脐腹冷痛方。

干姜　阿胶　伏龙肝细研，各壹两　白石脂　熟干地黄

右件药捣罗为末，炼蜜和捣叁伍佰杵，圆如梧桐子大。每于食前，以热酒下叁拾圆。

赤石脂散　治妇人久赤白带下方。

白芍药　赤石脂　干姜各壹两

右件药捣罗为散。每于食前，以粥饮调下贰钱。

柏叶散　治妇人崩中漏血不绝，小腹痛方。

柏叶　鹿角胶　白芍药各壹两

右件药捣，细罗为散。每于食前，以温酒调下壹钱。

当归汤　治妇人寒疝，虚劳不足，若产后腹中绞痛。《千金方》。

当归壹两　生姜壹两半　芍药壹两，《子母秘录》作甘草　羊肉半斤

右肆味㕮咀，以水肆升煮羊肉熟，取汁煎药得壹升半。适寒温服叁合，日叁。

逍遥散　治血虚劳倦，五心烦热，肢体疼痛，头目昏重，心忪颊赤，口燥咽干，发热盗汗，减食嗜卧，及血热相搏，月水不调，脐腹胀痛，寒热如疟。及疗室女血弱阴虚，荣卫不和，痰嗽潮热，肌体羸瘦，渐成骨蒸。《太医局方》。

---

[1] 治：原脱，据此下正文内容补。

茯苓　　白术　　当归　　柴胡　　芍药各壹两　　甘草炙，半两

右为粗末。每服贰钱，水壹盏，烧姜壹块[1]，薄荷少许，同煎至柒分，去滓。热服，不拘时候。

当归散　　治宫胃虚冷。《鸡峰方》，下同。

当归　　附子　　桂各半两　　白术壹两半　　甘草壹分

右为细末。每服贰钱，水壹盏，煎至柒分，去滓，空心服。

附子当归圆　　治血脏虚冷方。

当归叁两　　芍药贰两　　附子　　白术各壹两

右为细末，醋煮面糊和圆如梧桐子大。米饮下叁拾圆。未效，加至伍拾圆。空心服。

四物汤　　调益荣卫，滋养气血，治冲任虚损，月水不调，脐腹疞痛，腰腿疼肿，面色青黄，崩中漏下血瘕块，发歇疼痛，妊娠宿冷，将理失宜，胎动不安，血下不止，及产后虚，风寒内搏，恶露不下，结成瘕聚，小腹坚痛，时作寒热。《太医局方》。

当归　　白芍药　　芎䓖　　熟干地黄各壹两

右为粗末。每服叁钱，水壹盏半煎至捌分，去滓，空心热服。若妊娠胎动不安，下血不止者，加艾拾叶、阿胶壹片，同煎如前法。或血脏虚冷，崩中去血过多，亦加胶、艾煎。

金花散　　治妇人月水久不通，心腹烦闷，四肢瘦弱。《圣惠方》，下同。

桂心半两，末　　斑蝥壹两，去翅足　　麝香壹钱，细研

右件药先用水和白面裹斑蝥，以慢火反复烧，令烟尽，放冷，净去却焦面，取斑蝥灰与桂心末及麝香同研令细。每五更初，用暖酒调下壹钱。服药后或憎寒壮热，腹内搊撮疼痛，或小便似淋，勿怪，此是药行，须臾即通。如未决通，即隔日再服。

乌金散　　治妇人月水久不通方。

---

[1]烧姜壹块：《太平惠民和剂局方》卷9作"烧生姜壹块切破"。

童男发 叁两，烧灰　　童女发 叁两，烧灰　　斑蝥 叁拾枚，糯米炒令黄，去翅足

右件药入麝香壹钱，同研令细。每于食前，以热生姜酒调下壹钱。

麻黄汤　治妇人阴肿或疮烂者，宜用洗之。

麻黄 贰两，去根　　黄连 壹两　　蛇床子 贰两　　乌梅 拾颗

右件药细剉，以水壹斗，煎至伍升，去滓，稍热洗之。宜避风冷。

白矾散　治妇人阴肿坚痛。

白矾 半两　　甘草 半分，生，剉　　川大黄 壹分，生

右件药细罗为散。取枣许大，绵缠内阴中，换之。

杏人膏　治妇人阴疮。

当归　　白芷　　芎䓖　　杏人 各壹两

右件药捣罗，以羊脂壹斤和拌匀，入甑中蒸之。药成取枣许大，绵裹内阴中，日壹易之。

杏人散　治妇人阴疮，宜傅方。

杏人 烧为灰　　雄黄　　白矾 各半两　　麝香 贰钱

右件药细研为散。每用少许傅疮上，以差为度。

鬼交病源　夫人[1]禀五行秀气而生，承五脏神气而养，若阴阳调和，则脏腑强盛，风邪鬼魅不能伤之。若摄理失节而血气虚衰，则风邪乘其虚，鬼干其正。然妇人与鬼交通者，由脏腑虚，神不守，故鬼气得为病也。其状不欲见人，如有对晤[2]，时独言笑，或时悲泣是也。脉来迟伏，或如鸟喙，皆邪物病也。又脉来绵绵，不知度数，而颜色不变，此亦皆候也。

茯神散　治妇人风虚，鬼神交通，妄有所见闻，言语杂乱。《圣惠方》。

茯神 壹两半　　茯苓　　人参　　菖蒲 各壹两　　赤小豆 半两

右件药捣筛为散。每服叁钱，水壹中盏，煎至陆分，去滓，食前温服。

---

[1] 人：原脱，据《圣惠方》卷70 "治妇人与鬼交通诸方" 补。
[2] 晤：原作 "悮"，据《圣惠方》卷70 "治妇人与鬼交通诸方" 改。

群　方

妇人无子病源 _{《圣惠方》，下同}　夫妇人无子者，其事有三也：一者，坟墓不嗣；二者，夫妇年命相克；三者，夫病妇疹。皆使无子。若是坟墓不嗣，年命相克，此二者非药能益。若夫病妇疹，须将药饵，故得有效也。然妇人挟疾无子，皆由劳伤血气生病，或月经涩闭，或崩血带下致阴阳之气不和，经血之行乖候，故无子也。

阳起石圆　治妇人血海久积虚冷，无子方。

阳起石_{贰两，酒煮半日，细研}　干姜_{叁分}　白术_{叁分}　熟干地黄_{壹两}　吴茱萸_{贰分}　牛膝_{叁分}[1]

右件药捣罗为末。炼蜜和，捣叁贰佰杵，圆如梧桐子大。每于空心及晚食前，温酒下叁拾圆。若觉有娠即住服。

阿胶煮散　治妇人宫脏百病。_{《生育宝鉴方》}。

阿胶　川芎　人参　白术　五味子　麦门冬　当归　茯苓　黄耆　续断　干地黄_{各壹两}　甘草_{半两}

右细剉为煮散，每剂捌铢。妇人宫脏妄致肝气攻卫，喘促咳嗽，入水苏伍柒叶煎，空心热服。若是血脏冷痛，赤白带下，加生姜两片、大枣壹枚煎服。若补血，入枸杞子、覆盆子煎。若呕逆，不思饮食，加草豆蔻煎，或丁香贰拾枚煎服。若孕妇不安，加桑寄生枝壹两，细剉，匀拌煎服。若产后多血及半产下血，宫脏全虚，加白薇半两微炙，苁蓉壹两细剉，匀拌煎服。若是久患宫脏、骨节、腰腿、两股并痛，四肢少力，常患风寒，有如劳状候，加木香半两，鳖甲壹两醋炙，柴胡壹两，秦艽壹两，并剉拌之。每服叁钱，入生姜叁片、水两盏，如茶法煎至柒分，空心热服。号万金不传方。

萆薢圆　治妇人血风，腰脚骨节酸痛，筋脉虚急，行立艰难[2]，

---

[1] 膝叁分：原脱，据《圣惠方》卷70"阳起石圆"补。
[2] 行立艰难：原作"行李难难"，据《圣惠方》卷70"萆薢圆"改。

两胁抽痛方。《圣惠方》，下同。

萆薢　牛膝　当归　石斛　附子各壹两　虎胫骨壹两半　杜仲　酸枣人　防风　丹参　赤芍药　桂心各叁分

右件药捣罗为末，炼蜜和，捣叁贰佰杵，圆如梧桐子大。每日空心及晚食前，以温酒下叁拾圆。有壹方无丹参。

伏龙肝散[1]　治妇人月水不断，胞内积有虚冷，或多或少，乍赤[2]白方。

附子　续断　人参　干姜　桂心　甘草各壹两　伏龙肝　赤石脂　生干地黄各贰两

右件药捣筛为散，都研令匀。每服肆钱，以水壹中盏，煎至陆分，去滓，每于食前温服。

琥珀圆方　治室女月水不通方。

琥珀壹两，细研　水蛭半两　虻虫半两，去头、翅、足，微炒　桃人壹两　肉桂半两

右件药捣罗为末，入研了药令匀，以酽醋叁升熬药末，候可圆即圆如梧桐子大。每日空心，以温酒下贰拾圆。

黄耆饮子　屡经大效方。治妇人血气不足，夜间虚泛有汗，倦怠少力。《家藏方》，下同。

黄耆　五味子　当归　茯苓各半两　芍药　远志　麦子　人参　吴术各壹分　甘草叁铢

右为粗末。每取叁钱，水壹盏半，生姜叁片，煎至柒分，去滓服，不计时。神验。

治[3]**浑身碎痛饮子**　治妇人劳倦。

虎骨伍铢　茯苓　甘草　藁本　防风　白芷各贰铢　当归　芍药

---

[1] 伏龙肝散：《圣惠方》卷72"治妇人月水不断诸方"篇中有"阳起石散"，与此"伏龙肝散"相对照，惟त组多一味阳起石，余皆同。或为郭氏引用时有意改之。
[2] 赤乍：原脱，据《圣惠方》卷72"阳起石散"补。
[3] 治：原脱，据目录补。

续断　吴术　附子　茯苓各叁铢

右为粗末，生姜、枣炼服。不拘时。

大补益当归圆　治妇女诸虚不足方。

当归　续断　干姜　阿胶　甘草　芎各壹两　吴术　吴茱萸　附子　白芷　芍药　官桂各叁分　地黄贰两半

右为末，面糊圆如梧桐子大。酒或盐汤下伍拾圆，无时。

当归散　治妇人天癸已过期，经脉不匀，三四月不行，或一月再至，腰腹疼痛。《素问》云：七损八[1]益，谓女子七七数尽。而经脉不依时者，血有余也。不可止之，但令得依时，不腰痛[2]为善。宜服此药方。《本事方》。

当归　芎䓖　白芍药　黄芩各壹两　白术半两　山茱萸壹两半

右为细末。每服贰钱，酒调，空心食前。日进叁服。如冷，去黄芩，加桂壹两。

人参圆　养阴生血，补虚。《鸡峰方》，下同。

人参　鹿角胶　熟地黄　芍药　当归　白术　芎各壹两

右为末，炼蜜圆如梧桐子大。每服叁拾圆，空心米饮下。

七补圆　治妇人血气虚弱，冲任不和，腹中坚结，状若怀孕，月候尚来，未分嘉脉，宜服此方。

当归　芍药　芎各叁分　白芷　白术　熟地黄　阿胶各贰分

右为细末，蜜圆如梧桐子大。每服叁拾圆，空心米饮下。

经候崩漏附

单　方

金银圆　治妇人冲任不足，子脏久寒，肢体烦疼，带下冷病。《杨氏方》。

---

[1]八：原作"七"，据《普济本事方》卷10"当归散"改。

[2]痛：原脱，据《普济本事方》卷10"当归散"补。

牡蛎 捌两，煅　硫黄 贰两，生，研

右为细末，面糊圆如梧桐子大。食前米饮下叁拾圆。

断经散　治妇人赤白带下，因经候不断者。《鸡峰方》，下同。

狗头骨 烧灰

右为细末。每服贰钱，空心温酒调下，日叁贰服。

又方**龙骨散**

龙骨 烧灰

右为细末，空心，煎艾叶汤调下贰钱。

乌金散　治妇人、室女月经不止。《家藏方》。

右以百草霜不拘多少，酽醋调如球子大，炭火烧通赤，取出用碗盖地上，候冷，乳钵内研细，醋汤调下壹钱匕。

地髓煎圆　通经脉，补虚弱，强脚膝，润肌肤。《杨氏方》，下同。

生地黄 壹斤，取汁　牛膝 制了，末，贰两

右贰件搅匀，银石器中熬，可圆即圆如梧桐子大。每服叁拾圆，食前酒下。

芙蕖散　治妇人血崩久不止方。

隔年干莲蓬 不以多少，烧灰

右件为细末。每服贰钱，以温酒或米饮调下，食前服。

干姜圆　治妇人崩中，漏下青黄赤白方。《鸡峰方》，同下。

干姜　细墨

右两件等分为末，醋糊和圆如梧桐子大。每服叁拾圆，温酒空心下。

坚中丹　治室女白带方。

半夏 壹两　猪苓 贰两，别为末

右同炒，半夏令黄色，只取半夏为末。水糊为圆如梧桐子大，焙干。白汤下贰拾圆，不以时。留猪苓末养此圆子。

群　方

温经汤　若妇人经道不通，绕脐寒疝痛彻，其脉沉紧。此由寒客血

室，血凝不行，结积血为气所冲，新血与故血相搏，所以发痛。譬如天寒地冻，水凝成冰。宜服此药。《指迷方》。

当归　川芎　芍药　桂去皮　牡丹皮　蓬莪术各半两　人参　甘草　牛膝各壹两

右为粗散。每伍钱，以水贰盏煎至壹盏，去滓，温服。

补中芎劳汤　治妇人风虚，冷热损冲任，月水不调，崩中暴下，腰重里急，淋沥不[1]断，及产后失血过多，虚羸腹痛，或妊娠胎动不安，下血连日，小便频数，肢体烦倦，头运目暗，不欲食。《杨氏方》。

当归　干姜各叁两　川芎　黄耆　吴茱萸　白芍药　甘草　杜仲　人参　熟干地黄各壹两

右件㕮咀。每服叁钱，以水壹盏半煎至壹盏，去滓，食前空心热服。

胶艾汤　治妇人劳伤血气，冲任虚损，月水过多，淋沥漏下，连月不断，腹脐疼痛，及疗妊娠二三月上至七八月顿作失踞，胎动不安，腰痛欲死，及胎奔上抢心，短气，及腹痛下堕，或劳伤，胞阻漏血，腰痛闷乱，或因产乳冲任气短，不能约制经血，淋沥不断，延引岁月，渐成羸瘦。《太医局方》。

阿胶　芎䓖　甘草各贰两　艾叶　当归各叁两　白芍药　熟干地黄各肆两

右为粗末。每服叁钱，以水壹盏、酒陆分，煎至捌分，去滓，空心服。甚者，连并服之。

鹿茸圆　治妇人宫脏虚损，肌体羸瘦，漏下赤白，脐腹撮痛，留血在腹，经候不通，虚劳，洒洒如疟，寒热不定。《家藏方》。

鹿茸壹两　阳起石半两　麝香叁铢　地黄贰两

右贰味捣罗为末，合阳起石、麝香拌匀，炼蜜为圆如梧桐子大。每服叁拾圆，空心，酒或米饮任下。

---

[1] 不：原作"石"，据《杨氏家藏方》卷15"补中芎劳汤"改。

艾煎圆 治妇人血海虚冷，月候过多，崩漏带下，腹胁疼痛。《杨氏方》。

高良姜　干姜　艾叶_{米醋浸壹宿，炒焦}　白芍药　吴茱萸　蓬莪术　龙骨　陈橘皮　牡蛎_{各壹两}

右为细末，醋煮面糊为圆如梧桐子大。每服伍拾圆，食前服。

醋煎圆 治妇人血海久冷，赤白带下，月候不调，脐腹刺痛。

狗脊_{壹两}　干姜　附子　高良姜_{剉碎，入油炒黄色，各贰两}

右为细末。别用艾叶末贰两、好醋叁升，煎至壹升，次入面壹两，再熬成膏，和前药末圆如梧桐子大。食前淡醋汤下叁拾圆。

固经圆 治妇人冲任虚弱，月候不匀，来多不断，淋沥不止。

艾叶_{醋炒}　鹿角霜　干姜　伏龙肝_{各等分}

右件为细末，溶鹿角胶和药，乘热圆如梧桐子大。食前淡醋汤下伍拾圆。

金不换散 治妇人血海暴崩，淋沥不止方。

朱砂_{贰钱}　当归　飞罗面　乌龙尾_{灶屋上垂尘是也，各半两}

右为细末。每服贰钱，烧秤锤通红，投酒中，用此酒调下，食前。

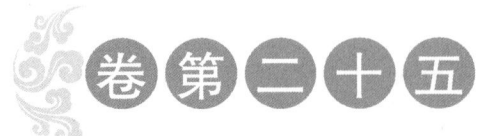

治妇人等疾诸方中

妊娠恶阻　安胎　难产　催生　禁忌　伤寒　尿血　下痢　出衣　腹痛　胎死　浮肿　伤胎　中风　霍乱　胎动　腰痛　痰嗽　呕吐　子痫　逐月保护法

单　方

胎教论《圣惠方》，下同　胎论曰：夫至精才构，一气方凝；始受胞胎，渐成形质；子在胎内，随母听闻。所以圣贤传乎胎教：凡妊娠之后，才及月余，则须行坐端严，性净和乐，常处净室，多听美言，令人讲读诗书，陈说礼乐，玩弄珠玉，按习丝篁。耳不入其非言，目不观于恶事。如此则男女福寿敦厚，忠孝自全。若亏此仪，则男女或多狠戾及寿不长斯。古人胎教之道，为人父母可不行乎！

妊娠逐月十二经脉养胎将息慎护法　凡妊娠第一月，名始胚。饮食精熟甘美，更御宜食大麦，无食辛腥。足厥阴脉养，不可针灸其经。足厥阴者，内属于肝，肝主筋及血。一月之时，血行否涩，不为力事，寝必安净，无恐畏。

凡妊娠第二月，名始膏。无食辛臊，居必净处。若有所犯，百节皆痛，是谓胎始结也。其二月足少阳脉养，不可针灸其经。足少阳内属于胆，当慎护惊动也。

凡妊娠第三月，名始胎。当此胎时，形像始化，未有定仪，见物而变。欲令见王侯贵人，端庄美貌。不欲见贫穷残疾，伛偻侏儒，丑恶形人，猿猴之类。无食姜兔，无怀刀绳。其欲生男者，持弓矢，逐雄鸡，乘壮马于田野，观虎豹及走犬；其欲生女者，着珥珰，施环佩，弄珠玑，衣锦绣。欲子美好者，玩白璧，看珠珍，观孔雀、鲤鱼。欲生男多智力者，啖牛心，食大麦。欲子贤良者，宜矜庄，务和雅，又坐无斜席，立无偏倚，行无邪径，目无邪视，耳无邪听，口无邪言，心无邪念，食无邪脔，卧无邪身，无作劳伤，无大喜怒，味须芳馨，食忌味臭。是谓外像彰而内有所感也。其三月，手心主脉养，不可针灸其经，手心主内属于心，无悲哀、思虑、惊动也。

凡妊娠第四月，胎受水精以成血脉。其食稻粳，其羹鱼雁。是谓盛血以通耳目，而行经络。其四月手少阳经脉养，不可针灸其经。手少阳内属三焦，宜净形体，安和心志，节饮食也。

凡妊娠第五月，始受火精以成其气。卧必晏起，沐浴瀚衣，深其居处，厚其衣裳，朝吸天光以辟襄殃。其食稻麦，其羹牛羊，和之茱萸，调以五味。是谓养气以成五脏。其五月足太阴脉养，不可针灸其经。足太阴内属于脾，无太过饱，无食干燥，自无劳力，无大喜怒也。

凡妊娠第六月，始受金精以为其筋。身欲微劳，无得静处，出游于野，数观走犬，及现走马。宜食鸷鸟猛兽之肉。是谓变腠坚筋以养其爪，以牢其膂也。其六月足阳明脉养，不可针灸其经。足阳明内属于胃，味宜食甘，无大饱也。

凡妊娠第七月，始受木精以成其骨。劳躬摇肢，无使定止，动作屈伸以运血气，居处必燥，饮食避寒，常餐稻粳，以密腠理。是谓养骨坚齿也。其七月手太阴脉养，不可针灸其经。手太阴内属于肺，无号哭、薄衣，无洗浴、寒饮也。

凡妊娠第八月，始受土精以成肤革。和心净息，无使气极。是谓密腠理，而光泽颜色。其八月手阳明脉养，不可针灸其经。手阳明内属于大肠，无餐燥物，无辄失食也。

凡妊娠第九月，始受石精以成皮毛。五脏六腑，百节无不尽备，饮醴食甘，缓衣宽带，自持而待之。是谓养毛发而致才力也。其九月足少阴脉养，不可针灸其经。足少阴内属于肾，无处湿冷，无饱饮食也。

凡妊娠第十月，五脏六腑、关节人神皆备，但俟时而生。

一月结胚，二月始膏，三月始胎，四月形体成，五月能动，六月筋骨立，七月毛发生，八脏腑具，九月五谷入胃，十月诸神备。日满生。

饮食禁戒法 《千金方》，下同。

妊娠食鸡子及干鲤鱼，令子多疮。

妊娠食鸡肉、糯米，令子多寸白虫。

妊娠食山羊肉，令子多病。

妊娠食兔犬肉，令子无音声，并缺唇。

妊娠食雀肉并豆酱，令子满面䵟点、黑子。

妊娠食驴马[1]□肉，延月。

妊娠食椹并[2]鸭子，令子倒出，心寒。

妊娠食骡肉，难产。

妊娠食雀肉、饮酒，令子心摇情乱，不畏羞耻。

妊娠勿向非常之地大小便，必半产杀人。

妊娠勿食羊肝，令子多厄。

妊娠勿食鳖，令儿短项。

妊娠食水酱，绝产。

茱萸圆 疗妇人阴寒，十年无子方。《经心录》。

吴茱萸壹升　蜀椒壹升

右贰味蜜圆如弹子大。绵裹导子肠中，日再易。无所下，但开子脏，令阴温，即有子也。

---

[1] 马：原脱，据《千金要方》卷2"养胎第三"补。
[2] 椹并：原脱，据《千金要方》卷2"养胎第三"补。

安胎散 治妊娠偶因所触，或从高堕下，致胎动不安，腹中疼痛。服此药后觉胎动极热，即胎已安。《杨氏方》。

缩砂不以多少，慢火炒令热透后，去皮取人用

右件为细末。每服贰钱，热酒调下。不饮酒者，煎盐艾叶汤调下，食前空心。

止漏散 疗妊娠漏胞方。《崔氏方》。

干地黄肆两　干姜贰两

右贰味捣筛。酒服方寸匕，日再服。

佛手散 治妇人妊孕五七月，因事筑磕着胎，或子死腹中，恶露下，疼痛不已，口噤欲绝。用此药探之，若不损则痛止，子母俱安。若胎损，立便逐下。此药催生神妙。《本事方》。

当归陆两　川芎叁两

右为粗末。每服叁钱，水壹小盏，煎令泣，泣欲干，投酒壹大盏，止壹沸，去滓温服。口噤灌之，如人行五七里再进，不过叁两服便生。有一方云此药治伤胎去血多，崩中去血多，金疮去血多，拔齿去血多，昏运欲倒者，水煎服。

葱白汤 治妊娠伤寒方。《千金方》。

葱白拾茎　生姜贰两，切

右贰味，以水以叁升煮取贰升。每分壹盏服，取汗。

烧姜散 治妊娠伤寒，壮热憎寒，呕逆，四肢微冷，头痛，腰脚疼，心腹有气，至三日内未差者，宜服此方。《圣惠方》，下同。

右取生姜壹分研，湿纸裹，烧熟，温酒调下，后吃粥饮，投之汗出为效。

治妊娠时气，未能服药，且**单用竹沥方**。

上取淡竹沥壹大盏，不计时候，分为叁服，汗出当解。

护胎散[1]　治妊娠时气，令子不落方。

---

[1] 散：原作"法"，据目录改。

右取伏龙肝捣罗为末。用水调，涂脐下贰寸，方干即易之，疾差即止。

高良姜散　治妊娠卒中恶，腹痛心绝欲死。《至道方》，下同。

高良姜　蓬莪术各壹两

右捣罗为细散。温酒调下壹钱匕。

猪苓散　治妊娠从脚至腹浮肿，小便不利兼渴方。

猪苓壹两

右熬，捣作散。熟水调下方寸匕服。

催生[1]**妙法**《胡氏方》　右于产妇坐草时，令人路上寻草鞋壹双，取耳烧灰，温酒调下叁钱。得左足者生男，右足者生女，覆者儿死，侧者有惊。此非切要，然催生极妙。

兔血散　难产逆生，论称犯一切神杀，固有是理，然亦见有自然难产，儿自逆生者，及有产□[2]胃俱下者，产已则复如故。此非疾病所致，气血所主。天下之理，盖有不可穷诘者，亦宜知之。难产宜服此药。《指迷方》。

腊月兔血

右以腊月兔血，用蒸饼切片子蘸，纸袋盛，当风阴干，捣罗为末。每服贰钱，煎乳香汤调下。

乌金散　治横生、难产及催生。《胡氏方》。

百草霜　白芷

右等分为末。每服贰钱，以童子小便、醋各少许，调匀，更以热汤化下。未知再服，不待再服，以防万一。此方能救子母于顷刻。

乳香圆　治难产。《杨氏方》。

乳香壹两，研细

右用猪心血和，作拾圆。每服壹圆，煎乳香汤化下。

---

[1] 生：原作"产"，据目录改。
[2] □：原脱，今本《全生指迷方》无此语。宋代陈自明《妇人大全良方》卷16此了作"肠"，可参。

出衣法 治妊娠胎死腹中，衣不出，及产后卒有别病，欲至狼狈方。《圣惠方》，下同。

若胞衣未下，腹满，宜以水壹中盏煮猪脂壹[1]两，煎伍柒沸，和脂服之，当下。

滑胎散 治难产方。

蛇蜕皮壹条全者，取端午日子细置沙锣中，用纸壹张承之

右以水浸于日中，晒之候干，收此纸。有难产者，剪叁小片子如蛇形，以新汲水吞之，立产。或每片纸子内拌牛粪中豆，与吞，亦神效。此男左女右手内把出药也。

又方

朱砂壹两，成块者

右从端午日晒至一百日，不得着雨，如满一百日，取研如粉用。腊月兔脑髓和圆如绿豆大，欲觉动静以粥饮下壹圆，良久便生。其药男左女右手中把出。

又方

金薄叁柒片　朱砂壹分

右件药研令极细。以腊月兔脑髓和圆如绿豆大，不计时候，以温酒下壹圆。

救产法[2]　治难产。

腊月兔头壹枚，烧为灰

右件药细研，以葱白壹握煎取汤，去滓，调下贰钱。立产。

又方　治难产，神。

右取皂荚末少许，吹鼻中令嚏，其子便下。

又方　治母欲死，子不生者。宜速服此方。

右临欲产，及未产，吞赤小豆贰拾壹粒，立效。

---

[1] 壹：原脱，据《圣惠方》卷77"治妊娠堕胎胞衣不出诸方"补。
[2] 法：原脱，据目录补。

治难产符四道

朱书，烧灰和水，令产妇服之此符。累用有效。

安产符四道

觉不安稳，白纸书此贰符，吞之。

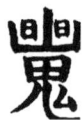

觉不安稳，白纸书贴枕上。

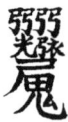

白纸书贴于产妇卧处北壁上。

治倒产法 横、倒、逆产，条目虽分，方药之类，可参酌相当，随意救之。若见先出脚，即以汤和盐涂之，并涂母腹、涂脚后，急以手搔之。儿生手出，取乌鸡血涂于手掌上良，"天制顺"叁字相连成壹符，应产。不如常者，朱书腹上，并书纸上，以水吞之。

救衣不出符两道

右急则朱书，水吞之效。

活命酒 治妊娠月未足而胎卒死。《至道方》。

右以鸡子壹枚，打以热酒壹盏沃之，便饮。胞衣、死胎立下。

尿血病源 《圣惠方》，下同。

夫妊娠尿血者，由劳伤经络而有热，热乘于血，血得热则泛溢渗入于胞，故尿血也。

阿胶散 治妊娠尿血方。

阿胶贰两，捣碎，炒令黄燥　熟干地黄贰两

右件药捣，细罗为末。不计时候，以葱汤调下贰钱。

生艾汤 治妊娠卒尿血不止方。

生艾叶叁两

右以水两盏，煎至壹盏，去滓，食前分为贰服。冬用干者。

止痢当归圆 治妊娠下痢腹痛方。

当归壹两，剉，炒令焦　蒜伍瓣，湿纸裹，烧令熟

右件药先捣当归为末，次以蒜和圆如小豆大。每服，不计时候，煎赤芍药汤下贰拾圆。

简 要 方

白术散 妇人经候不来，阴搏阳，则有子也。精神如故，喜嗜一物，或憎闻食臭，大吐，浆粥不下，甚者十余日方定。定后无他苦，或时时吐清水，此由欲作好，名曰恶阻，切无作他治之，宜服。妇人重身九月而瘖，此胞之络脉绝。无治之，十日当自复。身若有病而无邪脉，怀子也。《指迷方》。

白术壹两　人参半两　丁香　甘草壹分

右为细末。每服叁钱，水壹盏、生姜叁片，煎取柒分，去滓，温服。

小胶艾汤 治妊娠二三月上至八九月，胎动不安，肠痛已有所见方。《集验方》。

艾叶　阿胶　当归　芎䓖各壹两半　甘草半两

右伍味切,以水肆升,煮取壹升半,去滓,内胶令烊,分服,日叁。

干地黄散 治妊娠胎动,心神烦闷,腹痛不止。《圣惠方》,下同。

熟干地黄壹两半 当归壹两 人参叁分 阿胶叁分

右件药捣筛为散。每服叁钱,以水壹中盏,入枣叁枚,煎至陆分,去滓,无时候,稍热服。

安胎汤 治妊娠胎动,令安稳方。

豉贰合 葱白壹握 阿胶壹两,捣碎,炒令黄燥

右件药,以水壹大盏半煎至壹盏,去滓。食前分温服叁服。

又方 治妊娠胎动腹痛,或下黄赤汁。

糯米壹合 黄耆壹两,剉 芎䓖壹两,剉

右件药,以水贰大盏,煎至壹盏叁分,去滓。不计时候,分暖叁服。

鹿角胶散 治妊娠胎动,腹痛闷绝方。

鹿角胶半分 人参半两 芎䓖壹两 当归叁分

右件药捣筛为散。每服肆钱,以水壹中盏,入葱白柒寸,煎至陆分,去滓,不计时候温服。

桑寄生散 治妊娠胎动,腹痛闷乱方。

桑寄生壹两 当归壹两 芎䓖叁分[1] 阿胶叁分

右件药捣筛为散。每服肆钱,以水壹中盏,入豉伍拾粒,葱白柒寸,煎至陆分,去滓,不计时候,稍热服。

当归散 治妊娠腰痛,当归散方。

当归 阿胶 甘草各壹两

右件药捣,细罗为散。每于食前以温酒调下贰钱。

团参阿胶煎 治妊娠肺气不足,寒壅相交,痰唾稠黏,咳嗽不已。《鸡峰方》。

人参 阿胶 伍味子 紫花各贰两

---

[1]叁分:原脱,据《圣惠方》卷75"桑寄生散"补。

右为细末，炼蜜和圆如樱桃子大。食后含[1]壹圆，咽津服。

白术酒 治妊娠中风口噤，言语不得方。

白术壹两半　独活壹两　黑豆壹合，炒令熟

右件药细剉。以酒叁升，煎取壹升半，去滓。分温肆服，拗口灌之。得汗即差。

又方　小[2]**白术酒** 治妊娠中风痉痛，身冷直，口噤不开。

白术　独活各壹两

右件药捣，粗罗为散。以酒贰大盏，煎至壹大盏，去滓，分温贰服，拗开口灌之。

竹沥饮子 治妊娠中风痉，口噤烦闷方。

竹沥伍合　人乳贰合　陈酱汁半两

右件药相和。分温贰服，拗开口灌之。

香茇粥 治妊娠霍乱吐泻，心烦多渴。

香茇叶壹握，切　生姜半两，切　人参半两

右件药，以水贰大盏，煎取壹盏叁分，去滓，研入白米壹合，煮稀粥食之。

丁香散 治妊娠霍乱，吐泻烦闷。

丁香半两　人参半两　陈橘皮叁分

右件药捣为粗散。以水贰大盏，入生姜半分，枣伍枚，煎至壹盏贰分，去滓，分温叁服。

阿胶散 治妊娠下痢赤白，腹痛不止方。

阿胶　当归各壹两　白术叁分　艾叶半两　醋石榴皮半两，微炒

右件药筛为粗散。每服肆钱，以水壹中盏，煎至陆分，去滓，不计时候，稍热服。

糯米饮子 治妊娠下痢赤白，心腹疞痛，小便涩。

---

[1]含：原脱，据《鸡峰普济方》卷12"团参阿胶煎"补。
[2]小：原作"治"，据目录改。

糯米壹合　黄耆壹两　当归壹两半

右件和匀，以水两盏半，煎至壹盏半，去滓，无时分温服。

缩胎散《胡氏方》。

枳壳贰两　香附子贰两　甘草半生，半炒，壹两半

右为末。孕妇未产前数日常服，如茶点之。能缩胎牢牢，绝易。须百沸汤可点服。

催生丹《圣惠方》。

金银箔各叁拾片　麝香壹钱　朱砂半两，细研

右件药同细研如粉，以腊月兔脑随和圆如梧桐子大。临产时，以茅香汤下伍圆。难产至柒圆，立效。

水银圆　治妊娠胎死腹中，不出方。

水银以少枣肉研，令星尽　朱砂　雄黄各壹分

右件药同研令细，煮枣肉和绿豆大。不计时候，以槐子汤下伍圆。

群　方

恶阻论《圣惠方》　夫恶阻病者，心中愦闷，头重眼眩，四肢沉重，懈堕不欲执作，恶闻食气，欲啖咸酸，多睡少起。世云恶食是也。乃至三月、四月日已上大剧者，不能自胜举也。此由妇人本虚羸，气不足，肾气又弱，兼当风取冷太过，心下有痰水挟之。而有娠，血既已闭，水积于脏，气不宜，故心烦愦，气逆则[1]呕吐，血既不通，经络否涩，则四肢沉重，挟风则头眩，故[2]有胎而病恶阻。所谓欲有胎者，其人月水尚来，而颜色肌肉如常，但沉重愦闷，不欲食饮，不知患所在，脉理顺绪，四时平和，即是欲有胎也。如此已经二月日也。

胶艾汤　凡妊娠，其脉三部俱滑大而疾，在左则男，在右则女。妊娠诸病，但忌毒药，余当对证，依法治之。妊娠下血，腹中痛为漏胞，

---

[1] 则：原脱，据《圣惠方》卷75"治妊娠阻病诸方"补。
[2] 故：原脱，据《圣惠方》卷75"治妊娠阻病诸方"补。

宜服此方。《指迷方》。

阿胶　芎䓖　甘草各贰两　艾叶　当归各叁两　芍药　地黄　干姜各贰两

右捣为粗散。每服伍钱，水贰盏，煎[1]至壹盏，去滓温服。

实胎散　治数落而不结实，或冷或热方。《产实方》。

黄耆　人参　芎䓖　白术　干地黄各贰两　吴茱萸壹两　甘草叁两

右捣罗为细末。空心，以酒调服两钱匕。

黄耆散　治妇人怀胎数落而不结实，或寒冷热，百病之源，宜服此药。《删繁方》。

黄耆　吴茱萸　干地黄　人参　甘草　芎䓖　白术　当归　干姜各贰两

右玖味捣罗为散。以清酒服壹匕半，日再服，加至两匕为剂。忌海藻、菘菜、芜荑、桃李、雀肉等物。

六物汤　安胎[2]和气，治胎动不安，腰腿疼重，恶露频下。《杨氏方》。

阿胶　糯米　黄耆　川芎　当归　熟干地黄

右件各等分，为㕮咀。每服叁钱，以水壹盏，生姜叁片，葱白壹寸，同煎至柒分，去滓温服，空心食前。

麦门冬散　治妊娠阻病，胎不安，寒热呕逆，气满不思饮食。《圣惠方》，下同。

麦门冬壹两　人参叁分　陈橘皮壹两　赤茯苓　阿胶各叁分　甘草半两，炙微赤，剉

右件药捣筛为散。每服肆钱，以水壹盏，入生姜半分、枣叁枚，煎至陆分，去滓，不计时候温服。

白术散　治妊娠阻病，心中愦愦，头闷目眩，四肢沉重，恶闻食气，好吃酸咸果实，多卧少起，三月、四月皆多呕逆，百节酸疼，不得

---

[1] 煎：原脱，今本《全生指迷方》未见此方。据文义补。
[2] 胎：原脱，据《杨氏家藏方》卷16"六物汤"补。

自举方。

白术　麦门冬　人参　陈橘皮　葛根　厚朴各壹两　甘草半两　白茯苓壹两半

右件药捣筛为散。每服肆钱，以水壹中盏，入生姜半分，煎至陆分，去滓，非时温服。

陈橘皮圆　治妊娠阻病，心胸气满，腹胁疼痛，腰腿沉重方。

陈橘皮　当归各壹两　赤芍药　艾叶　干姜各半两　吴茱萸　甘草各壹分　芎䓖叁分

右件药捣为末，炼蜜和，捣叁贰佰杵，圆如梧桐子大。每服非时以[1]粥饮下贰拾圆。

七补圆[2]　治妇人血气虚弱，冲任不和，腹中坚结，状若怀妊，月候尚来，未分嘉脉，宜服此方。《鸡峰方》，下同。

白芍药　川芎　当归各叁分[3]　白芷　白术　熟地黄　阿胶各贰分

右捣罗为细末，炼蜜和圆如梧桐子大。每服叁拾圆，空心米饮下。

熟干地黄圆　治妇人血脏虚冷，妊娠复漏下，宜服。温暖血脏，安养胎气。

熟干地黄　白芍药　川芎　当归　艾叶　阿胶　干姜　白术各壹两　甘草半两

右捣罗为细末，炼蜜和圆如梧桐子大，曝干。每服叁拾圆，米饮空心服。

妊娠下血病源　夫妊娠，因劳役、喜怒哀乐不节、饮食生冷、触冒风寒，遂致胎动。若母有宿疾，子脏为风冷所乘，气血失度，使胎不安，故令下血也。

阿胶散　治妊娠胎动，时有所下，腹胁疼痛，宜服。

阿胶　当归各叁分　艾叶半两　甘草　干姜各壹分　黄耆　熟干地黄

---

[1]以：原脱，据《圣惠方》卷75"陈橘皮圆"补。
[2]七补圆：此方与卷第二十四"七补圆"重复。
[3]分：此前原衍"壹"字，据《鸡峰普济方》卷12"七补圆"删。

各壹两

右件药捣罗为散。每服肆钱，用水壹中盏，入生姜半分，枣叁枚，煎至陆分，去滓，不计时候稍[1]热服。

小白术散 治妊娠胎动，腹痛及腰疼不止。

白术 白茯苓各叁分 阿胶 熟干地黄 当归各壹两 甘草半两

右件药捣罗为散。每服叁钱，以水壹中盏，入生姜半分，枣叁枚，煎至陆分，去滓，不计时候稍热服。

白豆蔻散 治妊娠胃气虚冷，呕逆，不下食，腹胁胀满，四肢不和，宜服此方。

白豆蔻壹两 白术 人参 陈橘皮 厚朴 芎䓖各叁分 半夏 甘草各壹[2]

右件药捣罗为散。每服叁钱，以水壹中盏，入生姜半分、枣贰枚，煎至陆分，去滓温服。

白术散 治妊娠腹中冷痛，胎动不安方。

白术叁分 草豆蔻 当归 厚朴各壹两 甘草 芎䓖 干姜各半两

右件药捣罗为散。每服叁钱，以水壹中盏，入枣叁枚，煎至陆分，去滓，每于食前温服[3]。

芎䓖散 治妊娠伍陆个月，从高坠下，胎动，腹内不安，兼脐下疼刺，疼痛不住，下血，宜服此方。

芎䓖 赤石脂 桑寄生各叁分 熟干地黄 当归 阿胶各壹两 艾叶半两

右件药捣，细罗为散。每服，不计时候，以温酒调下贰钱。

橘皮汤 治妊娠呕吐，不下食方。《集验方》。

橘皮 竹茹 人参 白术各叁两 生姜肆两 厚朴贰两

---

[1] 稍：原作"相"，据《圣惠方》卷75"阿胶散"改。
[2] 半夏甘草各壹：此后似有脱字。核《圣惠方》卷75"白豆蔻散"原方，作："半夏壹分，甘草壹两。"供参考。
[3] 每于食前温服：原作"去"，据《圣惠方》卷75"白术散"改。

右陆件切，以水柒升，煮取贰升半，分服。不差，重作。忌桃李及雀肉等物。

妊娠伤寒病源 夫冬时严寒，人体虚而为寒所伤，即成病，为伤寒也。轻者渐渐恶寒，翕翕发热，微嗽，鼻塞，数日乃止。重者，头疼体痛，先寒后热。久不愈者，亦伤胎也。《圣惠方》，下同。

白术散 治妊娠伤寒，烦热头痛，胎气不安，或时吐逆，不下食。

白术　陈橘皮　麦门冬　赤茯苓　芎䓖　前胡　人参各壹两　半夏　甘草各半两

右件药捣罗为散。每服肆钱，以水壹中盏，入生姜半分，淡竹茹壹分，煎至陆分，去滓，不计时候温服。

前胡散 治妊娠三两月，伤寒头痛，烦热呕哕，胎气不安方。

前胡　人参　阿胶　麦门冬各壹两　甘草半两　赤茯苓壹两半　白术壹两半　当归　芎䓖各叁分

右件药捣为散。每服叁钱，以水壹中盏，入生姜半分，枣叁枚，煎至陆分，去滓，不计时候温服。

赤芍药散 治妊娠八月伤寒，头痛壮热，小便赤黄，心腹气胀，不思饮食方。

赤芍药　白术　前胡　赤茯苓　枳壳各壹两　人参叁分　厚朴　甘草　当归各半两

右件药捣罗为散。每服肆钱，以水壹中盏，入生姜半分，葱白伍寸，煎至陆分，去滓，不计时候温服。

阿胶散 治妊娠九月伤寒，头热或觉胎不稳，腹满悬急，腰疼不可转侧方。

阿胶　阿橘皮　芎䓖　半夏　当归各半两　白术　麦门冬　赤芍药各叁分

右件药捣筛为粗散。每服叁钱，以水壹中盏，入生姜半分，枣叁枚，煎至陆分，去滓，不计时候温服。

赤茯苓散 治妊娠十月伤寒，烦热吐逆，不欲饮食方。

赤茯苓　白术　麦门冬　人参　黄耆各壹两　半夏半两

右件药捣筛为粗散。每服叁钱，以水壹中盏，入生姜半分，枣叁枚，煎至陆分，去滓，不计时候温服。

藿香散　治妊娠霍乱，吐利不止，腹痛转筋，闷绝方。

藿香叶　白术　人参　赤茯苓　黄耆　五味子各半两　木瓜　当归各壹两

右件药捣筛为粗散。每服肆钱，以水壹中盏，煎至陆分，去滓，不计时候温服。

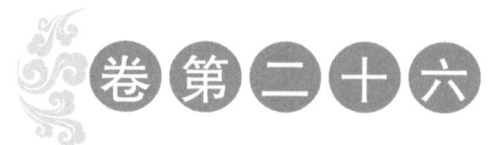

治[1]妇人等疾诸方下

产后 保护　泄泻　腹痛　盗汗　发热　大便秘　汗不止　中风　产难　出胞　血晕　少气　寒热　风痉　腹胀　不语　蓐劳　谵言　虚羸

单　方

峦公防护产法《圣惠方》，下同　余因披阅峦公调气方，中见峦公北平阳道庆者，其一妹二女并皆产死，有儿妇临月情用忧虑，入山寻余请觅滑胎方。余报言，少来游山林，未经料理此事，然当为思量，或应可解，庆停一宿。余辄忆想畜生之类，缘何不闻有产死者？妇女偷生、贱婢独产，亦未闻有产死者。此当由无人逼佐，得尽其分理耳。其产死者，多是富贵家，聚居女妇辈，当由儿胎转时觉痛，便相告报，傍人扰扰，令其惊怖，惊怖畜结，生理不和，和气一乱，痛切惟甚。傍人见其痛甚，便谓时至，或有约髻者，或有勒腹者，或有冷水潠面者，弩力强推，儿便暴出，畜聚之气一时奔下不止，便致运绝，更非他缘。至日以此意语庆，庆领受，无所闻。然犹苦，见邀向家，乃更与相随，停其家十余日。日晡时见报云，儿妇腹痛，似是产候。余便教屏除床案，遍一房地，布草三四处，悬绳系木作桁，度高下令得踖，当腋得凭，当桁下敷幔氎，恐儿落草误伤之。如此布置讫，令产者入

---

[1] 治：原脱，据目录补。

位，语之坐卧任意，为其说方法，各有分理，顺之则全，逆之则死。安心气，勿怖强此产。亦解人语，语讫闭户。户外安床，余共庆坐，不令一人得入。时时隔户问之何，似答言，小痛可忍。至一更，令烂煮自死牝鸡，取汁作粳米粥，粥熟，急手搅使浑，浑适寒温，能令食一升许。至五更将末，便自产。闻儿啼声，始听人入。产者自若，安稳不异，或觉小小痛时，便放体长吐气一口，痛即止。盖任分和气之效也。庆问：何故须食鸡肉汁粥？答云：牝鸡性滑而濡，庶使气滑故耳。问：何不与肉？答云：气将下，恐肉不卒消，为妨闷。又问：何故与粥？答云：饥则气下，气下则速产，理不欲令气上故耳。庆以此为产术之妙，所传之处无不安也。故知峦公隐思妙符神理，然则日游反支之类，复何预哉！但以妇人怯弱，临产惊遽，若不导以诸法，多恐志气不安，所以检诸家方法，备题如下，其间取舍，各任理裁。凡妇人有难，必须先检此书，推所投月日，知犯忌，各须预慎，不得犯之。其应次须帐幕、皮醋、藏衣等物之类，并早经营，入月即须使足。若不预备，临急周遮，事必致缺。惟旧经事者，始达此言，预备不虞。古之善教也。

又法

又凡产者，虽是秽恶，然将痛之时，及未产、已产，皆不得令死丧、污秽家人来视之，必产难。若已产者，必伤子。

又方

凡产法，虽须熟忍，不得逼迫，要须儿子欲出，然后抱腰，傍人不得惊扰，浪作形势。但此事峦公法中已经商略，无用师巫妄述己能，横相牵挽，失其本性。今故重述，特宜防也。

借地法 体玄子为产妇借地法，咒曰：

东借十步　南借十步　西借十步　北借十步　上借十步　下借十步
此中产妇某人，安居无所妨碍，无所畏忌，诸神拥护，百鬼速去，急急如律令。《圣惠方》。

右件法，入所投月即写一本，贴着产妇所居正中北壁上，更不须避日游反支及诸神等，此频用验故耳。

又法[1] 《千金方》，下同。

产妇慎热食、热药、热面、热酒，常识此，饮食当如人肌温温[2]也。

令易产方

凡欲临产时，先脱寻常所著衣，以笼灶头及灶口，令至密，即易生，神验。

凡妇人**产难死生之候** 母面赤舌青者，儿死母活。母面赤舌青，口中沫出者，母死儿活。母唇口青，口两边沫出者，母子俱死。《崔氏方》。

救产难法 疗难产三日不出者方。《广济方》。

取死鼠头，烧作屑。井华水服。

出死子法 若母已死，儿子不出方。《备急方》。

但以水银如弹圆，格口内喉中，捧起令下，食顷又捧令起，子便落。

出胞衣法 疗胞衣不出方。《小品方》。

取皂荚，捣末。着鼻孔中嚏，即出。

肉豆蔻散 治产后泻方。《大衍方》。

肉豆蔻搜面裹，炮令香熟，取出细碾

右用仓米饮热调，空心服，略扶坐。神效。

当归散 治产后腹痛方。《胡氏方》。

当归　干姜

右等分，捣罗为末。每服贰钱，以酒壹盏，煎至陆分，热服。

止汗散 治产后盗汗不止，应多汗者，皆可服之。《胡氏方》，下同。

牡蛎火煅，研　小麦炒令黄，碾罗为末

右等分，捣罗为末。每服贰钱，以煎生猪肉汤调下，无时。

---

[1] 法：原作"方"，据目录改。
[2] 温温：原脱，据《千金要方》卷2"产难第五"补。

人参汤 治产后诸虚不足，发热盗汗方。

川当归　人参等分

右贰味为末。以猪腰子壹个，去心膜，切小片子，以水叁升，糯米半合，葱白两条，煎米熟，取清汁。用药贰钱，以汁壹盏，煎捌分，温服，不拘时候。

牡蛎散 治产后汗不止方。《生育宝鉴方》，下同。

牡蛎叁两　附子壹两　白粳米粉叁升

右捣为散，搅令匀。汗出傅之。

荆芥穗散 治产后中风，或口噤，或角弓，或狂言，如见鬼神，或搐搦如痫方。

荆芥穗贰两　熟干地黄贰两

右剉为煮散，每剂陆铢，不拘时候炼服。亦治一切血风。

独圣散 治产后一切中风，角弓反张，口噤涎潮。《胡氏方》。

独活不以多少

右捣罗为细末。每服贰钱，以豆淋酒调下。豆淋酒法，用好酒壹升，黑豆壹合，炒令烟出，热投酒中，以物覆之，候冷去豆，将酒荡动调药，不拘时候。

烧荷散 治产后血不尽，痛闷方。《救急方》，下同。

右取荷叶烧作灰，暖水和服，煮取汁亦良。

发灰散 治恶露不尽，腹胀痛方。

右取乱发如鸡子大，以灰汁净洗，成末，以酒服。

赤小豆散 治产后血晕方。《圣惠方》，下同。

赤小豆叁合，炒令热

右件捣，细罗为散。不计时候，煎东流水调下壹钱。

菖蒲散 治产后恶露不下尽，腹内痛方。

菖蒲壹两

右以酒壹大盏，煎至陆分，去滓，分温壹服。

附子散 治产后漏下，及痔病下血方。《千金方》。

矾石壹两　附子壹枚

右贰味捣罗为末，蜜圆如梧桐子大。空心以酒服叁圆。日叁，稍加至伍圆，数日差。能百日服之，永断。

地黄散　治产后血晕方。《家藏方》。

地黄不拘多少

右入铫内，慢火炒成石灰色不住手炒便成石灰色也，研细，以生姜自然汁并童子小便调服，如神。

麻苏粥　治产后大便秘。其病最难于用药，宜啜此粥最佳。《本事方》。

紫苏子　火麻[1]子

右贰味各半合，净洗，研极[2]细，用水再研取汁壹盏，分两次煮粥啜之。此粥不惟产后可服，老人、虚人、风秘皆可进也。

简　要　方

四顺理中圆　治新产血气俱伤，五脏暴虚，羸瘦少气，多汗。《生育实鉴方》，下同。

甘草　人参　白术　干姜各壹两

右为细末，炼蜜圆如梧桐子大。空心米饮下叁拾圆。

清魂散　治产后血气暴虚，未得安解，血随气上，迷乱心神，故眼前花。极甚者，令人闷绝，不知人事，口噤神昏，气冷。医者不识，呼为暗风。若作此病治之，病必难愈，但服此方差。

泽兰叶　人参　荆芥穗各壹两　芎半两　甘草贰钱，炙

右为细末。每服壹钱匕，热汤、温酒各小半盏，调匀，急灌之。下咽喉，即开眼，气定，省人事。

牡蛎散[3]　治产后汗不止。

---

[1] 麻：原脱，据《普济本事方》卷10"麻子苏子粥"补。
[2] 极：原脱，据《普济本事方》卷10"麻子苏子粥"补。
[3] 散：原作"粉"，据目录改。

牡蛎叁两　附子壹两炮　白粳米粉叁升

右为散，搅令匀，汗出傅之。

增损[1]**四物汤**　治产后乍寒乍热，无他痛处，阴阳不和方。

当归　芍药　芎　干姜各壹两　甘草肆分

右捣为末。每服贰钱，水壹盏，生姜伍片，同煎至陆分，去滓，稍热不计时服。

天麻散　治产后中风口噤。《圣惠方》，下同。

天麻叁分　白附子　天南星　干蝎　半夏各半两

右件药捣，细罗为末。不计时候，以姜薄荷酒调下半钱[2]，拗口灌之。

麻黄散　治产后中风痓，通身拘急，口噤，不知人事方。

麻黄　白术　独活各壹两

右件药捣筛为散。每服肆钱，以水、酒各半盏，煎至陆分，去滓，不计时候温服。

生地黄饮子　治产后恶血冲心，闷乱口干，宜服此方。

生地黄汁叁合　藕汁叁合　童子小便叁合

右件药相和[3]。煎叁两沸，分温叁服。

桃人散　治产后恶露不尽，腹胁疼痛方。

桃人叁分　当归半两　木香半两　芎䓖半两　干姜壹分

右件药捣，细罗为散。每服不计时候，以热酒调下贰钱。

当归建中汤　治妇人一切血气虚损，及产后劳伤，虚羸不足，腹中疞痛，吸吸少气，小腹拘急，痛引腰背，时自汗出，不思饮食。如产后一月日内四五剂为善，令人丁壮。《太医局方》。

当归肆两　芍药陆两　桂　甘草各叁两

右捣为粗末。每服肆钱，水壹盏半加生姜伍片，枣壹枚，擘破，同

---

[1] 增损：原脱，据目录补。
[2] 钱：此前原衍"生"字，据《圣惠方》卷78"天麻散"删。
[3] 右件药相和：5字原模糊不清，据《圣惠方》卷78"生地黄饮子"补。

煎取壹盏，滤去滓，入饧少许，再煎饧溶。微热服，空心或食前亦可。

定痛散 治产后心腹疠刺疼痛不可忍，宜服此方。

当归　赤芍药　芎䓖各壹两

右件药捣，细罗为散。不计时候，以热生姜酒调下壹钱。

常器之火龙丹 治产后血刺、血晕、血迷、败血上冲，不省人事，儿枕痛，小腹腰痛，一切疼痛不可忍者。《普济方》。

百草霜不以多少，罗过，再研极细

右用头醋作面糊，圆如弹子大，朱砂为衣。每服壹粒，火烧焰出，入醋内蘸过，再烧带蘸，尽醋半盏为度，细研，以酒半盏、童子小便半盏调下。初壹服减腹内痛，两服败血自下，神体和畅，叁服永破诸疾。

群　方

黑神散[1] 治产后百病常服方。《生育宝鉴方》，下同。

当归　芍药　甘草　干姜　官桂　生地　附子半两　黑豆贰两，炒焦，去皮

右捣罗为细末。每服壹钱匕，空心温酒调下。

七珍散 产后不语者何？曰：人有七孔三毛，产后血泣气衰，多致停积，败血闭于心窍，神志不能明了。又心气通于舌，心气闭塞则舌亦强矣，故令不话。如此但服此药即差。

石菖蒲　人参　芎　干熟地黄各壹两　细辛壹分　朱砂研[2]　防风各半两

右件捣罗为散。每服壹钱，不计时候，薄荷汤调下。

调中汤 治产后肠胃虚怯，寒邪易[3]侵。若未满月饮冷当风，则

---

[1] 黑神散：此方注云出《生育宝鉴方》，此书今佚。其方脱两味药，据现存文字看，此方不同于《太平惠民和剂局方》卷9之同名方，但与南宋《女科百问》卷下"黑神散"同。据后书，补出"甘草""生地"二味。

[2] 研：原作"砂"，据《女科百问》卷下"七珍散"改。

[3] 易：原脱，据《女科百问》卷下"调中汤"补。

寒邪乘而进袭，留于胸膜，散于[1]肠胁，故腹痛作阵，或如锥刀所刺。流入大肠，水谷不化，洞泻肠鸣，或下赤白，肤胁䐜胀，或走痛不定，急服此药方。

高良姜　当归　桂　芍药　附子　芎各壹两　甘草半两

右捣为粗末。每服叁钱匕，水叁盏，煎[2]壹盏，去滓，热服。此方神验无比。

匠圣汤[3]　治产后腹胀满闷，呕逆不定者何？曰：败血散于脾，脾受之不能运化精微而或腹胀，胃受之则不得受纳水谷而生吐逆。医者不识，若以寻常治胀止吐药疗之，与药不相干，转更伤动正气，疾愈难治，但服此方必差。

赤芍药　半夏泡　泽兰叶　人参　陈皮各一钱　甘草一钱　生姜半两

右捣罗为粗散，用水壹碗煎至两盏，去滓，微热分叁服。

养气活血圆　治产后诸虚不足，若伤血气，真元内弱，四肢倦乏，肌肉消瘦，及脾元虚损，不入饮食，或吐痢自汗，或寒热往来。《杨[4]氏方》。

大艾叶炒焦，取细末伍两　干姜炮，取细末贰两半

以上用好醋贰升半、无灰好酒贰升、生姜自然汁壹升，将前姜、艾末同调匀，于银器慢火熬成膏。

附子贰两半　白芍药　白术　椒红　川芎　当归　紫巴戟　人参去芦头　五味子八味各二两[5]

右件药捣罗为细末，入前膏子并炒熟，白面贰两半同和为剂，入杵臼内捣壹仟下，圆如梧桐子大。每服伍拾圆，温酒米饮，食前空心下。

茯神散　治产后血邪，心神恍惚，言语失度，睡卧不安。《圣惠方》，

---

[1] 于：原脱，据《女科百问》卷下"调中汤"补。
[2] 煎：原作"去滓"，据《女科百问》卷下"调中汤"改。
[3] 匠圣：原方缺药4味及剂量。南宋《女科百问》卷下"匠胜汤"主治症及药数、剩余药味与此均同。今据其书补出"半夏泡""泽兰叶""陈皮各一钱""甘草一钱"四药及剂量。
[4] 杨：原作"炀"。"养气活血圆"见于《杨氏家藏方》卷16，据改。
[5] 人参……二两：凡13字原脱。据《杨氏家藏方》卷16"养气活血圆"补。

下同。

茯神壹两　人参　龙齿　琥珀　赤芍药　黄耆　牛膝各叁分　桂心半钱

右件捣筛为散。每服叁钱，以水壹中盏，煎至陆分，去滓，不计时候温服。

羊肾汤　治产后谵语，如见鬼神。皆是体虚，心气不足，血邪所攻，宜服此药方。

羊肾壹对，切去脂膜　远志叁分　熟干地黄壹分[1]　黄耆　白茯苓　人参　防风　独活　甘草　羚羊角屑各半两

右件药捣为末。每服，用水壹大盏，先煎羊肾至柒分。去肾，入药伍钱，煎至肆分，去滓。不计时候温服。

产后蓐劳病源　夫产后蓐劳者，此盖缘生产日浅，血气虚弱，饮食未平复，不满日月，气血虚羸，将养失所而风冷客之。风冷搏于血气则不能温于肌肤，使人虚乏劳倦，乍起乍卧，颜容憔悴，食饮不消，风冷邪气而感于肺，肺感微寒，故令咳嗽口干，遂觉头昏，百节疼痛。荣卫受于风邪，流注五脏，迁延日久，遂得此疾。

猪肾汤[2]（脱）

肾沥汤[3]（脱）

---

[1] 分：《圣惠方》卷80作"两"。

[2] 猪肾汤：原脱，据《圣惠方》卷80有"猪肾汤"，录以备考。"治产后体虚，乍寒乍热，其状如疟，名曰蓐劳。宜服猪肾汤方。獖猪肾一对（切去脂膜），香豉半两，白粳米半两，葱白七寸（切），薤白一茎（切），生姜一分（切），大枣四枚（擘破）。以前七味，都以水二大盏，煎至半盏，去滓，用煎后药。白芍药一两，人参一两（去芦头），当归一两（剉，微炒），桂心半两，黄芪三分（去芦头），白术三分。右件药捣，粗罗为散。每服半两，入前药汁中，煎至七分。去滓食前，分温二服。"

[3] 肾沥汤：原脱，据《圣惠方》卷80有"猪肾汤"，录以备考。"治产后蓐劳，心神烦热，头痛口干，身体或寒或热，肾沥汤方。獖猪肾一对（切去脂膜），豉半两，大枣四枚（劈破），生姜一两（切），葱白三小茎（切）。以上五味，以水一盏半，煎至一盏，去滓，用煎后药。熟干地黄一两，桂心半两，白术半两，麦门冬一两半（去心焙），当归半两（剉微炒），黄芪半两。上件药，捣粗罗为散。每服半两，入前药汁中，煎至七分。去滓，食前分温二服。"

白茯苓散[1]（脱）

熟干地黄圆[2]（脱）

产后虚羸病源[3]（脱）

羊肉当归汤[4]（脱）

黄雌鸡汤 治产后虚羸腹痛，宜服此方。

小黄雌鸡壹只，去头足并腹胃，洗剉　当归　白术　桂心　黄耆　熟干地黄各半两

右件药捣筛为散。先以水柒升，煮鸡至叁升。每服肆钱，以鸡汁壹中盏，煎至陆分。去滓，温服，日叁服。

又方 治产后虚羸，四肢无力，不思饮食。

肥黄雌鸡壹只，去头足、翅羽及肠，洗　当归壹两　桂心半两　甘草壹分　人参　芎䓖各叁分[5]　熟干地黄一两半　白芍药三分　麦门冬一两半，去心焙　黄芪一两半，剉[6]

---

[1] 白茯苓散：原脱，据《圣惠方》卷 80 有"白茯苓散"，录以备考。"治产后蓐劳，盖缘生产日浅，久坐多语，运动用力，遂致头目四肢疼痛，寒热如疟状，白茯苓散方。白茯苓一两，当归（剉，微炒）、白芍药、芎䓖、桂心、黄芪（剉）、人参（去芦头）、熟干地黄。以上各半两。右件药，捣筛为散。每服，先以水一大盏半，入猪肾一对，去脂膜细切，生姜半分，枣三枚，煎至一盏，去滓等。入药半两，更煎至七分，去滓。食前，分温二服。"

[2] 熟干地黄圆：原脱，据《圣惠方》卷 80 有"熟干地黄圆"，录以备考。"治产后蓐劳，虚羸气短，胸胁满闷，不思饮食，熟干地黄圆方。熟干地黄、石斛（去根，剉）、黄芪（剉）、白茯苓、麦门冬（去心，焙）、肉桂（去皱皮）、枸杞子、肉苁蓉（酒浸一宿，剉去皱皮，炙令干）、白芍药、当归（剉，微炒）、芎䓖、人参（去芦头）、续断、桑寄生。以上各一两。右件药，捣罗为末。炼蜜和，捣五七百杵，圆如梧桐子大。每于食前，以粥饮下三十圆。"

[3] 产后虚羸病源：原脱，据《圣惠方》卷 80 有"治产后虚羸诸方"，录其总论以备考。"夫产后气血虚竭，脏腑劳伤。若人年齿少盛，能节慎将养，满月便得平复。如产多血气虚弱，虽逾日月，犹当疲乏。或因饮食不节，调适失宜，为风冷邪气所侵，搏于血气，流注于五脏六腑，则令肌肤不荣，颜容萎瘁，故曰虚羸也。"

[4] 羊肉当归汤：据《圣惠方》卷 80 有"羊肉当归汤"，录以备考。"治产后虚羸，乏弱无力，喘急汗出，腹中疞痛，宜服羊肉当归汤方。肥羊肉二斤，当归半两（剉，微炒）、白芍药半两，龙骨三分，附子一分（炮裂，去皮、脐）、熟干地黄一两，白术三分，桂心三分，芎䓖三分，黄芪三分（剉），人参三分（去芦头）。右件药，捣粗罗为散。先以水五大盏，煮羊肉取汁二大盏。每服，用汁一中盏，入药四钱，生姜半分，枣三枚，煎至六分。去滓温服，日三服。"

[5] 各三分：原脱，据《圣惠方》卷 80 "黄雌鸡汤"补。

[6] 一两半……剉：原脱，据《圣惠方》卷 80 "黄雌鸡汤"补。

右件药捣，粗罗为散。先以水柒升煮鸡，取汁叁升。每服，用汁壹中盏，入药肆钱，煎至陆分，去滓温服，日叁服。

羊肉黄耆汤 治产后虚羸，四肢瘦弱，不能饮食方。

羊肉伍斤　黄耆　麦门冬　当归各壹两半　白茯苓　白芍药　续断　五味子　萆薢　熟干地黄　桂心各壹两

右件药捣，粗罗为散。用水壹斗煮羊肉，取汁伍升。每服，用肉汁壹中盏，药末肆钱，枣叁枚，生姜半分，煎至陆分，去滓温服，日叁服。

内补芎劳汤 治产后虚羸，及崩伤过多，虚竭，腹中绞痛，并宜服之。《鸡峰方》。

芎劳　干地黄各肆两　白芍药伍两　干姜　甘草　桂各叁两

右捣筛为粗末。每服叁钱，水壹盏，枣壹枚，煎至陆分，去滓温服。不以时，日叁。若有寒，苦微下，加附子叁两。及治妇人虚羸少气，伤绝肠中，拘急疼痛，崩伤虚竭，面目无色，甚良。

下乳 乳疮附　乳痛　乳肿　乳结　乳少　乳痛

单　方

神效方 治产后乳汁不通。《圣惠方》。

猪蹄肆只,到　葱白壹握,切　木通贰两,到

右件药，以水叁大盏，煎取壹盏半，去滓，温分肆服，壹日服尽。神效。

石钟乳圆 治妇人无汁单行方。《千金方》。

通草　石钟乳

右贰味各等分，捣罗细末。粥饮服方寸匕，日叁服。后可兼养两儿。通草，横心者是。勿取羊桃根，色黄无益。

又一方，以上件贰味，用酒伍升渍壹宿，明旦煮沸，去滓，服壹

升，日叁。夏冷服，冬温服。

又方 下乳汁。陈藏器方。

右取京三棱叁个，水贰碗，煎取壹碗，洗奶。取汁为度，极妙。

乳痈病源 夫妇人乳痈者，由乳肿结，皮薄以泽，是痈也。足阳明之经脉从缺盆下于乳，若劳伤血气，其脉虚[1]寒，客[2]于经络，寒搏于血，则血涩不通，其气又归之，气积不散，故结聚成痈。年四十以下，治之多愈。年五十以上，宜速治之即差。若不治之，多死。又中年有怀娠，发乳痈肿及体结痈，此必无害也。盖怀胎之痈，病起于阳明。阳明者，胃也，主[3]肌肉，不伤脏，故无害也。诊其右手关上脉沉，则为阴虚者，则病乳痈。乳痈久不差，因变为瘘[4]。《圣惠方》，下同。

二能散 治奶痈。《大衍方》。

绵黄耆　皂荚刺烧存性，各壹两

右捣罗为散。以酒调贰钱服之，能穿能散。

赤小豆散 治产后儿不自饮乳及失儿无儿[5]饮乳，令乳蓄积不泄，致乳上结肿者，宜服。《圣惠方》，下同。

赤小豆贰合

右件捣罗为末，以鸡子白和涂乳上，令消结也。若饮儿乳不泄者，数捏去。亦可令大人含冷水，使为吮取乳汁，吐去之。不含水吮，有热气，喜令乳头作疮。

散毒法 治妇人乳痈，毒气不散方。

冬瓜皮研取汁　当归半两，末

右件药以冬瓜汁调涂之，以差为度。

蛇皮散 治妇人乳汁不下，内结成肿，名为乳毒，乃急于痈也。宜

---

[1] 虚：原脱，据《圣惠方》卷71"治妇人乳痈诸方"补。
[2] 客：原互在下一"寒"字之后，据《圣惠方》卷71"治妇人乳痈诸方"乙正。
[3] 主：此前原衍"即差"二字，据《圣惠方》卷71"治妇人乳痈诸方"删。
[4] 变为瘘：原作"病为瘘"，据《圣惠方》卷71"治妇人乳痈诸方"改。
[5] 无儿：原互于"蓄"字之后，据《圣惠方》卷71"治妇人乳痈诸方"无名方乙正。

服此方。

蛇蜕皮烧灰　赤小豆各壹两

右件药捣，细罗为散。用鸡子白调涂乳上，干即再涂。

涂乳散　治妇人乳头裂痛，欲成疮方。

燕脂叁分　蚌蛤粉壹两

右件药研细，涂于乳裂处，神效。

鸡子酒　治妇人乳肿成疮，疼痛方。

鸡子壹枚，打破

右以热酒调为壹服，伍柒服即疮愈。

车前散　治乳痈肿成疮，疼痛方。

车前子壹两

右捣罗为末，用暖酒下贰钱，日贰服。

熏乳法　治痈，宜熏方。

和泥葱柒茎

右捣如泥，以水贰升煮取壹升半，泻于小口瓷瓶中，熏患处叁伍度。

又方　治妇人乳痈疼痛熏方。

露蜂房半斤，细剉

右件药，以醋伍升煮令热，相和，倾于瓶中热熏乳上，叁伍度即差。冷即再煎，用之妙。

产后吹奶病源　夫产后吹奶者，因儿吃奶之次，儿忽自睡，呼气不通，乳不时泄，积蓄在内，结成肿壅，闭塞乳道，致使津液不通，腐结疼痛，名曰吹奶。若不急治，肿甚成痈[1]也。

露蜂房散　治吹奶，疼痛不止，或时寒热方。

露蜂房壹两　鹿角壹两

右件药并烧为灰，细研。不计时候，以热酒调下贰钱。

青橘皮散　治吹奶，不痒不痛，肿硬如石方。

---

[1]痈：原作"疮"，据《圣惠方》卷81"治吹奶诸方"改。

右以青橘皮贰两，捣罗为散。不计时候，以温酒调下贰钱。

散吹奶方

右以无子皂荚刺壹斤，点火烧，候火着，撒蔓荆子肆两在内，待总为灰，即细研。以热酒调下贰钱。服了便挼奶叁贰拾下。不过再服，效。

又方

右以胡桃烧令烟尽，去皮。每壹颗胡桃瓤，用金箔壹片，同细研。以热酒调服。服了以手渐挼乳上令消。如有头即外破，如无头只内消。日叁伍度服之，以得效为度。

皂荚浆 治乳疮未结成疮者。《家藏方》。

右以酒搓皂荚成浆，令浓。调赤小豆末傅之，奇甚。

简 要 方

三物散 治乳痈方。《集验方》。

桂心叁分　乌头二分　甘草二分[1]

右捣罗为散，以苦酒和，涂肿上。以小纸覆濡其上，将乳居其中，以干布置乳下。须臾布当濡，有脓水也，佳。

又方《备急方》。

大黄　灶下黄土各[2]壹分　生姜贰分

右叁味捣罗为末，醋和涂乳，痛即止。极验。刘涓子不用生姜，用生鱼，叁味等分，余比用鲫鱼妙。

水膏 治妇人乳生结核，坚硬或重，疼痛，宜用消毒肿、止疼痛水膏方。《圣惠方》，下同。

黄檗贰两　露蜂房半两　糯米贰合　赤小豆壹合　盐壹两

右件药捣，细罗为散。捣生地黄取汁，调令稀稠得所。看肿痛处大小，剪生绢，上厚涂贴之。干即换之。

---

[1] 乌头二分甘草二分：原脱，据《外台秘要》卷34引《集验方》"三物桂心贴方"补。否则，不成"三物"。

[2] 各：原脱，据《外台秘要》卷34"乳痈方"补。

妒乳病源 夫妒[1]乳者，由新产后儿未能饮之；及饮乳不泄；或乳胀，捏其汁不尽。皆令乳汁蓄结，与血气相搏，即壮热，大渴引饮，牢强掣痛，手不得近是也。初觉便以手助捏出汁，并令傍助唼引之。不尔或作疮有脓，其热势盛则成痈[2]也。

麝香散 治产后妒乳肿痛，壮热欲结成痈，宜服此方。

麝香　薰陆香　木香　鸡舌香以上各壹两

右件药捣，细罗为散。每于食[3]后以温水调下壹钱服之。

---

[1] 妒：原作"夫"，据《圣惠方》卷81"治妒乳诸方"改。
[2] 痈：原作"疮"，据《圣惠方》卷81"治妒乳诸方"改。
[3] 食：此后原衍"于食"二字，据《圣惠方》卷81"治妒乳诸方"无名方改。

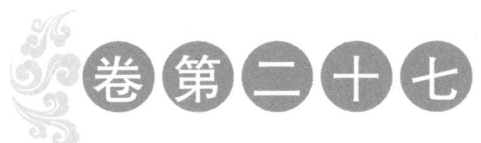

治小儿等疾诸方一

小儿总治 夜啼　头汗　鹅口　口噤　重腭　脐病　囟陷　霍乱
魃病　重舌　生齿　不行　脾热　遗尿　阴病　痄疬　咳嗽　解颅
止渴　脑痈　寸白　伤风　消积　囟不合　壮热　脏气　羸瘦　腹胀
潮热　眼目

单　方

小儿序论 夫生人之道，莫不养小为大。若无于小，卒不成大。故《易》称"积小以成高大"，《诗》有"厥初生民"，《传》云"声子生隐公"。此之一义，即是从微至著，自少及长，人情共见，不待经史。然小儿气势微弱，医人虽欲留心救疗，立功难差。今[1]之学者，多不存意。由婴儿在于襁褓[2]之内，乳气腥臊，医者操行[3]莫雄，讵肯瞻视。静而言之，可为太息者矣。《小品》曰：黄帝言，凡人年六岁以上为小，十六以上为少，二十以上为壮，五十以上为老。其六岁以下，《经》所不载，所以乳下婴儿有病难疗者，皆无所承据也。中古有巫妨者，立《小儿颅囟经》以占夭寿，判疾病死生。俗相传授，始有小儿方焉。凡百居家，皆宜达兹养小之术，则无横夭之祸

---

［1］今：原作"令"，据《圣惠方》卷82"小儿序论"改。
［2］褓：原脱，据《圣惠方》卷82"小儿序论"补。
［3］行：此后原衍一"行"字，据《圣惠方》卷82"小儿序论"删。

也。《圣惠方》。

初生将护法四道　又儿初生，以父故衣裹之。若生女，宜以母故衣裹之。勿以新绫绢衣，切须依法令儿长寿。凡小儿洗浴，断脐讫，襁抱毕，宜取甘草，可中指一节许，打碎，以水贰合煎取壹合，以绵缠沾取，与儿吮之，可得壹蚬壳入腹止，儿当快吐，吐去心胸中恶汁也。如得吐，余药更不须与吃。若不得吐，可消息计。如饥渴，须复与之，若前服。及更与并不得吐者，但稍稍与之，令尽一合止。如得吐去恶汁，令儿心神智惠无病。一合尽，都不吐者，是儿不含恶血尔，勿复与之。乃与朱蜜，以镇心神，定魂魄也。《圣惠方》。

凡小儿始生，肌肉未成，不可暖衣。暖衣即令筋骨缓弱。宜时见风日。若都不见风日，即令肌肤脆软，便易损伤。皆当以絮着衣内，勿用新绵也。天和暖无风之时，令乳母将抱日中嬉戏，数见风日，即血凝气刚，肌肉硬密，堪耐风寒，不致疾病。若常藏在帏帐之内，重密温暖，譬如阴地之草木，不见风日，软脆不耐风寒也，又当薄衣之。法当从秋习之，不可以春夏卒减其衣，即中寒。从秋习之，以渐稍寒，如此即必耐寒。冬月但当着两薄襦，一复裳，常令不忍其寒，适当佳尔。爱而暖之，适所以害之也。当须消息，无令汗出，即致虚损，受风寒。昼夜寤寐皆当慎之。其饮食乳哺，不能无痰癖，即常节适乳哺。若微不进乳，仍当护之。凡不能进乳哺，即宜下之。如此即终不致寒热也。《圣惠方》。

凡小儿一期[1]之内，造儿衣裳，皆须用故绵及故帛为之。不得以绵衣盖于头面，冬天可以袷衣[2]盖头，夏月宜用单衣，皆不得着[3]面，及乳母口鼻吹着儿囟。凡绵衣不得太厚暖，及用新绵令儿壮热，或即发痫，特宜慎之也。《圣惠方》。

---

[1] 期：jī。一期，指360天，约一周年。据《圣惠方》卷82云："三百六十日为一期。"
[2] 袷衣：袷，有三个读音，此处读 jiā。袷衣，即指夹衣。
[3] 着：原作"青"，据《圣惠方》卷82"小儿初生将护法"改。

凡初生儿，须防三病：一曰撮口，二曰着噤，三曰脐风，皆是急[1]病。就中，撮口、着噤尤甚，过一腊方免此厄。但看面赤喘急，声不出者，是撮口状，候已重。善救疗者，十不得四五。若[2]牙关紧急，吃乳不稳，啼声渐小，口吐涎沫，是着噤。常见大小便皆通，以为冷热所得，殊不知病在喉舌之间，据状亦极重矣。善救疗者，十不得三四。但依将护法防于事先，则必无此患。又有鹅口、重腭、重龂、悬痈等病，但依方疗之则差。皆不至损儿也。《圣惠方》。

拣乳母法《圣惠方》　凡乳母者，其血气为乳汁也。五情善恶，悉血气所生。乳儿者，皆宜情性和善，形色不恶，相貌稍通者。乳母形色所宜，其候甚多，若求全备，不可悉得也。但不狐臭、瘿瘘、气嗽、瘑疥、癣瘙、白秃、疬疡、沈唇、耳聋、齆鼻、癫眩，无此等疾，便可乳儿也。

乳小儿法《圣惠方》　乳儿不用太饱，饱则呕吐。若乳太饱者，以空乳含之则消。夏不去热乳，令儿呕逆；冬不去寒乳，令儿咳痢。凡欲乳儿，先令乳母捏去乳汁，挼散其热气。勿令乳汁奔出，即令儿噎。若噎，便出其乳，候气歇良久，复饮之。如是十度五度，看儿饥饱，以节度之。一日之中，几度饮乳，得足乃为准则。又每侵早，欲饮儿，皆须捏去宿乳。乳母共儿卧，当以臂令儿枕之，使儿头与乳齐乃饮之。若儿头低、乳高，则令咽噎。欲睡则便去乳，恐乳压着儿鼻，令儿气息不通也。小儿初生一月内，恒与猪乳饮为佳。

小儿始哺法《圣惠方》。

凡小儿新生，三日后应开肠胃，助谷神。可研米作粥饮，如乳酪厚薄，以大豆粒多与咽，频咽三豆许止，日三与之。凡儿生十日，始哺如枣核。二十日[3]倍之，五十日如弹圆，百日如枣。若乳汁少，不得从

---

[1] 急：原脱，据《圣惠方》卷82 "小儿初生将护法" 补。
[2] 若：此后原衍一 "若" 字，据《圣惠方》卷82 "小儿初生将护法" 删。
[3] 日：原脱，据《圣惠方》卷82 "小儿始哺法" 补。

此法，当小[1]增之。若至二十日而哺者，令儿无疾。早哺之而多者，头面身体喜生疮，愈而复发，令儿尩弱难长也。

候小儿脉诀《本事方》　候小儿脉，当以大指按三部，一息六七至为平和，十至为发热，五至为内胀。脉紧为风痫，沉缓为伤食，促急为虚惊，弦急为气不和，沉细为冷，浮为风。大小不匀为恶疾、为鬼祟，浮大数为风、为热，伏结为物聚，单细为疳劳。凡腹痛多喘呕而脉洪者，为有虫；浮而迟，潮热者，胃寒也。温之则愈，予尝作歌以纪。

歌曰：

小儿脉紧风痫疾，沉缓食伤多呕吐。弦急因知气不和，急促虚惊神不守。冷则沉细风则浮，牢实大便应秘久。腹痛之候紧而弦，脉乱不治安可救。变蒸之时脉必变，不治自然无过缪。单细疳劳洪有虫，大上不匀为恶候。脉浮而迟有潮热，此必胃寒来内寇[2]。泻痢浮大不可医，子细斟量宜审究。

婴孩未可脉辨[3]者，俗医多看虎口中纹颜色与四肢冷热验之，亦有可取。予亦以二歌纪之。

虎口色歌曰：

紫风[4]红伤寒，青惊白色疳，黑时因中恶[5]，黄即困脾端。

冷热证歌曰：

鼻冷定知是疮疹，耳冷应知风热证，通身皆热是伤寒，上热下冷伤食病。若能以色脉参佐，验之所得亦过半矣。

初生浴儿法《圣惠方》。

猪胆壹枚

---

[1] 小：原脱，据《圣惠方》卷82"小儿始哺法"补。
[2] 寇：原作"冠"，据《普济本事方》卷10"小儿病"改。
[3] 辨：原作"卞"，据《普济本事方》卷10"小儿病"改。
[4] 风：原作"色"，据《普济本事方》卷10"虎口色歌"改。
[5] 恶：原脱，据《普济本事方》卷10"虎口色歌"补。

右用煎汤在盆中，取胆汁投于汤中，适寒温以浴儿。终身不患疮，切不得汤中入着生水。

辟恶气方 治小儿惊。《圣惠方》。

金拾两　虎头骨壹枚

右件药，以水壹斗，煮至柒升，候冷暖得所，将用浴儿，心安甚良。

小[1]儿口噤病源《圣惠方》，下同　夫小儿初生，口里忽结生于舌上，如黍粟大，令儿不能饮乳，名之曰噤。此由在胎之时，热入儿心脾，心脾偏受于热，故令口噤者也。

蜘蛛散　治初生儿口噤不开，舌不能吮乳。

蜘蛛壹枚，去足及口，炙令焦，细研　猪乳壹合

右以猪乳和上件散，分为叁服，徐徐灌之，神妙。

又方　治小儿着口噤体热者。

右暖竹沥贰合，分叁肆服。儿新生慎之，不可逆灸。灸之，忍痛动其五脉，因之喜成痫。是以田舍小儿任其自然，皆无此夭伤，可审之也。

又方

右以雀儿粪壹粒，细研乳汁调。

治小儿撮口及发噤方

右以甘草壹分，细剉，以水壹小盏，煎至陆分，去滓，微温与儿服之。令吐出痰涎后，以猪乳点口中即差。

又方

右取棘科上雀儿饭瓮子[2]未开口者，取瓮子内物和奶汁研，灌之。

小儿鹅口病源《圣惠方》，下同　夫小儿初生鹅口者，其舌上有白屑

---

[1] 小：此前原衍"具"字，据《圣惠方》卷82"治小儿口噤诸方"删。
[2] 雀儿饭瓮子：中药雀瓮的别名。《证类·雀瓮》："生树枝间，蛅（音髯）蟖（音斯）房也。"此为毛虫所结的虫茧，内有虫蛹。

如米屑也，剧者鼻外亦有。疗法，以发缠筯头，沾井华水擦[1]拭之。叁旦如此，便去。不差者，可取栗房煮汁令浓，以绵缠筯头沾拭之。无栗房，以栗树白皮，以[2]井华水煮汁佳。小儿初生有连舌下有膜，如石榴子中隔连其舌下，若隔厚，令儿语不发转也，可以爪摘断之，微有血出，无害。若血不止，可烧乱发作灰末以傅之，止。

白矾散　治小儿鹅口并噤。

白矾壹分　朱砂末，壹分

右件药和研极细，傅儿舌上，日叁上。以乱发洗舌上垢，频令净即差。

又方

右以指缠乱发，以温水掠之，叁日勿绝，效矣。

重[3]腭病源《圣惠方》　夫小儿初生六七日后，血气[4]收敛成肉，口舌喉颊里泠泠然净也。若喉舌上有物如芦箨盛水状者，名悬痈。有气胀起者，可以绵缠长针留刃处如粟米许大以刺之，令气泄去，亦出清黄血汁也。一刺之止，消息一日。若不消，又刺之，不过三刺自消。或余小小未消，三刺之，必自然得消也。有着舌下者如此，名重舌。有着颊里及上腭如此者，名重腭。有着齿龂者，即名重龂。皆刺之去血汁，即差也。

治小儿重腭重龂　肿痛，口中涎出方。

右以蛇皮烧灰，研令细，以少许傅之，效矣。

又方

右取田中蜂房烧，细研，以水和涂口中，立愈。

又方

右取饴煤，以水调涂之。

---

[1] 擦：原作"撩"，据《圣惠方》卷82"治初生儿鹅口诸方"改。
[2] 以：此前原衍一"以"字，据《圣惠方》卷82"治初生儿鹅口诸方"删。
[3] 重：此前原有"治"字，据目录删。
[4] 血气：原作"无□"，据《圣惠方》卷82"治初生儿重腭重龂诸方"改。

治小儿脐风湿肿 久不差方。

右用当归末，傅之效。

又方

右以露蜂房烧灰，研，傅之良。

治小儿脐中汁出 不止兼赤肿，立效方。

右以白石脂壹两，细研，熬令温。扑脐中，日叁度，良。

又方

右以东壁土细研，傅之。

治小儿脑长䐡囟 药使脑不长方。

取丹雄鸡壹只，将临小儿囟上，刻其冠[1]使血滴在囟上讫，以赤芍药末粉血上，使血不见，壹日差。

小儿囟陷病源 夫小儿囟上陷者，此谓囟陷不平也。由腹内有热熏脏，脏热则渴，引饮而小便泄利者，则腑脏血气虚弱，不能上充髓脑，故囟陷也。

治小儿脏腑壅热，气血不荣致**囟陷不平方**。

生干地黄贰两　乌鸡骨壹两，涂酥炙令黄色

右件药捣，细罗为散。不计时候，以粥饮调下半钱。

又方 治小儿囟陷方。

右取猪牙车骨髓煎如膏，涂囟上良。

又方

右以鸡骨炙令黄，捣罗为末。以鸡子清调涂之。

葱乳膏 治初生小儿不饮乳及小便方。《大衍方》。

奶汁贰合　葱白柒寸

右贰味煎服壹合，去滓，温服。伍服即小便通，便饮乳也。

疗小儿夜啼，**一物前胡圆**。《小品方》。

前胡不拘多少

---

[1] 冠：原脱，据《圣惠方》卷82"治小儿脑长䐡囟"方补。

右壹味捣筛，蜜圆如大豆。服壹圆，日叁服。加至伍陆圆，以差为度。

又方

以妊娠时食饮偏有所思者，以哺[1]儿则愈。

或**常好啼方**[2]《备急方》。

取犬头下毛，以缝囊盛，系儿两手，立效。

疗少小头汗，**二味茯苓粉散**方。《千金方》，下同。

茯苓　牡蛎各肆两

右药以米粉捌两合治下筛。有热辄以粉头，汗即有止。

治小儿生十月后，母又有娠，令儿精神不爽，身体萎瘁，名为魃病，宜服**伏翼散**。

右取伏翼烧为细灰，研。以粥饮调下半钱，日叁伍服效。若炙令香，热嚼之哺儿，亦效。

治小儿重舌舌强　宜用此方。

右以蛇蜕皮半两烧灰，细研如粉。每用半钱，涂舌下，愈。

又方

右用露蜂房烧灰，细研，酒和，傅舌下，即愈。

又方

右以釜底墨，水调，涂舌下。

又方

黄檗壹分，细剉

右以竹沥渍汁，细细点口中，良。

治小儿齿不生　或因落不生方。

雄鼠粪叁柒枚

右件药，每日用鼠粪壹枚，齿根上拭，至贰拾壹日当生。

---

[1] 哺：原作"喻"，据《外台秘要》卷35引《小品》"小儿夜啼方"改。
[2] 方：原脱，据目录补。

又方

右路傍遗却稻粒，于齿落处点贰柒下，其齿自生，神效。

治小儿四五岁不行方

右取葬冢未闭户时，盗取其饭以哺儿，不过叁日即行。勿令人知。

治小儿遗尿　宜服此方。《圣惠方》，下同。

鸡肚胵壹具，并肠曝干，炙令黄焦，是男用雌鸡，是女用雄鸡

右件药捣，细罗为散。每服以温酒调下半钱，量儿大小，以意加减服之。

治小儿眼生白膜[1]

右用雄雀粪，以人乳汁熟研，以傅翳上，当渐渐消除也。

又方　治小儿眼有障翳。

右用新嫩楸叶叁两，烂捣，以纸裹，更将泥重包着，猛火烧之，候泥干，即取出去泥，入水少许，绞取汁，以铜器盛，慢火渐渐熬之，令如稀饧，即贮入瓷合中。每日壹度，点壹绿豆[2]许。

又方

书中白鱼为末，点少许翳上，即愈。

治小儿青盲　不见物方。

鼠胆　鲤鱼胆各贰枚，取汁

右贰味相和，点眦中，日叁肆度，神效。

治小儿雀目，至暮无所见，**夜明砂散**。

夜明砂半两，微炒　黄芩半两

右件药捣细为散，用米泔煮羊肝汁调下半钱，日叁服。叁岁已上增之。

又方

苍术壹两

---

[1] 白膜：原脱，据目录补。
[2] 豆：原脱，据《圣惠方》卷89"治小儿眼生翳膜诸方"无名方补。

右件药捣,细罗为散。每服壹钱,用羊子肝壹具,以米泔煮熟,分半细切,拌药与儿食之,至晚再服,五岁以上即顿服,未吃食儿不可与服。

又方

夜明砂_{壹两,细研}

右件药,以猪胆和圆如绿豆大,不计食前后,以粥饮下伍圆。三岁以下叁圆。

小[1]儿偏癞病源《圣惠方》,下同　夫儿偏癞病,是阴㰅[2]偏肿大,亦由啼弩躽气不正所致,其偏者乘虚而行,故谓偏结也。

治小儿偏堕　或气攻小腹疼痛方。

右以枳壳叁两,捣,细罗为散。每用柏枝煎浓汁调,厚涂儿偏肿处,妙。

大黄散　治小儿阴肿。

小豆_{壹合}　川大黄_{半两,剉,生用}

右件药捣,细罗为散。用鸡子白调涂儿阴肿处,干易之。

治小儿阴卒肿　痛胀方。

鸡翮_{陆枚,随肿左右,取之烧灰}

右细研。三岁儿以温水调下半钱,日叁服。量儿大小加减服之。

又方

右以苋菜根捣汁,频频涂之。

又方

右用桃人捣,研如膏。三岁儿以温酒化豇豆大服之,日叁服。量儿大小以意加减。

治小儿阴疮　及肿方。

黄连_{半两}　胡粉_{半两}

---

[1] 小:此前原有"治"字,据目录删。
[2] 㰅:hé。通核。阴㰅,即阴核。

右件药细捣，罗为散。以面脂调涂之。

又方 治小儿阴疮不差。

右烧犬粪灰，傅之。

又方

右取马骨烧灰，研如粉，傅之。

治小儿下[1]部疳蟨病源 夫小儿嗜食甘味多而动肠胃间诸虫，致令侵蚀脏腑，此由是蟨也。凡食五味之物，皆入于胃，其气随其腑脏之味而归之。脾与胃为表里，俱象土，其味甘，而甘味柔润于脾胃。脾胃润则虫动，虫动则侵蚀成疳也。但虫因甘而动，故名之为疳也。若虫蚀下部，则肛门生疮，烂开。急者数日便死，宜速疗之。

治小儿疳蟨 虫蚀下部方。

胡粉半两，微炒　雄黄半两

右件药相和，研令细。每日叁肆度，贴少许于谷道中，即差。

又方

楝树根白皮半两　石榴树白皮半两

右件药都细剉，以水壹大盏，煎至陆分，去滓放温，看儿大小，日叁肆度，分减温服。

治小儿虫[2]蚀大肠赤烂方

大麻人壹分

右入少水，研取汁与饮之。量儿大小临时增减，日叁服。候虫出尽，即住服之。

又方

羊胆汁

右件药相和令匀，日叁肆度涂之。

肉豆蔻散 治小儿霍乱不止。

---

[1] 下：原脱，据目录补。
[2] 虫：此前原有"下部疳蟨"四字，据目录删。

肉豆蔻壹分　藿香半两

右件药捣，粗罗为散。每服壹钱，以水壹小盏，煎至伍分，去滓，不计时候，量儿大小，分减服之。

甘草圆　治小儿羸瘦气惙。

右以甘草贰两，捣罗为末，炼蜜和圆如绿豆大。每服以温水下伍圆，日贰服，量儿大小，加减服之。

半夏圆　治小儿脾热，乳食不下，胸膈多涎。

半夏半两　皂荚子人半两

右件药捣罗为末，用生姜汁和圆如麻子大。不计时候，以温水下叁圆。随儿大小，以意加减。

杏人煎　治小儿咳嗽，声不出。

杏人壹两，汤浸，去皮、尖、双人，以水壹中盏研，绞取汁　紫菀半两，洗去土，为末

右以杏人汁，并紫菀末、蜜壹合，同煎如膏。每服以清粥饮调下壹茶匙，量儿大小，以意加减。

简　要　方

小[1]**儿撮口病源**《圣惠方》　夫小儿撮口者，由在母胞中挟于风热；儿生之后，气血未调，或洗浴当风，棚袍失度，一腊[2]之内，遂有斯疾。但看面赤，啼声不出，哺乳艰难，即是撮口。若过一腊，方免此厄，最为急疾，宜速疗之。

治小儿胎热撮口方

麝香壹钱　朱砂壹分　蛇蜕皮壹尺，细切，微炒

右件药都细研如粉。每用半字，以津粘儿口唇上，日伍柒上用之。

---

[1] 小：此前原有"治"字，据目录删。
[2] 一腊：指婴儿新生7天。据宋代刘昉《幼幼新书》卷3云："凡儿生下七日内谓之一腊以前。"

小[1]**儿脐风病源**《圣惠方》，下同　　夫小儿脐风者，由断脐后为水湿[2]所伤，或尿在褓袍之内，乳母不觉，湿气伤于脐中。亦因其解脱，风冷所乘，遂令儿四肢不利，脐肿多啼，不能乳哺。若不急疗，遂致危殆者也。

治小儿脐风汁出不止方。

黄檗末　釜下黑煤　乱发烧，以上各壹分

右件药同研令细，少傅之。

小儿解颅病源《圣惠方》，下同　　夫解颅者，其小儿年大骨应合而不合，头缝开解是也。由肾气不成故也。肾主骨为髓海[3]，肾气不成则髓脑不足，不能结成，故头颅开解也。

治小儿解颅方

蛇蜕皮壹两，烧灰细研　猪颊骨中髓壹分

右件药调为膏，涂于颅上，日贰涂之。

又方

细辛壹分　桂心壹分　干姜叁分，烧灰

右件药捣，细罗为散。以乳汁和涂颅上，日贰涂之。

小儿伤寒病源　　凡婴孩伤寒，不可以燥药发汗也。发汗则孩子一向躁极于脏腑，热极伤于心气，多厥不可治也。若以性寒汤药，阳受于冷，冷热相击，孩子一向惊叫不睡，热冲于脑，头缝开张，皮肉筋脉急胀，不治也。若以性热汤药饵之，乃助于阳也，阳极则阴必争也，四肢汗出如油，手足或热或冷，多狂癫惊瘛，即不可治也。

麦门冬散　治小儿伤寒，四肢烦热，心燥，口干多渴。

麦门冬　麻黄　人参各半两　甘草　桂心各壹分

右件药捣，粗罗为散。每服壹钱，以水壹小盏，入生姜少许，枣壹枚，煎至伍分，去滓。不计时候，量儿大小增减，温服之。

---

[1] 小：此前原有"治"字，据目录删。下同不注。
[2] 湿：原作"温"，据《圣惠方》卷82"治小儿脐风诸方"改。下一"湿"字同，不另注。
[3] 海：原作"每"，据《圣惠方》卷82"治小儿解颅诸方"改。

芍药散　治小儿伤寒，烦热体痛。

赤芍药　麦门冬各半两

右件药捣，粗罗为散。每服壹钱，以水壹小盏，煎至伍分，去滓，量儿大小，以意分减，温服。

藿香散　治小儿伤寒，吐逆不定。

藿香壹分　木香壹分　麦门冬壹两　人参半两　丁香壹分　甘草半两

右件药捣，粗罗为散。每服壹钱，以水壹小盏，煎至伍分，去滓，量儿大小，临时分减，频频温服。

桔梗散　治小儿伤寒，头热足冷，囟门张者难差，多躁啼不睡，小便赤少，四肢热者。

桔梗半两　人参半两　附子壹分　葛根半两　甘草壹分

右件药捣罗为散。每服壹钱，以水壹小盏，入生姜少许，煎至伍分，去滓，不计时候，量儿大小，以意增减。

调气散　治小儿四五岁，腹内冷热不调，不能食饮。

白术　人参　甘草各叁分　厚朴壹两

右件药粗罗为散。每服壹钱，以水壹小盏，入生姜少许，煎至伍分，去滓放温，量[1]儿大小，分减服之。

白茯苓散　治小儿霍乱，渴不止。

白茯苓壹两　乌梅肉壹分　干木瓜半两

右件药捣，粗罗为散。每服壹钱，以水壹小盏，煎至伍分，去滓令温，时与服。随儿大小，以意加减。

治小儿青盲　眽眽不见物方。

珍珠半两，研如粉

右件药相和，煎壹两沸。候冷，点眼中。当泪出药歇，即效。

神效黑豆膏　治小儿脑疳，头发连根作穗子，脱落不生兼疮，白秃，发不生者，并宜用，生发。

---

[1]量：原脱，据《圣惠方》卷84"调气散"补。

黑豆叁合　莒胜贰合　诃梨勒皮壹两

右件药捣罗为末，以水拌令匀，内于竹筒中，以乱发塞口，用煻火煨，取油贮于埚器中。先以米泔皂荚汤洗头，拭干涂之，日再用。拾日发生。

又方

葛根末　猪脂

右件药入铫子内，以慢火熬成膏，放于瓷合中。取壹钱摩头上，日再用。不过伍陆度效。

小儿遗尿病源《圣惠方》，下同　夫小儿遗尿者，此由脏腑有热，因服冷药过度，伤于下焦，致膀胱有冷，不能制于水故也。膀胱为津液之府，与足少阴之经为表里，肾主于水，肾气下通于阴；小便者，水液之余也。今膀胱既冷，不能约制于水，故遗尿也。

鸡肶胵散　治小儿遗尿，不可禁止。

鸡肶胵壹具，炙黄　黄耆半两　桑螵蛸叁分　牡蛎半两　甘草壹分

右件药捣，粗罗为散。每服壹钱，以水壹小盏，煎至陆分，去滓，量儿大小，分减温服。

当归圆　治小儿大便青，不欲食。皆是胎寒。

当归　人参　白芍药[1]　芎䓖各半两

右件药捣罗为末，炼蜜和如麻子大。每服以乳汁下叁圆，日叁服。量儿大小，以意加减。

朱麝圆　治小儿寸白虫连年不除，面无颜色，体瘦少力。

朱砂壹钱　麝香壹钱　苦楝子肉壹两，糯米拌炒，以米熟为度

右件药都研令细，以水浸蒸饼和圆如芥子大。每于空腹[2]，春夏冷水、秋冬熟水，下柒圆。量儿大小，加减服之。

厚朴散　治小儿外感风冷，壮热憎寒，头痛体重，中寒气逆，呕吐

---

[1] 人参白芍药：原脱，据《圣惠方》卷92"当归圆"补。
[2] 腹：原作"服"，据《圣惠方》卷92"治小儿寸白虫诸方"无名方补。

恶心，或手足厥冷，及脾胃不和。《太医方》。

厚朴　陈橘皮　苍术各壹两　干姜叁分

右件为末。三岁儿每服壹钱，水壹小盏，入生姜贰片、枣[1]壹枚，同煎至伍分，去滓热服。

麦门冬煎　治小儿咳嗽壮热，胸膈壅滞。

麦门冬壹两　杏人贰两　生姜汁半两　酥贰合　蜜贰合

右件药以水壹大盏，煎麦门冬及杏人至肆分，入砂盆内研细，绞取汁，却入银器中，次内生姜汁[2]等，以慢火熬成膏，收于坩器中。每服以清粥饮调下半茶匙，日叁服，夜壹服，量儿大小以加减。

消积圆　治小儿食积，口中气温，面黄白，多睡，大便黄赤。《本事方》。

缩砂拾贰个　丁香玖个　乌梅肉叁个[3]　巴豆壹个，出油

右细末，糊圆如黍米大。三岁以上伍陆圆，以下叁贰圆，用温水下，非时服。大凡小儿身温壮，非变证之候。大便白而酸臭为胃有蓄冷，宜圆药消下后，服温胃药。若身温壮，大便赤而酸臭，为胃有蓄热，亦宜圆药消下，后服凉胃药，无不愈。

群　方

治小儿囟不合病源《圣惠方》　夫小儿囟不合者，此乃气血少弱，骨木不荣故也。皆由肾气未成，肝肺有热，壅热之气上冲于脑，遂令脑发干枯，骨髓不足，故令囟不合也[4]。

熨药方（脱）

乳头散（脱）

五味子汤（脱）

柴胡散（脱）

---

[1] 片枣：原脱，据《和剂局方》卷10"厚朴散"补。
[2] 姜汁：原脱，据《圣惠方》卷83"麦门冬煎"补。
[3] 丁香玖个乌梅肉叁个：原脱，据《普济本事方》卷392"消积圆"补。
[4] 不合也：此后有脱叶，脱12方，据目录补出方名。

诃梨勒圆（脱）

丁香散（脱）

附子散（脱）

白术散（脱）

小白术散（脱）

人参散（脱）

白豆蔻散（脱）

立效散（脱）

诃梨勒散[1]

治小儿宿食不化，少欲饮食，四肢消瘦，腹胁多胀[2]。

诃梨勒皮叁分　人参[3]　白术　麦蘖　陈橘皮　槟榔各半两　甘草壹分

右件药捣，粗罗为散。每服壹钱，以水壹小盏煎至伍分，去滓，量儿大小分减，温服，日肆伍服。

人参圆　治小儿宿食不消，多吐痰涎。

人参壹分　半夏半两　丁香壹分　干姜壹分　白术壹分　陈橘皮壹分

右件药捣罗为末，炼蜜圆如麻子大。每以温水下伍圆，日叁服，量儿大小以意加减服之。

诃梨勒散　治小儿羸瘦，脾胃气弱，挟于宿食，不欲乳食，四肢不和。

诃梨勒皮半两　黄耆壹分　人参壹分　白术壹分　陈橘皮半两　藿香壹分　桂心壹分　白茯苓壹分　甘草半两

右件药捣，粗罗为散。每服壹钱，以水壹小盏，入生姜少许，枣壹枚，煎至伍分，去滓温服。日叁肆服，量儿大小，以意加减。

---

[1] 诃梨勒散：原脱，据目录补。
[2] 治小儿……多胀：凡19字，原脱，据《圣惠方》卷88"诃梨勒散"补。
[3] 人参：原脱，据《圣惠方》卷88"诃梨勒散"补。

丁香散 治小儿羸瘦，脾胃虚冷，四肢不和，少欲[1]乳食。

丁香　桂心　白术各壹分　人参半两　白茯苓半两　高良姜壹分　陈橘皮半两　甘草壹分　厚朴半两

右件药捣罗为散，每服壹钱，以水壹小盏，入[2]枣壹枚，煎至伍分，去滓，量儿大小分减，温服，日叁肆服[3]。

虎骨圆 治小儿五六岁不能行者，骨气虚，筋脉弱，宜服。益肝肾二脏。

虎胫骨　生地黄　酸枣人　白茯苓各半两　桂心　防风　当归　黄耆各壹分

右件药捣罗为末，炼蜜和圆如绿豆大。每于食前，以温酒研破伍圆服之。

诃梨勒圆 治小儿内冷，腹胁妨闷，大便青色[4]，不欲乳食。

诃梨勒壹两　白术半两　陈橘皮半两　白茯苓壹分　当归壹分　白芍药半两　厚朴半两　甘草半两

右件药捣罗为末，炼蜜和圆如梧桐子大。三岁儿，每服以粥饮研下伍圆，日叁服，量儿大小，以意加减。

调中圆 治小儿久伤脾胃，腹胀。《本事方》。

干姜　橘红　白术　官桂　良姜　茯苓　木香　缩砂人各等分[5]

右细末，糊圆如麻子大。每服叁贰拾圆，食后熟水下。

黄耆白术散 治诸虚不足，面色萎黄，脐腹痛胀，不思[6]乳食，骨肉消瘦，喘促气粗，四肢倦怠，五心烦热，口燥咽干，颊赤心忪，日晚潮热，发竭有时，或冒[7]风寒，悉皆治之。《家藏方》。

---

[1] 少欲：其下原衍"少欲"二字，据《圣惠方》卷88"丁香散"删。
[2] 盏入：原脱，据《圣惠方》卷88"丁香散"补。
[3] 叁肆服：原脱，据《圣惠方》卷88"丁香散"补。
[4] 青色：原字模糊难辨，据《圣惠方》卷88"诃梨勒圆"补。
[5] 各等分：原在良姜之后，据《普济本事方》卷10"调中圆"后移。
[6] 思：原作"患"，据明代《普济方》卷400引《十便良方》"黄耆白术散"改。
[7] 冒：原作"胃"，据明代《普济方》卷400引《十便良方》"黄耆白术散"改。

黄耆　官桂　甘草　白芍药　人参　茯苓　白术　神曲各壹两[1]

右为粗末。每服壹大钱，以水壹大盏，入生姜贰片，枣壹个，煎至柒分，去滓温热服，食前。

温肺汤　治小儿当风脱着，挟寒伤冷，内外合邪，客于肺脏，痰嗽气急，睡卧不安。《杨氏方》。

人参　白茯苓　白术各壹两[2]　杏人　陈橘皮　甘草　五味子各半两

右件咬咀。每服贰钱，水半盏煎至叁分，去滓，于温乳食后服。

八物生姜煎　疗少咳嗽。《千金方》。

生姜柒两　干姜肆两　桂心贰两　甘草叁两　杏人壹升　款冬花　紫菀各叁两　蜜壹升

右药末之，以蜜微火上合诸药煎之，使如饴餔。量其大小多少，与儿含咽之。百日小儿含如枣核许，日肆伍，良。

桔梗散　治小儿卒得咳嗽、吐乳。

桔梗壹分　紫菀半两　麦门冬半两　甘草半两　人参壹分　陈橘皮壹分

右件药捣，粗罗为散。每服壹钱，以水壹小盏，煎至伍分，去滓，量儿大小，以意分减服之。

替针圆[3]　治因冷伤脾，心腹痛胀，胁肋疼硬，不思乳食，脏腑不调。《家藏方》。

青皮　陈皮　京三棱　枳壳　厚朴　诃子　白豆蔻人各壹两　肉豆蔻　□　槟榔各半两

右件为细末，水煮面糊为圆，如麻子大。生姜橘皮汤下贰拾圆，食前。

助胃膏　助小儿胃气，思食止渴。常服甚妙。《胡氏方》。

---

[1] 神曲各壹两：原脱，据明代《普济方》卷400引《十便良方》"黄耆白术散"补。
[2] 两：原脱，据《杨氏家藏方》卷19"温肺汤"补。
[3] 替针圆：本方阙药较多，据《普济方》卷400"替针丸"依次补出原所阙空"京三棱"之"棱"字，以及"厚朴""诃子""肉豆蔻"三药。

人参　白术　甘草　茴香各半两　干山药壹两　檀香壹两　乌梅肉半两　白豆蔻人半两　缩纱人半两　干木瓜壹两

右件药为细末，炼蜜为膏，如皂子大[1]，空心每服壹圆，嚼服或温水吞下。

---

[1] 炼蜜为膏如皂子大：此句似乎文义不通。《普济方》卷400"助胃膏"同此，只能原样保留。

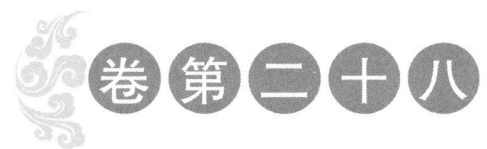

治小儿等疾诸方二 惊风 诸疳

惊风 客忤　惊啼　被惊　喜惊　惊痫　猫鼠　牙噤　慢惊　急惊
夜啼　中风　天瘹　搐搦　口𦞂　食痫　风痫

单　方

小[1]**儿客忤病源**《圣惠方》，下同　夫小儿客忤者，是神气软弱，忽有非常之物，或见未识之人气息触之，谓之客忤也。又虽是家人，或别房异户，或乳母，或父母从外来还，或经履鬼神粗恶暴气，或牛马之气，皆为忤也。其状吐下青黄赤白，水谷解离，腹痛夭矫，面变易五色，状似发痫，但眼不戴上，其脉弦急数者是也。若失时不治，久则难差。若乳母饮酒过度醉后及房劳喘乏，便乳儿者，最剧。

雄黄散　治小儿中客忤欲死，心腹痛。

雄黄壹分　麝香壹分

右件药都研为散。周岁儿每服壹字，用刺鸡冠血调灌之，空心、午后各壹服，更随儿大小，临时以意加减服。

桂心散　治小儿中客忤，吐青白沫，及食饮皆出，腹中痛，气欲绝。

桂心壹两

右件药捣罗为末。一二百日儿每服半钱，以水壹小盏，煎至伍分，

---

[1] 小：此前原有"治"字，据目录删。后同不注。

去滓分温肆服。更随儿大小，以意加减服之。

烧发散 治小儿，人[1]从外来，人气卒中儿，昏迷，腹中作声，宜服。

用向外来者人头上发 拾茎　断儿衣带 少许

右都烧作灰，细研。每服壹字，以乳汁调灌之，即差。

白鱼散 治小儿客忤，项强欲死。

右取麝香少许，细研，以乳汁调涂口中。

禁符方 治小儿卒中客忤。

右件符并朱书，额上贴之。

通神散 治小儿中风，失音不语，诸药无效。

乱发 壹两，烧灰　桂心 壹两

右件药捣罗为末。不计时候，以温酒调下半钱，量儿大小，加减服之。

治小儿被惊方

雄鸡冠血

右件药，一二岁儿，每用少许滴口中；三四岁儿，每服取壹小橡斗子许滴在口中。壹日贰服。

治小儿生便喜多惊方

剪取父母两手爪甲 烧为灰

右件药细研为末，面糊和圆如麻子大。每服以井华水下壹圆，日再服。一云能治客忤。

秘验方 治小儿风痫。

右取蝎叁拾枚。取壹大石榴，割头作瓮子，去却子，内蝎于中，

---

[1]人：原脱，据《圣惠方》卷82"烧发散"补。

盖之，以纸筋黄泥裹。初炙干，渐烧令通赤，良久去火，放冷。取其中焦黑者，细研成散。每服，以乳汁调下壹字。儿稍大，以防风汤调下半钱。

小儿惊痫病源《圣惠方》　夫小儿惊痫者，起于惊怖大啼，精神伤动，得之气脉不定，因惊而发作成痫也。初觉儿欲惊，急持抱之，惊即自止。故养小儿，常须慎惊，勿闻大声，每持抱之时，当安徐，勿令有怖。雷鸣时常塞儿耳，并作余细声以乱之。惊痫当按图灸之，或摩膏治之，不可大下。何者？惊痫，心气不足，下之内虚则甚难治。凡诸痫正发，手足掣缩，慎不可捉持，则令曲废不随也。

治小儿惊痫不识人　迷闷，嚼舌仰目者，宜服此方。

牛黄壹斗豆大

右细研，以蜜水调，顿服之。

当归散　治小儿多患胎寒，好啼，昼夜不止，因此成痫，宜急服。《至道方》。

右当归不拘多少，捣细罗为末。以乳汁调壹书[1]字咽之。日夜叁伍度即差。

治小儿客忤　惊啼，壮热。《至道方》。

雄黄　麝香各枣核子大

右研细，刺鸡冠血和之为圆，如绿豆大。乳汁下壹圆至贰圆。如无麝，即以真好牛黄代之。此方妙。

治婴儿成忌方[2]　生下多被恶气息冲着成忌方。

急取麝香壹豆颗，冷水调。搽之、灌之。

孩子卒惊《至道方》。

雄鸡血少许，滴入口中，神妙。

治小儿猫鼠惊风《至道方》。

雄鼠粪柒个，火煅，出，于地上出火毒，研为末。薄荷汤调服。对

---

[1] 书：疑衍。《普济方》卷361用"当归未一小豆大"，供参考。

[2] 成忌方：原无此三字，据目录补。

麝香少许尤佳。

治小儿牙关不开方《谭氏方》。

右用天南星壹个，煨熟，纸裹斜角，未要透气，于细处剪鸡头大壹窍子，透气于鼻孔中，牙关立开。

治小儿腹痛夜啼方

右取犬颈下毛，以缝囊盛，系儿两手臂上，立止。

治小儿夜啼符法 三道

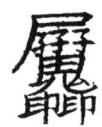 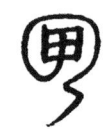 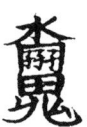

此符左右手中贴之　　此符脐中贴之　　房门上贴之

简　要　方

小儿慢惊风病源《圣惠方》

夫小儿慢惊风者，由乳哺不调，脏腑壅滞，内有积热，为风邪所伤，入舍于心之所致也。其候乍静乍发，心神不安，呕逆痰涎，身体壮热，筋脉不利，睡卧多惊，风热不除，变化非一，进退不定，荏苒经时，故名慢惊风也。宜速疗之。

朱砂散　治小儿一腊后，月内忽中慢惊风，及无辜之候。

朱砂壹分　牛黄壹分　麝香壹分　干蝎拾肆枚，微炒　雀儿饭瓮贰柒枚，麸炒令黄，去壳

右件药细研为散。不计时候，以乳汁调下半钱，薄荷汤调下亦可。更量儿大小，以意加减。

回生丹　治小儿慢惊风，痰涎壅闷，发歇搐搦。

天麻壹分　白附子壹分　白僵蚕壹分　桃胶壹分　天南星壹分

右件药捣罗为末，以烂饭和圆如黍米大。每服以温薄荷酒下叁圆。量儿大小，加减服之。

返魂丹　治小儿慢惊风及天瘹夜啼。

蝙蝠壹枚，去翼、肠肚，炙令焦黄　　人中白壹分，细研　　干蝎壹分，微炒　　麝香壹钱

右件药捣，细罗为散，入人中白等同研令匀，炼蜜和圆如绿豆大。每服以乳汁研下叁圆。量儿大小，加减服之。

天南星煎圆　治小儿慢惊风。

天南星壹两，细剉，以水贰盏，微火煎至半盏，去滓，重煎如膏，内诸药末　　白附子半两　　天麻壹两

右件药捣罗为末，以天南星煎，和圆如绿豆大。二三岁儿，每服以薄荷汤下贰圆；五六岁儿，每服叁圆。日再服。量儿大小，以意加减。

又方

雀儿饭瓮叁枚，有虫者　　白僵蚕叁枚，微炒　　干蝎叁枚，微炒

右件药捣，细罗为散。每服以麻黄汤调下壹字，日叁服。汗出为效。三岁以上即加之。

水银圆　治小儿急惊风，化顽涎，利胸膈。

水银壹分，以少枣肉研令星尽　　天南星壹分，生用　　干蝎半两，生用，去足

右件药捣罗为末，以枣肉和圆如绿豆大。不计时候，以薄荷汤下两圆。量儿大小，以意加减。

小儿天瘹病源《圣惠方》　夫小儿天瘹者，由脏腑风热，脾胃生涎，痰涎既生，心膈壅滞，邪热蕴积不得宣通之所致也。此皆乳母食饮无恒，酒肉过度，烦毒之气，流入乳中，便即乳儿，逐令宿食不消，心肺生热，热毒既盛，风邪所乘，风热相兼触于心脏，则令心神惊悸，眼目翻腾，壮热不休，四肢抽掣，故谓之天瘹也。

天南星圆　治小儿天瘹，口噤戴目，手足搐搦不定。

天南星壹分　　天雄壹分　　白附子壹分　　半夏壹分　　水银壹分，于铫子内先镕黑锡半分，后下水银，结为砂子，细研

右件药生捣罗为末，用槐胶和圆如黄米大。一岁壹圆，二岁贰圆。不计时候，以温薄荷酒下。

黑金丹　治小儿风痫，手脚抽掣，翻眼吐沫，久患不可者，宜服[1]。

黑铅半两　水银半两　天南星半两，炮裂，捣罗为末

右件药先镕铅为汁，次下水银，结为砂子，研细，与天南星末和匀，以糯米饭和圆如绿豆大。每一岁儿以乳汁研壹圆服之。儿稍大，以意加之。

天附散　治小儿一切风疾。《大衍方》。

天麻壹两　附子半两　防风壹两　甘草半两

右件药捣罗为末，以熟汤调服。若急惊，加朱砂、龙脑少许，煎薄荷汤调下。

小天南星圆　治小儿慢惊风。《江阳方》。

天南星壹两，细剉，水贰盏，微火熬至半盏，去滓，重熬成膏，和药　白附子半两　天麻壹两　干蝎壹两

右为散，入膏内和圆如绿豆大。三四岁儿服贰圆，薄荷汤下。五六岁叁圆。日贰。量儿大小加减与服。

朱砂圆　治小儿中风，口眼牵急。《江阳方》。

朱砂研　干蝎　白僵蚕　天南星各半两　白附子壹分

右为末，入砂研匀，面糊圆如绿豆大。一岁壹圆，用薄荷汤下。

伏龙肝圆　治小儿惊啼，及夜啼不止。

伏龙肝壹分　朱砂壹分　麝香半分

右同细研，蜜和圆如绿豆大。候啼，即以温水调壹圆与服，必效。量儿大小，以意加减服之。

小儿夜啼病源《圣惠方》　夫小儿夜啼者，由脏冷故也。夜阴气盛，与冷相搏则冷动，冷动与脏气相并，或烦或痛，故令小儿夜啼也。然亦有犯触禁忌，亦令儿夜啼，则可以法术断之。

五味子散　治小儿夜啼及多腹痛，至夜辄剧，状似鬼祟。

五味子半两　当归半两　赤芍药半两　白术半两　甘草壹分　桂心壹分

---

[1] 宜服：原脱，据《圣惠方》卷85"黑金圆"补。

右件药捣罗为散。每服壹钱，用水壹小盏，煎至伍分，去滓。量儿大小分减，温服之。

乳头散 治小儿夜啼不止，腹中痛宜。

黄耆　甘草　当归　赤芍药　木香_{各壹分}

右件药捣细罗为散。每服，取少许着乳头上，因儿吃乳服之。

群　方

小儿急惊风病源《圣惠方》　夫小儿急惊风者，由气血不和，夙有实热，为风邪所乘，干于心络之所致也。心者，神之所舍，主于血脉。若热盛则血乱，血乱则气并于血，气血相并，又被邪所搏，故惊而不安也。其疾遍身壮热，痰涎壅滞，四肢拘急，筋脉抽掣，项背强直，牙关紧急是也。

蝎尾散 治小儿急惊风，神效。

蝎尾_{贰柒枚，生用}　白附子_{贰柒枚，生用}　黑铅_{壹钱}　水银_{壹钱，贰味同结沙子}　附子尖_{贰柒枚，生用}　半夏_{壹柒枚，汤洗去滑}　天南星底_{壹柒枚，生用}　乌头尖_{壹柒枚，去皮，生用}

右件药捣，细罗为散。每服以薄荷汤，调下半字。若儿在百日内者，壹字可分为肆服。如要作圆，即以枣肉和圆如绿豆大，以马兰草汤下壹圆。临时更量儿大小加减。

百灵圆 治小儿急惊风，化涎除搐搦。

黑铅_{壹分}　水银_{壹分，贰味同结作沙子，细研}　牛黄[1]_{壹分}　天南星_{壹分}　白附子_{壹分}　干蝎_{壹分}　天麻_{壹分}　蝉壳_{壹分}　麝香_{壹分}[2]

右件药捣罗为末，糯米饭为丸如黍米大。不计时候，温酒下贰丸。

---

[1] 牛黄：原互作"黄牛"，据《圣惠方》卷85"百灵圆"乙正。
[2] 壹分：此后原脱制服法，据《圣惠方》卷85"百灵圆"补。

诸疳

单 方

小儿五疳论[1]（脱）

小儿五疳可治候论[2] 若小儿口鼻下赤烂自揉，其鼻头上有疮，生痂痛痒，渐渐流引绕于两耳，时时目赤，头发稀疏，脑皮光紧，头大项细，肌体羸瘦，亦可治也。若唇口被蚀齿龈作五色或尽峭黑，舌下有白疮，上腭有窍子，口中时有臭气，齿龈渐染欲烂，亦可治也。若下部开张有时，赤烂痒不可忍，下痢无恒，亦可治也。若疳蚀脊膂，十指皆痒，自咬指甲，发竖作穗，脊骨如锯，有时腹胀，有时下痢，若急治之，无不差也。

小儿五疳不可治候论《圣惠方》 凡小儿肝脏疳，若目睛带青脉，左胁下硬[3]，多吐涎沫，眼角左右有黑气所冲，不可治也。心脏疳，若爱惊啼，常好饮水，便食辛味，耳边有脉，舌上有黑靥者，不可治也。脾脏疳[4]，若肚[5]大，唇无血色，人中平满，下痢无度，水谷不消，好吃泥土，皮枯骨露，不可治也。肺脏疳，若咳逆气促，多泻白沫，身上有斑，生如粟米大，色若黑，不可治也。肾脏疳，若爱食酸咸，饮水无度，小便如乳，牙齿青黑，耳脑干燥，肩竖骨枯，不可治也。又五疳有五绝候：一，衬着脚中指底不觉疼；二，抱着手足，垂軃无力；三，病未退，遍身不暖；四，脏腑泻青涎及沫不止；五，项筋舒展无力。如此之候，皆不可治也。凡医用药，功在审详也。

---

[1] 小儿五疳论：原存目脱文。原文见载《圣惠方》卷86，文长不录。
[2] 小儿五疳可治候论：原作"小儿疳证可治论"，据目录补。
[3] 硬：原作"哽"，据《圣惠方》卷86"小儿五疳不可治候论"改。
[4] 疳：原脱，据《圣惠方》卷86"小儿五疳不可治候论"补。
[5] 肚：原作"壮"，据《圣惠方》卷86"小儿五疳不可治候论"改。

治小儿无辜疳方

干虾蟆叁枚，涂，炙黄焦　苣藤半两，微炒

右件用捣罗为末，入少许五味和为剂，内入羊肠中，两头紧系，于麸碗中安之，上以麸覆之，却将碗合，蒸壹炊[1]久。去麸取药，并羊肠细切，捣如膏，更入炼蜜，和圆如绿豆大。每服以粥饮下柒圆，日贰服。量儿大小，以意加减。

治小儿无辜疳针烙法[2]

凡小儿无辜疳，头干发竖，身无滋润，头露骨出，脑热腹胀，鼻中多痒，好食酱肉，数渴饮水则多为痢，痢如泔色，背冷腹热，腹中有块，渐加黄瘦，或有邪鬼之作，亦是闪癖之类，脑后两边皮中有筋肉结作小核如杏子大，多时不除，却流入腹中，遂成前状。须有烙破结子者，或有灸其结子者。又有割皮挑出结子者，稍胜于灸。然病者至深，小儿忍痛不任，恐动其脉，往往变为痫疾。今参详最妙者是烙。烙亦更无别法，但看小儿病状相似，有结子者，速依此烙之。

右以壹铁针尖利者，烧针头似火色，看核子大小，作纸环子束定无辜，仍须捏定，以针当中烙之，可深贰豆许，即贴沉香膏。

沉香膏

治小儿针无辜核后，宜炼贴之。

沉香壹两　黄丹陆两

右件药以清麻油壹升，先下沉香煎，候香焦黑，滤出，下黄丹，不住手搅，以慢火煎之，候滴于纸花上如黑饧，无油旁引，即膏成。每贴法，以篦子于烂帛上摊膏，令稍薄贴之。壹日壹换，勿令风吹着针处为妙。针后宜进压惊药。

小儿丁奚腹大干瘦病源《圣惠方》

夫小儿丁奚病者，由哺食过度，而脾胃尚弱，不能磨消故也。哺儿不消，则水谷之精减损，无以荣其气血，致肌肉消瘦。其病腹大头细，黄瘦是也。若久不住则变成谷癥也。

---

[1] 炊：原作"次"，据《圣惠方》卷86"治小儿无辜疳方"改。
[2] 法：此前原有"去"字，据目录及《圣惠方》卷86"治小儿无辜疳针烙法并诸方"删。

伤饱、哺露、丁奚，此三种大体相似，以其轻重各立名也。

治小儿丁奚，腹胀干瘦，毛发焦黄，宜服**二圣圆**方。《圣惠方》。

大虾蟆壹枚，端午日收，眼赤者佳　臭黄[1]贰两，为末

右净取却虾蟆肠肚，然后满腹着臭黄末，以纸裹上，以泥封，令干，更泥，如此可叁遍，待泥干即于大火中烧令烟尽。捣罗为末，用粟米饭和圆如粟米大。儿一岁，以粥饮下壹圆。服药后以生熟水浴儿，拭干，以青衣覆之，令睡良久，有虫出即效。

治小儿**口齿疳宣露熨烙**方

腊月猪脂叁两　臭黄壹两

右件药以槐枝叁伍茎，削令尖，揩拭齿龈令净。煎猪脂[2]，沸即却。以绵裹槐枝头，点猪脂，次点臭黄，乘热烙齿叁伍度，良。

治小儿**疳疮虫蚀鼻**方

干虾蟆壹枚，涂酥，炙焦黄　麝香壹钱

右件药同细研为散，以腊月猪脂调，涂于鼻中。

治走马疳方《大衍方》　右用竹园中蚯蚓泥，火煅通红，放冷，为细末。如在唇鼻面上，不得用手，以篦子调生油好粉，傅疮上。仍先以温汤洗疮净，方上药。只壹两次，第叁日和皮都落。如口内疳疮，用药干傅。

治小儿牙疳散方《鸡峰方》。

犬粪烧成灰，入麝香少许

右为末，贴病处。误咽不妨。

牙疳膏　治小儿走马疳，大人牙齿疳。《鸡峰方》。

右用麝香半两，研细，无灰酒半升，于银石器中熬，以槐柳枝叁伍茎不住搅，成膏，火须紧慢得所。患者先以浆水漱口，涂之。

制诸虫方《本事方》。

白芜荑　槟榔各壹两

---

[1] 臭黄：据《证类·雄黄》引《本草图经》："有形色似真而气臭者名臭黄。"此类雄黄只供外用。

[2] 猪脂：原脱，据《圣惠方》卷86"口齿疳宣露熨烙方"补。

右细末，蒸饼和圆如梧子大。每服拾伍圆至贰拾圆，温汤下。

治寸白虫方《本事方》　黑铅灰，抄肆钱壹服。先吃猪肉脯少许，壹时来，却用砂糖浓水半盏调灰，五更服。虫尽下，白粥将息一日。《良方》疗寸白，用锡沙、芜荑、槟榔者，极佳。

予宣和中，每觉心中多嘈杂，意谓饮作，又疑是虫漫，依《良方》所说服。翌日下虫二条：一长二尺五寸，头扁阔，尾尖锐，每寸作一节，班班如锦纹；一条皆寸断矣。《千金》谓劳则生热，热则生虫。心虫曰蛔，脾虫寸白，肾虫如寸截丝缕，肝虫如烂杏，肺虫如蚕。五虫皆能杀人，惟肺虫为急。肺虫居肺叶之内，蚀人肺系，故成瘵疾，咯血声嘶，药所不到，治之为难。有人说《道藏》中载诸虫皆头向下行，唯自初一至初五以前头上行。故用药者，多取月出以前，盖谓是也。

治小儿食土方《千金方》。

取肉壹斤，经绳系，曳地行数里，勿洗，火炙，啖之。不食土矣[1]。

又方（脱）

饮交奶羸瘦方（脱）

苦练圆（脱）

夜明砂散（脱）

治小儿疳泻方（脱）

简　要　方

治小儿眼疳病源（脱）

使君子散（脱）

又方（脱）

五蟾圆（脱）

---

[1] 不食土矣：此下脱"又方、饮交奶羸瘦方、苦练圆、夜明砂散、治小儿疳泻方、治小儿眼疳病源、使君子散、又方、五蟾圆、肥儿圆、抵圣散"凡11方及"简要方"标题。

肥儿圆（脱）

抵圣散（脱）

治小儿急疳虫蚀却口鼻牙齿方。

精白羊肉壹两　芜荑人半两　豉壹合　川椒贰柒粒，去目　酱壹匙

右件药相和，烂研令细。每取壹枣大，傅疮上，日叁易之。

黄檗散[1]　治小儿口疳，及齿龈生烂肉，及口臭虫蚀作孔方。

黄檗壹两　青黛半两　麝香壹钱

右件药研罗令匀。每取少许掺贴疮上，日叁肆用之。

治小儿疳疮虫蚀鼻方

黄檗壹分，末　雄黄壹分，细研　麝香壹钱，细研

右件药都细研令匀，以生油调。日叁肆上涂之。

蜗牛壳散　治小儿疳渴，口干烦躁，体热羸瘦，不欲乳食，宜服此。

蜗牛壳半两，微炒　蟾头半两　黄连半两　朱砂壹分　青黛壹分

右件药捣，细罗为散，都研令匀。每服以蜜水调下半钱，不计时候，量儿大小，以意加减。

黄连散　治小儿疳，热渴干瘦。

黄连壹分　犀角屑壹分　生地黄汁贰合　羊子肝壹具，研取汁　麝香半钱，细研　蜜半合

右件药捣，黄连、犀角细罗为散。入麝香令匀，以羊肝汁、地黄汁、蜜等调令匀。每服，煎竹叶熟水调下药壹茶匙。量儿大小，加减服之。

黄连圆　治小儿骨热，宜服。

黄连壹分　干蟾叁分，酒浸，去骨，微炙　麝香壹分，细研

右件药捣罗为末，都研令匀，蜜和圆如绿豆大。每服以粥饮下伍圆，日叁肆服。更量儿大小，以意加减。

---

[1] 黄檗散：方名原脱，据目录补。

野鼠圆 治小儿丁奚肚大,四肢瘦弱。《千金方》。

野鼠壹枚,去皮、脏,炙令焦　干姜壹分　桂心壹分　甘草壹分　厚朴壹分

右件药捣罗为末,以枣肉和圆如绿豆大。三岁儿,每服用生姜汤下柒圆,日叁服。量儿大小,以意加减。

芎朴圆 治小儿疳瘦,泻白水,腹胀。《本事方》。

芎䓖　厚朴各壹两　白术半两

右件药为细末,炼蜜圆如小弹子大。每服壹圆,米饮化下。三岁以下半丸。

使君子圆 治小儿疳,和脾胃。《太医局方》。

使君子人壹两　厚朴壹分　陈橘皮壹分　川芎壹分

右为细末,炼蜜和圆如皂子大。三岁以上壹粒,以下半粒。陈米饮化服,大治小儿腹痛。

群　方

小儿无辜疳病源　夫小儿无辜疳者,其候面黄发直,时时壮热,食不生肌肤,积经日月,遂致死者,谓之无辜。言天有鸟,名无辜,昼伏夜游。洗浴小儿衣褓,露之经宿,或遇此鸟飞从上过,而将衣褓与小儿卧,便令小儿着此病。又云,无辜脑后有核,如弹圆,捏之皮下转是也。凡小儿有此物,如禽兽舌下有噤虫,若不速去,当损其命。此核初生软而不痛,中有虫如米粉,得热气渐长大,大则筋结定,定即虫随血气流散。所有停留,子母相生,侵蚀脏腑。肌肉作疮,或大便泄脓[1]血,致使小儿渐渐黄瘦,头大发竖,手足细弱,从兹夭折也。

治小儿无辜疳,腹中癖起,四肢瘦弱,宜服**鳖甲圆**。

鳖甲壹两　黄连壹两　桔梗壹两　夜明砂壹两　诃梨勒皮贰枚,壹生、壹熟,煨　麝香壹分　蝎虎[2]壹枚,雄者,微炙

---

[1] 脓:原作"胀",据《圣惠方》卷86"治小儿无辜疳诸方"改。
[2] 蝎虎:据《证类·石龙子》引《唐本》注,蝎虎即蜥蜴,均为石龙子别名。

右件药捣细为末,炼蜜和圆如绿豆大。每服以粥饮下伍圆,日叁服。量小儿大小,加减服之。

小儿奶疳病源《圣惠方》 夫乳下孩儿而有于疳气者,由乳母恣食生冷、油腻、甘酸之物,传气乳中,或食交奶[1],伤儿脏腑。遂致寒热不调,肌体羸瘦,哺乳渐少,面色青黄,口中生疮,或时吐呕,昏昏多睡,毛发干焦。因其食乳成疳,故谓之奶疳也。

治小儿奶疳肚胀,四肢瘦弱,不饮乳食,**朱砂圆**。

朱砂壹分 雄黄壹分 夜明砂半两 黄连半两 鳖甲半两 槟榔壹分 干虾蟆半两

右件药捣罗为末,以糯米饭和圆如黍米大。每服以粥饮下柒圆,日叁服。量儿大小,以意加减。

治小儿奶疳,壮热体瘦,**黄连圆**。

黄连半两 虾蟆壹枚 蛇蜕皮灰壹分 麝香壹分 牛黄半分 使君子壹分

右件药捣罗为末,以面糊和圆如绿豆大。每服以粥饮下伍圆,日再服。量儿大小,以意加减。

治小儿口齿疳疮,臭烂不差,**蜗牛散**。

蜗牛壳烧灰 麝香 白狗粪烧灰 人粪灰 蝙蝠烧灰 蟾头烧灰,各半两

右件药都细研为散。每取少许吹于鼻中,以蜜和贴口齿上,立效。

治小儿鼻疳痒,吹鼻**蝉壳散**。

蝉壳微炒 青黛细研 蛇蜕皮灰 滑石 麝香细研,以上各壹分

右件药捣,细罗为散,都研令匀。每用绿豆大吹入鼻中,日叁用之,疳虫尽出。

治小儿蛔疳,出虫**雄黄圆**。

雄黄壹钱 牛黄壹钱 朱砂半钱 麝香半钱 夜明砂壹钱

---

[1] 交奶:据《幼幼新书》卷28引《婴童宝鉴》"交奶,为乳母有孕,气血不荣,其乳饮子"。

右件药都研细如粉，以水化蟾酥，和圆如绿豆大。每服，以茶下叁圆，当有虫出。

治小儿急疳，虫食口内作疮，四肢瘦弱，腹大筋生，**蟾灰圆**。

蟾灰　人粪灰　地龙微炒，末　蜗牛壳微炒　狗头灰　麝香　兰香根灰以上各壹分

右件药同细研为散，用浆水调在纸上，时用贴疮。如鼻中有疮，以绵子裹药安在鼻内。如疳入腹内，水浸蒸饼和圆如绿豆大，不计时候，以粥饮下伍圆，日叁服。量儿大小，以意加减。

肥儿[1]**圆**　治小儿体热多汗，乳食虽多，不长肌肉。常服杀疳，进乳食。《杨氏方》。

黄连　芜荑人　川楝子肉　神曲　使君子人各半两　木香壹分

右件药为细末，用猪胆汁和圆如黍米大。每服叁拾圆，温米饮送下，不拘时候。

治小儿五疳羸瘦，**蛇蜕圆**。《圣惠方》。

蛇蜕皮壹分　干蟾半两　干地龙壹分　蜗牛壹分

以上肆味入瓷合子内，以泥封闭，使炭烧令通赤即佳。候冷取出，研罗为末。更入：

黄丹壹钱，微炒，同研　丁香末半钱　阿魏半钱，细研　朱砂壹分，细研

右取药同研令匀，以蒸饼和圆如麻子大。每服，于空心以熟水下贰拾圆。量儿大小，加减服之。

治小儿气疳，头发干竖，腹胀满，肌体黄瘦，乳哺不消，**麝香圆**。

麝香壹分　青橘皮　黄连各半两　肉豆蔻　槟榔　夜明砂　朱砂各壹分　干蟾壹枚，涂酥，炙微黄

右件药捣罗为末，都研令匀，以枣肉和圆如绿豆大。每一岁以粥饮下叁圆，日叁服。

治小儿惊疳，遍体生疮，**使君子圆**。

---

[1] 儿：原作"白"，据目录改。

使君子拾枚　田父即大虾蟆也，叁枚，炙微黄　雄黄壹分　麝香壹分　黄连半两　朱砂壹分

右件药捣罗为末，入研了药令匀，以糯米饭圆和如绿豆大。一岁以粥饮下壹圆，日叁服。

治小儿气疳，不欲乳食，时腹胀，**木香圆**。

木香　黄连　当归　诃梨勒各半两　青橘皮壹分　麝香壹钱

右件药捣罗为末，用粟米饭和圆如绿豆大。每服，不计时候，以粥饮下叁圆。量儿大小，以意加减。

治小儿五疳，**定命散**。

干虾蟆壹枚，烧为灰　蛇蜕皮壹分，炒令黄　蝉壳壹分

右件药捣罗为末，入麝香末半钱，研令匀，但是一切疳至午时后，以暖水调下半钱。二岁即服壹字。后煎桃柳汤，放温，浴儿了，便用青衣盖定。当有虫出，即效。

治小儿丁奚肚大，青脉起，不生脂肉，四肢干瘦，头大发黄，**麝香圆**。

麝香壹分　肉豆蔻壹分　朱砂半两　蜣螂叁枚，去翅足，炙令熟　干蟾壹分　夜明砂壹分　地龙壹分　白矾灰壹分

右件药捣罗为末，都研令匀，炼蜜和圆如绿豆大。每日空心以温水下伍圆，晚再服。量儿大小，以意加减。

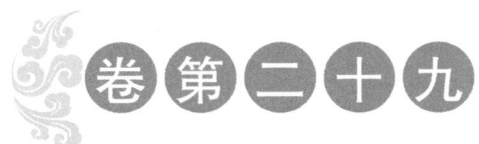

治小儿等疾诸方三

小儿呕吐 泻痢附

单　方

治小儿吐乳不定，**枇杷叶散**。《圣惠方》。

枇杷叶壹分　母丁香壹分

右件药捣，细罗为散。如吐，着乳头上涂壹字，令儿咂便止[1]。

治小儿哕乳，母服**人参散**。《圣惠方》。

人参叁分　陈橘皮壹两

右件药捣罗为散。每服叁钱，以水壹中盏，入生姜半分煎至陆分，去滓，热服，至以叁肆服。乳母服讫，即乳儿效。

双叶汤　治小儿霍乱吐逆。《杨氏方》。

干桑叶　藿香叶各等分

右为细末。每服壹钱，温米饮调下，不拘时候。

二气散　治小儿惊吐，诸药不效者，及久患翻胃。《鸡峰方》。

硫黄半两　水银壹分，与硫黄同研，无星

右取药壹钱，以生姜汁调如膏，别以米饮调下，空心服。

半夏散　治小儿脾胃虚寒，呕吐，不受汤水者。《鸡峰方》。

---

[1] 咂便止：原作"呕便服"，据《圣惠方》卷82"枇杷叶散"改。

半夏壹两　陈粟米叁分，陈粳米亦可

右㕮咀。每服叁钱，水壹大盏，生姜拾片，同煎至捌分，食前温服。

治小儿呕吐不止，心神烦闷，恶闻食气，**人参散**。《圣惠方》。

人参　丁[1]香　□　菖蒲各壹分

右为末。每服壹钱，以水壹小盏、生姜贰片同煎至伍分，去滓，温服。量儿大小以意加减。

治小儿烦哕，**牛乳煎**。《圣惠方》。

牛乳贰合　生姜汁壹合

右件药于银石器中，以慢火煎伍陆沸。一岁儿饮半合。量大小，加减服之。

又方《圣惠方》。

羊乳伍合

右以慢火银石器中煎叁两沸。量儿大小，时时服之。

治小儿霍乱，吐泻不定，**丁香散**。《圣惠方》。

人参壹分　丁香半两

右为细末。以奶汁壹合，药壹钱，同煎壹贰沸，温服。如儿稍长，以生姜贰片，水半盏煎服之，不拘时候。

治小儿呕吐，心胸烦热，**麦门冬散**。

麦门冬　厚朴　人参各半两

右为粗散。每服壹钱，以水壹小盏，生姜、枣子并粟米壹捻，煎至肆分，去滓温服。量儿大小，渐渐与服。

简　要　方

丁香圆　治小儿饮乳后吐不止。《大衍方》。

丁香壹分　人参叁分　藿香半两

---

[1]丁：原脱，据《圣惠方》卷84"人参散"改。

右件药捣罗为末，炼蜜和圆如绿豆大。每服以粥饮研下三[1]圆。

益母汤 治小儿吐乳，令乳母服。《大衍方》。

人参壹分 陈橘皮 生姜各壹两

右为细末。每服壹钱，大段小者半钱，煎香楠木汤调下。楠木定惊止吐，神效。

群 方

助胃丹 治小儿霍乱吐痢，或泄泻不止，手足逆冷。《杨[2]氏方》。

附子陆钱，壹枚 硫黄别研 肉豆蔻 肉桂 干姜 白术各半两

右件为细末，煮面糊为圆如黍米大。每服拾圆，温米饮送下，乳食空。

桑根散 治小儿呕吐烦渴。《圣惠方》。

人参半两 白术半两 半夏壹分 陈橘皮半两 桑根白皮半两

右件药捣，粗罗为散。每服壹钱，以水壹小盏，入生姜半枣大，煎至伍分，去滓放温，量儿大小，渐渐与服。

肉豆蔻圆 治小儿脾胃气逆，呕吐不止。《圣惠方》。

肉豆蔻壹分 人参半两 木香壹分 诃梨勒皮壹分 麝香壹钱，细研 朱砂壹分

右件药捣罗为末，都研令匀，用面糊和圆如麻子大。三四岁儿，不计时候，以粥饮下叁圆。量儿大小，以意加减。

白术散 治小儿呕吐，脉迟细有寒。《本事方》。

白术 人参各贰钱 半夏曲叁钱 茯苓 干姜 甘草各壹分

右细末。每服贰钱，以水壹盏，生姜叁片，枣壹枚，煎至柒分，去滓，温，日贰叁服。

丁香平胃圆 治小儿胃气虚寒，气逆上行，胸膈不快，大吐逆不

---

[1] 下三：原作"丁香"，据《圣惠方》卷83"丁香圆"改。
[2] 杨：原作"阳"，此方见于《杨氏家藏方》卷18"小儿中·吐方一十九道"，据改。

定，腹胀短气，中满痞闷。《杨氏方》。

丁香　木香　藿香叶　沉香　附子　枇杷叶各壹分　水银　硫黄各壹分，同水银结沙子　肉豆蔻伍枚　草豆蔻仁伍枚　肉桂半两[1]

右件为细末，炼蜜为圆，每壹两作肆拾圆。每服壹圆，煎生姜枣汤化下，乳食前。

温胃圆　治小儿胃虚气逆，干哕恶心，胸膈痞满，呕吐乳食。《杨氏方》。

丁香　肉豆蔻各贰钱　木香　人参　连子心　薏苡仁炒黄，肆味各壹钱半

右件为细末，煮神曲糊为圆，为黍米大。每服贰拾圆，温熟水送下，乳食空。

黄耆茯神散　治小儿荣卫气虚，精神不爽，面无颜色，唇口青白，哕逆昏睡，全不思食。《杨氏方》。

黄耆　茯神　甘草　天南星　白扁豆炒黄　防风　白附子　肉桂　山药　白芍药各等分

右件㕮咀。每服贰钱，水陆分盏[2]，生姜叁片，枣壹枚，同煎至叁分，去滓温服，乳食空。

醒脾散　治小儿脾困昏睡，面色青白，内生虚风，不进乳食。《杨氏方》。

人参　白术　白扁豆　白附子　天麻　酸枣仁生用，以上[3]陆味各等分

右件药为细末。每服半钱，煎生姜汤调下，乳食前。

大玉柱杖圆　治脾胃虚弱，胃腹胀满，饮食进退，脏腑不调，呕吐恶心，肢体倦怠。《杨氏方》。

白术　人参　厚朴　藿香叶　当归　茯苓　芎䓖　青橘皮　甘草

---

[1] 半两：原脱，据《杨氏家藏方》卷18"丁香平胃丸"补。
[2] 盏：此前有"一"字，据《杨氏家藏方》卷18"黄耆茯神散"删。
[3] 以上：原脱，据《杨氏家藏方》卷18"醒脾散"补。

陈橘皮各壹两　　神曲　麦蘖各半两　　肉豆蔻　丁香各壹分

右拾肆味为细末，炼蜜和圆如樱桃大。每服壹圆至贰圆，生姜汤化下，食前。大人亦可服。

温白圆　治小儿脾胃气虚，泄泻瘦弱，冷痔洞利，及因吐泻或久病后成慢惊，身冷瘈疭。

天[1]麻贰分　　白僵蚕　白附子　干蝎　天南星各壹分

右为末，汤浸寒食面和圆如绿豆大，于寒食面内养柒日取出。不暇养亦得。每服柒圆，渐加至贰叁拾圆。空心姜米饮下。

泻痢

单　方

热痢病源《圣惠方》　夫小儿热痢者，由本挟虚热，而又为风热所乘，风之与热俱入于大肠而为热也。非是水谷之痢，而色黄者为热也。

冷痢病源《圣惠方》　夫小儿冷痢者，由肠胃气虚，或解脱过寒，或饮食伤冷，气入于肠胃而痢，其色白者是为冷痢也。冷甚则痢色青也。

麝香圆　治小儿久患冷痢，脾胃冷极，致使大肠滑泄不绝方。《圣惠方》。

麝香壹分，研　鹿茸壹两

右件药捣罗为末，煮枣肉和圆如绿豆大。每服以粥饮下伍圆，日叁服。量儿大小，加减服之。

又方《圣惠方》。

当归半两　大蒜壹颗

右捣当归，细罗为末，烧蒜熟和圆如绿豆大。每服以粥饮下柒圆，

---

[1] 天：原作"于"，据宋代钱乙《小儿药证直诀》卷下"温白圆"改。

日叁肆服。量儿大小，加减服之。

治小儿久痢 无问冷、热、疳痢，悉主之方。《必效方》。

枣壹枚，去核，勿令皮破，内胡粉令满

右贰味于炭火中烧令如炭。于瓷器中研之，以米饮和，分服之。一岁以下分服之，不过叁颗差。

双金圆 治小儿泄泻。《胡氏方》。

金液丹　青州白圆子

右以贰药等分细研，同面糊和圆如黍米大。每服伍拾圆，米饮下。临安推官章谧静之云，渠有小儿，自五月患脏腑至七月不止。遂作慢惊，候以此药，投壹服，徐用少粥压之，即愈。再服陆柒服，遂无。

玉灰散 治小儿因吃交奶，变成疳痢，色转不定，宜服此方。《圣惠方》。

狗骨腐烂者，不限多少，烧为灰

右细研为散。每服，浓煎桃叶汤调下半钱，日叁服。量儿大小，以意加减服。

芜荑圆 治小儿久疳痢不差。《圣惠方》。

芜荑半两　羊子肝壹枚

右件药，先以子肝切作片子，以芜荑末掺在肝内，线缠之，以米泔煮令熟。捣烂，糯米饭和圆如麻子大。每服以粥饮下伍圆，早晨晚后各壹服。量儿大小，加减服之。

诃梨勒散 治小儿痢渴不止，腹胀。《圣惠方》。

诃梨勒壹两半　桑叶贰两，炙微黄

右件药捣，粗罗为散。每服壹钱，以水壹小盏，煎至伍分，去滓放温，不计时候，量儿大小，分减服之。

治小儿痢渴不止方《圣惠方》　右用醋石榴壹枚，和皮捣，以浆水壹大盏，煎至伍分，去滓，入蜜半合，放温。不计时候，量儿大小，分减服之。

鹿角散　治小儿洞泄下痢。

羊胫骨壹两，烧灰　鹿角壹两，灰

右件药细研为散。每服，以粥饮调下半钱，日叁肆服。量儿大小，临时加[1]减。

蜂房散　治小儿血痢。

右用露蜂房烧灰，细研为散。不计时，以乳汁调下半钱。量儿大小，以意加减服。

白石脂粥　治小儿水痢，形羸，不胜大汤药。《子母秘录》。

右用白石脂半两，研如粉，和白粥空肚与食。

灵妙散　治小儿冷热不调，腹痛泄泻，下痢赤白，肠滑无度，多困[2]嗜卧，全不入食。《杨氏方》。

人参壹两　甘草贰钱　米囊皮贰两，切，用黑豆壹合同炒油出，仍去黑豆不用

右为细末。每服壹钱。泄泻，煎枣汤调；赤白痢，生姜乌梅汤下。乳食前。

简 要 方

朱砂圆　治小儿疳痢，四肢干瘦，肠胁胀满，食不能消。《圣惠方》。

朱砂壹分　硫黄壹分　巴豆柒枚，去皮心，纸裹压去油　蟾头烧灰，叁钱

右件药都研如粉，以面糊和圆如黄米大。每服以甘豆汤下叁圆。

甘草散　治小儿痢渴不止。《圣惠方》。

甘草叁分　乌梅肉壹分，微炒　诃梨勒贰枚

右件药捣罗为散。每服壹钱，以水壹小盏，入生姜少许，煎至伍分，去滓放温。不计时候，量儿大小，分减服之。

黄金圆　治小儿疳痢，渴不止，壮热腹痛。《圣惠方》。

蜗牛壳壹两，微炒　夜明砂叁分　龙骨壹两　黄连叁分

---

[1] 加：原作"治"，据《圣惠方》卷93"治小儿洞泄下痢诸方"无名方改。
[2] 困：原脱，据《杨氏家藏方》卷19"灵妙散"补。

右件药捣罗为末，炼蜜和圆如梧桐子大。每服，以粳米粥饮研化拾圆服之。日叁肆服。量儿大小，临时增减。

又方 《圣惠方》。

夜明砂壹分　干虾蟆半两　蜗牛叁柒枚，炒微黄　麝香壹钱　朱砂壹分　龙骨半两

右件药捣罗为散。每服，以粥饮调下半钱。日叁服。量儿大小，临时加减服。

鹿茸散　治小儿赤白痢下不止。《圣惠方》。

鹿茸半两　甘草半两　诃梨勒半两

右件药捣，细罗为散。每服，以粥饮调下半钱，不计时候。量儿大小，增减服之。

三骨散　治小儿赤白痢下不止。《圣惠方》。

狗头骨壹两　羊骨壹两　鹿骨壹两

右件药并烧为灰，细研。每服，以粥饮调下半钱，不计时候。量儿大小，加减服之。

香连圆　治小儿赤白痢。《圣惠方》。

木香半两　黄连半分　诃梨勒半两　肉豆蔻贰枚　丁香壹分

右件药捣为末，以烧饭和圆如黍粒大。每服，以粥饮下伍圆，日叁肆服。量儿大小，加减服之。

又方 《圣惠方》。

黄丹壹两　黄连壹两　白芜荑壹两

右件药捣细为末。以枣肉和为壹块，用炭火煅令烟尽，候冷细研，以软饭和圆如绿豆大。每服，以温水下伍圆，日叁肆服。量儿大小，加减服之。

益黄散　治胃虚干哕，久病瘦弱，食少体黄，肚大爱吃泥土，面白无精，口中气出，吐酸水，腹痛吐泻，脾胃虚，不能消食。一切脾胃虚冷宜服此方。《大衍方》。

陈橘皮壹两　丁香　诃梨勒皮　甘草各拾两

右剉，捣罗细末。食前，量儿大小，入盐煎服。《钱氏方》有青皮如诃子分两，丁香却减壹半。

四君子圆 治小儿脾虚，受食不克化，停积中脘，吐逆恶心，脏腑泄泻。常服消化食滞，进美饮食，厚肠胃，充肌体，悦颜色，退黄。《胡氏方》。

缩砂仁　乌梅肉焙干秤　陈橘皮　诃子肉

右各壹两为末。煮好大枣，取肉为圆如麻子大。每服叁拾圆至伍拾圆，枣汤熟水，伍下，无时。

如圣散 治小儿洞泄，下痢不差，乳食全少方。《圣惠方》。

鹿茸半两　黄连叁分　厚朴半两

右件药捣，细罗为散。每服，以粥饮调下半钱，日叁肆服。量儿大小，加减服之。

附子圆 治小儿冷痢，日夜数拾行。《圣惠方》。

附子壹枚　诃梨勒壹分　甘草壹分　白矾叁分

右件药捣罗为末，煮饭和圆如绿豆大。每服，以粥饮下伍圆，日叁肆服。量儿大小，加减服之。

冷热痢病源 夫小儿先因饮食有冷气在肠胃之间，而复为热气所伤，而肠胃夙虚，故受于热，冷热相交而变下痢，乍赤乍白，或水或谷，是为冷热痢也。《圣惠方》。

乌梅散 治小儿冷热痢，心神烦渴，肠痛，胸膈滞闷。《圣惠方》。

乌梅肉伍枚，微炒　诃梨勒伍枚　甘草叁分

右件药细剉。以水壹大盏，煎至伍分，去滓放温，不计时候，量儿大小，分减服之。

诃子圆 治脾胃不和，泄泻不止。《杨氏方》。

诃子　干姜　肉豆蔻　木香　赤石脂各等分

右件药为细末，煮面糊和圆如黍米大。每服叁拾圆，温米饮送下，乳食空。

豆蔻圆 治小儿风冷搏于肠胃，飧泄不止，不思乳食。

肉豆蔻　草豆蔻各壹两　草乌头叁枚，烧灰留性

右件为细末，煮面糊和圆如黍米大。每服拾圆，煎萝卜汤下，乳食空。《杨氏方》。

车前子散　治小儿伏暑吐泻，烦渴引饮，小便不通。《杨氏方》。

白茯苓　木猪苓　车前子　人参　香薷叶各等分

右件为细末。每服壹钱，煎灯心汤调下，不拘时候。

鹿角散　治小儿血痢，身体壮热。《圣惠方》。

乱发灰半两　鹿角屑半两，炒令微焦　麝香壹钱

右件药同细研为散。每服，以粥饮调下半钱，日叁肆服。量儿大小，加减服之。

又**乌梅散**　治小儿下痢后，津液减少，脏腑虚躁，烦躁引饮，及诸病烦渴，引饮无度。《太医局方》。

乌梅肉半两，微炒　白茯苓　干木瓜各壹两

右为粗散。三岁儿每服壹钱，以水壹小盏，入生姜钱子壹片，煎至伍分，去滓温服，不计时候。量儿大小加减。

豆蔻香连圆　治泄痢，不拘寒热赤白，阴阳不调，腹痛，肠鸣切痛。《鸡峰方》。

黄连叁分　肉豆蔻壹分　木香壹分　诃子肉壹分

右为细末，粟米饭和圆如黍米大。每服，米饮下拾圆至贰叁拾圆。日夜各肆伍服，食前。

群　方《圣惠方》。

木香圆　治小儿疳痢日夜不止，体瘦无力，不能饮食。

木香　蝉壳　肉豆蔻　黄丹微炒　朱砂　夜明砂各壹分　麝香壹钱　赤石脂半两　黄连半两　田父壹枚，烧灰　蜗牛贰拾枚，炒微黄

右件药捣罗为末，入研了药令匀，以汤浸蒸饼和圆如绿豆大。每服，以温粥饮下伍圆，日叁服。量儿大小加减。

肉豆蔻圆　治小儿疳痢，不吃乳食，四肢羸瘦。《圣惠方》。

肉豆蔻壹枚　木香半两　朱砂　人参　诃梨勒　麝香各壹分

右件药捣罗为末，都研令匀，用软饭和圆如麻子大。每服，以粥饮下叁圆，日叁服。量儿大小，加减服之。

鹿角圆　治小儿赤白痢，腹痛，不欲乳食。《圣惠方》。

鹿角屑壹分　芜荑仁壹分　附子壹分　赤石脂半两　黄连半两　当归壹分

右件药捣罗为末，炼蜜和圆如绿豆大。不计时候，以粥饮下伍圆。量儿大小，以意加减服之。

玉柱杖圆　治小儿饮食减少，脏腑不调。《鸡峰方》。

厚朴　藿香　陈橘皮　神曲　诃子皮各贰钱　川芎　丁香　木香　白术　甘草各壹钱　人参叁钱

右为细末，炼蜜和圆如樱桃子大。每服壹圆至贰圆，生姜汤下，食前服。小儿壹圆，分贰服，米饮化下。

开胃圆　治小儿脏腑怯弱，内受风冷，腹内胀满，肠鸣泄痢，或赤或白，乳食不化。又治脏冷夜啼，胎寒腹痛。《鸡峰方》。

木香　蓬莪术　白术　人参　当归　麝香　白芍药各壹分[1]

右为细末，都研匀，汤浸蒸饼圆如黍米大。每服拾伍圆，米饮下。新生儿腹痛夜啼，可服伍圆。并乳食前后。

肉豆蔻膏　治小儿夹惊寒，大便清泻，腹疼不稳。《胡氏方》。

肉豆蔻贰钱，剉　人参壹钱　白术贰钱　甘草壹钱　丁香壹钱，不见火　木香壹钱，不见火　藿香半钱

右件药同为细末，炼蜜为圆如鸡头大。每服壹圆，米饮化下，空心奶前服。

观音散　理小儿脾胃不和，气弱，昏倦多困，不思食。《杨氏方》。

白术壹分　人参壹分　甘草壹分　干葛出粉，壹分　藿香叶壹分　白扁豆叁钱，炒　茯苓叁钱　罂粟子叁钱　绵黄耆壹分　木香壹分

---

[1]分：原脱，据《鸡峰普济方》卷19"开胃圆"补。

右为细末。每服贰钱，用生姜枣子紫苏汤调下。不计时，日进叁服。

斗门圆 治小儿肠胃虚弱，泄泻糟粕或便白沫，昼夜无度。《杨氏方》。

附子壹枚，重陆钱　硫黄　肉桂　龙骨　诃子　丁香　干姜各壹分

右件为细末，煮面糊为圆如黍米大。每服叁拾圆，温米饮下，乳食空。

调脏圆 治脏腑不调，泄泻频并，精神昏困，全不入食。

木香　人参　白术　干姜　肉豆蔻　白芍药各等分

右件为细末，煮面糊为圆如黍米大。每服叁拾圆，温米饮送下，乳食前。《杨氏方》。

香朴散 治小儿下痢青白，腹中作痛，面无颜色，四肢瘦瘁，不思饮食。《杨氏方》。

丁香　当归各壹分　厚朴　草豆蔻　人参　白术　甘草各半两　白石脂壹两

右件药为细末。每服半钱，煎枣汤调下，乳食空。

参苏饮子 治小儿伏热吐泻，虚烦闷乱，引饮下止。

人参　白术　白茯苓　甘草　紫苏　干木瓜　香薷叶　厚朴　半夏曲　白扁豆　陈橘皮各等分

右件为粗末。每服贰钱，以水壹盏，煎至柒分，去滓，温服，不拘时候。

卷第三十

治小儿等疾诸方四

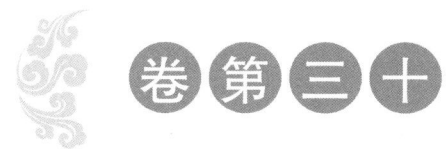疿子　丹毒　脐疮　恶疮　头面疮　唇疮　月蚀　瘰疬　瘑疮　疥疮　诸瘘　热疮　秃疮　瘾疹　干湿癣　漆疮　疣目　口疮

单　方

治小儿诸般丹毒《大衍方》。

右用赤小豆碾罗极细末，以新汲井水调，鹅毛拂上，大妙。

治小儿脐久不干　赤肿出脓及清水。《圣惠方》。

当归焙干为末，极细

右着脐中，频用。自差。

疗小儿头面疮[1]　疗小儿头疮，面上亦有，日月益甚者方。《古今录验方》。

黄连　赤小豆各等分

右贰味捣末，以腊月猪脂和，涂之，即差。

疗小儿身中恶疮方《张文仲方》。

取笔煮汁，洗之。又烧笔皮作灰，傅之。

又方　疗小儿恶疮方。《古今录验》。

取豆豉，熬令焦黄，末，以傅疮，差止。

---

[1] 疗小儿头面疮：原缺方名，据目录补。

乱发膏 治小儿头疮，昼开出脓，夜即复合者，宜用此方。《圣惠方》，以下并同。

乱发壹个如梨子大　鹅子黄伍枚

右件药相和，入铫子内，以炭火熬令发消，以绵滤过，用坩合盛，涂于疮上。

治小儿恶疮浸淫方[1]　治小儿头疮及恶疮，及浸淫疮，并宜此方。

右取生油麻嚼之，涂在上，效。

黑豆散　治小儿头面身体生疮。

黑豆　大麻仁各贰两

右件药捣，粗罗为散，着竹筒内，横插热灰火中，以铜器承受，当有汁出，收之，令汁尽，便涂疮中，即愈。

治小儿唇吻疮[2]**方**

右以新瓦捣为末，以生油调涂之。

又方

右烧鹅屎白作末，以傅之，有涎易之。

治小儿口中生白疮方[3]　治小儿唇肿生疮，及口中生白疮欲烂方。

右以清旦取桑树白皮中汁，涂之，效。

治小儿燕[4]**口**[5]**及重舌**　并生热疮方。

柘树根壹握，洗去土，剉

右以水煎浓汁，去滓，更煎令稠。日叁肆上，以涂之。

又方　治小儿燕口，及口内生疮方。

黄连壹两

右捣罗为末，用蜜调，蒸壹炊久，旋与儿服。

---

[1] 治小儿恶疮浸淫方：原缺方名，据目录补。
[2] 唇吻疮：原作"唇口吻生疮"，据目录删改。
[3] 治小儿口中生白疮方：原无方名，据目录补。
[4] 燕：原作"莺"，据《圣惠方》卷90"治小儿燕口生疮诸方"改。下两"燕"字同，不另注。
[5] 燕口：病症名，指小儿口吻生疮色白。《圣惠方》卷90"治小儿燕口生疮诸方"："脾胃有客热，热气熏发于口，两吻生疮，白色，如燕子之吻，故名为燕口疮也。"

又方　治小儿燕口，两吻生疮方。

乱发烧灰，细研

右以猪脂和，傅之。

治小儿月蚀疮方

右以黄连捣罗为末，傅之。

又方

右用虾蟆烧灰，细研，以猪脂和，傅之。

皂荚刺散　治小儿瘰疬肿破。

右用皂荚刺壹斤，于盆中烧，候火盛时，取牛蒡子半升撒于火中，与皂荚都成灰为度，待冷收之，捣细，罗为散。每服以井华水调下壹钱，日叁服。叁伍日内，必有恶物下如胶饧状，下尽即永断根本。

又方　治小儿瘰疬结硬，令内消方。

毒蛇皮叁条　吴茱萸半合

右件药烧为灰，细研，以生油和，涂之。须用帛子遮，药气不得冲眼，切须忌之。

治小儿瘰疬方

白花蛇壹两，以酥涂，炙令黄色

右捣细罗为散。每服以粥饮调下半钱，日叁服。量儿大小，以意加减服之。

又方

右用白僵蚕炒，捣细，罗为散。每服以温水调下半钱，日叁服。量儿大小，以意加减服。

治小儿恶疮方

水银壹两　黄连壹两，为末　胡粉壹两

右件药入乳钵内，点少蜜，研令水银星尽为度。傅之于疮上，立效。

又方　治小儿恶疮，及沙虱、水弩、甲疽[1]，凡是恶疮，并宜

---

[1] 疽：原作"痺"，据《圣惠方》卷90"治小儿恶疮"改。

此方。

蜈蚣拾枚，端午日收者甚佳

右件药捣罗为末，以生油调，傅之，立效[1]。

又方（脱）

治小儿诸瘘方（脱）

又方（脱）

治小儿生疳疮方（脱）

又方（脱）

治小儿热脓出方（脱）

又方（脱）

又方（脱）

治小儿疥癣方（脱）

治干湿癣方（脱）

治小儿白秃疮久不差方

右取鲤鱼壹头重肆两者，去肠肚，实填乱发，以湿纸裹，烧为灰，细研。入雄黄末贰钱，更研令匀。每用时，以米泔清净洗疮，拭干，以腊月猪脂调，涂之，生油调亦得。

又方[2] 治小儿白秃疮方。

右取瓦青衣，细研，以生油调，涂之。

又方

右以大蒜研令烂，傅之。

治小儿风瘙瘾疹方[3]

右用牛膝贰两，捣细，罗为散。每服以温水调下半钱，量儿大小，以意加减。日叁服。若患瘘疮多年不差，以散傅之。兼治骨疽、瘰疬

---

[1] 立效：据目录，此后有"又方、治小儿诸瘘方、又方、治小儿生疳疮方、又方、治小儿热脓出方、又方、又方、治小儿疥癣方、治干湿癣方"，凡10方，存目脱文。
[2] 又方：原无此二字，据目录补。
[3] 方：原缺，据目录补。

疮，甚妙。

治小儿一切丹病源 《圣惠方》，以下同。

夫小儿诸丹者，由风热毒气在于腠理，热毒搏于血，蒸发于外，其皮上热而赤如丹涂之状，故谓之丹也。若久不歇则肌肉坏烂，若毒气入腹则杀人也。今以一方同疗之，故号一切丹也。

消石散 治小儿一切丹，遍身体热。

硝石壹两　乳香壹分

右件药细研为散，以鸡子白调，涂之。

又方

右取地龙粪，以水研如泥，涂之。

又方 治小儿一切丹热如火，绕腰即损人，宜用此方。

右以马齿苋捣，绞取汁，涂之，效。

又方 治小儿一切丹方。

右以芭蕉根捣，绞取汁，涂之。

又方

右取蒴藋捣，绞取汁，涂之。

又方

右以水苔烂捣，频频傅之。

治小儿赤[1]流病源 《圣惠方》，已下并同。

夫小儿身上一片片赤色如胭脂染，及热渐引，此名丹毒。俗谓之流。若因热而得者，色赤；或因风而得者，色白。皆肿而壮热也。可用一小铍刀，镰散去恶血。毒未入腹者，亦可疗也。

治小儿赤流 半身色红，渐渐展引不止方。

牛膝壹两　甘草半两，生用

右件药细剉，以水壹大盏，煎至伍分，去滓。调伏龙肝末，涂之，效。

---

[1] 赤：原作"之"，据目录改。

又方

大黄壹两，生用　赤小豆半合，炒令紫色　川朴硝叁分

右件药捣罗为末。以鸡子清调，涂之，干则易之。

又方

右以酱汁涂之。

又方

右用白矾壹两，以水煮，冷暖得所，洗之。

治小儿漆疮病源《圣惠方》　夫人无问男女大小，有禀性不耐漆者，凡是见漆及新漆器便着漆毒，令头面身体肿起，瘾疹色赤，生疮痒痛者是也。

蟹汁膏　治小儿漆疮，四肢壮热。

右取蟹贰枚死者，烂捣，以水贰合，同绞取汁，涂之。

又方

右浓煮柳叶汤，看冷热洗之。

又方

右小麦面捣末，以鸡子白和，涂之。

又方

右以磨刀石下泥涂之[1]。

治小儿漆疮四肢壮热（脱）

又方（脱）

又方（脱）

又方（脱）

治小儿疣目病源《圣惠方》　夫小儿疣目者，由附着肉，生如麦豆大，于肉色无异，俗谓之疣子，即疣目也。亦有三数个相聚而生者。割破，里状如筋而强，微有血，而续后又生。此多由风邪客于皮肤，气血变化所成。故亦有药治之，亦有法术治之，而并得差。此疾多生于手

---

[1]涂之：据目录，此下有"治小儿漆疮四肢壮热、又方、又方、又方"，凡4方，存目脱文。

足也。

治小儿疣目方

桑皮灰　艾叶皮各叁升

右件药以水伍升淋之，又重淋叁遍，以五色帛纳汁中合煎令消。点少许于疣目上，则烂脱矣。

又方

右用糯米伍拾粒，湿石灰裹埋之，以烂为度。用针拨破疣目，傅之，经宿自落。

又方

右松脂、柏脂捣末，以石灰汁调。点少许于疣目上，自落。

治小儿疳疮方[1]

右以猪脂和胡粉，傅之，日伍陆度。

治小儿头上生疮方《至道方》。

黄泥裹豉煨熟，放冷，去土，豉杵末。先取菜油傅疮上，着末，必差。

治小儿头面忽生疮方《至道方》。

灸艾于铜器内，烧灰，细研为末。先用甘草煮水，放温。洗了。然后傅药末，愈再易。

治孩子口内疮《至道方》。

右以铫底墨细研，非时，指头摘，搽之。

治小儿头疮发不生《至道方》。

右楸叶捣汁，涂疮上，发即生。兼治白秃疮。

治小儿火丹《梅师方》。

右杵黄芩末，水调，傅之。

群　方

治小儿恶疮病源《圣惠方》。

夫小儿身体生疮者，皆是脏热，热渐冲于外，外有风湿相搏所生。

---

[1] 儿疳疮方：原脱，据目录补。

而风湿之气挟热毒者，其疮则痒肿疼痛，久不差者，故名恶疮也。

黄连膏 治小儿恶疮，焮肿疼痛。

黄连末壹两 硫黄壹分 腻粉壹分 松脂壹两 腊月猪脂贰两

右件药先取猪脂，入铫子内，以慢火煎令化，去滓。次下松脂，候镕。次下黄连等末，以柳木篦子不住手搅令匀。候膏成，以垍合盛。涂于疮上，日叁用之。

又方 治小儿恶疮。

水银壹两 黄连壹两，去须为末 胡粉壹两

右件药入乳钵内，点少蜜，研令水银星尽为度。傅于疮上，立效。

治小儿头疮 及恶疮方。《圣惠方》。

香豉贰合 麻油贰合 臭黄半两 葱白肆两，细切

右件药先煎油令熟，入香豉等，熬令烟出，熟捣。贴于疮上，以物密裹之，效。

治小儿偏头生疮，**水银膏**。《圣惠方》。

水银壹两 猪脂叁两 松脂贰两，细研 胡粉贰两，入少水，与水银同研，令星尽

右件药先煎猪脂，去滓。下松脂，次下水银、胡粉，不住手以柳枝子搅令匀。膏成，去火，倾在垍合内。净洗，干拭，涂疮上，日贰用之。

治小儿头疮出脓水，差而复发，**黄连散**。《圣惠方》。

水银半两 黄连末壹两 胡粉半两

右件药相和，入少水，研水银星尽，以生油调，涂之。

又方 治小儿头面身体生疮，黄水出，黄连散。《圣惠方》。

黄连壹两 胡粉叁分 甘草叁分

右件药捣，细罗为散。以腊月猪脂和如膏，涂于帛上，贴，日贰换之。

又方 《圣惠方》。

豆豉壹合，炒令焦 黄檗[1]壹两

---

[1] 檗：原脱，据《圣惠方》卷90"治小儿头面身体生疮诸方"补。

右件药捣，细罗为散。每用，先以热灰汁洗疮令净，拭干，傅之。

治小儿口疮肿痛《圣惠方》。

麝香半钱　蜜半两　黄丹壹分　生地黄壹分

右件药，先以蜜、地黄汁、黄丹同入铫子内，慢火熬令紫色。次下麝香，匀搅，候冷。日叁度，涂之于疮上。

又方

铜绿壹钱，细研　白芷半两，末[1]

右件药相和研匀。日叁度掺贴于疮上。

治小儿月蚀疮，生在两耳上，出脓水不止，宜傅**水银膏**。

水银贰两　胡粉壹两，点少水，与水银同研，令星尽　黄连贰两，去须，捣罗为末　松脂壹两

右件药，入乳钵内研令匀，以粉疮上。疮若干，用炼成猪脂和如膏，每用，先以盐汤洗疮令净，拭干，然后涂之。

治小儿疳疮病源《圣惠方》　夫小儿疳疮生于面鼻上，不痒不痛，恒有汁出，汁所流处，随即成疮，亦生身上，小儿多患之。亦是风湿搏于血气，所以不痒不痛，故名疳疮也。

治小儿口中及诸处生疳疮，**鸽粪散**。《圣惠方》。

鸽粪壹分　人粪灰壹分　白矾灰壹分　青黛壹分　麝香壹分

右件药，细研为散，日叁上，傅之。

治小儿生疮，或生口面，或生身上，宜服**青黛散**。《圣惠方》。

青黛壹分　人粪半两，烧灰　蜗牛半两，烧灰　麝香壹分

右件药，细研为散。量疮大小，傅之[2]。若鼻内有疮，以散少许吹在鼻内。日叁用之。

治小儿热疮病源《圣惠方》，下同。

夫小儿热疮者，是诸阳气在表，阳气盛则表热。小儿解脱，腠理开

---

[1] 末：原脱，据《圣惠方》卷90"治小儿口疮诸方"补。
[2] 傅之：原脱，据《圣惠方》卷90"青黛散"补。

则为风邪所客。风热相搏，留于皮肤则生疮。初作[1]瘭浆，黄汁出。风多则痒，热多则痛，血气乘之则多脓血，故名热疮也。

治小儿身上生热疮，心躁，皮肤焮疼，**枳壳散**。

枳壳半两　甘草半两　黄连半两

右件药捣，细罗为散。每服，以蜜水调下半钱，量儿大小，加减服之。

治小儿疥瘙痒，搔之成疮，脓血不止，宜用**雄黄膏**。

雄黄壹两　雌黄壹两　乌头壹枚　松脂壹分　乱发壹两

右件药除雄黄、雌黄外，以炼成猪脂壹斤，于铛中煎，下乌头、松脂、乱发等。候乌头色黑、乱发消尽，膏成，绵滤去滓。入雄黄、雌黄，搅令匀，盛于不津器中，候冷。涂疮上，日叁用之。

治小儿疥，遍身皆有，痛痒不止，**黄连散**。

黄连贰两　胡粉贰两　吴茱萸壹两　赤小豆壹佰粒　水银贰两，与胡粉点少水，同研星尽

右件药除胡粉、水银外，捣罗为末，入胡粉、水银同研令匀。以腊月猪脂和，涂之。亦治瘑疮。

治小儿湿癣，**附子散**。

附子半两　雄黄壹分，细研　白矾壹分　吴茱萸半两　米粉半合

右件药捣细为散。每日叁度，以绵揾扑。

治小儿白秃疮及诸癣，**豆豉膏**。

芫荑壹分　豆豉壹分　川椒贰拾粒

右件药捣如泥，以陈酱汁调，涂之。

治小儿白秃疮及疳，头发连根作穗，脱落，发不生者，宜涂**黑豆沥方**。

黑豆叁合　苣藤子叁合　诃梨勒皮壹两

右件药捣为末，以油水各半，拌令匀，内在竹筒中，用乱发塞口，以煻火烧沥取膏，贮于不津器中。每使时，先以米泔皂荚净洗，然后涂之，日再用。拾日内发生矣。

---

[1] 作：原脱，据《圣惠方》卷90"治小儿热疮诸方"补。

治孩子热疮 以乱发壹团如梨许大，鸡子黄煮熟，贰物相和于铫子内，炭火上熬，初甚干，少顷发焦，遂有液出，旋取置一埚盏中，以液尽为度，取此液傅热疮上，即以苦参粉粉之。予在郎州生子，在于蓐中，便有热疮出于臀腿间，初以他药傅，益加剧，蔓延毕身，状候至重，昼夜啼号，不乳不睡。予阅本草，见发。发云：合鸡子黄煎之消为水，治小儿惊热汗出。今俗中妪母为小儿作鸡子煎，用发杂熬，良久得汁，与儿服，去痰热，治百病。凡用发，皆取梳头乱者。检鸡子，云治火疮，因而用之，果验。以后用之无不差矣。经验方。

治小儿瘰疬病源《圣惠方》 夫小儿身体生热疮久不差者，必生瘰疬，其状作结核，在皮肉间，三两筒相连是也。风邪搏于血气，焮结所生也。

治小儿瘰疬，**内消蜗牛圆**。

蜗牛子壹佰贰拾枚，死者，去壳　薄荷末贰两　丁香末半两

右件药，入乳钵内同研，为圆如绿豆大。每日空心，以薄荷汤下伍圆。

治小儿夏月痱疮及热疮，**石灰散**。

葛粉叁两　甘草壹两，生用　石灰壹两，炒

右件药捣罗为末。以绵揾扑于疮上，以差为度。

斑疹

单　方

凡断乳婴孩童子患疹痘疾候，初觉多似伤寒，面色与四肢俱赤，壮热头痛，腰背疼，足多厥冷，眼睛黄色，脉息但多洪数，绝大不定，小便赤少，大便多秘。才觉四肢色候及脉息虽是疹痘疾，未攻皮毛[1]穴

---

[1] 毛：原脱，据《圣惠方》卷84 "紫草饮子"补。

出者，便可以服饵，匀和脏腑，疏泄逐下。若疹已结在皮毛穴处，微微似出，即不可疏泄也。或疹出太盛，窦穴脓水者，却可疏利也。或未与疏转，即且急服**紫草饮子**。《圣惠方》。

紫草_{贰两}

右件药细剉，以百沸汤壹大盏沃，便以物合定，勿令紫草气出，放冷如人体。量儿[1]大小，温温服半合至壹合。服此药，疮子虽出，亦当轻尔。此药虽非陆拾肆件之数，以其神效，故取之。

治小儿疹痘，欲令速出，宜用**胡荽浸酒**。

胡荽_{叁两}　此药虽非陆拾肆件之数。以其神效，故取之。

右细切，以酒壹大盏煎令沸，沃胡荽，便以物合定，不令气出，候冷，去滓。微微从顶以下喷背脊及两脚、胸腹，令遍。勿喷于面。欲喷时，先用后《简要方》黄蘗膏涂之。

治小儿痘疮已出太盛，发溃，脓水黏衣着席，不能转动，疼痛湿烂，傅之便干，更不成瘢痕方，**白龙散**。《胡氏方》。

右用牛粪不以多少，晒干，火煅成灰，取心中白者研令极细，如用蛤粉相似，用绵扑，扑有疮处，不以时候。一方用乌牛粪，一方用黄牛粪。

治痘疮倒魇入肉《胡氏方》。

人齿壹个，不以久近，烧成灰，用猯猪尾血调和了，入酒壹小盏，同服之。窦永仲教授六岁时生疮，为邻近焚化所触，尽魇入肉。诸医束手，母已发声哭。亲戚知县说此方，才饮酒了，元疮随手如故。予见《沈存中良方》亦载用人齿叁伍枚，炙黄为末，乳香汤调下，温酒亦得也。

退疮瘢方《胡氏方》。

右黄蘗贰两，以水贰升，煎取壹升，去滓，摩拭疮瘢上。

又方《胡氏方》。

右以上好白蜜，不计多化，通身涂疮，痂落无瘢。

---

[1] 儿：原脱，据《圣惠方》卷84"紫草饮子"补。

治疹痘并灭瘢痕[1]　治小儿疹痘疮，并灭瘢痕方。

右用羊胴骨髓壹两，炼之，轻粉壹分，研成白膏，于瓷合内盛，用涂疮上。灭瘢极效。

治麸豆疮《胡氏方》。

右以甘草壹两，杵末。熟汤调下贰钱匕。

治小儿痘疮入眼方《家藏方》。

蛇蜕伍寸，煮绿豆，去皮。只吃豆，神效。

元侍朗希声集**疗卒风疹秘验方**《外台秘要方》。

右以石灰不计多少，和醋浆水涂疹上，随手即减。

治风疹甚验《至道方》。

桦皮壹条烧灰，荆芥穗贰两作末。暖酒调叁钱匕。

治遍身风疹瘙痒方《鸡峰方》。

右取白矾末，水调，涂之。

矾石散　治大人小儿风疹方。《千金方》。

白矾壹味末之，以好酒浸，令消，拭上，愈。

简 要 方

治小儿疹痘出后，即须爱护面目，勿令沾染。欲用胡荽酒喷时，先用此方涂于面上，然后方可喷四肢。大人、婴孩有此疾，悉宜用**黄檗膏**方。

黄檗壹两　绿豆壹两半　甘草肆两，生用

右件药捣罗为末，再研令细。后以生麻油调如薄膏，从耳前眼眶并厚涂，日叁伍遍上。涂面后，可用胡荽酒喷也。早用此方涂于面上，令不生疹痘也。如用此方涂迟，纵出疹痘亦少。

小儿伤寒，热毒斑疮，疹痘疮差后，**减瘢膏**。

猪腿壹斤　天鼠贰枚

---

[1] 治疹痘并灭瘢痕：原无方名，据目录补。

右贰味细切,入铫子内煎炼,令天鼠焦,绞滤取膏,日夜摩疮瘢上。

升麻葛根汤 治大人、小儿时气瘟疫,头痛发热,肢体烦疼,及疮疹已发、未发、疑似间,并宜服之。《太医[1]局方》。

升麻　葛根　芍药　甘草各等分

右件药为粗散。每服叁钱,以水壹盏半,煎取壹中盏,去滓,稍热服,不计时候,日叁贰服。以病去身清凉为度。小儿量力服之。葛根虽非陆拾肆药之数,以其神效,故取之。

---

[1] 医:原脱,此方见于《太平惠民和剂局方》卷2"治伤寒",据补。

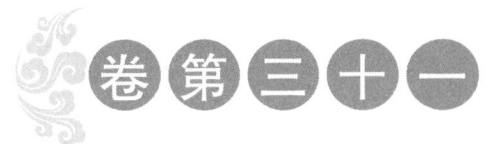

治一切疮肿诸方上

痈疽 疥疮　癣疮　痱疮　秃疮附

单 方

灸一切疮法　灸发背、发脑、发髭、发肋、疔疮、鬼箭射、鱼脐，一切恶疮。《胡氏方》。

右才觉有患，便用蒜横切片子如两重纸厚，贴在疮头上。先以绿豆大艾炷灸之；待痛稍可忍，即渐大，作艾炷灸之；痛又可忍，便除蒜灸之。若是发背，二日内灸者，十得十愈；四日内灸者，十得七八；六日内灸者，十得五六；八日内灸者，十得一二；十日后灸者，千无一活者。即是热毒疮，非发背也。发背，灸无多少，但初痛便灸，候不痛即住，其大约如此。若住火后又肿及痛者，即须再灸，候不肿不痛即止。每患一个疮，或灸叁佰壮，或伍佰壮，或壹仟壮、贰仟壮，以知为度。若患三个五个疮，并须各用前法灸之。候不肿不痛，然后用膏药贴之。

附子灸法　诸痈肿牢坚诸药不疗方。《千金方》。

削附子如棋子，厚壹指，正着肿上，以少唾湿附子，艾火灸附子令热彻。附子欲干彻，令更唾湿之，常令附子热气入肿中。无不愈者，此法绝妙。

假手膏　凡肿已溃、未溃者方。《千金翼方》。

以胶壹片，水渍令软纳纳然。称肿之大小贴，当头上开孔。若已溃还合者，脓当被胶急撮之，脓皆出尽；未有脓者，肿当自消矣。

地黄煎 补虚除热，可将和服，取利也。散石痈、疽疖、痔热，悉宜服百日，痈疽永不发也。《外台秘要方》。

取生地黄随多少，叁捣叁压，取汁令尽。壹味以新布重绞其汁，澄清，置铜器中，汤上煮之减半。复下，更新布绞去粗碎结浊者，滓秽尽，复煎之浓竭，令如饴糖，置瓷器中。酒服如弹大，日叁。勿加，至百日，服之有验。

出虫膏 痈疽败及骨疽方。《千金方》。

用自死虾蟆壹枚，头发壹把。以猪膏壹斤半，内贰物煎之，消尽下之。欲冷，内盐壹合搅和。以膏着疮中，日壹易。虫出尽，愈。

脂搨方 疗发背，百无不差方。《救急方》。

取猪羊脂切作片，冷水浸取贴上。暖彻易之，伍陆拾片即差。若初贴，少许即寒，寒定好眠，甚妙。

解渴汤 疗患疮肿而渴方。《崔氏方》。

犀角屑　羚羊角屑各叁两

右贰味，以水伍升，煮取叁升，渴即饮，尽更作之。时热恐坏，悬着井底，甚妙。

豉灸法 凡发背及[1]痈疽已溃、未溃[2]方。《千金翼方》。

以香豉叁升，与少水和，熟捣成强泥，可肿作饼子，厚叁分。已有孔，勿覆孔。可肿上布豉饼，艾列其上，灸其豉使温。温热而已，勿令破肉也。其热痛，急易之，痈疽当减，便得安。或壹日、贰日灸之。若先有疮孔，孔中汁出即差。

熨肿法 治痈初结肿及发背方。《圣惠方》。

马齿菜壹斤，捣令烂

右置于铜挚锣中，安于新汲水上。候马齿冷，即罨肿上，热即易

---

[1] 及：原作"为"，据《千金翼方·疮痈下》"痈疽发背第一"改。
[2] 未溃：原作"者"，据《千金翼方·疮痈下》"痈疽发背第一"改。

之，当时其肿即便消。

治痈疮中冷，疮口不合，宜用**封疮**[1]**鼠皮散**。《圣惠方》。

右以鼠皮壹枚，烧为灰，细研。封疮口上，以差为度。

治风肿及恶疮疥，傅之，**疼痛内消膏**。《圣惠方》。

右用肥皂荚壹斤，以文火炙令黄色，捣罗为末。取酒叁升入药，热搅，熬成膏。临时看疾状大小，用药涂贴，日贰易之。

又方 治热毒肿内消膏。《圣惠方》。

肥皂荚贰挺，以好酒壹中盏浸，授取汁　青盐壹分　硝石壹分

右件药相和，熬成膏，涂于肿上，日贰易之。

退热散 《兵部手集》服丹石人有热疮，疼不可忍方。用纸环圆肿处，中心填硝石令满，匙抄水淋之，觉甚不热疼，即止。

疗肿毒 痈疽未溃令消，已溃令速愈。《鸡峰方》。

右取草乌头屑，水调，鸡翅扫肿上，有疮者，以膏药贴定，无令药着疮上。人有疮肿甚者，涂之，坐中便见皮皱，稍稍而消。初涂，病人觉如冷水，疮乃不痛。

简 要 方

里托散[2] 治痈疽发背一切恶疮，比内补散不用温药，且易合。亲服有效。《大衍方》。

黄耆叁两　白芍药贰两　甘草壹两

右叁味为粗末。每服肆钱，以水壹盏半，煎至捌分，通口服，不拘时。

泥灸法 若小觉背上痛痒有异，即取净土，水和，捻作饼子，径壹寸半，厚贰分，贴着疮上。以艾大作炷，灸之，壹炷壹易饼子。若粟米大时，可灸柒饼子；若如榆荚大时，灸柒柒炷；若至钱许大时，日夜不住灸，并服铁浆及五香连翘散。疗之在速，则无不差也。《圣惠方》。

---

[1] 疮：原脱，据《圣惠方》卷61"封疮鼠皮散"补。
[2] 里托散：原在主治症中，"一切恶疮"之后，据文义及本书体例前移。

治发脑及乳痈初结，疼痛，**朱砂膏**。《圣惠方》。

朱砂壹两　乳香半两

右件药同研为末，以葱白肆两，细切，合研成膏。每用，生绢上涂，贴，候干，再上。以差为度。

散毒膏　治一切恶毒肿方。《圣惠方》。

赤小豆末，半合　浆水半合　鲫鱼胆伍枚　葱白壹握

右件药相和，于砂盆内研如膏。薄涂肿上，即差。

醋涂散　治毒肿恶疮。《圣惠方》。

川大黄贰两，生用　风化石灰贰两　赤小豆贰两

右为末，醋调涂。干即易之。

槟榔散　治痈疽疮疖，脓溃之后，外触风寒，肿㷫结硬，脓水清稀，出而不绝，肉腠空虚，恶汁臭败，疮边急，好肌不生。及疗瘖瘘，恶疮连滞不差，下痓臁疮，侵溃不敛。《太医局方》。

槟榔　黄连　木香

右等分为末。每用，疮上干傅。

五香散　治一切疮肿，欲作痈毒发背，亦能消散。《鸡峰方》。

木香　丁香　藿香　沉香

右等分，为粗末。每服壹大钱，水壹盏煎叁两沸，稍热服。先嚼好麝香少许，以前药送下，胸膈食稍空服之。

令发背自溃，**黄芪散**。

绵黄芪壹两　甘草半两　皂角针择红紫者，剉，麸炒黄，壹两

右细末。每服壹大钱，酒壹盏，乳香壹块，煎至柒分，去滓温服。

群　方

排脓散　疗发痈疽，排脓散。

人参　当归　桂心　防风　白芷[1]　桔梗　甘草　厚朴　芎藭各

---

[1] 白芷：及第二味"当归"，此二味原脱，据《外台秘要》卷24"疗发痈疽排脓散方"补。

壹两

右玖味捣筛为散，以酒服方寸匕，日贰服。不利，若疮未合，常服之。忌生冷、菘菜、海藻、生葱、蒜等。

黄耆疗痈肿《删繁方》。

黄耆壹两半　黄芩　芎䓖　黄连　白芷　芍药各壹两　当归壹两半

右柒味捣筛，以鸡子白和如膏。诸暴肿起处，以涂着布上，贴之，燥则易。肿处不觉贴冷便愈。热势毒者，加白敛壹两尤佳。

柳木膏　治诸疮差后，疮瘢胬肉[1]未消，瘰疬风结等疾，宜贴此。《圣惠方》，以下并同。

柳木皮伍斤　楸皮伍斤　木通壹斤　枳壳壹斤　皂荚壹斤　木香末，叁两

右件药细剉，以水捌斗，煮取汁壹斗，去滓。移于小锅子中，下木香，煎至柒升，去滓，又移于小锅中，以慢火煎，搅勿住手，炼如饧，捻得成圆，即住。以油帛裹收之。每日涂于帛上，贴之，取平复为度。

治一切痈疽发背，脓血不止，宜用此**生肌膏**。

薰陆香壹两　松脂壹两　黄丹贰两　羊肾脂壹两　生地黄贰两　麻黄肆两　故绯帛伍寸　蜡壹分

右件药，先以油煎绯帛消尽。下薰陆香、松脂、羊肾脂，又煎叁两沸，去火。下地黄汁，煎汁令尽，去火。下黄丹，搅令相入，又煎壹两沸。下蜡，候色黑、软硬得所，膏成。用帛上摊贴，日贰换之。

治一切痈疽发背，生肌止疼，去疮内虫，**乌麻膏**。

乌麻油壹斤　黄丹柒两　薰陆香壹两　麝香半两，细研　松脂壹两　黄蜡贰两

右件药，先将油沸，下松脂、薰陆香及蜡，候消，以绵滤过，却安铛内；下黄丹，火上搅令色黑，滴水中如珠子，硬软得所，去火；下麝香，搅令匀，以瓷合盛。看疮大小，帛上摊贴，取差为度。

---

[1]胬肉：原作"努内"，据文义改。

癣疮　痱疮　秃疮[1]

单　方

白散子　治白秃。《圣惠方》。

右以鹁鸽粪捣，细罗为散，先以醋、米泔洗了，傅之，立差。

治疥癣[2]方　治疥癣痒不可忍者。《圣惠方》。

皂荚叁挺，煨，去皮子

右以药捣，细罗为散，以米醋贰大盏，同煎如稀汤，以绵滤去滓。入黄连末半两、腻粉壹分，调令匀。候癣发时，恶水出，便可先以构树白皮搔破，后涂药。叁两上，便差。

又方《圣惠方》。

右取雄黄壹两，细研，以酽醋调如膏。先以新布揩拭疮上令伤，后涂之。

牛津膏　治一切癣疥。《圣惠方》。

右取牛鼻头津涂之。

又方

右取卷土，将醋和调，涂之。

久癣方　治干癣积年，生痂，搔之黄水出，每逢阴雨即痒。《圣惠方》。

巴豆拾枚，肥者

右于炭火上烧之，令油出尽。即于乳钵内，以少许酥和如膏。薄涂之，不过壹两度差。

又方　治久疥癣。《圣惠方》。

白矾半两，捣为末　乱发两鸡子大

---

[1] 癣疮痱疮秃疮：原脱，据目录补。
[2] 癣：原作"痒"，据目录改。

右件药，以清麻油壹盏，煎如稀饧。轻抓动，炙涂壹两上，立效。

又方

川乌头柒枚，生用

右捣碎，以水叁大盏，煎至壹大盏，去滓。温洗之。

石灰汤 治一切疥及风疹，搔之痒，成疮。《圣惠方》。

石灰壹升

右以汤伍升，浸取汁。洗之，差。

皂荚膏 治疥疮生干痂，瘙痒不止。《圣惠方》。

皂荚　臭黄各壹两

右件药捣罗为末，以醋贰升熬成膏。涂之。

白秃方《千金方》。

右羊肉湿脯，炙令香及热，速搭上，不过叁肆度。痒勿搔之。牛肉亦得。

生发膏 秃无发者。《千金方》。

右以黑熟椹贰升，内瓮中，日曝叁柒日，化为水。洗疮上。叁柒日发生，神效。

简　要　方

如圣膏 治疮疥。《大衍方》。

右用黄连不拘多少，去须，碾罗为细末。以轻粉、生油调和如泥，摊在一器皿内，如碟子、瓯盖之类，下用艾烟熏周遭。以物遮，勿令走烟。觉药上有烟多，再刮下调和。如觉干，少添些油，再摊在器皿内熏。如此三番，收起。以擦疮疥。如痒者，抓动擦之。亦须熬出烟出外，庶几文火不死，只用圆香炉无耳者，覆器皿于其上熏之，良便。

牛皮散 治头生恶疮。《圣惠方》。

生牛皮烧灰，半两　燕窠土烧赤，半两　麝香半分

右件药都细研令匀，以生油调。日贰叁度涂之。

黑云膏 治白秃疮，宜用此。《圣惠方》。

乌头末半两，生用　硫黄半两　腻粉壹两　狗粪壹两，白色者，捣碎细研　巴豆壹分，生，去皮，研

右件药同研令匀，以生油调拌。先用热米泔洗了，又以热浆水洗，又用生甘草水洗，令净。然后剃却发，刮去痂，令赤色，便涂揩之，令入肉，便以故帛包裹。两日壹上，叁上即验。后用冬瓜皮烧灰细研，油调涂之，即发生如常。

治白秃疮不愈，**水银膏**。《圣惠方》。

水银壹两　黄连贰两，去须　细墨

右件药，先以黄连并墨贰味，捣细罗为散。用不着水猪脂，和水银同研，令星尽。用涂疮上，神妙。

治诸癣疮，或干或湿，痛痒不可忍，**鲫鱼膏**。《圣惠方》。

鲤鱼壹头，中者　乱发如鸡子大贰枚　雄黄壹两半　硫黄壹两　猪脂半斤

右件药先煎猪脂令沸，即下鱼煎，令烟尽。次下发，令销，滤去滓。下雄黄、硫黄末，搅令匀，盛于瓷器中。不计时候，涂之，以差为度。

治痱子方　夫诸疮生身体者，皆是体虚受于风热，风热与血气相搏，故发疮也。治热沸疮。《圣惠方》。

干炭灰半合　石灰半合，微炒　枣叶半斤

右件药捣，细罗为散。先以温浆水洗疮，后以药傅之。

又方　治夏月痱子及热疮。《圣惠方》。

葛粉叁两　甘草贰两，生用，为末　石灰壹两，微炒[1]

上件药相和。研令匀。用绵扑之[2]。

双蛇圆（脱）

三神散（脱）

治秃疮方（脱）

---

[1] 微抄：据目录显示，此后有脱叶，脱"双蛇圆、三神散、治秃疮方、硫黄散"等4方，及标题名"群方"。据核《圣惠方》卷65，脱叶前后各留有半个方剂的内容。今据见后。

[2] 上件……扑之：凡12字，原脱，据《圣惠方》卷65"治夏月痱子及热疮方"补。

群　方

硫黄散

治一切疥疮有虫。时作瘙痒。**巴豆膏**方。

巴豆七粒去皮研　硫黄半两细研　白矾半两烧灰[1]　芜荑半两　猪脂参两

右件药捣罗为末，炼猪脂成汁，入前药末，调和令匀。每用莲[2]子大，于手掌内搓，涂之。

治一切疥疮、恶疮不差，**附子膏**。

附子壹枚，别捣为末　鲫鱼壹枚长伍寸　乱发如鸡子大　猪脂肆两

右件药，先以猪脂煎鱼、乱发令消，滤去滓。入附子末，熟搅。膏成，旋取涂之。

治痱子磨破成疮，宜用止痛生肌，**赤石脂散**。《圣惠方》。

赤石脂半两　黄檗半两　白面贰两　蜡面茶半两，末　龙脑半分

右件药都研令匀。每使时，用绵温扑之。

治疥癣，**五龙膏**。《鸡峰方》。

硫黄　白矾　白芷　川椒　吴茱萸

右伍味等分，捣罗为细末，煎油调，涂之。

天麻散　治风癣、风疮久不差。《鸡峰方》。

天麻　防风　细辛　芎䓖　干蝎　僵蚕各等分

右揉羊蹄根汁，调贰钱成膏，以热酒浸动，食后服。以羊蹄汁擦疮上愈。

---

[1] 治一切……烧灰：凡34字，原脱，据《圣惠方》卷65"巴豆膏"补。
[2] 莲：原作"连"，据《圣惠方》卷65"巴豆膏"改。

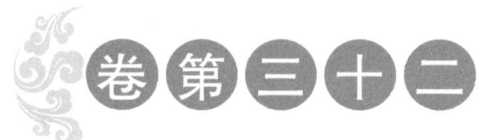

治一切疮肿诸方中

恶疮 漏疮　瘰疬　丹疮　代指　肾风疮　阴疮　打扑

单　方

甘草汤　治痈疽，恶疮疖。《大衍方》。

好甘草叁两、水叁盏，煎壹盏。分叁服，每服以酒柒分盏，和匀，温服。

治臁疮方　《胡氏方》。

右以鳝鱼数条，打死，先用油涂其腹，置患人腿上，盘令周遍，以帕子系定。食顷，患人觉痛不可忍，然后取鳝。鳝腹上有针眼大窍子，皆虫也。虫既去尽，却用死人胫骨烧灰，涂疮口即愈。《沈存中良方》亦载活鳝治漏疮。

散毒膏　疗面目身体卒得赤斑或黑斑，如疮状，或痒，搔了肿起。不即疗之，日甚杀人方。《肘后方》。

羚羊角煎[1]，以摩之数百遍。若无羊角，用牛脂及猪脂。有解[2]毒药者皆可用摩，务令分散毒气，神妙。

又方

羚羊角，无多少，即烧之为灰，令极细。以鸡子清和，涂之，极神

---

[1] 煎：此前原有"脂"字，据《外台秘要》卷30引《肘后》"疗面目身体猝得赤斑或黑斑"方删。

[2] 解：原脱，据《外台秘要》卷30引《肘后》"疗面目身体猝得赤斑或黑斑"方补。

效。无鸡子，水和涂之亦妙。

十三件单方[1] 疗丹毒，或得一物差方。《小品方》。

水苔　生地黄　生蛇衔　萹蓄叶　慎火草　浮萍草　豆豉_{水和}　大黄_{水和}　栀子　生菘叶　五叶藤　黄芩　芒硝

右拾叁味，但得壹物，捣以贴之，即差。赤小豆和鸡子白涂，无鸡子，水和用之。丹毒一名天火也，肉中忽有赤如丹涂之色，大者如手掌，其剧者竟身体亦有痛痒微肿方。赤小豆一升。上一味末下筛，以鸡子白和如泥，涂之，干复涂之，逐手消也，竟身者倍合之，尽复作。

赤小豆散[2] 丹毒，一名天火也，肉中忽有赤如丹涂之色，大者如手掌。其剧者，竟身体亦有痛痒，微肿方。

赤小豆_{贰升}

右壹味下筛，以鸡子白和如泥，涂之，干复涂之，逐手消也。竟身者，倍合之，尽复作。

硝石膏　疗一切热疮肿。《近效方》。

硝石_{壹斤}　生麻油_{叁升}

右壹味先煎油，令黑臭。下硝石，缓火煎如稠汤。膏成，以好瓷器中收贮。以涂贴疮肿。或热发，服少许，妙。用好酥煎更良。忌生血物。

治丁肿方　疗一切丁肿方。《外台秘要方》。

取苍耳根、茎、子等烧作灰，以酢泔淀和如泥。涂上，干即易。不过拾余度，即拔根出。并论。

又论曰：臣以正观四年，忽口右角丁肿，造甘子振，其子振每为贴药，十日不差。臣以此疗之，一如方说。自是常作此方以救诸人，未说[3]有不愈者，故特论之以传后世。丁肿方殆有千首，皆不及齐州荣

---

[1] 十三件单方：原作"十一件单方"。方中脱字较多，据《外台秘要》卷30"丹毒方"引《小品》补，凡13种，据改方名。
[2] 赤小豆散：此方脱字较多，据《外台秘要》卷30"丹毒方"引《小品》补，不逐一出注。
[3] 未说：原作"说未"，据《外台秘要》卷30"疗一切疔肿方"乙正。

姥方，亦不胜此物造次易得也。

治恶疮[1]**方**　治恶[2]疮积年不差，不痛，只入心痒方。《圣惠方》。

枯骨多年者

右件药捣罗为末，以酥涂疮口，内外上掺此药。药不过叁伍度，疮虫便死，其疮即差。

拔[3]**毒膏**　治丹毒单用药方。《千金方》。

凡天下极冷，无过藻菜最冷。但有患热毒肿并丹等，取渠中藻菜细切，熟捣，傅丹上，厚叁分。干即易之。

地骨皮散　《经效》治漏疮方。《家藏方》。

地骨皮去粗皮　地龙去尽泥土

右贰味等分，为细末。先以药汁或净水洗疮，拭干。用纸柱子蘸药填疮中。不叁伍上愈。

茴香汤　治恶毒肿，或着阴外，或偏着一边，疼痛挛急，牵入小腹，痛不可忍，一宿杀人，宜服此方。《圣惠方》。

右取茴香苗叶，捣取汁贰升。不计时候，暖小壹盏服，其滓以贴肿上。冬即以根及子，亦可用之。

代指病源　代指者，是五脏之气使然，流注于十二经脉，热冲于手指不还，即为代指也，宜用此方。《圣惠方》。

治代指法

右用热汤急蘸之出，使满柒度，便以冷水浸之，讫又复。如此叁度，即涂牛胆，后便以猪胆笼代指上，用物缠之。

又方　治手指忽肿痛不已者，名为代指方。《圣惠方》。

右以水和黄泥，泥指，令周匝厚壹寸许。内热灰中，煨之令燥。视皮皱即愈。

---

[1] 恶疮：原作"疮痔"，《圣惠方》卷65"治久恶疮诸方"载此方，原为无名方。而目录作"治疮癣方"。今均据本方主治症改方名。
[2] 恶：原脱，据《圣惠方》卷65"治久恶疮诸方"补。
[3] 拔：原脱，据目录补。

补漏散　治一切瘘。《圣惠方》。

右炼成松脂末，填疮孔令满。日叁肆度用之。

铅灰膏　治瘰疬。老唐方[1]。

铅灰治瘰疬。刘禹锡著其法云，取铅叁两，铁器中熬之，久当有脚如黑灰，和脂涂疬子上，仍以旧帛贴之。数数去帛，拭恶汁又[2]贴。如此半月许，亦不痛、不破、不作疮，但内消之为水，差。虽流过项亦差。

神效楸叶煎　治瘰疬成瘘。《圣惠方》。

楸叶拾伍斤，秋分前后，令人将袋上树，旋摘纳袋中，不得令鸡、犬、孝子、女人、师僧等见

右用水壹硕，于净釜中煎楸叶，取汁叁斗，又重换锅煎至贰升，已成煎矣，盛于不津器中。凡患者，先取麻油半合、蜡壹分、酥壹栗子大，同消如面脂；又取杏仁柒粒，生捣如膏；米粉贰钱，同入面脂中搅令匀。先涂疮上，经两日已来令净，拭去，以篦子匀涂楸叶煎[3]满于疮上，仍用软帛裹之。两日一度，拭去旧药更上新药，不过伍陆上。已作头者便生肌平复，如米破者即内消。神效，后却全在将息。

简 要 方

雄硫膏　治身上诸恶疮方。《家藏方》。

雄黄贰两　硫黄壹两，并细研

右以猪脂肆两，入铫内煎化成油；入鲫鱼两个，煎令肉烂了；入乱发两卷，煎令焦烂，去滓。用和上件雄、硫末，搽之差。

内消圆　治风毒瘰疬，令内消，宜服此方。《圣惠方》。

何首乌拾两，玖蒸玖曝，捣细为末　皂荚拾挺。伍挺，去黑皮，涂酥炙令黄

---

[1]老唐方：据此条内容，出自唐慎微《证类·铅》。故此"老唐"或指"唐慎微"。
[2]又：原脱，据《证类·铅》引《图经》"铅灰治瘰疬"补。
[3]煎：原脱，据《圣惠方》卷66"治瘰疬瘘诸方"补。

色，去子，捣罗为末；伍挺，水浸壹宿，揉绞取汁贰升

右件药，用精羊肉壹斤细切，以前皂荚水同熬如膏。入何首乌末及皂角末和丸如梧桐子大。每日空心，以粥饮下叁拾丸。

治风毒肿 气急硬，疼痛方。《圣惠方》。

柳枝壹握，细剉　桑枝壹握，细剉　黑豆壹升

右件药相和，炒，候大豆熟为度。以好酒伍升投之，良久，澄滤去滓。每夜欲卧时，以意斟酌，暖饮之。其滓入盐壹两，炒令极热，以帛裹，于肿处熨之。冷即复炒，不过叁两度效。

治热毒肿，**内消膏**。《圣惠方》。

肥皂荚贰挺，以好酒壹中盏没，援取汁　青盐壹分　硝石壹分

右件药相和，熬成膏。涂于肿上，日贰易之。

散肿膏 治毒肿恶疮方。《圣惠方》。

川大黄生用　风化石灰　赤小豆各贰两

右件药捣罗为末。以醋调，涂之，干即再涂之。

散毒膏 治气血凝滞，结核不消，欲作瘰疬者方。《杨氏方》。

大黄壹两　天南星壹枚，重壹两者　当归半两　防风半两　麝香壹钱，别研

右件药为细末。每用叁钱，以乌鸡子清调作膏子，于患处傅之。

吴茱萸散 治风寒湿注下成疮。《鸡峰方》。

槟榔壹两　硫黄半两　吴茱萸壹分　川乌头壹个

右肆味为细末。掺疮上，干者油调傅之。

治瘰疬方 《鸡峰方》。

龙脑薄荷叶壹两　不蛀皂角壹两，去皮，酢炙焦黑，去子

右为细末，用盐豉壹合，醋浸软，同捣得所，如硬添醋，丸如绿豆大。每服拾丸，冷水下，不计时候。日进叁肆服。忌咸甜、动风物等。

托里散 消诸疮毒，痈疹发背，肿毒等。

甘草壹两　黄耆半两　桔梗半两　青橘皮半两

右为细末。每服壹钱，水壹盏煎叁沸，去滓，温服，食后临卧。

群　方

恶疮病源　夫诸疮生身体者，皆是体虚受于风热，与血气相搏，故发疮也。风热夹湿毒之气者，则疮痒痛㶿肿，而疮多汁，身体壮热，谓之恶疮也。《圣惠方》。

治一切恶疮，宜涂**桑螵蛸散**。《圣惠方》。

桑螵蛸　地龙　乳香　黄檗　黄丹各半两　粳米粉壹分　腻粉壹分　麝香壹分

右件药捣罗，都研为散。每用，以不食井水和沙糖调药，少许涂之，神效。

又方**楼葱散**

楼葱壹斤，和须叶细切，晒干，以慢火炒令黄色　硫黄壹两　臭黄壹两　麝香半两

右件药都细研为散。先以热盐浆水洗疮，干拭，以生油调，点贴。逐日换之。

治恶疮人不识，多年不差[1]者，**赤小豆散**。《圣惠方》。

赤小豆　糯米　吴茱萸　黄连　黄檗　干姜　蛇床子各半两

右件药捣，细罗为散，以生油和如面脂。每用时，先煎槐枝汤，洗疮令净，然后涂药。且再用之。

灸疮膏《圣惠方》。

当归　防风各壹两　黄耆　芍药　白芷各半两　乳香壹分　黄丹半两　黄蜡壹分

右以油肆两煎前药，候色变，入丹成，以蜡收之，垍合盛。

太一[2]膏

红芍药　大黄　香白芷　官桂　玄参　当归　干地黄生

---

[1] 差：原作"可"，据《太平圣惠方》卷65"赤小豆散"改。
[2] 太一：原作"大上"，据目录改。

右件药并剉,先煎清油贰斤,令香,沫尽;即入药,煎至黑色,取出不用。然后入黄丹壹斤,用青柳枝不住手搅,候滴水中成珠子、不粘手为度,倾入坩器中,出火毒。树阴下掘窖子,置坩器于内,以土覆三日而出。今具治病如后,每壹粒丸如鸡头大。一方使黄耆壹两,无玄参。炼时,口中常念太一救苦天尊。

治发背,先以温水洗疮,拭干,用帛子摊膏,随大小贴之;即以温水吞下壹粒。

治久远瘰疬,摊贴,温水下壹粒。

治瘘疮,盐汤洗贴,酒下壹粒。

治打扑损,摊贴,橘皮汤下壹粒。

治腰膝痛,盐汤下壹粒。

治妇人血气,木通甘草汤下壹粒。

治赤白带下,酒下壹粒。

治风赤眼,摊贴,用栀子汤下壹粒。

治唾血,桑白皮汤下壹粒。

治嗽,咽喉肿,绵裹贰粒含下。

治一切疮疖,并肿痛刀疮,及诸般疥癞,别炼酒少许,打膏令匀涂之,度情用,甚妙。

治一切风劳病,柴胡汤下壹粒。

神妙麝香膏　治远年恶疮不差,或发背瘰疬。《鸡峰方》。

黄芩　乳香　白矾　红芍药　白芷各壹两　黄丹　黄蜡各半两　麝香壹钱,同乳香研　油半斤,脂麻油;无,只用真菜油亦可

右将油入银石器内慢火煎,先入黄芩、芍药、白芷熬,直候叁味药色黑焦,滤出;次入黄丹、白矾、乳香、麝香,又熬数沸;入蜡成膏,滤去滓,放冷,贮盛瓷器内。如常摊贴纸花子在疮上,合时忌铁器、鸡犬、妇人。

如圣膏　治一切恶疮发背。《鸡峰方》。

芍药　厚朴　当归　官桂　干地黄　白芷各壹两　黄丹半斤　麻油壹斤

右件药并剉碎，先煎油；沫散即入药，令焦黑，取出不用；青柳枝不住手搅，候滴在水上成珠子、不粘手为度；盛在坩器中，埋于地上，出火毒讫，方用。

肾风疮　阴疮

单　方

乌头圆　治肾脏风，下部生疮，先作瘾疹，痒不可忍，及水道中作痒，外肾生疮。《大衍方》。

大川乌壹个，重贰斤，用白粟米半升，淘取浓泔伍碗，浸叁日；取出，去皮、脐，再入泔内浸肆日；计柒日夜，再取出切作厚片，每个切肆片，慢火焙干；用好米醋叁升，砂钵中令醋浸过药，煮干，取出焙干为末。用旧煮药残醋添新醋，入面为薄糊，圆如梧桐子大。每服叁拾圆至伍拾圆，空心食前，临卧温酒、盐汤下。章明仲服，得效。

双妙散　疗男子阴卒肿痛方。《备急方》。

鸡羽陆枚，烧　蛇床子等分

右贰味为末，以饮服少许[1]，随卵左右取鸡羽。

洗湿痒方　疗阴下痒湿。《古今录验方》。

甘草壹尺，以水贰升，煮取壹升。渍洗之，日叁肆度，便愈。

又方　疗阴下湿痒生疮方。《古今录验方》。

吴茱萸壹升，水叁升，煮取叁伍沸，去滓，以洗疮。诸疮亦可治之。

又方　疗男子阴疮方。《葛氏方》。

烂煮黄檗，洗之。又用白蜜涂之。

又方　《葛氏方》。

黄连、黄檗各等分，末之。先煮肥猪肉汤洗之，然后以药粉之。

---

[1] 少许：此后原衍"少许"二字，据《外台秘要》卷26"阴猝肿痛方"引《备急》删。

疗阴疮方 疗阴疮,阴[1]边如粟粒生疮及湿痒方。《必效方》。

以槐北面不见日处白皮壹大握,盐叁指壹撮,以水贰大升,煮取壹升。洗之,日叁伍度,适寒温用。若涉远,恐冲风,即以米粉和涂之,神效。

又方 治阴疮烂痛不可忍方。《圣惠方》。

豉壹合 地龙新粪半两

右件药,以水少许和,研如稀膏。涂之,干即再涂。

又方 治阴疮下湿痒成疮方。《圣惠方》。

猪蹄贰枚 槐树寄生白皮切,壹升

右件药,都以水壹斗煮,猪蹄烂为度,去滓。稍热洗疮,壹日伍陆遍。洗差为度。

又方

煮桑根皮汁洗之。

又方

吴茱萸叁合

右用水叁升,煮叁伍沸以洗之。诸疮亦治,甚妙也。

又方 治丈夫阴头痈,医家不能治者。《至道方》。

鳖甲壹枚,僻处烧令焦,杵末;以鸡子清和,傅之。

又方 治男子阴疮方。《鸡峰方》。

右以石硫黄末研细,傅疮上。

简 要 方

乌梅汤 疗阴囊下湿痒皮剥方。《葛氏方》。

乌梅拾肆枚 铜钱肆拾 盐叁指的壹撮

右叁味,以苦酒壹升,于铜器中浸玖日。洗之效。

茴香散 治阴疮,风冷所伤疼痛方。《圣惠方》。

---

[1]阴:原脱,据《外台秘要》卷26"阴边粟疮方"引《必效》补。

白蒺藜　附子　茴香子

右件药等分，捣，细罗为散。每于食前以温酒调下贰钱。

止痛圆　治阴痛不可忍方。

吴茱萸贰两　槟榔壹两　茴香子壹两

右件药，捣罗为末，用醋煮面糊和圆如梧桐子大。不计时候，以热酒下贰拾圆。

治阴疮或痒，**雄黄散**。《圣惠方》。

雄黄半两　白矾半两　麝香壹钱

右件药同研为散。每用少许傅于疮上。

打扑

单　方

接骨膏　治手脚骨折。《杨氏方》。

右取嫩细柳条，量所用长短，截数拾条，以线穿成帘，裹于损折处，缠一遭，就线头系定。又用好厚皮纸壹张，量柳帘高下裁剪，即于纸上摊镕黄蜡，匀掺肉桂末在蜡上，厚半米[1]许，即于帘子缠药纸叁肆重，上用帛子软物缠缚札定。其痛渐止，骨渐相接，即获平复。

黄庭散　疗从高堕下，及被木石所迮，或因落马，凡是损伤，血瘀凝积，气急欲绝，无不疗方。《千金方》。

净土伍升，蒸之令极热，分半以故布数重裹之，熨病上。勿令大热，恐破肉，冷即易之，以痛止即已。但有损伤，并以此法疗之，神效。已死不能言者亦活，三十年亦差。

竹沥饮　凡伤折骨，诸疮肿者，慎不可当风卧湿，及多自扇。若中风，则发痉口噤，杀人。若已中此，觉颈项强，身中急束者，急服此

---

[1] 半米：指1/2米粒的高度。

方。《肘后方》。

右竹沥饮叁贰升，若口噤者，可以物拗开，内之令下。禁冷饮食及饮酒。竹沥卒烧难得多，可合束拾许枚，并烧中央两头，承其汁，投之可活。

蟹髓膏 疗被伤筋绝方。《千金方》。

取蟹头中脑及足中髓，熬之。内疮中，筋即续生。

疗被打头眼，**青肿方**。《千金方》。

用新热羊肉傅之。

又方《千金方》。

炙肥猪肉令热，搨之。又炙猪肝贴之，亦佳。

又方 疗被打青肿方。《张文仲方》。

以水磨桂涂之。赤，则以墙中朽骨磨涂之，则平也。梁都督侍中传效方。

鹿角散 治腕折，四肢骨碎，筋伤蹉跌，疼痛方。《圣惠方》。

右以鹿角不限多少，用桑叶汁煮令微软，滤出曝干，捣罗为散。每服，以暖酒调下贰钱，日叁服。

治马坠方 治马坠拗损方。《圣惠方》。

桑根白皮伍斤，剉

右件药捣罗为末，以水壹斗，煎成膏。涂于损处，立便不痛，以后亦无宿血，终不发动也。

竹茹汤 治为兵杖所加、木石所迮，血在胸背及胁中，痛不得气息方。

青竹刮取茹鸡子大贰枚　乱发鸡子大贰枚

右贰味于炭火炙令焦燥，合捣之，下筛。以酒壹升，煮之叁沸止，壹服尽之。叁服愈。

治杖疮方《千金方》。

石灰柒斤　新猪血壹斗

右贰味和为圆，熟烧之。破，更圆。烧叁遍止。末，傅之。

水仙散 治打扑坠陨,恶血攻心,闷乱疼痛。《本事方》。

右未展荷叶阴干,壹味为末。食前以童子热小便壹小盏,调下叁钱,利下恶物为度。壹方用大干荷叶伍片,烧令烟尽,细研,作壹服,如上服之。

导滞散 治重物厌连,或从高坠下,伤损五内,吐血下血,出不禁止,或瘀血在内,胸腹胀满,喘粗气短。《太医局方》。

当归　大黄

右等分,为细末。每服贰钱,以温酒调下,不计时候。

木香膏 治扑伤、打伤。《鸡峰方》。

木香_{不以多少}

右为细末。每用热汤调成膏,以少许涂手上,摩痛处热,日叁肆。

止[1]痛汤 治折伤先用。《灵苑[2]方》。

右以白矾捣为细末。每用壹匙匕,沸汤壹碗冲了,以手帕蘸,乘热熨伤处[3]。少时痛止,然后排整筋骨,贴药。

散瘀血法 若血聚皮肤间不散者。《肘后方》。

右取肥猪肉,炙令熟,以搨上。

群　方

五神圆 治打扑伤,整骨续筋,生肌止痛。《杨氏方》。

自然铜_{半两,火煅醋淬,细研}　川椒_{去目,贰钱半}　当归_{半两}　没药_{别研}　乳香_{别研,各壹钱}

右件为细末,取青蒿自然汁,和丸如绿豆大。每服伍拾圆,热酒送下。

神应膏 治闪扑伤损,消肿定疼。《杨氏方》。

牛皮胶_{壹斤,多年陈者,槌碎}　生姜_{壹斤,取汁}　肉桂_{壹两,为细末}

---

[1] 止:原作"正",据《证类·矾石》引《灵苑》"止痛汤"改。
[2] 苑:原作"宛",据《证类·矾石》引《灵苑》"止痛汤"改。
[3] 处:原脱,据《证类·矾石》引《灵苑》"止痛汤"补。

右先将胶于铫内用水煎镕,次下姜汁,在内搅熬稀稠得所,即逐旋抄肉桂末,在内慢火搅极匀,倾入瓷罐子内,密封贮。每用,药摊于患处,以纸花子叁两重盖覆,其痛即止,渐渐平复。如药熬下多日,干硬,再于火上镕动;如太稠,即入生姜自然汁,搅极匀,如前用。

竹皮酒 若为人所打,举身尽有瘀血。《肘后方》。

削青竹皮_{贰升} 乱发_{如鸡子大肆枚,火炙焦}

右以竹皮合捣末,以壹合入壹升酒中,煮叁肆沸。顿服,日肆伍。

胶艾汤 主男子伤绝,或从高堕下,伤五脏,微者唾血,甚者吐血及金疮,伤[1]经内绝者。《千金翼方》。

阿胶 艾叶 芍药 干地黄各叁两 干姜 当归 甘草 芎䓖各贰两

右捌味切,每取肆钱,水壹盏半,煎至柒分,服,日再服。赢人叁服。此汤正主妇人产后崩中伤,下血多,虚喘欲死,腹痛,下血不止者,服之良。

疗坠马落车,被打,伤腕折臂,呼唤痛声不绝。服此散,呼吸之间不复大痛,三日筋骨相连,**当归散**。《救急方》。

当归 桂心 甘草 蜀椒各叁分 芎䓖陆分 附子 泽兰各壹分

右柒味捣为散,酒服方寸匕,日叁。小儿被奔车马所损裂其膝,皮肉决,见骨,即绝死,少苏,啼不可听闻,服之便眠,拾数日便行走,其神验如此。忌海藻、菘菜、生葱、猪肉、冷水。

桂附散子 治腕折,筋骨伤损,疼痛。《圣惠方》。

桂心 附子 白僵蚕 蒲黄 茅根 古铜末 当归各壹两,剉,微炒

右件药捣罗为散,不计时候,以温酒调下贰钱。

治坠马伤折,止痛,**败龟散**方。《圣惠方》。

败龟涂醋,炙黄 虎胫骨 牡丹 赤芍药 熟干地黄 桂心 续断各壹两 当归壹两半

右件药捣,细罗为散。每服,以温酒调下贰钱,日叁肆服。

---

[1] 伤:原脱,据《千金翼方·从高堕下第四》"胶艾汤"补。

治从高堕下，犯伤五脏，微者唾血，甚者吐血，兼金疮伤内者，宜服**阿胶散**。《圣惠方》。

阿胶贰两　熟干地黄壹两　赤芍药壹两　干姜半两　当归壹两　芎䓖壹两　艾叶壹两　甘草半两

右件药捣，粗罗为散。每服叁钱，以水壹中盏，煎至伍分，去滓温服，日叁肆服。

接骨**桂附贴熁膏**方。《圣惠方》。

桂心　附子　乳香　川椒　白矾　吴茱萸各壹两　生姜汁　酒各伍合

右件药捣，细罗为散，先将姜汁并酒煎取柒合，入药末调令匀，于油单子上摊，贴于患处，急裹缚之，其痛立定。

治伤折筋骨，疼痛不止，走马，贴熁**乳香膏**。《圣惠方》。

乳香贰两　蛇床子壹两　皂荚壹两　桂心壹两半　附子壹两，生用　芥菜子叁合　赤小豆叁合

右件药，捣罗为末，用生姜汁壹中盏，调如膏。看伤折处大小，摊于油单上，封裹，候干即易之。

又方**松脂膏**

松脂叁两　当归壹两　细辛壹两　白芷壹两　川椒贰两

右件药捣，细罗为散，用生地黄汁并醋相和，调如膏。临时看患处大小涂贴，每日换之。

五伤丹　治驴马坠，并打破闪着，疼痛不可忍方。《鸡峰方》。

乳香壹分　没药　川椒　赤芍药　川芎　当归各壹两

右为细末，自然铜粉壹两，研匀；用黄蜡贰两半，铫子内镕成汁；次入药末，不住手搅令匀，放冷，搓如弹子大。每服壹圆，好酒壹盏，同煎药散，通口呷讫，就痛处卧少时。些小只可壹服止，大者叁伍服，永痊。自然于肉内生红丝接连旧。

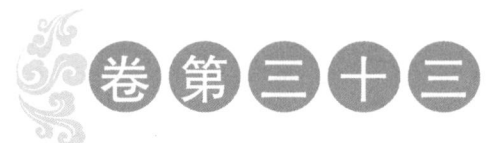

治一切疮肿诸方下

金疮汤火伤　破伤风

单　方

槟榔散　治金疮方。《十全方》。

槟榔烧灰留性　龙骨等分

右为末，傅之立差。

玉灰散　刀箭药。《杨氏方》。

风化石灰壹斤，细罗过用

右将韭菜于石臼内捣烂，次入石灰，同捣令匀，捏作饼子，风干，端午日合。

神铃散　治箭头并针铁在骨内取不出方。《杨氏方》。

右大雄鼠壹枚，去皮骨，取精肉，薄批，焙干，碾为细末。每服贰钱，热酒调下。若觉箭疮痒，不得抓，忍痒，少时箭顿自出。不拘时候。

出刺方　疗竹木刺不出。《肘后方》。

取羊粪躁者，烧灰，和脂涂之。刺若未出，重傅之。乃不觉，刺出。一云用干羊粪末。

又方

捣乌梅，水和，涂之刺上，立出。

又方 疗刺在肉中不出方。《集验方》。

生牛膝根茎合捣，以傅之，即出。纵疮合，其刺犹自出。

续筋方 治金疮或肌肉断裂方。《圣惠方》。

右剥取新桑皮作线缝之，以新桑皮裹之，又以桑白汁涂之，极验。小疮但以桑皮裹之便差。如断筋，取旋覆根捣，封之，即续。

黑毡散 治刀伤斧斫等疮。《圣惠方》。

右取黑毡烧为灰，细研，傅伤损处，封裹勿动，且待生肌为妙。

取箭头论 夫箭中于骨，骨破者，须出箭镞，仍应除碎骨尽，乃傅药。不尔者，疮永不合；纵合，常有疼痛。若更犯触损，便惊血沸溃，即死也。《圣惠方》。

拔镞膏 治箭镞入骨取不出，疼痛不可忍，宜用此。《圣惠方》。

巴豆叁枚，去皮　蜣螂叁枚，生用

右件药相和，研令极细，涂所伤处。须臾痛定微痒，但待极痒不可忍，便撼箭镞，拔之即出。速以生肌膏贴，神效。

立效方 治箭镞不出。《圣惠方》。

右用黑羊[1]粪捣末傅之。待疮口开，即以生鼠刺取血，滴疮口中，须臾即出。

还续散 治金疮，伤筋断骨令还续方。《圣惠方》。

右多取蟹头中脑及足中髓，熬之，傅疮上，筋骨即续生，立效。

却入散 治金疮复破，肠胃突出却入法。《圣惠方》。

右取干人粪为末以粉肠，即入矣。

又方 治伤肠出，不断者。《圣惠方》。

作麦粥取汁，洗肠推内之。恒研米粥饮之贰拾日。稍食粥糜，百日后乃差。

止血散 治金疮，血不止，疼痛。《圣惠方》。

右以龙骨捣末，细研，傅疮上。

---

[1]黑羊：原作"三"，据《圣惠方》卷68"治箭镞不出立效方"改。

又方 治金疮血出不止。《圣惠方》。

右取车前叶烂捣，傅之，血即立止。连根取用亦效。

又方 《圣惠方》。

取小便服叁两盏，即瘥。

祛风汤 治金疮，中风水，刺痛。《圣惠方》。

葱壹握　盐壹合

右以水叁升，煮数沸，渍疮即止。

又方 治金疮中风水肿痛。《圣惠方》。

右用桑灰汁热渍之，冷复温之，神效。

出刺方 治刺在人肉中不出。以下《千金方》。

用牛膝根茎生者，并捣以傅之，即出疮。虽已合，犹出也。

又方

嚼豉涂之。

又方

嚼白梅以涂之。《肘后方》使乌梅。

又方

头垢涂之，即出。

解毒散 治毒箭所中。

雄黄末傅之，当沸出，愈。

简　要　方

乳香膏 金疮，灸疮，火烧疮等。《近效方》。

蜡如胡桃人　杏子壹抄，烂捣　槟榔人壹枚[1]　薰陆香半合

右肆味和捣，以猪脂煎。即以此药涂帛上，贴疮。此方大效。

生肌散 疗金疮。《古今录验方》。

甘草贰两　黄檗捌两

---

[1] 枚：原脱，据《外台秘要》卷26"阴边䘌疮方"引《近效》补。

右叁味捣末，以封疮上，日再。

榴花散 治金疮，但刀斧伤损，出血不止，宜用此方。《圣惠方》。

石榴花半斤 石灰壹斤，炒

右件药捣，细罗为散。傅疮上，以帛裹，勿令着风水，疮口合即差。

生肌膏 治金疮，灸疮，火疮等，宜用此。《圣惠方》。

槟榔壹枚 薰陆香半两 杏人拾肆枚，去皮，研如膏

右件药捣，细罗为散。以炼了猪脂贰合、黄蜡如胡桃人大，入杏人同煎，令膏成，以瓷合盛。每用摊在纸上贴。

又方 治金疮兼治一切打损疮，生肌膏方。《圣惠方》。

乳香贰两 羊肾脂壹两 蜡贰两 油半升

右件药以油和，煎如膏，绵滤过，置不津器中。旋取涂于疮上，神验。

群 方

金疮生死候《圣惠方》 夫金疮失血，其人当苦渴。然须忍[1]之，常令干食，可与肥脂之物以止其渴。又不得多饮粥，则血溢出，杀人也。又忌[2]瞋怒及大言笑，思想阴阳，动作劳力，若食咸酸、饮酒、热羹、臛[3]辈，皆使疮痛冲发，甚者即死，疮差后犹尔，出百日半年，乃稍复常尔。凡金疮，伤天窗、眉角、脑户、臂里、跳[4]脉、髀内阴股、两乳上下、心、鸠尾、小肠及五脏六腑俞，此皆是死处，不可疗也。又破脑出，而不能语，戴眼直视，喉中沸声[5]，口急唾出，两手妄举，亦皆是不疗。若脑出而无诸疾，亦难疗也。又疮卒无汁者，中风也；疮边自出黄汁者，中水也。欲作痉候，可急疗之。又

---

[1] 忍：原作"饮"，据《圣惠方》卷68"金疮论"改。
[2] 忌：原作"思"，据《圣惠方》卷68"金疮论"改。
[3] 臛：原作"腫"，据《圣惠方》卷68"金疮论"改。
[4] 跳：原脱，据《圣惠方》卷68"金疮论"补。
[5] 声：原作"升"，据《圣惠方》卷68"金疮论"改。

痛不在疮处者，伤经也，亦死。又血不止，前赤后黑，或自肌肉腐臭，寒冷坚急，其疮虽愈者，亦死也。

大散子 治金疮。《圣惠方》。

右伍月伍日平旦，使肆人出肆方，各于五里内采一方草木茎叶，每种各半把，勿令漏脱一事[1]。日正午时切，碓捣，用石灰壹斗捣令极烂。仍先选拣大实桑树三[2]两株，凿作孔，令可受药，然后分药于孔中，实筑令坚。后以桑树皮蔽之，用麻捣石灰密泥，令不泄气。更以桑皮缠之令牢。至九月九日午时出取阴干，百日药成，捣之，日曝令干，更捣，绢罗贮之。凡有金疮伤折出血，用药封裹，勿令转动，不过拾日，全不脓不肿、不畏风。若伤后数日始得用药，须暖水洗令血出，即傅之。此药大验，预宜多合之。金疮之要，无出于此。虽突厥、质汗、黄丹未能及之。又一方或用百草心，伍月伍日，柒月柒日出。

内补当归散 治金疮去血，多虚。《圣惠方》。

当归半两　芎䓖半两　肉苁蓉贰两　川椒半两　人参贰两　干姜半两　甘草半两　白芍药半两　桂心半两　黄芩半两

右件药捣，细罗为散。每服，以温酒调下壹钱，日叁肆服。

内补黄耆散 治金疮去血多，虚竭疼痛，羸弱。《圣惠方》。

黄耆壹两　当归壹两　芎䓖半两　白芷半两　续断壹两　干姜半两　黄芩半两　鹿茸贰两　细辛半两　附子半两

右件药捣细罗为散。每服，不计时，以温酒调下贰钱。

内塞散 治金疮。《千金方》。

黄耆　当归　芎䓖　白芷　干姜　黄芩　芍药　续断各叁两　附子半两　细辛一两[3]　鹿茸叁两

右拾壹味治，下筛。先食，酒服伍分匕，日叁，稍增至方寸匕。

---

[1] 事：原作"率"，据《圣惠方》卷68"治金疮大散方"改。
[2] 三：原作"皮"，据《圣惠方》卷68"治金疮大散方"改。
[3] 一两：原脱，据《千金要方》卷25"内塞散"补。

汤火伤

单　方

汤火伤方　治火烧汤泼，烂，热毒疼闷，神效。《大衍方》。

右取大黄末细研，以蜜和如泥，涂之，疼痛立止[1]。

又方　治火伤肌肉方。《胡氏方》。

用冷灶内中心土为末，入甘草末，冷水调，上。

又方　治汤泼肌肉方。

用汤瓶中水垢为末，入甘草末，冷水[2]调，上。

又方　治汤火疮大黄醋。《胡氏方》。

大黄

右捣碎，调以美醋，傅疮上。《夷坚志》云，金山修神，怒疮人不谨，溃其手镬中，痛楚彻骨，号呼欲死。神授此方遂愈。

又方　疗卒被火烧，苦剧闷绝，不识人。《集验方》。

取新热小便壹升，及冷水和蜜饮之。口噤不开者，可拗开灌[3]之。其闷差，然后疗外乃善。

又方　疗汤火疮，无问大小，秘要。《救急方》。

取粟，熬令焦黑，投水中，搅之良久，滤取汁，重煎如糖，以傅疮上。并减瘢。

治灸疮　久[4]不差，血不止。《圣惠方》。

以蜣螂末和猪脂，涂之，即愈。

又方　治灸疮多时不差，疼痛出黄水，立效。《圣惠方》。

---

[1] 和如泥涂之疼痛立止：凡9字原脱，据《圣惠方》卷68"治火烧汤泼烂热毒疼闷神效方"补。
[2] 水：原脱，据上方补。
[3] 灌：原作"唯"，据《外台秘要》卷29"火烧疮"方引《集验》改。
[4] 久：原作"人"，据《圣惠方》卷68"治灸疮久不瘥诸方"改。

右取楸叶或根皮，捣罗为末，傅疮上，即差矣。

又方 汤火伤。《家藏方》。

右以生麻油调生面水，涂之，奇。

又方 姚云，火烧者。《肘后方》。

初慎勿以冷物搨之，热气不出，即烂筋。

又治灸疮方 忽痛肿急。《肘后方》。

灶中黄土，水煮令热，以渍之，即良。

又方

但以火灸之令热，热则痒。日陆柒度，自差。此常用立差。

群 方

神效**当归膏** 治汤火所伤，初起摞浆，热毒侵展，焮赤疼，毒气势盛，腐化成脓。敛疮口，生肌肉，拔热毒，止痛。《太医局方》。

油肆两 当归 蜡各壹两

右件先将油煎，令当归焦黑，去滓，次入蜡，急搅之，放入瓷合内。每使时，故帛子涂，贴之。

防风膏 灸疮。《家藏方》。

当归壹两 防风壹两 黄丹半两，飞过，炒 黄蜡壹两

右以油肆两，先煎当归、防风，候紫黑色，却入炒过黄丹，沸壹两沸，以绵滤过，入黄蜡，收之。若要止疼痛，加乳香壹两。

灸疮肿痛病源

夫灸疮脓溃以后，更焮肿急痛者，此中风冷故也。

水柳膏[1] 治灸疮急肿，痛不可忍。《圣惠方》。

水柳枝贰两，剉碎，春夏取枝尖，秋冬取根皮用 甘草贰两，捶碎 白胶香半两 松脂半两 黄丹三两，炒令紫色 油八合 黄蜡半两 麝香半两，细研

---

[1] 水柳膏：原方脱"松脂、黄丹、油、麝香"四味药及剂量，据《圣惠方》卷68"水柳膏"补。

右件药，先取油安铛内，以文火炼香熟；渐下柳枝、甘草，煎令黑色，去滓；次下白胶香、松脂、蜡等，候化，即以绵滤过。净拭铛，却倾油于铛内，渐下黄丹，不住手搅转，急着火上，变色，滴于水中成珠子，膏成。入麝香令匀，用垍合盛。于熟绢上摊贴，神验。

柳枝膏 贴灸疮。《鸡峰方》。

麻油半斤　黄丹叁两　乳香壹钱　柳枝壹握

右如常法熬成，然后入乳香搅匀，贮器中。

破伤风

单　方

夺命散 治破伤风。《胡氏方》。

防风半两　天南星壹两，大者

右净洗，壹处为末，以半钱，先用热小便净洗疮口，然后用绵帛拭干，以药掺在疮上，良久浑身痒，疮口内出赤黄水是效。

治诸疮中风者 韦宙《独行方》。

生蜀椒壹升，取少面合溲裹椒，勿令漏气，分作两裹，于塘灰中烧熟，及热出之，刺头作孔，当疮上罨者，使椒气射入疮中，冷则易之。须臾疮中出水，及遍体出汗即差。

立效散 治破伤风及淋发中风极效方。《本草衍义》方。

右以乱发如鸡子大，无油器中熬焦黑，就研为末，以好酒壹盏沃之，何首乌贰钱同搅，候温，灌之。下咽过壹贰刻，再灌，立效。

熏法 治疮伤风及水肿痛。《肘后方》。

右以竹筒长贰叁尺者数枝，通节烧壹头，令燃有烟，却以壹头笼疮，令烟火气熏之，觉痛，令清水出，良久即罢，便差。此《经效方》。

简　要　方

急风散 治久新诸疮，破伤风，项强背直，腰为反折，口噤不语，手足抽掣,眼目上视,喉中沸声方。《太医局方》。

草乌头叁两,将壹半以火烧存性,于醋内蘸,壹半[1]生用　生黑豆壹分,同为细末　丹砂壹两　麝香壹分[2],研

上为细末和匀。破伤风,以酒一小盏调半钱,神效。如出箭头,先用酒一盏,调服半钱,却以药贴箭疮上[3]。

玉真散（脱）

白芷散（脱）

群　方

大白散（脱）

独活散[4]　治破伤风,四肢不收,口中沫出,及中贼风,并治之[5]。

独活壹两　白僵蚕[6]叁分　干蝎半两　附子壹两　麻黄壹两　防风叁分　当归叁分　天麻壹两　细辛叁分　赤芍药叁分　桂心壹两　芎䓖壹两

右件药捣,细罗为散。不计时候,以温酒调下壹钱。

阿胶散　治破伤[7]风,角弓反张者宜服。《圣惠方》。

阿胶叁分　白附子叁分　桂心叁分[8]　羌活叁分　当归壹两　天麻一两[9]

右件药捣,细罗为散。每服,不计时候,以温酒调下贰钱。频服,以出汗为效。

---

[1] 壹半:此前原有"令余"二字,据《和剂局方》卷8"急风散"删。

[2] 壹分:此后有脱叶。据目录,此后脱"玉真散、白芷散、大白散、独活散"四方及"群方"标题。

[3] 研……箭疮上:凡40字原脱,据《和剂局方》卷8"急风散"补齐此方。

[4] 独活散:方名原脱,据目录及方组药物补出方名。

[5] 治破伤风……并治之:凡14字原脱,据《圣惠方》卷21"独活散"补主治症。此方方组及方后注与本方残留文字相符。

[6] 蚕:原脱,据《圣惠方》卷21"独活散"补。

[7] 破伤:原作"弓",据《圣惠方》卷21"阿胶散"改。

[8] 桂心叁分:原脱,据《圣惠方》卷21"阿胶散"补。

[9] 天麻一两:原脱,据《圣惠方》卷21"阿胶散"补。

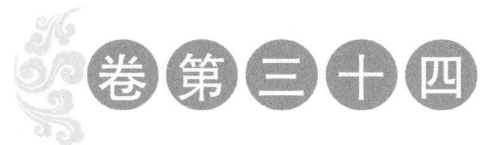

杂方一

脉诀 《指迷方》

论脉口诀 论曰：人以天地之气生，四时之法成，是以有五脏六腑，四肢十二经，三百六十五穴，以象五运六气，四时十二月，周天之度，阴阳变化与天地同流。乖其气，逆其理，则阴阳交错，腑脏并毗，脉行迟速，荣卫失度，百病从生，非脉无以探赜索隐。所谓脉者，乃天真之一气，有生之精神，皆属于目，而精神所聚。精神去干，脉理乃绝。是故上古圣人论理人形，列别脏腑，端络经脉，会通六合，各从其经气穴所发，各有腧名。所以善诊脉者，静意视义，观识之变于冥之中，以神合神，惠然独悟，口弗能言，生别阴阳，审清浊而知分部，视喘听者声而知病所生。所谓阴阳者，至者为阳，谓随呼而出也；去者为阴，谓随吸而入也。动者为阳，鼓击[1]躁急也；静者为[2]阴，来去沉沉默默也。数者为阳，谓一呼一吸六至也；迟者为阴，谓往来不满三至也。于三部九候之内，察其脉形有独异者，谓独大独小，独疾独迟，独不应四时者，乃受病之所也。

辨人迎三部趺阳九候五脏六腑脉法 论曰：说脉之法，其要有三。一曰人迎，在结喉两傍，取之应指而动，此部法天也。二曰三部，谓寸

---

[1] 击：原脱，据《全生指迷方》卷1"脉论"补。
[2] 为：此前原衍"系"字，据《全生指迷方》卷1"脉论"删。

关尺，在于腕[1]上侧有骨稍高，曰高骨，先以中指按骨，搭面落处谓之关，前指为寸部，后指为尺部。尺寸以分阴阳，阳降阴升，通度由关以出入，故谓之关，此[2]部法人。三曰趺阳，在足面系鞋之所，按之应指而动者是也，此部法地[3]。三者，皆气之出入要会，所以能决吉凶死生。凡三处大小、迟速相应齐等，则为无病之人。故曰：人迎、趺阳、三部，不参动数，发息不满五十，未知生死。所以三者，决死生之要也。故人迎[4]一盛，病在少阳；二盛，病在阳明；三盛，病在太阳，谓阳极也；四盛已上，为隔阳，谓无阴以收也。寸口一盛，病在少阴；二盛，病在太阴；三盛，病在厥阴，厥犹尽也；四盛已上，为关阴，无阳以系也。隔阳者，气上而不能下，则吐逆。关阴则闭塞，大小便不通，皆死不治。九候者，谓三部之位，一位有三候，浮取之属阳，沉取之属阴，中得之为胃气。故无胃气则死。五脏之脉，轻手于皮肤得之者，肺也；至肌得之者，心也；至肉得之者，脾也；至筋得之者，肝也；至骨得之者，肾也。五者轻重皆应，是谓五[5]脏之气全也。又有推而外之以经络，推而内之在血脉。凡诊平人之脉，常以平旦阴气未动，阳气未散，饮食未进，络脉调匀，可以见有余不足之脉。一呼行三寸，一吸行三寸，呼吸行六寸，而脉四至。呼吸之间，又一至，此盛脉，得天全者也。若过十息，脉应五十动，又须与气相应，往来缓急得中，润泽如慢水流行源源者，此寿脉无疾也。若不满五十动一止，此一脏之气绝，四岁死；三十动一止，三岁死；二十动以下一止，期以岁月死。若与形气不相应，往来短促枯燥，无首尾，此不寿之脉而多病。凡诊脉，则不以昼夜，审脉形以察其由，则寒热虚实见矣。凡脉病人不病者死，人病脉不病者生。

---

[1] 腕：原作"脘"，据《全生指迷方》卷1"辨人迎三部趺阳九候五脏六腑脉法"改。
[2] 此：原脱，据《全生指迷方》卷1"辨人迎三部趺阳九候五脏六腑脉法"补。
[3] 法地：原脱，据《全生指迷方》卷1"辨人迎三部趺阳九候五脏六腑脉法"补。
[4] 人迎：此后原衍"寸口"二字，据《全生指迷方》卷1"辨人迎三部趺阳九候五脏六腑脉法"删。
[5] 五：原作"三"，据《全生指迷方》卷1"辨人迎三部趺阳九候五脏六腑脉法"改。

辨[1]五脏六腑部位脉法　左手[2]寸口脉浮取之属小肠[3]，为腑；沉取之属心，为脏。其经则手太阳、少阴。

左手关上脉浮取之属胆，为腑；沉取之属肝，为脏。其经则足少阳、厥阴。

左手尺中脉浮取之属膀胱，为腑；沉取之属肾，为脏。其经则足太阳、少阴。

右手寸口脉浮取之属大肠，为腑；沉取之属肺，为脏。其经则手太阴、阳明。

右手关上脉浮取之属胃，为腑；沉取之属脾，为脏。其经则足太阴、阳明。

右手尺中脉浮取之属三焦，为腑；沉取之属心胞络，又属右肾。其经则手少阳、厥阴。

辨脉形并变化所主疾病法　浮、芤、滑、实、弦、紧、洪，是谓七表。

浮脉之状，在皮肤，轻手得之，重按则似有无。主于秋，主肺，主风，主虚之短气。秋得之为顺，春得之为贼邪，冬得之为虚邪，夏得之为实邪。又为微邪，其病不治自愈。纯浮为感风，浮弦为虚劳，浮紧为风寒，浮芤为衄血，浮滑为风痰，浮[4]洪为风气壅滞，浮微为气不足，浮缓为风缓、四肢不随，浮涩为伤肺咯血、嗽血，浮迟为伤惫，浮弱为虚损，浮濡为气血俱不足。又着见于何部位，以脏腑经络推之，余皆仿此消息。

芤脉之状，如浮而大，于指面之下其形中断，又如流水不相续，或如泻漆之形，断而倒收[5]，又似[6]弦而软，主吐血，呕血，衄血，男

---

[1] 辨：原脱，据目录补。
[2] 左手：原脱，据《全生指迷方》卷1"辨五脏六腑部位脉法"补。
[3] 小肠：原脱，据《全生指迷方》卷1"辨五脏六腑部位脉法"补。
[4] 浮：原脱，据《全生指迷方》卷1"辨脉形及变化所主病证法"补。
[5] 倒收：原作"□汝"，据《全生指迷方》卷1"辨脉形及变化所主病证法"补改。
[6] 似：原脱，据《全生指迷方》卷1"辨脉形及变化所主病证法"补。

子失精，妇人胞漏、半[1]产、血崩。又曰其状弦大，弦则为减，大则为芤，弦芤相搏，此名为革，金刑木而伤肝也。芤而滑，呕吐，甚则亡血。芤而数，阳陷阴中，血妄行。芤而紧，风冷入血，下血如豚肝，脐腹痛，死不治。芤而弦，因失血致劳伤。芤而微，或散，久成血枯。

滑脉之状，指下如水之流，或如转珠滞碍。主呕吐，主饮。滑而弦细者，为支饮，咳逆倚息，面浮肿。滑而紧，停寒积饮，吞酸，肠间漉漉有声。滑而弦，留饮在胃，头痛而眩。滑而数，为中暍，甚为痉，手足瘛疭搐搦也。滑而缓，热中消谷引食。滑而细沉，为消渴；带微，为消中不渴，小便数。滑实，为气盛上热。滑大而数，为心气热越，多汗。滑而微小，为无力，盗汗。在尺滑，为狐风疝；在右手寸口，为肺风疝；在右关，则为脾风疝；在左关，则为肝风疝。

实脉之状，举按有力，重按隐指，愊愊然。气不利，亦主伏阳在内，蒸热劳倦，胃气壅塞，为内痈。实数为三焦闭热，大便秘。实滑为癖饮，癥瘕留聚之病。实散为气盛闭塞。实沉为脏腑气不通，带短为宿谷不化。

弦脉之状，如张弓弩。弦应指有力，重按则软弱。主春气，主肝脏，主虚，主痰，主疟，主劳。弦微，气不足，筋缓不荣。弦急，似数非数，绵绵之状；劳伤，气促急，四肢煎厥；无首尾而促疾，虚劳不足。弦弱而疾，夜多盗汗。弦短而大，荣卫劳伤，内急外缓；兼数则热，目视眊眊，血不足也；兼迟则寒，筋脉急挛。弦涩，因失血，女子则月闭血瘕。弦紧，虚寒里急，寒疝，少腹痛，面青，下利。弦迟而涩[2]，出入无首尾，为寒闭，血少，筋干急，或偏枯，血脉痹，得之风[3]冷湿气也。

紧脉之状，如按绳激指，三部通度，与弦相似而有力，举按皆有余。主中寒，腹痛切急。在寸口，则中寒口噤，头痛恶寒，欲得被覆、

---

[1] 漏半：原脱，据《全生指迷方》卷1"辨脉形及变化所主病证法"补。
[2] 涩：原脱，据《全生指迷方》卷1"辨脉形及变化所主病证法"补。
[3] 风：原脱，据《全生指迷方》卷1"辨脉形及变化所主病证法"补。

火灸。在关上则胃冷吞酸，中脘、脐腹痛，下痢，筋寒，或转筋霍乱，咳呕胆汁。紧数为冷热，利下脓血，或身热，饮食如故，有痛处则结痈疽。在尺为寒疝痛。

洪脉之状，大而隐指，若大而散漫，是谓气衰。大而浮，风客于卫，咳出青黄脓如弹圆大，若不出，则伤肺下利。得脉大利益甚，霍乱得之则吉。又其脉主夏，属心。

微、沉、缓、涩、迟、伏、濡、弱，是谓八里。

微脉之状，极微，或似有似无。为气血不足，为虚惫，亡血亡汗，小便数或白浊。若微数，为阴虚客阳，内热，谷气少也。若在尺部，肾脂枯，髓不满骨。若在左关，则肝虚，血不足，目视䀮䀮，筋缓弱。若在右关，则虚，滑泄，注谷不化，肠鸣及浆粥不入胃。若在右寸，则为肺损，背寒，口中如含霜雪，咳嗽，肌[1]疏，不可以风，短气。若在左寸，为心虚恍惚，忧思不乐，多恐，如人将捕之。若六部俱微，则阳不及四肢，足胫冷，手足厥，常欲汤火暖之。

沉脉之状，取之于肌肉之下得之。主脏病，沉滞伏匿[2]。在寸，为心肺郁伏，悲忧不乐。在关，为肝脾不利，中满善噫，䐜胀，湿胜则肿满，溏泄，食不化，支膈胠胁满，善恐。尺则为石水，腹肿硬，以指弹之壳壳然有声，小便涩。沉紧，为肠间积寒痛。沉涩结，为五气积聚成形。沉数或疾，为骨蒸。沉滑，为肾消[3]、骨枯，善泻，小便数。纯沉[4]，为腰痛，足膝不利，不得履地，得之于阴湿之气。沉而微，五脏气衰，骨痿不能起。

缓脉之状，不迟不疾，一息四至，往来得中，实得土气。缓甚为病，四肢不收，受湿而痹。缓而沉，脾气滞，志意不舒展，气痞多噫。缓而涩，肌肉不仁，津液不流行，荣卫失度，因以致风。缓而微，为消

---

[1] 肌：原脱，据《全生指迷方》卷1"辨脉形及变化所主病证法"补。
[2] 匿：原脱，据《全生指迷方》卷1"辨脉形及变化所主病证法"补。
[3] 肾消：原脱，据《全生指迷方》卷1"辨脉形及变化所主病证法"补。
[4] 沉：原脱，据《全生指迷方》卷1"辨脉形及变化所主病证法"补。

气。缓而滑,为热中多食。缓而短,谷不化,为溏泄。缓而浮,为风瘅曳。

涩脉之状,往来极涩,如水不能流,或聚于指下,或绵绵如泻漆,断而倒收,又似止非止。主男子亡血失精,妇人胎妊不成,月候凝涩,或崩伤不止,五带,败血在腹,或血瘕成形,筋急寒痹。浮涩,为肺病,咯血咳嗽,虚劳。涩中时弦,为金木相克,胁下痛,不得卧者死。在左寸,为心痹寒慄,病积溲血。在左尺,为病少腹积气。在右关,则病心腹时满。在左关,则筋急积寒。

迟脉之状,往来极迟,一息三至。为伤惫,气不固。若手足厥,不回者死。五脏气短,不能潮于气口,肺肾俱衰也。

伏脉之状,重于沉,指下寻之方得,盖时见隐也。此隐阴阳之气相伏也,或阴中伏阳,阳中伏阴。脉疾为伏阳内热,身虽寒而不欲盖身。脉迟,小有来无去,此伏阴在内,阳气不得入也,其人身虽热,而但欲被覆向火。脉实者,有伏气在内。涩者,有动气。在左则左病,在右则右病,在尺则居脐上下,居脐上为逆,居脐下为从。

濡脉之状,极软弱,如以指按水中帛,如有如无。为阴阳俱不足,湿冷雾露之气所伤。为病头重,如以湿热之物裹首,大筋软短,小筋弛长,为痿弱,骨不能立。又为亡津液、精神不收。又为胫酸枯细,手足常厥冷,肉理不密。

弱脉之状,小而无力。为精不足,短气,表里俱衰。为暴下,阴并于阳,汗出不止者死。又为脚弱筋缓。足不能履地,恶寒,不可出风。

长、短、虚、促、结、代、牢、动、细,是谓九道。

长脉之状,往来指下,息随而尽,且有余,如操带物之长。禀赋气强胜血而气壅,其人寿。若加大而数,为病阳盛内热,当利三焦。

短脉状,往来极短,不待息尽而回,或无首尾,但见于指面,亦不待气来而至。其人短气息急,或不能长息。又为大下脱气。又主久病。

虚脉之状,如以指拈空,寻之散漫不成形,又如蜘蛛丝。此阳气衰少,阴气独居,为多汗亡阳,形气萧索,其人不寿。

促脉之状，自尺上下口，促急，有来无去。此荣卫无度数，阴气促阳也。又肾气离经，升而不降。又为无阴而阳无以系也。若时气促数，上出寸口，此阳并于血，病赤斑，十死一生。若脉见断绝，为黑斑，独阳攻脏，气绝，死不治。

结脉之状，大小不定，往来不拘数至，时一止。主气结不流行，腹中癥癖，气块成形，或因大病后亡津液、亡血，或惊恐神散，而精不收，或梦漏亡精，又多虑，而心气耗也。若无是因，则其人寿不过一二年。

代脉之状，其来如断绝，而相待其息以至，时搏而断。主血气亏损，或惊忧积甚，形气不相得也。

牢脉之状，如弦而实，寻之则[1]散。为五劳六极七伤之病。若加数疾，则发热。加短迟，则发寒。迟疾不常，为寒热，肢体迫急，情思不乐。

动脉之状，鼓动而暴于指下不常。气血相乘，搏击而动也。或鼓于阳，则一阳为钩，如夏脉之盛。或鼓于阴，一阴为毛，如秋气之急切劲烈。鼓阳胜急曰弦，阴缓而阳急也。鼓阳至而绝曰石，阳辟阴孤也。阴阳相遇曰溜气，相鼓作而动也。

细脉之状，细细似绵。阴气胜阳也。又为手足寒，气少惨惨，不舒畅。又血不荣于四肢，谓寒则涩而不流行。

又革脉之状，浑浑革如涌泉，谓出而不返也。为阴气隔阳。又为溢脉，盖有自尺而出，上于鱼际，亦谓之离经无根本也。

又覆脉之状，自寸口下退过而入尺，皆必死之脉也。

辨四时五脏所主病诀　论曰：春脉弦，属木，木生肝，肝藏血，血荣目，故肝受血而能视。血王则荣筋，故足受血能步，掌受血而能握，指受血而能摄。弦而软，为有胃气；弦多，胃气少，曰脾病，纯弦而无

---

[1]则：原脱，据《全生指迷方》卷1"辨脉形及变化所主病证法"补。

胃气则死。又曰：真肝脉[1]至，中外急如循刀刃，责责然如按琴瑟弦，必死无治。又春脉之至，长而左右弹，则有积气在心下肢胠，名曰肝痹，谓不能转侧也，得之寒湿，与疝同法，腰痛、足清、头痛。又春脉软而滑，端直以长曰弦，是谓平人之常，气禀于胃。其气实而强，是谓太过，其病令人善忘，忽忽眩冒，巅疾。脉来不实而微，此谓不及，令人胸痛引背下，两胠满，筋燥急，亦曰筋极。脉来盈实而滑，如循长竿，曰肝病，急益劲如新张弦，曰死。又肝至弦绝急，十八日死。春得冬脉，为母乘子，是谓虚邪，肾气不足以及肝，其状目视䀮䀮，耳无所闻，或闻咳嗽声，当调肾气。得夏脉，为子乘母，心气实，肝气不流行，目赤善怒，卧则惊惕，当泻心气。得缓脉，土乘肝，肝气虚，土乘所不胜而侮之，不能为病，虽病血疾，不治自愈。得秋脉，为金克木，其病左胁痛，不能转侧取气，或咳不得卧，卧则极及筋病，失血者不能复全，病甚者则以七日死，远者三年肝气绝也。

夏脉洪，属火，火生心，心生脉，其华在面。洪而软，为有胃气；少曰心病；绝洪而无胃气者死。又夏脉来盛去衰，曰平；来去皆盛，曰太过，令人身热而肤痛，为浸淫心火生疮疡也；来不盛去反盛，曰不及，令人烦心，上见咳唾，下为气泄。其脉喘而坚，有积气在中，时害于食，名曰心痹，得之思虑而心虚，故邪从之。脉来喘喘连属，其中微曲，心之病也；前曲后拘，如操带钩，心之死也。真心脉至，坚而搏，如循薏苡，累累然者死。人心至悬绝急，九日死。得春脉，为母乘子，其病善恐惧，心悬如病饥，䏶中清，脊中痛，当调肝气。得土脉，为子乘母，其病舌本强，嗌干，面赤而热，当泻脾气。得秋脉为微邪有病，不治自愈。得冬脉，为贼邪为病胸痹痛郁，胃朦昧，心痛暴瘖，胸腹大，与腰背相引痛，甚则屈不能伸，心痛甚者死，远者期以二年死，心气绝也。

秋脉毛，属金，金生肺，肺主气，外候则鼻与皮肤。若毛而缓曰有

---

[1] 肝脉：原互乙，据《素问·玉机真脏论》乙正。

胃气，是谓平；毛多胃气少，曰病；毛而无胃气，曰死。又秋脉其来轻虚以浮，来急去散曰浮。毛而中央坚两旁虚，曰太过，其病逆气，背痛愠愠然。其来毛而微，曰不及，其病令人喘，呼吸少气而咳，上见血，闻病音。其脉喘而浮，上虚下实，惊有积气在[1]胸中，名曰肺痹，发寒热，得之醉而使内也。又其脉来，不上不下，如循鸡羽，肺病也，如物之浮，如风吹毛，肺死也。真肺脉至，如毛羽，中人曰死。又肺至悬绝，十二日死。得四季脉，为虚邪，为母乘子，其病肩背瞀重，鼽嚏，便血注下，或溏泄，腹善满，矢气，当调脾气。得冬脉，为实邪，子乘母，其病喘咳，不得卧，身体股胻皆肿，是谓水气并阳明，当泻水，以去其邪。得春脉，为微邪，令人咳唾青黄脓，不治自已。得夏脉，为贼邪，其病咳引右胁痛，不可卧，晡时则热，两颊赤大如钱，死不治。远者四岁，近者二岁，病甚者期至，火旺而死。

冬脉石，属水，水生肾，肾主耳、腰、足、毛发。石而缓曰有胃气，是谓平人；石多胃气少，曰病；但石无胃气，曰死。又冬脉来，沉以搏，曰石。如以指弹石，曰大过，其病令人懈㑊。懈㑊者，谓似寒非寒，似热非热，四肢不收，忽忽不乐也。又病春脉，痛而少气，不欲言。不及，令人心悬，脊膂腰足痛，小腹满，小便变。又其脉来如引葛，按之益坚，肾病也。其发如夺索，如指弹石，则曰肾死。又真肾脉至，搏而绝，如以指弹石，辟辟然者死。又其脉来上坚而大，有积气在小腹与阴，名曰肾病，得之沐浴清水而卧。又肾至悬绝急，七日死。得秋脉为虚邪，母乘子也，其病上气奔促，咳逆，面浮肿，多涕，分利水道，平肾气则除。得春脉，为实邪，病当淋，小腹急，寒疝痛，温利肝气则已。得夏脉，为微邪，病腰足不利，不治自已。得四季之脉，为贼邪，其病足胫酸，脚弱，上气者死。

四季之脉寄于四时，不见则土气绝。四时之中，若得代脉，是谓土绝。又真脾脉至，乍疏乍数。又四季之脉，其来如水之流，曰太过，令

---

[1] 在：原脱，据《素问·五脏生成》补。

人四肢不举。如鸟之啄，曰不及，令人九窍不通，名曰重强。又脾脉之至，大而虚，有积气在腹中，有厥气，名曰厥疝，使四肢汗出当风。脉来实盈数，如鸡举足，曰脾病；如屋之漏，如水之滴，曰脾死。又脾至悬绝急，四日死。

辨异常形脉生死诀 论曰：人生所禀气血有变，故脉亦异常，有偏大偏小者，或一部之位无脉者。或转移在他处者，其形或如蛇行、雀啄、乱丝，如旋转于指下者。或有受气自然者，或有因惊恐、大病、忧恚、精神离散，遂致转移而不守也，此阴阳变化不测，不可以理推。若不因是而得此脉者，非寿脉也。脉形如火薪然，此心精之夺也，草干而死。形如散叶，肝气绝也，木叶落而死。脉塞而鼓，谓时一鼓动，中悬而绝，肾气夺也，枣华而死。脉如圆泥，胃精不足也，榆叶花而死。脉如横格，胆气不足也，禾熟而死。脉如悬缕，胞气夺也，病善言，霜降而死。不言者，可治。脉如交漆左右傍，至三十日死。脉至如颓土之状，肌气夺也。五色先见黑白，累发者死。脉如偃刀，谓浮之小，急按之坚大，是五脏菀熟，寒热独并于肾，其人不得坐，立春而死。脉如华者，令人善恐，不得卧行立常听，小肠之精夺也，季秋而死。脉形瞥瞥如羹上肥，阳气微也；萦萦如蜘蛛丝者，阴气衰也；蔼蔼如车盖者，阳不收也；如火焰者，阳上腾而无阴以养之也。脉来数，时一止复来，名曰促阳盛也；脉来缓，时一止复来，名曰结阴盛也。

诊诸病脉证诀 论曰：脉变于内，病形于外，故内外相参以察其理。气热脉满是谓重实，脉实以坚谓之益甚。上下相失不可数者死，谓至数也。脉口热而尺缓，谓寸口尺部皮肤外证也。滑则从，涩则逆。寸口肤热而尺肤寒，是经气有余，络气不足也。

尺肤热，脉满，寸口皮肤寒，脉涩，是经气不足，络气有余也。脉气寸虚、尺虚，是谓重虚，重虚死。寸虚者病，言无常，神不守也。尺虚者，行步惟然，脉滑则生，涩则死。脉急大坚，尺涩不应，谓其形满，手足温则生，寒则死。

乳子中风，热喘鸣，肩息，脉缓则生，急则死。

下痢白沫，脉沉生，浮则死。

下痢脓血，脉悬绝[1]则死，滑则生。

浮涩之脉，身有热者死。

癫疾之脉，搏大滑，久久自已。脉小坚急，死不治。

人病口甘而渴，此数食甘美而多肥，五气之溢也，谓之脾瘅。病人口苦，此因数谋虑不决，胆虚气上溢，是谓胆瘅。凡消瘅之脉实大，病久可治。

病人身热如炭，颈膺如格，人迎躁盛，喘息气逆，太阴脉微细如发者，死不治，谓寸口与人迎不相应也。

心脉满大，痫瘈筋挛。

肝脉小急，痫瘈筋挛。

肝脉骛暴，有所惊骇。

无故而瘖，脉不至，不治自己，谓气暴厥也，气复则已。

肾脉小急，肝脉小急，皆为瘕。

肝脉并沉为石水，并浮为风水，并虚为死，并小弦为惊也[2]。

诊形色吉凶诀（脱）

病证生死诀（脱）

诊病之源（脱）

主病标本五味致疾（脱）

---

[1] 绝：原脱，据《全生指迷方》卷1"诊诸病证脉法"补。
[2] 为惊也：此后有脱叶。据《全生指迷方》卷1"诊诸病证脉法"此后尚有一段文字。据本书目录，此后脱"诊形色凶吉诀、病证生死诀、诊病之源、主病标本五味致疾"四段。

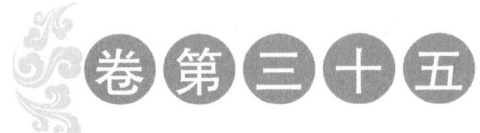

杂方二[1]

养生禁戒

将息禁戒论 凡味入口不欲偏多，偏多则损人脏腑。故曰酸多即伤脾，苦多即伤肺，辛多即伤肝，咸多即伤心，甘多即伤肾。此是五行自然之理。又伤初即不觉，久乃损寿耳。夫吃生肉、鲙，必须日午前即良。二味之中，其鲙尤腥而冷也，午后阴阳交错，入腹中亦顺天时，不成癥，亦能霍乱矣。夫人至酉戌时后，不要吃饭。若冬月夜长，性热者，须少食，仍须温软。吃讫，事须摇动，令食消散，即不能成脚气。凡冲热有汗，不要洗手面及漱口，令人五脏干枯，少津液。又夏月不用枕冷物石铁，尤损人。水枕亦损人，纵不损人，及少年之时即眼暗也。

服食禁忌之戒 《千金方》，下并同 凡服药皆断生冷、酢滑、猪犬、鸡鱼、面蒜及果实等。其大补圆散，切忌陈臭宿滞之物。有空青，忌食生血物。天门冬忌鲤鱼。白术忌桃李及雀肉、胡荽、大蒜、青鱼、鲊等物。地黄忌芜荑。甘草忌菘菜、海藻。细辛忌生菜。菟丝子忌兔肉。牛膝忌牛肉。黄连、桔梗忌猪肉。牡丹忌葫荽。藜芦忌狸肉。半夏、菖蒲忌饴糖及羊肉。恒山[2]、桂心忌生葱、生菜。商陆忌犬肉。茯苓忌醋物。柏子仁忌湿面。巴豆忌芦笋羹及猪肉。鳖甲忌苋菜。

---

[1] 二：原脱，据目录补。
[2] 山：原作"生"，据《千金要方》卷1"论服饵第八"改。

服饵汤药之戒 凡饵汤药，其粥食肉菜，皆须大熟，熟即易[1]消，与药相宜；若生则难消，复损药力。仍须少食菜及硬物，于药为佳。亦少进盐醋乃善。亦不得苦心，用力，房室，喜怒。是以治病用药，力唯在食治，将息得力，太半于药有益。所以病者，务在将息节谨。节谨之至，可以长生，岂惟愈病而已。

服金石药之戒 凡服石人，皆须大劳役，四体无得自安。如其不尔，多有发动。亦不得逐便恣意取暖，称适已情。必须违欲以取寒冻，虽当时不宁，于后在身多有所益，终无发动之虑。

过贪饮食之戒 嵇康云：穰岁多病，饥年少疾，信哉不虚。是以关中土地俗好俭啬，厨膳肴馔不过菹酱而已，其人少病而寿。江南岭表其处饶足，海陆鲑[2]肴，无所不备，土俗多疾，而人早夭。北方仕子游官至彼[3]，遇其丰赡，以为福祐所臻，是以尊卑长幼，恣口食啖，长夜醉饱，四体热闷，赤露眠卧，宿食不消，未逾暮月，大小皆病，或患霍乱，脚气胀满，或寒热疟痢，恶核疔肿，或痈疽痔漏，或偏风猥退，不知医疗，以至于死。凡如此者，比肩皆是，惟云不习水土，都不知病之所由，静言思之，可谓太息者也。学者先须识此，以自戒之。

居处服用之戒 至于居处，不得绮靡华丽，令人贪婪无厌，乃患害之源。但令雅素净洁，无风雨暑湿为佳。衣服器械勿用珍玉金宝，增长过失，使人烦恼根深。厨膳勿使脯肉醯盈，常令俭约为佳。

语言之戒 修心既平，又须谨言语。凡言语[4]读诵，常想声在气海中脐下也。每日日初入后，勿言语读诵，宁待平旦也，且起欲专言善事，不欲先计较[5]钱财。又食上不得语，语而食者，常患胸背痛。亦不用寝卧多言笑，寝不得语言者，言五脏如钟磬，不悬则不可发声。行

---

[1] 易：原作"異"，据《千金要方》卷1"论服饵第八"改。
[2] 陆鲑：原脱，据《千金要方》卷27"养性序"补。
[3] 彼：原脱，据《千金要方》卷27"养性序"补。
[4] 凡言语：原脱，据《千金要方》卷27"道林养性"补。
[5] 较：原作"校"，据《千金要方》卷27"道林养性"改。

不得语，若欲语须住乃语，行语则令人失气。冬至日，止可语，不可言。自言曰言，答人曰语。言有人来问，不可不答，自不可发言也。仍勿触冷开口大语为佳。

饮食之戒 言语既谨，仍节饮食。是以善养性者，先饥而食，先渴而饮。食欲数而少，不欲顿而多，则难消也。常欲令如饱中饥，饥中饱耳。盖饱则伤肺，饥则伤气，咸则伤筋，酢则伤骨。故每学淡食，食当熟嚼，使米脂入腹，勿使酒脂入肠。人之当食，先去烦恼_{暴数[1]为烦，侵触为恼}。如食五味，必不得暴瞋，多令人神惊，夜梦飞扬。每食，不用重肉，喜生百病，当须少食肉，多食饭，及少食菹菜，并勿食生菜、生米、小豆、陈臭物。勿饮浊酒食面，使塞气孔。勿使生肉伤胃，一切肉惟须煮烂，停冷食之。食毕当漱口数过，令人牙齿不败，口香。热食讫，以冷酢浆漱口者，令人口气常臭，作䘌齿病。又诸热食咸物后，不得饮冷酢浆水，喜失声成尸咽。凡热食汗出，勿当风，发痓，又头痛，令人目涩多睡。每食讫，以手摩面及腹，令津液通流。食毕，当行步踌躇，计使十数里来。行毕，使人以粉摩腹上数百遍，则食易消，大益人，令人能饮食，无百病。然后随所修为，为快也。饱食即卧，乃生百病，不消，成积聚。饱食仰卧，成气痞，作头风。触寒来者，寒未解，食热食，成刺风。人不得夜食，又云夜勿过醉饱。食勿精思，为劳苦事，有损余，虚损人。常须日在巳时食讫，则不须饮酒，终身无干呕。勿食父母本命所属肉，令人命不长。勿食自己本命所属肉，令人魂魄飞扬。勿食一切脑，大损人。茅屋漏水堕诸脯肉上，食之成瘕结。凡暴肉作脯，不肯干者，害人。祭神肉，无故自动，食之害人。饮食上蜂行住，食之必有毒害。人腹内有宿病，勿食陵鲤鱼肉，害人。湿食及酒浆临上看之不见人物影者，勿食之，成卒注。若已食腹胀者，急以药下之，每十日一食葵。葵滑，所以通五脏壅气，又是菜之主，不用合心食之。又饮酒不欲使多，多则速吐之为佳。勿令至醉，即终身百病不除。

---

[1] 数：原作"糯"，据《千金要方》卷27"道林养性"改。

久饮酒者，腐烂肠胃，渍髓蒸筋，伤神损寿。醉亦不可以当风向阳，令人发狂。又不可当风卧，不可令人扇之，皆即得病也。醉不可露卧，及卧黍穰中，发癞疮。醉不可强食，或发痈疽，或发瘖，或生疮。醉饱不可以走车马及跳踯。醉不可以接房，醉饱交接，小者面黯、咳嗽，大者伤绝脏脉、损命。凡人饥，欲坐小便，饱则立小便，谨之无病。又忍屎不便，膝冷成痹。忍大便不出，成气痔。小便勿努，令两足及膝冷。大便不用呼气及强努，令人腰疼目涩，宜任之佳。凡遇山水坞中出泉者，不可久居，常食作瘿病。又深阴地冷，水不可饮，必作疟疟。

脱着之戒 饮食已调，时谨脱着。凡人旦起，着衣反者，便着之吉。衣洗者，当户三振之，曰殃去吉来。湿衣及汗衣，皆不可久着，令[1]人发疮及风瘙。大汗，能易衣佳，不易者，急洗之，不尔令人小便不利。凡大汗，勿偏脱衣，喜得偏风，半身不遂。春天不可薄衣，令人伤寒霍乱，食不消，头痛。

寝处之戒 脱着既时，须调寝处。凡人卧，春夏向东，秋冬向西，头勿北卧，及墙北亦勿安床。凡欲眠，勿歌咏，不详。上床坐，先脱左足。卧勿当舍脊下，卧讫勿留灯烛，令魂魄及六神不安，多愁怨。人头边勿安火炉，引火气，头重目赤，晴及鼻干。夜卧当耳勿有孔吹入，即耳聋。夏不用露面卧，令人面皮厚，喜成癣，或作面风。冬夜勿覆其头，得长寿。凡人眠，勿以脚悬踏高处，久成肾水及损房。足冷勿[2]顺墙卧，风利吹人，发癫及体重。人卧[3]勿跂床悬脚，久成血痹，两足重，腰疼。又不得昼眠，令人[4]失气。卧勿大语，损气力。暮卧常习闭口，口开即失气，且邪恶从口入，久而成消渴及失血色。屈膝侧卧，益人气力，胜正偃卧。按孔子"不尸卧"，故曰睡不厌蹙，觉不厌舒。凡人舒睡则有鬼气邪魔。凡先卧心，后卧眼，一夜当作五度反复，

---

[1] 令：原作"冷"，据《千金要方》卷27"道林养性"改。
[2] 勿：此前原衍"人每见十步直墙"7字，文义不通。据《千金要方》卷27"道林养性"删。
[3] 卧：原作"汗"，据《千金要方》卷27"道林养性"改。
[4] 令人：原脱，据《千金要方》卷27"道林养性"补。

常逐更转。凡人夜魇，勿然灯，唤之定死无疑，暗唤之吉，亦不得近而急唤。夜多恶不须说，且以东方唤之，祝曰：恶梦着草木，好梦成宝玉，即无咎矣。又梦之善恶，并勿说为吉。衣食寝处，皆适，能顺时气者，始尽养生之道。

避忌阴阳之戒 善摄生者，无犯日月之忌，无失岁时之和。须知一日之忌，暮无饱食；一月之忌，晦无大醉；一岁之忌，暮无远行；终身之忌，暮无燃烛行房。暮常护气也。凡气，冬至起于涌泉，十一月至膝，十二月至股，正月至腰，名三阳成；二月至脾，三月至项，四月至顶，纯阳用事，阴亦仿此。故四月、十月不得入房，避阴阳纯用事之月也。每冬至日，于北壁下厚铺草而卧，云受元气。八月一日以后，即微火暖足，勿令下冷，无生意常欲使气在下，勿欲泄于上。春冻末，泮衣，欲下厚上薄，养阳收阴，继世长生；养阴收阳，祸则灭门。故云：冬时天地气闭，血气伏藏，人不可作劳出汗，发汗，阳气有损于人也。

卧起之戒 又云：冬日冻脑，春秋脑足俱冻，此圣人之常法也。春欲晏卧早起，夏及秋欲侵夜乃卧、早起，冬欲早卧而晏起，皆益人。虽云早起，莫在鸡鸣前；虽言晏起，莫在日出后。凡冬日忽有大热之时，夏月忽有大凉之时，皆勿受之。人有患天行时气者，皆由犯此也。即须调气息，使寒热平和，即免患也。

寝室之戒 凡人居止之室，必须周密，勿令有细隙，致有风气得入。小觉有风，勿强忍之久坐，必须急急避之，久居不觉使人中风。古来忽得偏风，四肢不遂，或如角弓反张，或失音不语者，皆由忽此耳。身既中风，诸病总集，邪气得便，遭此致卒者，十中有九。是以大须周密，无得轻之，谨焉谨焉。所居之室，勿塞井及水渎，令人聋盲也。

风雨之戒 凡在家及[1]外行，卒逢大飘风、暴雨、震电、昏暗、大雾，此皆是诸龙、鬼神行动经过所致。宜入室闭户，烧香静坐，安心

---

[1]家及：原脱，据《千金要方》卷27"居处法"补。

以避之[1]，待过后乃出，不尔损人。或当时虽[2]未苦，于后不佳矣。又阴雾中，亦不可行也。

沐浴之戒 凡居家，不欲数沐浴。若沐浴，必须密室，不得大热，亦不得大冷，皆生百病。冬沐不必汗出霡霂，沐浴后不得触风冷。新沐发讫，勿当风湿萦髻，勿湿头卧，使人头风，眩闷，发秃，面黑，齿痛，耳聋，头生白屑。饥忌浴，饱忌沐。沐讫，须进少许食饮，乃出。夜沐发，不即食卧，令人心虚，饶汗多多。又夫妻不用同日沐浴，常以晦日浴，朔日沐吉。凡炊汤经宿，洗人体成癣，洗面无光，洗脚即疼痛，作甑眭疮。热泔洗头，冷水濯之，作头风。饮水沐头，亦作头风，时行病。新汗解，勿冷水洗浴，损心包，不能复。

治未病之戒 凡居家，常戒约。内外长幼有不快，即须早道，勿使隐忍，以为无苦。过时不知，便为重病，遂成不救。小有不好，即按摩捋捺，令百节通利，泄其邪气。

出入所须之戒 出入常须带雄黄、麝香、神丹，诸大群恶药，则百蛊、猫鬼、狐狸、老物、精魅，永不敢着人。养生之家大须虑此。

又戒 凡人居家及远行，随身常有热艾一升、备急丸、辟鬼丸、生肌药、甘湿药、疗肿药、水银、大黄、芒硝、甘草、干姜、桂心、蜀椒，不能更畜余药，此等常不可阙少，及一两卷《百一》《备急》药方，并带辟毒、蛇蜂、蝎毒药随身也。

黄帝杂忌 旦起勿开目洗面，令人目涩，失目失明，饶泪。清旦常言善事，勿恶言。闻恶事即向所来方三唾之，吉。又勿嗔怒，勿叱咤咄呼，勿嗟叹，勿唱奈何，名曰请祸。勿立膝坐而交臂膝上，勿令发覆面，皆不详。勿奉足向火，勿对灶骂詈。凡行立坐勿背日吉，勿面北坐久思，不祥起。凡欲行来，常存魁罡在头上，所向皆吉。若欲征战，存斗柄在前以指敌，吉。勿面北冠带，凶。勿向西北唾，犯魁罡神，凶。

---

[1] 之：原脱，据《千金要方》卷27"居处法"补。
[2] 虽：原脱，据《千金要方》卷27"居处法"补。

勿咳唾，唾不用远，成肺病，令人手足重及背痛，咳嗽。亦勿向西北大小便，勿杀龟蛇。勿怒目视日月，喜令人失明。行及乘马，不用回顾，则神去。凡[1]过神庙，谨勿辄入，入必恭敬，不得举目恣意顾瞻，当如对严君焉。乃享其福耳，不尔速获其祸。亦不得返首顾视神庙。见[2]龙蛇，勿与心惊怪，亦勿注意瞻视。忽见鬼怪变异之物，即强抑之，勿怪。咒曰：见怪不怪，其怪自坏。又路行及众中，见殊妙美女，谨勿熟视而爱之，此魑魅之物，使人深爱。无问空山旷野，稠人广众之中，皆亦如之。凡山水有沙虱处，勿在中浴，害人。欲渡者，随驴马后急渡，不伤人。有水弩处，射人影即死。欲渡水者，以物打水，其弩即散，急渡不伤人。诸山有孔穴，入采宝者，惟三月，九月，其余月，山闭气交，死也。凡人空腹，不用见尸，臭气入鼻，舌上白起，口常臭。欲见尸者，皆须饮酒见之，能辟毒。远行触热，涂中逢河，勿洗面，生乌䵟。

有生保养三术《本草衍义》，下同　　天地以生成为德，有生所甚重者，身也。以安乐为本，安乐所可致者，以保养为本，世之人必本其本，则本必固，本既固，疾病何由而生？夭横何由而至？此摄生之道，无逮于此。草木无知，犹假灌溉，矧人为万物之灵，岂不资以保养。然保养之义，其理万计，约而言之，其术有三：一养神，二惜气，三隄疾。忘情去智，恬澹虚无，离事全真，内外无寄。如是则神不内耗，境不外惑，真一不杂，则神自宁矣。此养神也。抱一元之本根，固归精之真气，三焦定位，六贼忘形，识界既空，大同斯契，则气自定矣。此惜气也。饮食适时，温凉合度，出处无犯于八邪，瘠瘵不可以勉强，则身自安矣。此隄疾也。三者甚易行，然人自以谓难行而不肯行。如此虽有长生之法，人罕敦尚，遂至永谢，是以疾病交攻，天和顷失，圣人悯之，故假以保救之术，辅以蠲疴之药，摔有识无识，咸臻寿域。

---

[1] 凡：此前原衍"人不用鬼行踏栗"7字，据《千金要方》卷27"黄帝杂忌法"删。
[2] 见：此前原衍"勿"字，据《千金要方》卷27"黄帝杂忌法"删。

五味不可过用 夫天地既判，生万物者惟五气尔。五气定位，则五味生；五味生，故千变万化，至于不可穷已。故曰：生物者气也，成之者味也。以奇生则成而耦，以耦生则成而奇。寒气坚，故其味可用以软；热气软，故其味可用以坚；风气散，故其味可用以收；燥气收，故其味可用以散。土者，冲气之所生。冲气则无所不和，故其味可用以缓。气坚则壮，故苦可以养气；脉软则和，故咸可以养脉；骨收则强，故酸可以养骨；筋散则不挛，故辛可以养筋；肉缓则不壅，故甘可以养肉。坚之而后可以软，收之而后可以散。欲缓则用甘，不欲则弗用。用之不可太过，太过亦病矣。古之养生治疾者，必先通乎此。不通乎此而能已人之疾者，盖寡矣[1]。

生病起于强勉（脱）

五脏吾病之本（脱）

善养生者养内（前部分脱）

悦怿贪欲，恣情为务，殊不知外实则内虚也。善养内者实内，使脏腑安和，三焦各守其位，饮食常适其宜。故庄周曰：人之可畏者，衽席饮食之间，而不知为之戒者，过也。若能常如是畏慎，疾病何缘而起，寿考焉得不长？贤者造形而悟，愚者临病不知，诚可畏也。

决断柔情之戒 夫柔情难绾而不断，不可不以智慧决也。故帏箔不可不远，斯言至近易，其事至难行。盖人之智慧浅陋，不能胜其贪欲也。故佛书曰：诸苦所因，贪欲为本。若减贪欲，何所依止。是知贪欲不灭，苦亦不减。贪欲减，苦亦灭。圣人言：近而指远，不可不思，不可不惧。善摄生者，不劳神，不苦形。神形既安，祸患何由而致也？

忘心以去六欲 养心之道，未可忽也。六欲七情，千变万化，出没不定。其言至简，其义无穷。而以一心对无穷之事，不亦劳乎？心苟不明，不为物所病者，才之有也。故明远之士遂至忘心，心既忘矣，则六

---

[1] 盖寡矣：按目录此后"生病起于强勉、五脏吾病之本、善养生者养内"三篇脱。

欲七情无能为也。六欲七情无能为，故内事不生；内事不生，故外患不能入；则本草之用，实世之刍狗耳。若未能达是意而至是地，则未有不缘六欲七情而起忧患者。忧患既作，此书一日不可缺也。愚何人哉，必欲斯文绝人之忧患乎？

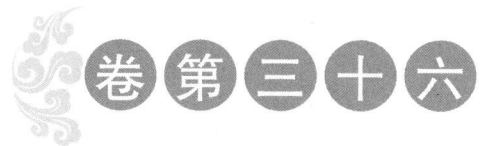

杂方三

丹药

研炼钟乳法 *《千金翼方》* 取韶州钟乳,无问厚薄,但令颜色明净光泽者,即堪入炼。唯黄赤两色不任用。欲炼,亦不限多少,置钟乳于金银器中,即以大铛中着水,沉金银器于铛中,用火煎之。常令如鱼眼沸,水减即添热水。若薄乳,三日三夜即得。若粗肥厚管者,即七日七夜,候乳色变黄白即熟。如凝生,更煎满十日,最佳。煮讫,出金银器[1]。其铛内煮乳黄,浊水弃之,勿令人服,服必损人咽喉,伤人肝肺,令人头痛,兼腹下利不止。其有犯者,食猪肉即愈。弃此黄水讫,更着清水,准前更煮,经半日许,即出之,其水色清不变即止,乳无毒矣。即于瓷盆钵中用玉锤着水研之,其钵及锤须夹白练袋,笼口稍长作之,使锤得转,兼通上下,每日着水搅令匀调,勿使着锤钵,即封系练袋,自作字记,勿使人开。一即免纤尘入中,二免研人窃吃。研觉干涩既是。水尽即更添水,常令如稀泔状。乳细者皆浮在上,粗者沉在下,复绕锤钵四边研之。不及者即粗细不匀。为此,每日须一开或二开,搅刮令匀,勿使着锤,即得匀熟,免有粗细。研至四五日,状若乳汁,研揩视之,状如书中白鱼腻即成,自然光白。便以水洗之,不随水落者,即熟。若得水而落者,即未成,更研之,以不落为限。熟讫,沉取暴

---

[1] 器:原作"碗",据《千金翼方·飞炼研煮钟乳》改。

干，任将和药及和酒，空心服佳。

又炼钟乳法《纂灵记》　钟乳无问州土，但白薄光润者即堪。以疏布袋盛，悬于釜中，勿令着底，炭火煮之，日三度易水。出釜，水净洗讫，内釜中。发火如前，候水色不变为度。将乳袋出，倾于盘中，以水净洗入钵，即研。研满七日七夜。常添水令如牛乳状，勿令干燥，使粗细不匀，候白光可爱，水霏不落为度。余法如前，不能重述。

和酒服饵钟乳法《纂灵记》。

成炼钟乳叁两

右以无灰新熟清酒壹斗，于不津器中相和，密封闭，冬柒日，夏贰日。空心温酒服叁合，日再服，渐加，以知为度，拾伍日令尽。亦有用此叁两和酒服，叁日令尽，并令节食。忌阳事，杂慎如药法。

补乳法《千金方》　凡叁日服乳，叁日补之；拾日服乳，拾日补之。以此为度。补乳法欲得饱食，服乳法欲得少食。补乳以牛、羊、麋、鹿等骨并煎，取汁任意作羹啖之。不得食仓米、臭肉等物，及阳事。待经壹月以后，稍觉精气满盛，百脉流通身体，觉热绕脐肉起，此为得力之状。尔然可稍近阳事，舒泻，亦不得频数。令药气顿竭，弥更害人。戒之，慎之。其乳所以名之为乳者，以其状人乳也，宜与神丹作地，与壹切凡石迥殊，故乳称石精，凡石称石滓。先师云：上士服石服其精，下士服石服其滓。滓之与精力远矣。

丹砂圆　治百病，安五脏，坚筋骨，驻颜容。久服聪耳明目[1]。

蜜煮朱砂法

☐却可用罐子收起，非时作阳点，亦佳。

蜜煮朱砂煎圆　大效固中，下益脾胃。《鸡峰方》。

光明成颗粒朱砂每壹两管，蜜叁两，先将朱砂用纱帛裹定，将蜜置银器或垍器中，下朱砂于蜜内，以重汤[2]煮叁昼夜，取出，用新汲水净洗，又用温熟水再洗蜜尽，微火焙干，研令极细

---

[1] 明目：此后有脱叶，据目录脱"蜜煮朱砂法"一篇。据文义，尚脱朱砂圆方组与服法。
[2] 汤：原作"阳"，据《鸡峰普济方》卷24"蜜煮朱砂煎圆"改。

右用蒸熟软烂枣肉，去核研烂，绵帛裹枣，裂取肉，同和如梧桐子大。每服伍柒粒，米汤下。忌羊血。空心食前，日进叁服。

金液丹《指迷方》。

硫黄壹斤，槌碎，好者

右用三胜垍瓶子内盛，以瓦子盖口，先用赤石脂固缝，通用盐泥纸筋固济，阴干。可掘地深一尺贰寸，四方阔一尺八寸，中心掘一坑子。先安一水罐子，令其口大小与硫黄罐子底相当，将硫黄罐子坐在水罐子上，四下用土培了口缝；先下热灰在炉内，埋罐子壹半，用熟火叁斤簇罐子，再用热灰盖罐子口上，约令三四寸深；每一伏时再用添叁斤，一如上法盖覆。候柒日，住火令冷，取出打开，如生金色，其滓石尽澄在下，尽斫去不用，以柳木槌研细，水浸蒸饼，圆如桐子大。米饮下伍拾圆。

紫灵丹 治一切冷气消食，破女子宿血冷病，神效。《圣惠方》，下同。

硫黄捌两，舶上者，细研　白盐花叁斤，壹斤半白用，壹斤半以米醋贰升拌，日曝干之

右件药用壹鼎子，先筑白盐，令实中心，剜作坑子；入硫黄末了，即以米醋拌了盐盖之，亦实；又以白盐盖之，密密固了，以文火养之；从旦至午后，渐加火，烧至有鬼焰出，即以小箒子蘸醋洒之，焰住即止，放冷取出；用水研飞，去盐，药在盆底干了，又细研，以粟米饭和圆如绿豆大。每日空心以温酒下伍圆。其盐水煎化吃，甚好。

又金液丹 治脏腑积冷，腰脚疼痛，四肢虚羸，下元疲惫方。

磁石半斤　硫黄贰两

右以童子小便壹斗，烧磁石赤，于小便中淬，以尽为度；候干，入硫黄同研，令细，却入瓶子中[1]，以六一泥固济阴干，坐于灰池中，常以火半斤养壹柒日，满即更。常用火伍斤烧壹柒日，日足，放冷出

---

[1] 中：原作"十"，据《太平圣惠方》卷95"金液丹"改。

之。以熟绢包囊，内于井底一伏时，出火毒。候干，研为末，用蒸饼和圆如麻子大。每日空腹以温酒下柒圆，神效无比。

小三生丹　暖下元，益精气，黑髭发，驻颜色。《圣惠方》。

朱砂贰两，细研　水银壹两，细研　硫黄贰两，细研　生铁拾伍斤，磨洗了，以大火烧令通赤，投伍斗浆淬柒遍

右取平底铛一口，以前叁味用淬铁浆水煮之叁柒日，当令如鱼目沸，水耗即暖浆水添之。日满，挑取少许于火上试之，如有鬼焰，又煎之，以无焰为度。泣干，却入瓶子中按实，以烧盐盖覆后，如法固济，用火半斤养柒日满。以火伍斤煅令通赤，待冷，破瓶取之，投汤盆中，淘去盐味，澄取药。晒干，细研如粉，以甘草、余甘子水煮半日，出火毒。又研，以葛粉糊和圆如麻子大。每日空心以温酒下柒圆。忌羊血。

安魂定魄丹　治惊邪癫痫，天行热病，心神狂乱，无不差方。

黑铅壹两　水银壹两　硫黄壹两，细研

右先[1]销铅成水，次下水银，搅令匀。良久，即下硫黄末。当碧色匀，搅，即去火放冷，细研如粉，以软饭和圆如绿豆大。每服，以新汲水研柒圆服之。

白丹　益阳退阴，治虚损癇冷及吐泻暴脱，伤寒阴证，手足厥冷，脉息沉细。《杨氏方》。

钟乳粉壹两　阳起石壹两，火煅赤，放冷，研如粉

右件为细末，入白石脂末少许，用糯米粽子和圆如鸡头大。圆时，急以气吹之，则不粘手。候干，以生布袋打过。每服叁粒至伍粒，温酒或盐汤送下，空心食前。

华盖丹　变髭发，能延驻，遍去热毒风，神效无比。《圣惠方》。

黑铅伍斤

右铸如方响片子，以铁筯穿作窍，以绳子穿之；用净垍瓮子盛米醋

---

[1]先：原作"以"，据《太平圣惠方》卷95"安魂定魄丹"改。

壹斗，将铅片子悬挂于瓮子口，可去醋壹寸已来，以纸密封瓮口；每壹柒日壹度开，取铅片子出，于净纸上，以篦子轻手掠取霜，但柒日壹度。取经伍柒度后，即力小不堪也，即别取新铅为之。每壹两霜入龙脑半分，同研如粉，以露水和圆如梧桐子大。每夜含壹圆便卧，勿语，任圆自销。此丹能变白髭发如先。未曾白者，常隔日含之，一生不白。如已白者，含此丹至贰拾圆后，拔却白者，即黑者自生不逾。陆拾圆至壹佰圆，尽如黑色。久含延驻。一生忌蒜。

椒丹 眉州青神县王家累世服食方。暖水脏，降气明目，补骨髓，保长寿命。《鸡峰方》。

右辰砂壹两，细研如尘。椒拣大粒色红者，去枝梗并合口者不用，秤壹两半，以生绢袋盛，用无灰醇浓酒浸椒袋，令酒在上叁贰分以来，壹宿取出。空少时，入朱砂钵内，捉之令匀。余者，滴浸椒酒少许，又捉之，令朱砂尽为度，日曝干。每服伍拾圆加至佰圆，空心酒下。不得用火焙，不可犯生水。此药用生砂不借，可久服。

金锁丹 治虚冷滑泄。《家藏方》。

右以辰砂壹两，研令极细，以水圆作壹球，放干。次用阳起石壹两，研令细，以水和作饼，裹前砂放干。复用龙齿壹两作末，水和作饼，裹前药。复用牡蛎贰两作细末，水和作饼，裹前药，令干。外用六一泥固济作球，直待透干。方用醋灰半斗许匿之，伍斤炭煅，先下叁斤，后将尽，再下贰斤。火尽，候冷，打开去泥并牡蛎，存留叁件，一处研令极细，以枣肉圆如桐子大。空心温汤下叁伍圆。大固真元，才觉固则休服。及治脏腑滑泄，以米汤下伍粒。妇人宫血不调，米汤下叁伍粒。丈夫诸般虚惫，亦不过叁伍服。功效非常药比也。

秋石还元丹 大补暖，悦色，进食，益下元。久服去百疾，强骨髓，补精血，开心益智，炼人中白方。《老唐本草》。

右以男子小便拾石，更多不妨，先揸大锅灶一副于空屋内，锅上用深瓦甑接锅口，令高，用纸筋杵石灰泥却缝并锅，勿令通气，候干；下小便，只可于锅中及七八分以来，灶下以焰火煮，专令人看之，若涌出，即添冷小便些小，勿令涌出。候干，细研，入好合于内，如法固济，入灰炉中煅之。旋取贰叁两再研如粉，煮枣瓤为圆如绿豆大。每服伍柒圆，渐至[1]拾伍圆，空心盐汤下。久服，脐下常如火暖，凡诸般冷疾皆愈。多年冷劳虚惫甚者服之，皆壮盛。其药末常近火收，或时复养火叁伍日，功效大也。

金液含化灵丹[2] 补益，延年却老，功力不可具载。《圣惠方》。

山泽银末_{捌两} 朱砂_{贰两伍，金汁中浸伍日了，逐块子用金薄裹两重}

右先铺银末壹两于坩盒子中，即排朱砂块子，勿令相着，上以银末盖之，令匀。又布朱砂块子，又以银末盖之。候朱砂尽，即以盐花盖上，令满盒子，口实按，如法固济，入灰池中，盒子上灰厚肆寸，常以贰两火养柒日，勿令火猛，但令盒子热可通人手为度。日满取出，重翻排过，一依前法重固济，以火肆两，养贰拾日。后加加火叁贰斤烧，可壹炊久，放冷。取出，细研，入龙脑半分，同研如粉，以糟汁和圆如粟米大。每日空心含叁圆。津液咽之。如要作油，每壹两，以桂心末壹钱，大羊肾膈脂炼成者，弹子大，入龙脑壹钱，和研两日久。入银盒子中，埋于糠瓮中，蒸叁伏时，当自化为油。每日含如豌豆大，去疾补益，延驻却老，神仙之基也。忌羊血。

金砂丹[3] 治小儿癫痫等疾方。《圣惠方》。

光明朱砂_{贰两，颗块者}

右以金薄随朱砂颗块大小各裹之，用磁石末入固济了瓶子中，实筑中心留壹坑子，即以朱砂置坑子内，上更以磁石末覆之瓶子口，更以铅壹片可瓶口大小盖之，以文火养柒日，常令铅以筋刺得入，养壹柒日后，去铅，大火煅之。候冷，出于乳钵中，细研，即置于通油钵子内，上以马牙消末遍覆之，即置饭甑中蒸壹炊久，其砂化成水。有患者，食

---

[1] 至：原脱，据《证类·尿白垽》"秋石还元丹"补。
[2] 金液含化灵丹：此方原阙字较多，均据《太平圣惠方》卷95"金液含化灵丹"补，不一一具注。
[3] 金砂丹：此方原阙字较多，均据《太平圣惠方》卷85"治小儿癫痫诸方"补，不一一具注。

后以温水调下半钱，量儿大小以意加减服之。

中丹 补虚损，滋荣卫，治中风瘫缓，元气不足，一切危弱之疾。《杨氏方》。

砒霜好盆唇砒肆两，分作拾块，先以出山铅捌两，甘锅子内镕成汁，用铁钳逐块钳砒插铅汁中。候化尽，以铁杖搅匀取出，锅子放冷，打破，自然分胎。铅不用，砒如琥珀色，秤知分两　**辰砂**与琥珀砒分两同

右同研匀，入沙盒子，固济灰池中，顶火肆两养柒日柒夜。候冷，开合取药，再研匀，气袋活火鈚成汁，直候砒烟去尽。候冷，取药细研，稀糯米粥圆如鸡头大。每服壹粒，空心温酒、盐汤任下。临服时，壹粒入大火烧红，放冷服。凡老人体中不佳，饮食不进，服数粒便觉气壮食美，百病皆愈。

煅住火朱砂法《家藏方》。

右以好磁石贰两，细捣为末；黑锡贰两，于新铁铛中以硫黄壹两炒为末。贰件共研作一处，却以六一泥固济一沙盒子，阴干。将上件磁石、黑锡同研为末，放在沙盒内；却用桑汁或楮汁涂朱砂壹两，上裹金薄令遍，埋在磁石、黑锡末内，作数拾处，以磁石等药末盖头，然后用沙盒盖之，却如法固济。以铁三足子抬沙盒于灰瓮子内，以肆两火养柒日柒夜，放冷，取出，看砂有无住火。若未住火，再养柒日夜，依前法。然后用枣肉圆如桐子大。空心米汤下壹粒。极固气，补下部。

洗云母粉《家藏方》。

右以云母贰斤莹净者，使竹刀薄开，净洗了。加天门冬壹斤，着水于土石器中，猛火煮壹伏时，水耗即添热水。去天门冬，将云母于木臼内略杵，令碎，使夹布袋盛药，大盆内揉洗，药自成粉，澄去清水，使绢袋再洗过，仍澄清。使贡余纸两叁重，安药在灰池内，渗干，火焙，药成矣。以山药或蒸饼圆如桐子大，空心任下伍拾圆。忌铁器。至于煎水，亦使土器。又忌鲤鱼。云母色黑者不可使。

又方 洗云母粉法　治疗一同《本草》。《海上方》。

右云母壹斤，白色拆成片者，以白盐肆两同入垍瓶内，着水煮壹日夜，取出沥干。入在石臼内杵，令成麸片。却入生夹绢袋，水盆内揉洗，澄取粉，灰池内渗干。或以米饮调下壹钱，或以山药糊圆如梧桐子大，服之亦可。

神仙王倪丹砂　此丹砂无所不主，尤补心，益精血，愈瘘疾，壮筋骨，久服不死。《江阳方》。

光明辰砂_{贰拾两}　远志_{贰两，去心了秤}　诃梨勒皮_{贰两}　槟榔_{贰两}　甘草_{贰两}　紫桂肉_{捌两，蒸丹砂时拍研，用覆药}

右甘草等肆味，以贰大斗釜，用细布囊盛丹砂，悬于釜中，着水和药，炭火煮之，第一日兼夜用阴火，水纹动。第二日兼夜用阳火，鱼眼沸。第三日兼夜用木火，花沫沸。第四日兼夜用大火，汩汩沸。第五日兼夜用土火，微微沸。第六日兼夜用金火，乍缓乍急沸。第七日兼夜用水火，缓调调沸。先期泥二釜，一釜常暖水用煮药，一釜中添暖水常令不减贰斗。柒日满，即出丹砂，于银盒中蒸。其盒中先布桂肉壹两，拍碎，即匀布丹砂，又以余桂壹两覆之，即下盒置甑中，先布糯米厚叁寸，乃安盒，又以糯米摊覆上，亦令上米厚叁寸许，桑薪蒸之。每五日换米换桂，其甑蔽可用完竹子为之，不尔蒸多甑坠下，釜中甑下侧开一小孔，常暖水，用小竹子注添釜中，勿令水减。第一五日，用春火如常炊饭，兼夜；第二五日，兼夜用夏火猛于炊饭；第三五日，用秋火侣[1]炊饭，乍缓乍急，兼夜；第四五日，兼夜用冬火缓于炊饭，依五行相生文武助之，药成即出丹砂，以玉槌力士于钵中研之，尝不碜如面即可服。以谷子煎圆如梧桐子大，每日食上服壹圆，每日叁圆，在叁食上服，非顿服叁圆。炼成丹砂贰拾两为壹剂，贰年服使尽。后每拾年即炼服叁两，仍取正月壹日起服，壹月使尽。既须每拾年即服叁两，不可旋合，当宜预炼壹剂藏贮，随时服之。其丹砂上等方佳，炼时宜斋戒，毋令妇女、鸡犬见之。

---

[1] 侣：sì，同"似"。

谷子煎法

取赤熟谷子绞汁，煎如稠饴可用，和丹砂。如无谷子，谷皮浓汁亦可。丹砂忌一切鱼肉、陈宿、生冷、蒜，尤忌生血物及见血物。

孙用和捷法王倪丹砂《家藏方》。

上等辰砂拾两　甘草　诃子　槟榔　远志各贰两

右先剉草药如绿豆大，以水壹斗煎药，取汁陆升，去滓，绢袋盛砂浸于药汁中，以重汤微火煮令干，既取朱砂入银合中，置甑内，糯米贰斗铺盖上，用桑柴蒸叁日夜。如春时制药，壹日文火，贰日武火，叁日盛武火，叁宿微火；夏时制药，壹日武火，贰日文火，叁日盛武火，叁宿微火；秋时制药，壹日盛武火，贰日文火，叁日大火，叁宿微武火；冬时制药，壹日微火，贰日文火，叁日盛武火，叁宿微武火。如此叁日满，取砂研如粉，以楮煎丸如梧桐子大。每日空心温酒下壹圆，食后浆米下壹圆。蒸时以桂末肆两铺盖之。

治劳嗽朱砂丹《海上方》。

右以天门冬肆两，碎剉，取壹白埿小盒子，将天门冬入在壹香炉内，参块两块烧之，上以物阁住盒子，令烟熏盒子内拾分光黑，仍以物遮烟，只就一处令出，令烟厚了，取砂贰两，入在盒子内，上以川椒盖头令满，以盖子合定，蜜调茶土固缝，土内仍着少盐，外以铁线系缠，定放地上。仍以壹瓦子衬底上，以醋为灰家，下叁斤火，候消，得壹半来，更下贰斤火。冷取出，埋在湿地壹宿。出火毒了，拣砂令净，研细，糯米糊为圆如梧桐子大。不拘时，以人参汤下叁伍粒，妙。

煅硫黄法《家藏方》，下同。

右以狗蹄菜根苗自然汁浴过瓶，将硫黄柒分来入瓶，以叁贰分茶土研细盖头，如常法固济，赤石脂调缝，大火煅，待冷，然后取出。其硫黄茶土，自然分作两处，仍用草药滓捣，拌泥固济瓶。

飞灵丹　调荣卫，暖脏腑，去头风，壮下部，奇效不可具述。

辰砂壹两七末者　水磨雄黄壹两

右贰味衮研细，用壹白埿盒子，先以牡丹皮烧烟熏合子，黑色光厚，入前药按令平实，以白附子末盖头，更用车前草末实满盒子，醋调赤石脂固缝，干以盐泥通身固济。醋灰作冢子，炭伍斤，壹煅通红，良久退火，放冷取出，再研细。仍先吹去草药滓，以糯米糊为圆如梧桐子大。病在下，空心服；病在上，食后稍空服，并以京枣汤下。

小延龄丹　镇坠补暖。

水银　黑铅　朱砂研　硫黄研，各壹两

右将水银、黑铅结成砂子，次下朱砂，次下硫黄，慢火炒之，从巳至未不住手搅，令色变青紫为上。取出放冷，研细，软饭和圆如麻子大。每服壹贰拾粒，枣汤下。

一行禅师秘丹　固真气，暖下元，和脏腑，强腰脚，进饮食。

朱砂壹两，颗块好者　舶上硫黄贰两，不夹石者

右细研，水飞过。用针砂半斤，水淘令极清。入前药，贰味鼎内煮柒伏时，如水耗添热水，日足先取少许放铁匙上，下以猛火试之，无鬼焰为度。取出水飞淘取药，去针砂。再于鼎内煮干，以拾斤炭火煅，其色不变，两数不折。候冷，用纸裹入地坑内出火毒，经壹宿。取出，再研细，以枣肉圆如梧桐子大。每日空心清米饮下叁伍圆。合时，忌鸡犬、妇女、孝子、一切物秽。

张子华伏火丹　《鸡峰方》，下同。

辰砂伍两，颗块不夹石者，每砂壹两用匮药壹两，用匮药如后[1]　白附子叁两　椒子叁两　天南星伍两　地骨皮伍两

右将匮药肆味为末，先将朱砂以纸裹作壹块，次以蜜和匮药，却用裹砂包，再以纸重裹，入盒子内，下地坑。初壹火用炭叁拾斤，次用贰拾斤，次用拾伍斤，次用拾斤，每火仍换匮药。候冷取出，去匮药。将砂子细研，半夏糊为圆如鸡头[2]大。每服壹贰粒，空心米饮下。

---

[1] 用匮药如后：原脱，据《鸡峰普济方》卷25"张子华伏火丹法"补。"如后"者，即指辰砂之后的"白附子、椒子、天南星、地骨皮"四味药。

[2] 头：原作"豆"，据《鸡峰普济方》卷25"张子华伏火丹法"改。

洞阳金丹 治真阳不足，五脏气虚。常服养精神，安魂魄，通血脉，止渴。久服轻身延年，令人不惧寒暑，除去万病。《鸡峰方》。

朱砂伍两。壹方用枸杞叶贰拾片，初采得两日，掌之，目观其日咒柒遍，咒曰：我要服你，与我摄。念壹遍咒，取日气壹口，喷在药上，如此柒遍可用

右用沙盒子壹个，于底内铺枸杞根皮末壹钱，又注蜜半两，蜜上铺金箔[1]方入朱砂。又盖金箔，上又注蜜半两，蜜上盖枸杞根皮末叁钱许，多亦不妨，按令实。蜜和赤石脂末固盒子缝，务要器密，次用盐纸泥固济盒子壹指厚，放干，置平地上，用醋拌细灰拥合，拍作冢子。用木炭壹秤簇起，发顶火煅之。俟火尽，经宿，取出盒子，去泥开盒。其朱砂如铁色火黄，土内埋壹宿，出火毒了。研令极细，用枣肉或糯米煮糊和圆，每两作肆拾粒，阴干。每服壹贰粒至叁粒，空心熟水下。

四神丹 炼法同前。

朱砂　硫黄　水银　雄黄各壹两

右为细末，用净纸壹幅，画井字，书捌卦于字捌方，然后用鸡子清磨好墨，先涂纸面肆边，量纸两指阔，以号记八[2]囗

老延年[3] 充益肌肤，能耐寒暑。《圣惠方》。

辰锦州上色朱砂拾两，作小块子者　春蜜叁升　秋蜜叁升

右件药用大竹壹截，可叁尺来去，却青皮壹重，留底节，将砂入筒内，投蜜渍之。坐竹筒安大鼎内架定，用水煮竹筒，以炭火慢煮，日夜专看伺之，蜜耗旋添蜜，自五月五日午时煮至七月七日住。取出砂，暖水浴过，入绛纱袋子，悬于一通油瓷瓶内，勿令着底及四边，以绳子紧口，悬于一净井内，去水面伍寸已来，不用汲着水，七日七夜满，取出，将砂于乳钵内研壹千遍，建一高台，置乳钵于台上，朝太阳气，用

---

[1] 金箔：此后原衍"五井"二字，据《鸡峰普济方》卷25"洞阳金丹"删。
[2] 记八：此后有脱叶，今核《鸡峰普济方》卷25"四神丹炼法"，此后尚有大段文字，文繁不续。
[3] 老延年：据《太平圣惠方》卷97，此非方名，乃主治症行文，上有脱叶。原方名为"丹砂圆"。现录原主治症于下，备考。"治百病，安五脏，坚筋骨，驻颜容，久服聪耳明目，却老延年，充益肌肤，能耐寒暑，丹砂丸方。"

纱笼罩，却免鸟雀粪，夜即朝太阴气，遇雨即收，却每日研壹千遍后，置于台上，直至九月九日即止，用青州枣瓤和圆如绿豆大，于瓷器中盛。每日空心面东，置壹圆于舌上，以自然津液咽之。忌羊血、卤水。

蜜煮朱砂法 《大衍方》。

每砂壹两，蜜壹斤 如煮拾两，伍斤亦可。使瓷罐盛蜜，以生绢袋子盛砂，紧系索子，悬在罐内，令去底贰寸许，谓之悬胎。用油纸笋皮实封罐口，仍于锅面上横一木条，系住罐子索头，以防水滚罐倒。置罐子于釜中煮七昼夜，用桑柴尤佳；如无许多，亦可对其他刚柴使。遇添水时，只得添热汤，不可使冷水。后日辰足，取出，用沸汤放温，使洗令蜜胶净，焙干。细研，煮糯糊为丸如梧桐子大。逐早用人参或枣汤下叁伍粒。能益心补气，满去[1]健神。所有煮密[2]☐

---

[1]满去：二字疑误。
[2]煮密：此下有脱叶，文义未尽。

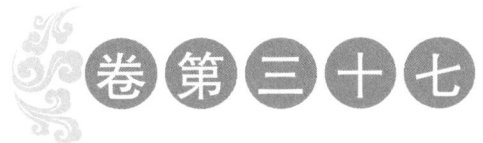

杂方四 神仙服食 酒治

神仙服食

总 方

神仙服地黄 延年不老。《圣惠方》，以下并同。

右取地黄净洗，随多少，捣绞取汁，煎令小稠；内白蜜，更煎，令可圆，即圆如梧桐子大。每日食前以温酒下叁拾圆，日叁服。如此十年，白发再黑，力如二十时，令人多子，神效无比。

又方 服地黄成神仙法。

生地黄伍拾斤，捣绞取汁

右于银锅内以慢火煎之减半，入白蜜贰升、青州枣肉壹斗，相和，搅令得所，为圆如弹子大。每服壹圆，以温酒研破服之。日叁服。填骨髓，益气力，变白发，延年寿。忌陈死物。

又方 神仙饵地黄，治病长生。

右以生地黄拾斤，擘碎。于一大铜器上安炊箄[1]，上安地黄，入甑蒸之，汁当下流入于铜器中，候销地黄汁尽，即止。将铜器内汁置于重汤[2]中煎之，可圆即圆如半鸡子大。每服壹圆，以温酒化破服之。

---

[1]箄：此后原有"二"字，据《圣惠方》卷94"治病长生方"删。
[2]汤：原作"阳"，据《圣惠方》卷94"治病长生方"改。

日叁服。服之三百日，可与天地相保。白子高从太上传受此方。

神仙炼松脂服饵法

右以松脂贰拾斤，以大釜中着水，加甑其上，固济勿泄，以茅铺甑为藉，复用黄砂铺茅上，可厚壹寸，乃着松脂于上，炊之以桑薪，汤减即添热水，松脂当洋入釜中，投于冷水中，待凝，更蒸之如前法。三蒸毕止，脂色如白玉状。每壹斤用白茯苓半斤、甘菊花半斤，捣罗为散，炼蜜和，捣千杵，圆如梧桐子大。每日空心以温酒下拾伍圆。久服延年，不饥，可致神仙也。

又方

右以松脂拾斤，用桑新灰汁内釜中，加甑于上，甑中先铺茅，次铺沙，可叁寸，蒸之，松脂当洋入釜中。投于冷水，待凝，收取复蒸。如此叁度，更以清水代汁，复如前，蒸叁度，去水，更以水壹硕伍斗煮甘草叁斤，取汁壹硕，去滓。内牛乳贰斤，加甑釜上，复蒸，入前甘草汁中，待冷。复如此叁度即成，苦味皆去，甘美如饴。每服以温酒服如弹圆大。日叁服。久服，神仙不老。

神仙服茯苓法

白茯苓伍斤，去黑皮

右捣罗为末，以熟绢袋盛，于叁斗米下蒸之，以炊熟为度。曝干又蒸。如此叁遍。取牛乳贰斗和之，着铜器中微火煮，令如膏。用竹刀割，随性饱食之。一服六年不饥，增益气力光悦。后欲吃食，煮葵菜汁下却，即任食。忌米醋。

又方 茯苓酥　除万病，久服神仙方。

右以白茯苓叁拾斤，取山之阳者甘美，山之阴者味香。去皮薄切，曝干蒸之。汤淋去苦味。若淋不止，其汁当甜，则曝干，捣罗为末，用酒叁硕，蜜叁升，和酒相得，内茯苓末于大瓮中，搅之佰匝，封之，勿泄气。冬伍拾日，夏贰拾伍日，酥浮酒上，掠取其味甘美作饼子，如手掌大，于空室中阴干，色赤如枣，饥时食壹饼，终日不饥。此名仙人度世之药。每食时用酒下之。此为茯苓酥也。忌米醋。

又方 养老延年服茯苓方。

华山挺子茯苓,斫削如枣许大,令四方有角,安于新瓷瓶内,以好酒浸,以叁重纸封其头,后壹百日开,其色当如饧糖。煮葵菜汁下却,即任食。可日食壹块,百日后肌体润泽,服一年后可夜视物。久久食之,肠化为筋,延年耐老,面若童颜。《经验后方》。

又方 服茯苓法。《千金方》。

右取茯苓,去皮,以淳酒渍令淹,密封拾日出之,如饧可食,甚美。服方寸匕,日叁。令人肥白,除百病,不饥渴,延年。

神仙饵术法 《圣惠方》,以下并同。

术壹硕,拣择令净,捶碎

右从平旦将入甑中,蒸至午时即止。以釜中汤淋叁柒遍,取汁却入釜中,微火煎令可圆,即圆如弹子大。每服壹圆,以温酒化破服之,日贰服。治百病,轻身益气,能去风寒,不饥渴,延年。忌桃、李、雀肉。

又方涓子饵术法

术壹硕,拣择毕,捶令碎

右上甑蒸令烂,以釜中汤淋,取汁煎之,令如醇漆即止,不入他物,盛于不津器中,经年不坏。每服温酒调下壹大匙,日叁服。令人不老不病,久服不死神仙矣。忌食桃、李、雀肉。

又方神仙术煎

右取术,新从山劚出者,不计多少,去苗,净洗术,臼中熟捣,新布绞取汁。如此叁两遍,汁出尽为度。于银器或瓷器中煎令如饧,即成矣。每旦以温酒调服壹合,随性空吃尤佳。久服轻身益气,祛风,不饥渴,百病皆除。忌桃、李、雀肉。

又方术煎方 除百病,轻身明目。久服断谷延年。《海上方》。

右以好术壹硕,先以水洗濯,去黑皮,细剉。以水叁硕煮至壹硕,去滓。所得汁以黍米叁斗磨作末,内汁中微火煮,令稠。候可作饼子,圆阔贰寸许,曝干。以饮下壹饼,日叁。忌桃、李、雀肉。

神仙服松柏叶 《孙真人枕中记》。

当以三月四月采新生松叶，可长叁肆寸许，并花蕊取，阴干，细捣为末。其柏叶可取深山岩谷中，采当年新生，可长叁贰寸者，阴干，细捣为末。用白蜜圆如小豆大。常以月一十五日，日未出时，烧香东向，持药捌拾壹圆，以酒下。服一年，延十年命；服二[1]年，延二十年命。欲得长肌肉，加大麻、苣胜；欲心力壮健者，加茯苓、人参。此药除百病，益元气，养五脏六腑，清耳目，强壮不衰老，延年益寿。神验。用七月七日露水圆之更佳。服时乃咒曰：神仙真药，体合自然。服药入腹，天地同年。咒讫服药。断诸杂肉，五辛最切忌之。

神仙服松叶法

神仙服松叶，令人不老，身生绿毛，益气轻身，还年变白。久服绝谷，不饥渴，可致神仙。

右取松叶，不以多少，细切如粟，更研令细。每日食前以酒调下贰钱，四时皆服。然初服稍难，久即自便矣。

又方

右以松叶，四季以春东、夏南、秋西、冬北方采之。阴干，捣细，罗为散。每日食前酒调下贰钱，粥饮下亦得。能轻身益气，令人耐寒不病，延年。

神仙服柏叶方 延年不老。《圣惠方》，以下并同。

柏叶 不计春夏秋冬采，和枝折

右用大甑，满装熟蒸，如炊叁硕米许，以汤淋叁伍度，去其苦汁。阴干，捣罗为末，以黑豆黄末等分，相和令匀。每服贰合，以冷水调服。日叁服。高子良服此药得仙道。

又方 神仙饵柏叶法，服之一年，百病除愈；服之三年，行及奔马。久服令人身轻，益气力，耳目聪明，补骨髓，除风去冷，寿年千岁。

---

[1] 二：此后原衍"十"字，据《证类·柏实》引《孙真人枕中记》删。

柏叶贰拾斤，依时采，周而复始

右以水浸叁宿，滤出晒干，捣罗为末。每叁斤柏叶末，入炒黑豆黄末壹斤、胡麻末壹斤，叁味相和令匀。每服叁钱，以水调下，日叁服。

又方 神仙饵柏叶，令不饥渴，耐寒暑。

右柏叶叁拾斤，以水熟煮之，出内竹箩中，用水淘汰之，令水清乃止，曝干。以好酒伍升浸拌，甑中蒸之半日，息火，复曝干。大麦叁升，熬令变色。贰味同捣，细罗为散。每服叁钱，以水浆若酒下之。止谷疗病，辟温疠恶鬼。久服可度世矣。

又饵松脂法《野人闲话》。

《伏虎尊师篇》炼松脂法：拾斤松脂，五度水煮过，令苦味尽。取得，每壹斤炼了松脂，入肆两茯苓末。每晨水下壹刀圭，即终年不食而复延龄，身轻清爽。

神仙服胡麻 延年不老。《圣惠方》。

胡麻伍斗，色紫黑者

右以水淘去浮者，不用滤干便上甑蒸，令气遍溜，出之，曝干。以少许水拌令润，又上甑蒸之，气遍又下，曝干。如此九度后，去黑皮令净，捣罗为末。每日空心以温酒调下叁钱，日晚再服。渐自不饥，除愈百病，长年不老，便欲辟谷。亦得动而服之，成真人矣。

又方 神仙饵胡麻法，服之百日，能除一切痼病；至一年，身面光泽，不饥；三年，水火不能害，行及奔马；久服长生。生上党者尤佳。《圣惠方》。

胡麻叁斗，净淘，上甑蒸之，令气遍，出，曝干，以水酒拌又蒸。如此九遍止，以汤脱去皮，簸令净，炒令香

右捣罗为末，炼蜜和圆如弹子大。每服壹圆，以温酒化破服。忌毒鱼、生菜、大肉。若欲下之，煮葵菜汁服之即下。

又方 服乌麻。《海上方》。

右取黑皮真檀色者乌麻，随多少。水拌令润，勿过湿，蒸令气遍，即出，日下曝之使干。如此玖蒸玖捣，去上皮。未食前，和水若酒，服

贰方寸匕，日叁。渐渐不饥，绝谷。久服百病不生，常服延年不老。

神仙绝谷《圣惠方》。

白蜜伍两　白蜡半斤　黄丹贰两

右件药，先镕蜜蜡于铛中，乃内黄丹相和令匀，渐渐煎之，可圆即圆如梧桐子大。每服水下伍圆，日叁服。壹年后，身轻益气，自然不饥。合药唯独在幽室，勿使人见之。神验。

又方神仙断谷秘妙法《圣惠方》。

白茯苓伍斤，捣罗为末　白蜜叁斤　柏脂柒斤，炼了者

右件药壹处拌和，于银器或瓷器中煎熬，令可圆如桐子大。每服拾圆，以温水下。饥者数服之，取不饥乃止。若欲去药食谷者，取硝石、葵子等分，捣细罗为散，以粥饮壹钱，日壹服。肆日内服药，即稍稍食谷及葵羹，大良。

又方神仙绝谷法《江阳方》。

右以白茯苓柒斤，剉碎，酒渍之叁日，曝令干，捣罗为末。以枣壹斗，釜中煮令烂熟，经宿更以汤淋沥枣，取汁置釜中。下茯苓末，微火煎之，可圆即圆如鸡子黄大。空心及晚食以酒下壹圆。久服不饥，骨坚髓满，肠化为筋。男子年三十已上皆可服之，可涉远有力，日行千里。忌食米醋。

神仙辟谷法出《本草》新注。

右以胡麻、白大豆、枣叁物，玖蒸玖曝，作团食。令人不饥，延年断谷。

神仙辟谷法同前

松脂研　杏仁去皮尖，炒为末　枣肉焙干为末　茯苓去皮，为末　蜡镕，和药末

右伍件等分，合成圆如梧桐子大。食后饮服伍拾圆便不饥，功用甚多。

神仙耐寒热方《圣惠方》，以下并同。

白矾肆两，烧灰　白石脂肆两　丹砂肆两，细研

右件药捣罗为末，以松脂和圆如梧桐子大。平旦吞肆圆。服至百日，夏可重衣，冬可单衣。

又方

雄黄　赤石脂　丹砂　干姜炮裂，捣罗为末

右件药等分，细研叁味，水飞过如面，同研令匀。以炼成白松脂和圆如梧桐子大。每日空心，以温酒下肆圆，拾日止。即一冬不用绵衣，可以赤体坐于水中。此贰术神人所授，不可轻泄也。

神仙辟寒　十二月常汗出。

川椒子壹升　附子肆两，炮裂，去脐，捣罗为末

右以清水壹斗贰升浸椒子再宿，取汁，入附子末，于铜器中煻火熬之。候可圆，即圆如梧桐子大。每日空心以温水下贰拾圆。服经壹月，冬月可以单衣。

神仙去三尸

朱砂伍两，细研，水飞过

右以好酒伍合，渍之伍宿，出，和酒，日中曝干，候可圆即圆如麻子大。每服拾圆，水下。日叁服。拾日，诸虫悉下，若有病癞皆愈。

又方

雄黄贰两，细研　松脂贰两

右件药相和镕，为圆如小莲子大。平旦吞壹圆。柒日，三尸尽出。

神仙服鹿角法

鹿角屑拾两　附子贰两，去皮脐，生用

右件捣，细罗为散。每服以温酒调下贰钱，日叁服。令人少睡，益气力，通神明，得力速矣。出《彭祖传》中。

神仙延年不老饵菊花方

白菊花壹斤　白茯苓壹斤

右件捣罗为末。每服叁钱，以温酒调下，日叁服。久服令人长生。

神仙饵菟丝子方《修真方旨》。

菟丝子壹斗，以酒壹斗浸，良久，滤出曝干。又浸令酒尽为度

右件药捣，细罗为散。每服贰钱，以温酒调下。叁服后，吃叁伍匙水，饭压之。至三七日，更加至叁钱。服之令人光泽，惟服多甚好。三年后老变为少。此药治腰膝，去风冷，益颜色。久服延年。神秘，勿示非人。

神仙饵百花法

三月三日、五月五日、七月七日、九月九日采百花，阴干，捣细罗为散。每服贰钱，以水调下，日贰服。百日内身轻，面目光泽；叁年通神，忽然与真人同位。如春采百草枝，阴干捣末。酒服贰钱，以水服之亦得。轻身长寿。一名草精也。

酒 治

单 方

夫酒者，谷蘖之精，和养神气，性唯慓悍，功甚变通，能宣利胃肠，善导引药势。今则兼之名草，成彼香醪，莫不采自仙方，备乎药品，疴恙必涤，效验可凭，故存于编简尔。《圣惠方》。

浸酒药法 凡合酒，皆薄切药，以绢袋盛药内酒中，密封头。春夏肆伍日，秋冬柒捌日，皆以味足为度，去滓，温酒饮。尽后，其滓捣，酒服方寸匕，日叁。大法：冬宜服酒，至立春宜停之。

服酒药法 凡服酒药，欲得使酒气相接，无得断绝，绝则不得药力。多少皆以知为度，不可令至醉及吐，则大损人也。宜量力服之。《千金方》。

生枸杞子酒 主补虚，长肌肉，益颜色，肥健人。《外台秘要》。

枸杞子贰升

右壹味以酒贰升搦碎，更添酒浸柒日，滤出，去滓。任情服之。

菊花酝酒 治风头旋。《圣惠方》，以下并同。

甘菊花开者

右以玖月玖日取甘菊花，曝干作末，以糯米馈中蒸熟。每壹斗米用伍两菊花末浸拌，如常酝法，多用细曲为良。候酒熟，即压去滓。每暖壹小盏服。

治脚气，风毒湿痹，筋脉挛急，疼痛，宜服**独附酒**。

附子伍两　独活伍两

右件药细剉，以酒伍升渍陆柒日后，每于食前，随性暖服之。

生薯药酒　补虚损，益颜色。

右将薯药于沙盆中烂研，然后刮下。于铫子中，先以少酥炒壹大匙令香，次旋添入酒壹盏煎，搅令匀。空腹饮之佳。

松叶浸酒　去大风，治骨节疼痛。

伍粒松叶贰拾斤，剉碎净洗，滤干　清酒壹硕

右贰味都入于不津瓮中，密封柒柒日熟。量力饮之。

杜仲酒　治腰背痛。《至道方》。

右杜仲半斤，去粗皮，剉。酒贰升，浸柒日。每日叁度服之，甚妙。

二味虎骨酒　治风毒，骨体疼痛。《经验后方》。

芍药贰分　虎骨壹两

右炙，为末，夹绢袋盛，酒叁升，渍伍日。每服贰合，日叁服。

蓼酒《千金方》。

右治骨管冷，不能饮食，耳目不聪明，四节有气，冬卧脚冷。服此酒十日后，目既清明，体又充壮。以八月三日取蓼，曝燥，把之如伍升大陆把，水陆硕煮取壹硕，去滓，以酿酒，如常法。随多少饮。已试效讫，甚速。

一味虎骨酒　治筋骨毒风，抽掣疼痛，男女皆可服。《家藏方》。

虎骨半斤，治腰以脊骨，治四肢以胫骨，破开，酥炙，令黄色

右为粗末，以绢袋盛，伍升酒内浸叁日，即可饮。非时进壹盏。

菖蒲酒　主大风十二痹，通血脉，调荣卫，治骨立萎黄，医所不治者。服一剂，服经百日，颜色丰足，气力倍常，耳目聪明，行及奔马，

发白更黑，齿落重生，昼夜有光，延年益寿。久服得与神通。《圣惠方》，以下并同。

右以菖蒲捣绞，取汁伍斗，糯米伍斗炊熟、细曲伍斤捣碎，相拌令匀，入瓮密盖，叁柒日即开。每温饮壹盏，日叁。

术酒方

右煮术汁，煎壹斗，好酒叁斗相和，入瓷瓮中盛，泥封头叁柒日。初服壹盏，后即任意。勿至醉为妙。服伍拾日，诸病皆愈，气力拾倍，行及奔马。忌桃、李、雀肉。

紫苏子酒　治风，顺气利膈。神效。

紫苏子壹升，微炒　　清酒叁斗

右捣碎，以生绢袋盛，内于酒中浸叁宿。少少饮之。

葡萄酒　驻颜，暖腰肾。

细曲末伍斤　糯米伍斗，熟，次冷　干葡萄末壹斤

右炊糯米令熟，候稍冷，入曲并葡萄末，搅匀，入瓮盖覆，熟时饮壹盏。

简　要　方

钟乳酒　疗虚损，通顺血脉及补益下气。《千金方》。

钟乳伍两，碎之，绵裹　附子叁两　牛膝叁两　甘菊花叁两　苁蓉叁两

右伍味剉，以生绢袋盛，用酒叁斗渍，经伍日。每服贰合，日再，稍加至壹升。

天麻酒　治妇人风痹，手足不随。《圣惠方》，以下并同。

天麻贰两，切　牛膝贰两　附子贰两　杜仲贰两

右件药细剉，以生绢袋盛，用好酒壹斗伍升浸，经柒日。每服，温饮下壹小盏。

治妇人血风走疰，入骨髓，疼痛不可忍，**三味虎骨酒**。

虎胫骨壹斤　赤芍药贰两　桂心叁两

右件药捣碎，用生绢袋盛，以清酒壹斗渍之柒日。每服，不计时

候，温壹小盏服之。

三石浸酒 治肾气，补虚损方。

磁石捌两　白石英拾两，细研　阳起石陆两

右件药并捣碎，以水淘清后，用生绢袋盛，以酒壹斗浸，经伍日后，任意暖服其酒，旋取旋添，极妙。

三味附子酒方 治风，腰脚疼痛，冷痹。

虎胫骨　小附子　当归各伍两

右各剉，以生绢袋盛，用清酒壹斗伍升浸之，春夏伍日，秋冬柒日。每服壹盏，暖服之。不耐酒人随性饮之，常令醺醺，不得致醉。

地黄酒 补益，变白方。

肥地黄壹秤，捣碎　糯米伍斗，熟炊　面曲伍斤，捣碎

右叁味相和，于盆中熟揉，内于不津瓮中密封，春夏叁柒日，秋冬伍柒日。日满启之，当中有壹盏绿汁，是其精也，宜先酌饮之。余以生布绞取，别置器中，任性饮之。续酿使其相接，不过叁剂，发黑。若以新牛膝捣绞取汁叁升，用拌饙[1]，即变白，更急矣。

又方 地黄酒，令人不老，发不白，大补益方。

生地黄壹斗，细切　糯米壹斗，净淘

右相和炒熟，摊令绝冷，更和曲末贰升，同入于柒斗酒中，搅令相得，入于瓮中，热即歇，头冷即盖瓮，有汗即拭之。候熟压滤。冬温夏冷，日饮叁盏。

菖蒲酒

菖蒲壹斗，细剉蒸熟　生术壹斗，去皮细剉

右贰味都入绢袋，用清酒伍斗入不津瓮中盛，密封。春冬贰柒日，秋夏壹柒日取开。每温饮壹盏，日叁。令人不老，强健，面色光泽。神效。

松脂酒 治大风有验方。

---

[1] 饙：fēn，半蒸饭。

松脂叁斤，炼成者，捣罗为末　糯米贰斗　曲末叁斤

右炊米熟，放冷；以炊米汤伍斗，温温都拌和，入不津瓮中，封盖。候熟，即量性饮之，妙。

松节酒　治百节风虚，脚痹疼痛方。

松节拾斤，捶碎；以水壹石，煮取汁伍斗，去滓　糯米伍斗，炊熟　细曲伍斤，捣碎

右叁味拌和，入瓮密封，叁柒日开，取酒，可温饮壹盏。

群　方

治肝脏风，拘挛不可屈伸，**薏苡人浸酒**。《圣惠方》，下同。

薏苡人半斤　牛膝伍两　赤芍药叁两　酸枣人叁两　干姜叁两　附子叁两　柏子人叁两　石斛叁两　甘草贰两

右件药细剉和匀，以生绢袋盛，用酒贰斗浸柒宿。每服，不计时候，暖壹小盏服其酒，旋添，味薄即止。忌猪肉、毒鱼等。

治风虚久冷，腰[1]脚疼痛，食少羸瘦，颜色萎瘁，行立无力，**菊花浸酒**。

甘菊花肆两　杜仲肆两　肉苁蓉贰两　桂心贰两　防风贰两　附子贰两　草薢贰两　独活贰两　钟乳粉肆两　白茯苓贰两　山茱萸贰两

右件药细剉，以生绢袋盛，用好酒贰斗于瓷瓮中浸，密封。春夏柒日，秋冬贰拾日后开取。每日叁肆度，温饮壹小盏。

治虚劳不足，补养五脏，疗风气，坚筋骨，益精髓，宜服**钟乳浸酒**。

钟乳粉叁两　石斛贰两　牛膝贰两　黄耆贰两　防风贰两　熟干地黄伍两

右件药细剉，都以生绢袋盛，以酒贰斗浸叁日后，再于食前温饮壹小盏。

---

[1]腰：原脱，据《圣惠方》卷25"菊花浸酒"补。

石斛酒 治风痹脚弱，腰胯冷疼。利关节，坚骨，令人强健，悦怿方。

石斛拾两，去根　牛膝半斤，去苗　杜仲肆两，削去粗皮　丹参肆两　生地黄切，壹升，曝令水气干

右都细剉，以生绢袋盛，用清酒伍斗于瓮子中密封，浸柒日开。每服壹中盏，日可贰叁服。

薯蓣酒 治头风，眩不能食，补益气力。

薯蓣捌两　防风拾两，去芦　山茱萸捌两　人参陆两，去芦　白术捌两　五味子捌两　丹参陆两　生姜陆两

右都细剉，以生绢袋盛，用清酒叁斗，入瓷瓮子中浸。柒日开。每度温饮壹盏，日叁为定。

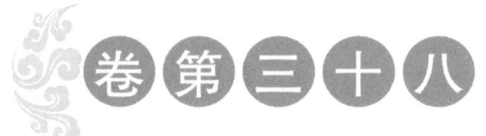

杂方五 食治　食戒

食治

单　方

食治论 《圣惠方》，以下并同　夫上古之人，饮血茹毛，纯一受气，所食无滋味之爽，脏腑无烟火之毒，各遂宜性，疾患不生。神农始教播治五谷，钻火变腥，以有营为，触冒寒暑，故生疾苦。因以药石治之，是以有食便有药也。黄帝曰：人之所依者，形也；乱于和气者，病也。治于烦毒者，药也；治命扶危者，医也。安人之本，必资于食；救疾之道，乃凭于药。故摄生者，先须洞晓病源，知其所犯。以食疗不愈，然后命药。夫食能排邪而安脏腑，清神爽志以资血气。若能用食平疴，适情遣病者，可谓上工矣。善养生者宜鉴之。

煮黑豆　治中风湿痹，筋挛急痛，胃中积热，口疮烦闷，大肠秘涩者方。

　　黑豆半升，煮令熟　酥伍两

　　右件药相和令匀。不问食前后，吃壹两匙。

乌雌鸡羹　治中风湿痹，五缓六急，骨中疼痛，不能蹈地者方。

　　乌雌鸡壹只，治如食治

　　右煮令熟，细擘。以豉汁、姜、椒、葱、酱调和作羹，空腹食之。

蒸羊头肉　治中风目眩，羸瘦，小儿惊痫，及五劳，手足无力，宜吃。

白羊头壹枚，洗如法

右蒸令极熟，切，以五味食之。或作鲙，入五辣酱醋食之亦得。

苦竹叶粥　治风邪癫痫，心烦惊悸。

苦竹叶贰握　**粟米**贰合

右先以水贰大盏半煮苦竹叶，取汁壹盏伍分，去滓，用米煮作粥。空腹食之。

白雄鸡羹　治风邪癫痫，不欲睡卧，自能骄倨，行不休，言语无度。安五脏下气。

白雄鸡壹只，治如食法

右以水煮，令烂熟，滤出，擘肉于汁中，入葱、姜五味作羹。空心食之。

煮梨汤　治风热攻心，烦闷恍惚，神思不安。

梨叁枚，切　**沙糖**半两

右以水壹大盏煎至陆分，去滓。食后分温贰服。

黄雌鸡粥　治消渴口干，小便数多。

黄雌鸡壹只，治如食法

右以鸡烂煮取肉，随意食之。其汁和豉作粥，食之亦妙。

神效煮兔方　治消渴。

兔壹枚　**新桑根白皮**半斤，细剉

右剥兔去皮及肠肚，与桑根白皮同煮，烂熟为度。尽力食肉，并饮其汁，即效。

酥煎枣　治伤中，筋脉急，上气咳嗽。

枣贰枚，去核　**酥**肆两

右以酥微火煎，令入枣肉中，立尽酥。常含壹枚，微微嚼咽下，极效。

藕蜜膏　治心脏烦热，止渴，除口干，散积血，极效。

藕半斤，去皮绞取汁

右以蜜壹合相和，服之。

小麦饮　治烦热，少睡，多渴。

右用小麦作饭，水淘食之。

酸枣仁粥　治心脏烦热，躁渴，不得睡卧。

酸枣仁壹两，捣为末　粳米贰合

右煮米作粥，临熟下酸枣仁末半两，搅令匀。食之。

高良姜粥　治霍乱，吐利，腹痛等疾。

高良姜壹两，到　粳米贰合

右以水叁大盏煎高良姜，取贰盏半，去滓，下米煮粥，食之。

川椒拌粥　治噎病，胸间积冷，饮食不下，黄瘦无力。

川椒壹佰粒，去目　白面贰合

右以醋淹椒令混，滤出，于面中拌令匀，便于豉汁中煮。空心和汁吞之。

治噎病不下食

舂杵头细糠半合　白面肆两

右相和后，作馄饨，于豉汁中食之。

附子粥　治冷痢，饮食不下，宜吃附子粥。

附子壹分，炮裂，去皮脐　干姜壹分，炮裂，到[1]

右件药捣，细罗为末。每日煮粥内药贰钱，空腹食之，以差为度。

治痢下赤白不止[2]　脾胃气弱，食不消化。

曲末壹两，微炒　粳米贰合

右贰味煮粥，空腹食之。亦主小儿无辜痢。

黄耆粥　治五痔下血不止。

黄耆壹，两细研　粳米贰合

右以水两大盏煎黄耆，取壹盏半，去滓，下米煮粥。空腹食之。

---

[1] 到：原作"握"，据《圣惠方》卷96"附子粥"改。
[2] 痢下赤白不止：原在句末，据目录前移。

野[1]狸羹 治五痔下血不止，肛肠疼痛。

野狸壹只，去皮、肠胃及骨

右薄切作片，着少面并椒、姜、葱、白醋调和，炙熟食之。或作羹食之，皆效。

治久患野鸡痔 下血不止，肛边疼痛，食之十顿无不差者。

野狸肉壹斤

右切作片，着椒、姜、葱白煮令熟，空腹食之。作羹亦得。

车前子叶羹[2] 治热淋，小便出血疼痛。

车前子叶壹斤　葱白壹握，切　粳米贰合

右切车前子叶，和豉汁中煮作羹。空腹食之。

羊肉臛 治初欲有娠，心中愦闷，呕吐不下食，恶闻食气，头重眼肿，四肢烦疼，多卧少起，恶寒汗出，疲乏。

羊肉肆两，切，炒作臛　面半斤

右作索饼，于生姜豉汁中煮，和臛食之。

糯米阿胶粥 治妊娠胎动不安。

糯米叁合　阿胶壹两，捣碎，炒令黄燥，捣为末

右件药先煮糯米作粥，临熟下胶末，搅匀食之。

粟米粥 治产后血下，虚弱，不能下食。

粟米贰合　羊肉半斤，去脂膜，拣取肆两，细切

右以水伍大盏，下米、羊肉同煮，欲熟入盐、酱、椒、葱，更煮粥令熟。空心食之。

猪心羹 治产后中风，血气惊邪，忧恚悸逆。

猪心壹枚，切　葱白壹握，去须，细切

右以豉汁、盐、椒、米同作羹食之。

煨猪肝 治产后赤白，腰疼腹痛，食少。

---

[1] 野：原脱，据目录补。
[2] 羹：此前原有"作"字，据目录删。

猪肝_{肆两,去筋膜} 芜荑_{壹两,捣末}

右薄切猪肝,掺芜荑末,调和令匀后面裹,更以湿纸裹叁伍重,煻火煨令熟,去面。空心食之。

猪肾粥 治蓐劳,乍寒乍热。

猪肾_{壹具,去脂膜,切} 粟米_{叁合}

右以豉汁、五味,入米作粥。空心食之。

兔肝粥 治目暗,青盲,明目。

兔肝_{壹具,细切}

右以豉汁中作粥。空心食之,以效为度。

磁石肾子羹 治久患耳聋,养肾脏,强骨气。

磁石_{壹斤,捣碎,水淘去赤汁,绵裹} 猪肾_{壹对,去脂膜,细切}

右以水伍升煮磁石,取贰升,去磁石投肾,调和,以葱、豉、姜、椒作羹,空腹食之。作粥及酒,并得磁石常用煎之。

羊肾苁蓉羹 治五劳七伤,阳气衰弱,腰脚无力,宜食。

羊肾_{壹对,去脂膜,细切} 肉苁蓉_{壹两,酒浸壹宿,刮去皱皮,细切}

右件药相和作羹,着葱白、盐、五味末等,一如常法,空腹服之。

煨羊肾法 治虚损,脚膝无力,阳气不盛,补益。

羊肾_{壹对,去脂膜} 钟乳粉_{壹分}

右件药取羊肾切为肆片,掺粉令匀,却合用湿纸裹,慢火煨令熟。空腹食之效。

乌头粥 治风寒湿痹,麻木不仁。《本事方》。

川乌头_{生为末}

右用香熟白米作粥半碗,药末肆钱,同米用慢火熬熟,稀薄不要稠。下姜汁壹茶脚许,蜜叁大匙,搅匀。空腹啜之,温为佳。如是中湿,更入薏苡仁末贰钱,增米作壹中碗。服此粥,大治手足四肢不随,痛重不能举者。有此证,预服防之。左氏云:风淫末疾。谓四肢为四末也,脾主四肢,风邪客于肝,则淫脾,脾为肝克,故疾在末。谷气引风温之药径入脾经，故四肢得安。此汤剂极有力，予常制此方以授人，服者良验。

简 要 方

草豆蔻拨刀 治脾胃气虚弱，呕逆不能饮食，宜服。

草豆蔻壹枚，去皮　高良姜半两　生姜汁半合

右件药前贰味细剉和匀，以水壹中盏煮取贰合，并生姜汁搜白面肆两，为拨刀，以羊肉臛汁内煮令熟。空服食之。《圣惠方》，下并同。

猪心羹 治风邪，癫痫，忧恚，虚悸及产后中风痫，恍惚。

猪心壹枚，细切　枸杞半斤，切　葱白伍茎，切

右以豉贰合，用水贰大盏半，煎取汁贰盏，去豉，入猪心等，并五味料物作羹食。

酸枣人煎饼 治风热，心胸烦闷，不得睡卧，宜食。

酸枣人叁分，炒熟，捣为末　人参壹分，末　茯苓壹分，末　糯米肆两，水浸，细研　白面肆两

右件药末入米面中，以水调作煎饼食之。要着肉臛、五味食之亦可。

治心胸结气，烦躁，恐悸，风热，惊邪，口干，**茯苓粥**。

赤茯苓壹两　麦门冬壹两，去心　粟米壹合

右件药细剉，先以水叁盏煎至壹盏半，去滓，下米煮作粥。温温食之。

鲤鱼羹 治水气，腹大脐肿，腰痛不可转动。

鲤鱼壹头叁斤者，治洗如常　赤小豆伍合　白术贰两　桑根白皮叁两，剉

右以水壹斗，都一处煮，候鱼熟，取出鱼尽意食之。其豆亦宜吃。勿着盐味。其汁入葱白及生姜、橘皮，加少醋调和作羹，食之甚效。

黑豆羹 治壅毒攻心，烦热恍惚。

黑豆叁合　淡竹叶伍拾片　枸杞茎叶伍两，切

右以水贰大盏煮上贰味，取壹大盏，去滓，下枸杞叶煮，煮熟入五

味作羹，放温食之。

诃梨勒粥 治霍乱不止，心胸烦闷，宜吃。

诃梨勒皮半两　生姜壹两，切　粳米贰合

右以水叁大盏煎诃梨勒皮等，取汁贰盏，去滓，下米煮粥，不计时候食之。

羊肉索饼 治五噎，胸膈妨闷，饮食不下，瘦弱无力。

羊肉肆两，炒作臊　白面半斤　生姜汁壹合　陈橘皮壹分，汤浸去白瓤，焙为末

右以橘皮末及生姜汁和面作索饼，于豉汁中煮熟，入臊食之。

高良姜粥 治心腹冷气，往往结痛，或遇风寒及吃生冷即痛发动。

高良姜叁两，剉　粳米贰合　陈橘皮半分，汤浸去白瓤，焙

右以水叁大盏煎高良姜、陈橘皮，取汁壹盏半，去滓，投米煮粥。空腹食之。

猪肝馎饦 治脾胃久冷，气痢，瘦劣甚者，宜食。

㺘猪肝壹具，去筋膜　干姜半两，炮裂，剉　芜荑[1]半两　缩砂叁分，去皮　诃梨勒叁分，煨，去核

右捣诸药为末，肝细切，入药末壹两，拌令匀，依常法作馎饦，熟煿。空心食壹两枚，用粥饮下亦得。

黍米粥 治诸痢不差。

黍米贰合　蜡壹两　羊脂壹两　阿胶壹两，捣碎，炒令黄燥，捣末

右煮黍米作稀粥，临熟投阿胶、蜡、羊脂，搅令消。空腹食。

青头鸭羹 治小便淋涩少痛，宜食。

青头鸭壹只，全用肉，细切　冬瓜肆两，细切　萝卜肆两，细剉　葱白肆两，细切

右如常法作羹，着盐、醋、五味。空腹食之。

黄雌鸡粥 治膀胱虚冷，小便不禁，补益五脏。

---

[1]荑：原作"芜"，据《圣惠方》卷96"猪肝馎饦方"改。

黄雌鸡壹只，去毛羽、肠脏　　粳米壹升　　黄耆壹两，剉　　熟干地黄壹两半

右叁味同煮，令极熟；去药及擘去鸡骨，取汁并肉，和米煮作粥，入盐、酱，一如食法调和。空服食之。作羹及馄饨，任意食之亦得。

胶艾粥　治妊娠下血如故，名曰"漏胎"，胞干胎死，宜服。

阿胶半两，炙黄为末　　龙骨末壹分　　艾叶末壹分

右用糯米贰合，入前药，以水煮作粥，空腹食之。

淡竹叶粥　治小儿心脏风热，精神恍惚。

淡竹叶壹握　　粳米壹合　　茵陈半两

右以水贰大盏煎贰味，取汁壹盏，去滓，投米作粥食之。

葱豉粥　治骨蒸烦热，咳嗽，四肢疼痛，时发寒热。

葱白壹握，去须，切　　豉壹合　　粳米贰合

右以水叁盏煮葱、豉，取汁壹盏半，绞去葱、豉，入米煮作粥。不计时候食之。

枸杞叶羹　治骨蒸劳热，肩背烦疼，头痛不能食。

枸杞叶伍两　　青蒿叶壹两　　葱白壹握，去须，切　　豉壹合

右先以水叁大盏煎豉，取汁壹盏伍分，去豉，下枸杞叶等煮作羹，调和食之。

肉苁蓉粥　治五劳七伤，久积虚冷，阳事都绝。

肉苁蓉贰两，酒浸壹宿，刮去皱皮，细切　　粳米叁合　　鹿角半两，捣，炒令黄燥，为末　　羊肉肆两，细切

右件药煮羊肉、苁蓉、粳米作粥，临熟下鹿角胶末，以盐、酱、五味调和，作两顿食之。

羊肾粥　治五劳七伤，羸瘦，阳气不足，心神虚烦。

白羊肾壹对，去脂膜，切　　羊髓贰合　　白粳米贰合

右相和煮作粥，入盐椒，空腹食之。

鹿肾粥　治五劳七伤，阳气衰弱，强益气力。

鹿肾壹对，去脂腹，细切　　粳米贰合　　肉苁蓉贰两，酒浸壹宿，去皮，切

右件药，先以水贰大盏煮米作粥，欲熟下鹿肾、苁蓉、葱白、盐、

椒食之。

鸡肝粥 治五劳七伤，阴萎气弱。

雄鸡肝壹具，细切　粟米贰合　菟丝子末半两

右以水叁盏，入五味及葱，煮作粥，空心服之。

雄雀粥 治脏腑虚损，羸瘦，阳气乏弱。

雄雀伍只，治如食法，细切[1]　粟米壹合　葱白叁茎，切

右先炒肉，次入酒壹合，煮少时，入水叁盏，下米煮作粥；欲熟，下葱白加五味等，候熟，空心食之。

羊肾苁蓉粥 治羸瘦，久积虚损，阳气衰弱，腰脚无力，令人肥健。

羊肾壹对，去脂膜，切　肉苁蓉壹两，酒浸壹宿，刮去皱皮，切　葱白壹茎，去须，切　粳米壹合

右先将羊肾及苁蓉，入少酒炒；后入水贰大盏、入米煮之；欲熟，次下葱白作粥，入五味调和。空服食之。

鸡子索饼 治虚损羸瘦，令人肥白光泽。

白面肆两　鸡子肆两　白羊肉肆两，炒作臛

右以鸡子清搜面作索饼，于豉汁中煮令熟，入五味和臛。空腹食之。

牛肾粥 治五劳七伤，阴萎气乏。

牛肾壹枚，去筋膜末，细切　阳起石肆两，布裹　粳米贰合

右以水伍大盏煮阳起石，取贰盏，去石，下米及肾，着五味、葱白等煮作粥。空腹食之。

酿猪肚 治脾胃气弱，不多下食，四肢无力，羸瘦，宜吃。

猪肚壹枚，大者，净洗，生用　人参壹两，去芦头　饙饭半两　猪脾壹枚，细切　陈橘皮壹两，汤浸去白

右以饙饭拌和诸药，并脾等内于猪肚中，缝合熟蒸，取肚，以五味调和，任意食之。

---

[1] 切：原作"挥"，据《圣惠方》卷97"雀儿粥"改。

曲面拨刀　治脾胃气弱，见食即欲呕吐[1]，瘦弱无力。

曲末贰两，微炒　面肆两　生姜汁伍合

右都搜作索饼，煮熟，入橘皮、椒、姜、羊肉臛食之。

半夏棋子粥　治脾胃气弱，痰哕呕吐，不下饮食。

半夏贰钱，汤洗柒遍，去骨　干姜壹钱，炮裂　白面叁两　鸡子白壹枚

右件药捣罗为末，与面及鸡子白相和，切作棋子，熟煮，别用熟水淘过。空腹食之。

羊脊骨羹　治肾脏风冷，腰脚疼痛，转动不得。

羊脊骨壹具，槌碎　葱白肆握，去须，切　粳米肆合

右以水柒大盏煎骨，取汁肆大盏，滤去骨。每取汁贰大盏，入米贰合及葱、椒、盐、酱作羹，空腹食之。

烧羊肝　治筋脉疼痛，四肢倦怠。《鸡峰方》。

附子肆两，炮，去脐，切作片子，以生姜汁半斤慢火煮，汁尽焙干用　缩砂壹两　肉豆蔻半两　川椒半两　茴香壹分

右为细末，每服贰钱。先以羊肝肆两切作片子，去筋膜，然后入药并葱白、盐、醋各少许，同拌匀，以荷叶湿纸裹，于糖火中烧令香熟。吃之了，用温酒压之。

群　方

羊肾羹　治风虚耳聋。《圣惠方》，下同。

黄耆半两，剉　羊肾壹只　杜仲半两　磁石伍两，捣碎，水淘去赤汁，绵裹悬煎，不得至铛底　肉苁蓉壹两，酒浸壹宿，刮去皱皮，炙干

右件药都以水叁大盏，先煮磁石，取汁贰大盏；去磁石，下黄耆等，又煎取壹盏半，去滓；入羊肾并粳米壹合、葱白、姜、椒、盐、醋，一如作羹。空心服之。

羊肺羹　治三消，小便数，宜吃。

---

[1]吐：原作"味"，据《圣惠方》卷97"食治脾胃气弱不下食诸方"无名方改。

羊肺壹具，治如食法　精羊肉伍两，切　粳米半合　葱白伍茎，切　生姜少许　盐　醋等

右相和，依常法作羹，饱食之。

鲫鱼熟鲙　治产后虚冷，下痢腹痛，食少。

鲫鱼贰斤，作脍　时萝　陈橘皮去瓤　芫荑　干姜炮　胡椒五味等分，捣罗为末

右煎豉汁中煮脍，临熟，合宜下料味调和，空心食之。

酿猪肚　补虚羸乏力。

肥猪肚壹枚，洗如食法　椒半口　人参贰两，去芦头　干姜壹两，炮裂，剉　葱白柒茎，去须，切　粳米叁合

右件药捣筛，入米，合和相得，内猪肚中缝合，勿泄气；以水伍升，于铛内微火煮令烂熟。空腹食之，次暖酒壹中盏饮之。

煮羊头蹄　补五劳七伤虚损法。

白羊头蹄壹具，草火烧令黄色，刮去灰尘　胡椒　荜拨　干姜各半两　豉　葱白切，各半升

右件药先以水煮头蹄半熟，内药，更煮令烂，去骨。空腹适性食之。日食壹具，满柒具即止。禁生冷、醋滑、五辛、陈臭、猪鸡等柒日。

猪肾粥　治肾气惫耳聋。

獖猪肾壹对，去脂膜，细切　葱白贰茎　人参壹分　防风壹分，末　粳米贰合

右先将药末并米、葱白，着水下锅中煮，候粥临熟，拨开中心下肾，莫搅动，慢火更煮。良久，入五味，空腹食之。

黄鸡粥　治五劳七伤，益下元，壮气海。服经月余，肌肉充盛，老成少年，宣食。《鸡峰》。

黄雌鸡壹只，去毛羽、肠肚　肉苁蓉壹两，酒浸壹宿，刮皱皮，切　生薯药壹两，切　阿魏少许　米贰合，淘入

右先将鸡烂煮，擘去骨，取汁，下米及鸡、肉苁蓉等，都煮粥，入五味，空心食之。

羊髓粥 治五劳七伤，补虚，强志益气。

羊髓叁合 羊肾壹对，去脂膜，切 葱白叁叶 生姜半两，切 粳米壹合 肉苁蓉贰两，酒浸壹宿，刮去皮，切

以髓炒肾及葱、姜，欲熟，入水贰大盏半，次入米、五味等煮作粥，食之。

蘹香角子 治五劳七伤，阴萎气乏。

蘹香子 木香 巴戟 附子 汉椒 山茱萸各壹两 猪肾壹对，去脂膜，细切

右件药捣罗为末，猪肾每对用药末贰钱，入盐、溲面，像肝角子样修制，灰火内煨令熟。空腹食之，薄茶下。

羊肾羹 治五劳七伤，髓气竭绝。

羊肾壹对，去脂膜，切 生薯蓣壹两 羊髓壹两 葱白半两，去须，切 粳米壹合 肉苁蓉壹两，汤浸壹宿，去皱皮，切

右炒羊肾并髓等令熟，下米并豉汁伍大盏，次下苁蓉，更入生姜、盐等各少许，煮成羹食之。

羊肾饳饠 治下焦虚损，羸瘦，腰胯疼重或多小便。

羊肾两对，去膜脂，切 桂心壹分 附子半两 干姜壹分 胡椒壹钱，末 肉苁蓉壹两 大枣柒枚，煮熟，去皮核，研为膏 面叁两

右将药末并枣及肾等拌和为饳饠馅，溲面作饳饠，以数重湿纸裹，于煻灰火中煨令纸焦药熟，空腹食之。良久，宜吃叁两匙温水饭压之。

烧肾子 治下焦虚冷，脐腹撮痛，心胸痞胀；和元气，进饮食，益胃。《王氏博济方》。

舶上茴香 川附子 官桂 川椒子 木香 胡椒 陈橘皮 巴戟 干姜各半两 京三棱壹两

右拾味杵为末，每獖猪石子壹对，去筋膜，切作片子，以末贰钱，入葱丝少许、盐半钱，湿纸裹煨熟。饵讫，以酒或粥饭压之。须臾觉脐下暖，甚妙。

食戒

辨鱼鳖蟹毒不可食及诸物不得共食法二十二条《圣惠方》。

鱼头有正白连珠至脊上不可食。

鱼无肠胆不可食。

鱼有黑点不可食。

鱼无鳃不可食。

鱼头似有角不可食。

鱼不可合鸡肉食。

鱼目赤不可作鲙食。

鱼不可合鸬鹚肉食。

鲫鱼不可合猪肝及猴肉食。

青鱼不可合小豆藿食。

鱼汁不可合自死六畜肉食。

青鱼鲊不可合葫荽及生葵、麦酱食。

鲤鱼鲊不可合小豆藿食。

虾不可合鸡肉食。

虾无发及腹下通黑及煮之白，皆不可食。

鲤鱼不可合犬肉食。

鳖目凹不可食。

鳖肉不可合鸡鸭子食。

鳖颔下有如王字不可食。

鳖肉不可合苋菜食，亦不可合龟煮食。

蟹目相向及足斑、目赤者不可食。

妊身不可食鳖及鳝鱼脍并桂、天门冬。

辨六畜不可合诸物食法二十三条

白犬血、肾不可杂白鸡肝、白鹅肝食。

白羊肉不可杂鸡肉食。

犬肝不可杂乌鸡、兔肉食。

猪肉不可杂乌梅食。

兔肉不可杂獭肉及鸡心食。

白马黑头者不可食。

麋肉不可合虾蟆及獭食。

麋脂不可合梅李实食。

麋肉不可杂鹿肉食。

羊肉不可合乌梅、白梅及椒食。

牛肠不可合犬血肉食。

白马青蹄不可食。

白猪白蹄，青爪斑斑不可食。

乌鸡白头不可食，杀人。

鹿白胆不可食。

食猪肉不可卧稻穰草中。

雄鸡肉不可合生葱、芥食。

鸡鸭肉不可合蒜及李子食。

鳖肉、山鸡肉、雀肉不可相杂食。

生肝落地，尘不沾不可食。

曝脯不肯干及火炙不动，见水而动者不可食。

祭肉自动及酒自耗并不可饮食。

屋漏着脯不可食。

劳复食忌九条《千金方》。

时病差后未满五日，食一切肉面者，病更发，大困。

时病差后新起，饮酒及韭菜，病更复。

时病新差食生鱼鲊，下利必不止。

时病新差食生菜，令颜色终不平复。

时病新汗解，饮冷水者，损心，令人虚，不复。

时病新差食[1]生枣及羊肉者，必膈上作热蒸。

时病新差食犬、羊等肉者，作骨中蒸热至死。

时病新差食鱼肉、瓜、生菜，令人身热。

时病新差食蒜鲙者，病发必致大困。

辨诸畜肝心不可食二条

凡物肝脏，自不可轻啖，自死者，弥勿食之。<small>张文仲。</small>

凡诸心皆勿食之，为神识所舍，使人来生获报对。<small>张弐付。</small>

---

[1] 食：原脱，据《千金要方》卷10"劳复第十一"补。

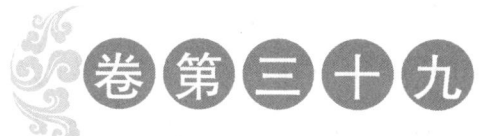

杂方六 须发 手面 解毒 中恶 禁咒

须发 手面附

单 方

染发方《范汪方》。

胡粉壹分 石灰壹分

右贰味以鸡子白和，先以泔浆洗令净；然后涂之，即急以油帛裹之壹宿，以澡豆洗却，黑软不绝，甚妙。

又方 染白发。《必效方》。

拣细粒乌豆肆升

右壹味以醋浆水肆斗，煮取肆升，去却豆，以好灰汁净洗发。待干，以豆汁热涂之，以油帛裹之，经宿开之。待干，即以熊脂涂揩，还以油帛裹，即黑如漆。壹涂叁年不变。妙验。

又方 令白发还黑。《千金方》。

右乌麻九蒸九暴，末之，以枣膏圆。久服之佳。

黑须发《圣惠方》。

黄丹叁拾两

右内入磁瓶中，以泥固济肆面，厚壹寸，放干，以马粪火养壹百日，出之。细研为末，以枣瓤和圆如鸡头实大。每夜含壹圆，陆拾日黑矣。

又方 染须发。《千金方》。

胡粉 叁两　　石灰 陆两，绢筛之，熬合黄

右贰味以地榆皮作汤，和之如粉。先以皂荚汤洗发，令极净，不得令有腻气好，曝干。夜卧以药涂发上，令匀讫，取桑叶相敛，缀着头巾上，遍以裹发，壹夜至旦。取醋浆热暖洗发，又取生胡麻苗捣取叁升汁，和水煮壹贰沸，净滤以濯发。讫，又用油汤濯之。百日黑如漆。

又方

右生油渍乌梅，常用傅头良。

又方

右黑椹水渍之，涂发令黑。

又方 染发须，白令黑。《肘后方》。

右醋浆煮[1]豆染之，黑如漆色。

又方

先洗头发令净，取石灰、胡粉等分，浆和，温，夕卧涂讫，用油衣包裹，明日洗去便黑。大佳。

黑铅散　乌髭鬓，明目，牢齿牙。黑铅半斤，大锅内熔成汁，旋入桑条灰，柳木搅令成沙。冷，以熟绢罗为末。每日早晨如常揩齿牙，后用温水嗽在盂子内，取用其水洗眼，治诸般眼疾。髭黄白者，用之皆变黑也。《胜金方》。

滋根散　收自己乱头发，洗净，干；每壹两入椒伍拾粒，泥封固入炉，大火壹煅如黑糟，细研。酒服壹匙，髭发长黑。《老唐方》。

眉发髭不生，**柏叶膏**。《海上方》。

柏叶切，壹斤　　附子 贰两，去皮、脐，生用

右件药捣罗为末，次以猪脂和，作叁拾圆。每日内壹圆入米泔中化破，洗之，每日用之。拾日后再生新者。余药以帛裹，密器贮之，勿令泄气。

---

[1] 煮：此下原衍一"煮"字，据《肘后备急方》卷6"染发须白令黑方"删。

治病后头乱 不能理通头法。《千金方》。

右以生麻油贰升,将头发解开,安铜沙罗中,用油淹渍之,细细将钗子领发,斯须并自通。

治手足皲裂 血出疼痛方。《圣惠方》。

右以酒挼猪脂洗之,立止。

又方[1] 治手足皲裂成疮。《圣惠方》。

右以羊髓熬成油,入黄丹搅匀令凝,遍涂之,叁伍上,差。

治面上暴生䵟方《肘后方》。

生杏仁

右去皮捣,以鸡子白和,如煎饼面。入夜洗面,干涂之,旦以水洗之,立愈。

简 要 方

疗面䵟《千金方》。

白矾烧汁尽 硫黄 白附子各壹分

右叁味捣筛,以酢壹盏渍之壹宿夜。净洗面,涂之。勿见风,白如雪也。

治面䵟疱及产妇黑疱如雀卵色,**羊胆膏**。《圣惠方》。

羊胆叁枝,取汁 猪脂叁合 细辛叁方,捣罗为末

右件药相和,煎成膏。每夜涂面上,旦以浆水洗之。

杏仁膏 治积年酒齄,并主面上风疮方。《圣惠方》。

硫黄半两,细研 蜗牛壳半两,自死者,干枯小者为上,净去泥土 杏仁半两,去皮尖,研如膏 木香半两 米粉半两

右件药捣罗为末,入杏仁、米粉、硫黄,都研令匀,以腊月面脂调如稀膏。每夜欲卧时以淡浆水净洗面,拭干,以药涂所患处,至明即以温水洗之。湿癣以米泔洗,药叁伍上,差。

---

[1]又方:原脱,据目录补。

三倍圆 补益明目，壮气延年，令人好颜色，须发令黑，其功不可尽述。《圣惠方》。

川椒取红，壹升　牛膝叁斤，去苗　生地黄叁拾斤，净洗，捣绞取汁

右件药捣罗为末，用生地黄汁拌之令湿，晒干，即更拌，以地黄汁尽为度。晒干捣罗为末，酒糊和，于木杵臼捣千余杵，圆如梧桐子大。每日空心及晚食前，以温酒下肆拾圆。忌生葱、萝卜、大蒜等。

治面上热毒恶疮《圣惠方》。

胡粉半两　黄檗半两　黄连半两

右件药捣罗为末，以面脂调，日叁两度涂之。

又方　治面上风毒恶疮。《圣惠方》。

硫黄半，分细研　杏仁壹分　胡粉壹分

右件药都烂研令匀，以腊月猪脂调匀，日贰叁度涂之。

玉容散　令人面白似玉，色光润。《张文仲方》。

羊脂　狗脂各壹升　白芷半升　乌喙拾肆枚　大枣拾枚　麝香少许　桃仁拾肆枚　甘草壹尺，炙　半夏半两，洗

右玖味合煎，以白芷色黄去滓，涂面。贰拾日即变，伍拾日如玉光润，妙。

治面䵟，傅面[1]，**枸杞子散**。《圣惠方》。

枸杞子壹两　白茯苓壹两　杏仁壹两　防风壹两　细辛壹两　白芷壹两

右件药捣细罗为散，先以腻粉傅面上，叁日。即以白蜜壹合和散药，夜卧时先用浆水洗面了，傅之。不得见风。日能常用大佳。

令人面色润腻鲜白如玉，**面脂方**。《圣惠方》。

白附子半两，生用　鹿角胶壹两　石盐壹分　白术壹斤　细辛壹两　鸡子白壹枚

右件药，各细剉。先以水壹斗伍升煎白术，以布绞取汁陆升。于银锅中以重汤煮取贰升。下诸药更煮至半升，又以绵滤，收于瓷合中。每

---

[1] 傅面：二字原在句末。据本书体例前移，使方名突出。

夜临卧时洗面了，干拭涂之。

治面上风毒恶疮方《圣惠方》。

胡粉_{贰两} 水银_{贰两，合胡粉，入少水研令星尽} 松脂_{贰两} 腊月猪脂_{肆两}

右件药先以猪脂煎松脂令消，内水银、胡粉，搅令匀，候冷，涂之。

治面黑皯䵟方 皮皱皲，宜用此。《圣惠方》。

白矾_{叁分} 硫黄_{叁分} 白附子_{叁分，生用}

右件药捣罗为末，以醋浸叁日。每夜临卧时净洗面，薄涂之。勿见风。

又方《圣惠方》。

鸡子白_{叁枚} 丁香_{壹两} 胡粉_{壹两，细研}

右件药，先以醋壹升渍鸡子。柒日后，取鸡子白，调丁香、胡粉令匀。以浆水洗面，薄涂之，妙。

解毒

单 方

解食毒论 论曰：凡人跋涉山川，不谙水土，人畜饮啖误中于毒，素不知方，多遭其毙，岂非枉横也？然而大圣久设其法以救养之，正为贪生嗜乐，忽而不学，一朝逢遇，便自甘心，竟不识其所以。今述神农、黄帝解毒方法，好事者可少留意焉。

甘粉散 解一切毒药。《杨氏方》。

甘草贰两，生剉碎。用水叁碗煎至壹碗，去滓，入绿豆粉壹合，打匀，再煎数沸，入蜜半两温服。

解毒甘豆汤[1] 冷饮之，诸毒悉解，诸不可及也。

甘草 黑豆_{各等分}

---

[1]解毒甘豆汤：原作"解诸毒甘草汤"，据目录删改。

右以水浓煮汁，冷饮之。

又方 疗诸药各各有相解者，然难常储，令但取一种而兼解众毒，求之易得者方。《备急方》。

甘草浓煮汁，多饮之，无不主也。又食少蜜佳。

治中毒起死方 疗中诸毒药及野葛未死，但闻腹中烦冤，剥裂作声如肠胃破断状，目视一人成两人，或五色光起，须臾不救方。《集验方》。

取新小便和清边久屎壹升，绞取汁壹升，顿服。气已绝但绞口与之入腹，便活也。已死，万一异活，但数与屎汁。

治中诸毒并蛊毒方《鸡峰方》。

右取甘草剉，微火炙熟，细嚼咽汁。若食中毒药即吐，急别求方制药疗之。古人云：常囊盛甘草拾寸自防。

解中毒诸饮食 菜、野芋等物通疗。《鸡峰方》。

右取人屎搅汁壹升与饮，应解诸药中毒，无有及此者。大抵人意嫌秽不获，已须是用此为最良。

解中毒蒙翰 昏闷不省通疗。《鸡峰方》。

右于地下掘坑深壹尺，取新井水壹斗倾入，就搅百转；候稍澄下，连并饮之，候吐即解。名曰：地浆能解众毒。

饮食不知是何毒《肘[1]后方》。

依前甘草、荠苨通疗此毒，皆可以救之。

食菌遇毒死方《肘后方》。

绞人屎汁饮壹升即活，服诸吐利药亦佳。又掘地作土浆，服贰叁升即良。

食牛肉中毒《肘后方》。

煮甘草，饮汁壹贰升。

治中毒蛇伤，并蜈蚣、蝎、蜂、虿、蜘蛛、射罔、沙虱等，通疗，

---

[1] 肘：原作"附"。此方存《肘后备急方·治食中诸毒方第六十九》，据改。

神效，**秘传立胜散**。《鸡峰方》。

川椒拾粒　黑豆拾粒

右贰味入口烂嚼，吐在手心中。次令将天南星末调匀得所，涂在伤处，手擦微热，自有黄水出。尽，未差，更作此药救毒。神良，谨勿轻忽。

又解诸毒方

煮桂，多饮之。又服葱涕，佳。

又方

煮大豆汁，服豉亦解。

解毒箭方　凡毒箭有三种：交广夷俚用焦铜作镞，次岭北用诸蛇虫毒螫物汁着管中，渍箭镞。此二种才伤皮，便洪肿沸烂而死。唯射猪犬，虽困犹得活，以其啖人粪故也。人若有中之，便即食粪或绞滤取汁饮之，并以涂疮上，须臾即定。不尔，不可救也。又一种是今之猎师射麈鹿，用射罔以涂箭镞，人中之，当时亦困顿，着宽处者不死。若近胸腹，亦宜急疗之。今葛氏方是射罔者耳。

又方　疗被毒箭伤方。《小品方》。

雄黄末傅之，当沸汁出，即愈。

又方　疗卒被毒箭方。《肘后方》。

捣蓝青绞取汁饮之，并傅疮上。若无蓝，取青布渍之，绞取汁饮之，亦以汁淋灌疮中。

又方

煮藕取汁饮之，多多益善。

食马肝中毒《张文仲方》。

取牡鼠矢贰柒枚，两头尖者是，水和研，饮之。

解椒子毒方　蜀椒闭口者有毒，食之戟人咽，使不得出气便欲绝。又令人吐白沫并吐下，身体冷痹疗方。《肘后方》。

煮桂饮汁，多益佳。又饮冷水壹贰升，又多食蒜，又土浆饮壹升，又浓煮豉汁冷饮之壹贰升。急饮酢，又食椒。不可饮热，饮热杀人。

验中蛊毒法

人有养畜蛊毒以病人。凡诊法中蛊状，令人心腹切痛，如有物啮，或吐下血，不即疗之，食人五脏尽即死矣。欲知是蛊与非，当令病人唾水，沉者是，浮者非也。《肘后方》。

又**欲知蛊主姓名方**

取鼓皮壹片，烧灰末以饮服，病人须臾自当呼蛊主姓名。可语便即去病，愈矣。亦有以蛇涎合作蛊毒着饮食中，使人得瘕病。此一种积年乃死。疗之，各自有药，江南山间人，此不可不信之。

疗中蛊 心痛吐血，欲死方。《小品方》。

盐壹升，淳苦酒壹升，煮令消和。壹服立吐蛊毒出，已用良验。

疗食菜果中蛇毒方[1]《古今录验方》。

大豆末以酒渍，取汁半升服之。又以鸡血和真铁精，吞如梧桐子大壹圆。

疗入井冢闷冒方《小品方》。

凡五月六月，井中及深冢中皆有伏气，入中令人郁闷，杀人。如其必须入中者，先以鸡鸭杂鸟毛投之，直下至底，则无伏气；毛若徘徊不下，则有毒气也。亦可内生六畜等置中，若有毒，其物即死。必须入不得已，当先以酒，若无，以苦酒数升，先洒井冢中四边畔。停少时，然后可入。若觉中此气郁闷，奄奄欲死者，还取其中水洒人面，令饮之。又以灌其头及身体，即活。若无，取他水用也。

疗食鱼中毒方《千金方》。

煮橘皮，停冷饮之。

治药毒 救解欲死者方。《圣惠方》，已下并同。

鸡子叁枚，去壳

右用物开其口灌之，须臾吐出，便差。

治中鸩毒 气欲绝者方。

---

[1] 疗食菜果中蛇毒方：原作"疗人食菜及果子中蛇毒方"，据目录改。

右用葛粉壹合，水叁中盏，相和饮之。如口噤者，以物拗开口灌之。

解百药毒[1]

甘草　大小豆汁　蓝汁及蓝实并解之

射罔毒

蓝汁　大小豆汁　竹沥　六畜血

野葛毒

鸡子青　甘草汁　猪脂并解之。

斑蝥芫青毒

大豆汁　盐汤

巴豆毒

黄连汁　大豆汁　菖蒲汁

川椒毒

桂汁　人溺　冷水　地浆　鸡毛烧吸烟及水调服并解之。

半夏毒

生姜汁及煮干姜汁并解之。

乌头天雄附子毒

大豆汁　远志　防风

莨菪毒

甘草

鸡子毒

淳醋解之

恶气瘴毒

犀毒　羚羊角　雄黄　麝香并解之。

食金毒

鸭血　鸡子清　煮葱汁

---

[1] 毒：此后原有"方"字，据目录删。

治食金欲死方

右用鸡粪半升，以水壹升淋汁，倾灌之。如人行叁贰里，再灌之。

雄黄毒

汉防己解之。

解金银铜铁毒方

右以鸭粪汁解之。

铁毒

磁石解之。

治食六畜肉中毒　心胸烦闷方。

右以水服壁底黄土壹钱差。

治食牛肉中毒方

右以炼了猪脂半斤，微温，分为叁服。

治食马肉泄痢欲死方

豉 叁佰粒　杏仁 贰拾粒，汤浸去皮

右件药于伍升米饭下蒸之，候饭熟，以少悬令捣，频服之差。

治食狗肉毒　不消，心下坚，口干大渴，心急发热，狂言妄语，欲走或洞下者，宜服此方。

右用杏仁叁两和皮细研，以热汤[1]叁中盏，搅和令匀，食前分温叁服。其狗肉皆完片出，即差。

治食六畜鸟兽肝中毒方

右以豉煮汁。每温服壹小盏，数[2]服之。

治食诸菜中毒　狂烦闷，吐下欲死方。

右用鸡粪烧为末。水服壹钱末。解，更服。

又方

右以葛根煮取汁。每服，饮壹小盏。

---

[1] 汤：原作"沸"，据《圣惠方》卷39"治食狗肉中毒方"改。
[2] 数：原作"粘"，据《圣惠方》卷39"治食六畜鸟兽肝中毒方"改。

治蕈菌毒方

右掘地作坑，以新汲水投坑中搅之，名地浆。每服饮壹小盏，不过叁服差。

简 要 方

解百药毒论《鸡峰方》　论曰：甘草解百药毒，此实如汤沃雪，有同神妙。有人中乌头、巴豆毒，甘草入腹即定。中藜芦毒，葱汤下咽便愈。中野葛毒，土浆饮讫即止。如此之事，其验如反掌，要使皆知之。然人皆不肯学，诚可叹息。方称大豆汁解百药毒，余每试之，大悬，绝不及甘草。又能加之为甘豆汤，其验尤奇。有人服玉壶丸治呕不能已，百药与之不止，蓝汁入口即定。如此之事，皆须知之。此则成规，更不须试练也。解毒方中条例甚多，若不指出壹贰，学者不可卒知余方例。

又论　曰：凡药毒及中一切毒，皆能变乱于人为害，亦能杀人。但毒有大小，可随所犯而救解之。若毒重者，令人咽喉肿强而眼睛疼痛、鼻干、手脚沉重、呕吐、唇口习习、腹里热闷、颜色乍青乍赤，经久则难疗。其轻者乃身体习习而痹，心胸涌涌然而吐，或利无度是也。但从酒得者难治，言酒性行诸血脉，流遍身体故也。因食得者易治，言食与药俱入于胃，胃能客新毒，又逐大便泄出毒气，未流于血脉，故易愈也。若觉有前诸候，便以解毒之药救之。《圣惠方》。

疗蛊方《古今录验方》。

巴豆拾枚，去心皮，熬　豉半斤，熬　釜底墨方寸匕

右叁味为散。清旦以酒服如簪头大小，行蛊生当自至门，勿应之去，到家立自知其姓名。忌芦笋、诸肉等。

解一切药发　不问草石，始觉恶即宜服此方。《圣惠方》。

麦门冬贰两　葱白壹合　豉壹合

右件药，水叁大盏，煎至壹盏半，去滓，分为叁服。如人行叁贰里，再服。

治食诸鱼中毒方《小品方》。

煮橘皮汁　生芦根汁　黑豆汁　冬瓜汁，取验

治食鱼鲙等不化成癥瘕方[1]　治食鱼鲙及生肉，住在胸膈中不化，吐不出，入腹便成癥瘕，宜服此方。《圣惠方》。

厚朴壹两　川大黄壹两

右件药，以酒壹大盏，煎叁伍沸，去滓，顿服之，立消。人强弱使酌量服之，妙。

治中诸毒并蛊毒《鸡峰方》。

豆豉叁佰粒　巴豆拾肆粒，去皮心，不出油　百霜草叁合，釜底墨

右豆豉、巴豆贰件研细，入百草霜，再细研匀，用水滴为圆如弹子大。壹圆，新汲水磨下。若毒在膈即吐，在腹即泻出。

治吐却恶毒物后，觉胸心安稳，即服此**承气汤**方。《圣惠方》。

茯神壹两　麦门冬壹两　人参壹两　青竹茹半两

右件药捣筛为散。每服伍钱，以水壹大盏，入枣叁枚，煎至伍分，去滓温服。日叁服，两日内但宜食粥。

中恶

单　方

中恶病源　中恶死候，中鬼邪之气，卒然心腹绞痛闷绝，此是客邪暴盛，阴阳为之离绝，上下不通，故气暴厥绝[2]如死。良久，其真气复则生也。而有乘年之衰，逢月之空，失时之和，谓之三虚。三虚而脏腑衰弱，精神微羸，中之则真气竭绝，则死也。其得差者，若余势停滞，发作则变注。《巢氏病源》。

---

[1] 治食鱼鲙等不化成癥瘕方：原无，据目录补。
[2] 绝：原作"纯"，据《诸病源候论》卷23"中恶死候"改。

疗中恶卒死方《千金方》。

仰卧，以物塞两耳，以两个竹筒纳死人鼻中[1]，使两人痛吹之，塞口，傍无令气得出。半日，所死人即噫，噫勿复吹之也。

又方

捣皂荚、细辛屑，取如胡豆大，吹两鼻孔中，单用皂荚末亦佳。

又方 疗卒中恶气绝方。《崔氏方》。

取真朱书舌作鬼字，额上亦书之大良。

又方 疗卒死，或先有病痛，或居常倒仆_{用后作寝卧}，奄忽而绝，皆是中恶之类疗方。《外台秘要方》[2]。

治中恶心痛方（脱）

又方（脱）

又《肘后》方（脱）

简 要 方（脱）

治梦中鬼击（脱）

麝香散（脱）

三物备急散（脱）

升麻散（脱）

杀鬼圆（脱）

出鬼魅方（脱）

返魂丹 治肠内一切卒暴百病。

大黄　干姜_{等分}　巴豆_{减半，熬令黄，去皮心，杵作泥，又研入，令碎}

右大黄、干姜捣筛为末，和巴豆膏熟研，须急至匀，炼白蜜为圆，更杵叁千下。若中恶客忤，心腹满，刺痛，气急口噤，停尸卒死者，以

---

[1] 中：原作"水"，据《千金要方》卷25"备急方"改，原治"自缢死"。

[2] 外台秘要方：此后有两个空白叶。本方脱药物及用法。据目录，此后尚脱"治中恶心痛方、又方、又《肘后》方、治梦中鬼击、麝香散、三物备急散、升麻散、杀鬼圆、出鬼魅方"9方及"简要方"标题。另据《外台秘要》卷28"疗猝死"，此方所脱文字如下："取葱刺鼻，令人数寸，须使目中血出乃佳。一云，耳中血出佳。"

暖水或酒服如大豆许叁个，捧起头，令得下便愈。若已口噤，研壹圆成汁，仍倾口中，令从齿间入至腹，良验。忌芦笋、猪肉、冷水。

禁咒符术

总　方

药符：凡服药，先服符，后服药，无不效。《千金方》。

只须壹服，用陆合日书，勿令小儿、女子、六畜见之，符成不忌。

咒水：与病人煎药、煮粥，辟邪恶气。

右以净水壹盆子或壹碗，密念"魁魍魎魃魑魅魍"柒遍，于指头上，却将指头于水面上书此字柒个柒遍，与病人煎汤药、煮粥，辟邪恶气，吃着药食便效。

催生灵符《杨氏方》。　　　　　　　　　　　　　朱书

九天大力魔军速降威灵摄天生急急如律令敕

右用朱砂，研令极细，以新汲水浓调匀，将新笔蘸朱砂，于侵晨装香，至诚念"九天大力魔军速降，威灵摄天⊕，急急如律令敕"，念至"生"字即写"生"字，却生字下面壹划，下左饶壹匝，念"急急如律令敕"，须是随笔一句念，令笔咒俱终。候干剪下，摺作壹圆子，用黄蜡匮之，以少朱砂为衣。每服壹圆，浓煎木香汤送下，痛频时服。

禁蝎螫法《杨氏方》。

摇左手第叁指第壹节纹，问被螫人，云：则甚。才得语即吸气壹口，急拾砖瓦或木吹气，于其下压之，并放手。诀自螫，着即倒搐气壹口，更不压。

韦给事䶙齿方

每见月拜咒云：月阿姊䶙齿虫枯，月阿娣䶙齿虫死。以差即止。

产难数日欲绝秘方《备急方》。

书奏作两行字，凡贰拾字，文曰："帝乙生子，司命勿止。即出其胞，以及其子，无病其母。"对其中央，以朱印之，令产妇持之。

治金疮：血不止，令唾之法。《千金方》。

咒曰：某甲今日不良，为某所伤。上告天皇，下告地王。清血莫出，浊血莫扬。良药百裹，不如熟唾。日贰柒痛唾之，即止。

又法《千金方》。

我按先师本法：男师在左，女师在右。上白东王公，下白西王母。北斗柒星，黄姑织女，请制水之法。清旦明咒，不痕不脓，不疼不痛，罗肺得肺，罗肝得肝，罗肉得肉，不任躯姥侬夫，自来小儿，为日不吉不良，某甲为刀斧、槊箭、熊虎、汤火所伤。三唾三呵，平复如故，急急如律令。此法不复须度受，但存念稽首，急暗诵之。

卷第四十

杂方七 误吞物　骨哽　虫畜伤　腋气　嵌甲
肉刺　缢死　溺死　魇死　名汤

误吞物 骨哽附

总　方

疗食诸鱼骨哽　百日哽者方。《肘后方》。

取捕鱼竹笱须烧末饮之，鱼网亦佳。

又方[1]　疗骨哽咽，咽不得下饮食方。《深师方》。

以东流水壹杯东向坐，以手指画水上作"龙"字讫，饮水。不自晓书，令他人持手书良。

又方　疗鱼哽骨横喉中六七日不出方。《古今录验方》。

取鲤鱼鳞皮合烧作屑，以水服之则出也。未出更服之，取出为度。

又方　治食诸鱼骨鲠久不出方。《本事方》。

右以皂角末以少许吹鼻中，得鲠出。多秘此方。《礼》云：鱼去乙，谓其颐间有骨如乙字形者鲠人，不肯出故也。

又方　治鱼骨迫喉。《至道方》。

右陈橘皮壹两杵末，好酒壹升煎，入沙糖壹两，更煎成膏，冷含，咽之。

---

[1]又方：原脱，据目录补。后同不注。

又方 治鱼骨鲠在喉中众法不去方。《圣惠方》。

右以饴糖圆如鸡头实大，频吞之，立效。

又方 治鱼骨鲠在喉中，众法不去方。《圣惠方》。

右以鱼网覆头，立下。

又方

右以鸬鹚粪水调涂咽喉外，即出。

又方

右常含橘皮即下。

又方 治鱼骨鲠喉中不出方。《圣惠方》。

右以虎骨或狸骨捣细，罗为散，水调壹钱服之。

又方 《圣惠方》。

右以猪膏如鸡子黄大，吞之。未下更吞。

鳜鱼酒 治骨鲠或竹木签刺喉中不下。《鸡峰方》。

右腊月取鳜鱼胆，悬北檐下令干。有鲠，取壹皂子许，酒壹合煎化，温啜，若得逆便吐，骨即随出。若未吐，更饮，以吐为度。虽鲠在腹中日以久，疼痛黄瘦甚者，服之皆出。蠡鱼、鳜鱼、鲫鱼皆可用。

治食猪肉骨哽 《圣惠方》。

右以鸡足壹对，烧灰细研，以温水调服。

治误吞钩线 《圣惠方》。

若犹在手中者，莫引之，但急以珠珰若薏苡子，穿贯着线，稍稍令推至钩处，小小引之则出。

治食中发咽不下方

右以乱发烧灰，细研，以粥饮调壹钱服之。

疗吞发绕喉方[1] 疗食中吞发，哽不出去绕喉者方。《张文仲方》。

取梳头发烧灰，饮服壹钱匕。

---

[1] 疗吞发绕喉方：原无，据目录补。

治误吞针《圣惠方》。

右以好磁石如小弹子大，含之即出。

治误吞钱不出方《圣惠方》。

右煮葵菜汁，冷饮之，即出。

又方《圣惠方》。

右以炭火捣罗为末，酒调壹钱服，水调亦得。

治误吞诸竹木方《圣惠方》。

右以布刀、故锯烧赤投酒中，饮之。

又方《圣惠方》。

若是误吞桃枝竹木，但数数多食白糖，即自消化。

治误吞金银 镮子及钗子方。《圣惠方》。

右以水银半两吞之，再服，即出。

又方《古今录验方》。

取饴糖壹斤，壹顿渐渐食尽，多食之，镮及钗便出。

治诸哽《胡氏方》。

以木炭皮为细末，研令极细。如无炭皮，坚炭亦可。粥饮调下贰钱，日肆伍服，以鲠下为度。此法人家皆用。沈存中云：在汉东，乃目睹其神，有刘晦士人邻家壹儿误吞壹钱，以此饮之，下壹物如大乌梅，剖之，乃炭裹壹钱也。池州徐使君极宝此方，数数用之，未有不效者。近岁累有人言得此方之效，不复悉载。

治[1]**误吞钉及箭金针铁等物方**《胡氏方》。

多食肥羊肉脂及诸肥肉，自裹出。

疗吞诸珠珰铁[2]**哽方**《张文仲方》。

烧弩铜牙令赤，内水中，饮其汁，立愈。或内酒中，饮立下。

---

[1] 治：原无，据目录补。
[2] 铁：此后原有"而"字，据目录删。

虫畜伤

单　方

治蛇咬方[1]《大衍方》。

黄蜡镕化，滴疮口内。蛇齿有肆，凡咬破，必有肆窍。每窍滴入黄蜡，应时不痛，其毒立散。经时毒气已入肠胃者，用黄腊为圆绿豆大，研雄黄为衣，酒吞下拾圆或拾伍圆，毒气内消。

又方　治蛇伤。《胡氏方》。

灸咬处叁壮。

又方　治毒蛇伤。《胡氏方》。

香白芷为末，麦门冬水调饮。仓卒时，新汲水亦可。

又方　疗被蛇螫验方。《崔氏方》。

生椒叁两　好豉肆两

右贰味以人唾和捣令熟，用傅伤处，须臾即差。

又方

取独颗蒜截两头着螫处，壹头大作艾炷灸之。如此即愈。未愈更灸，以差为度。

又方　治蛇咬蝎螫方。《家藏方》。

右烧刀头令赤，以白矾置刀上，看成汁，便热滴在咬处，即立差。此极神效，得力者数拾人。

治卒为**蛇绕不解方**《千金方》。

以热汤淋之，无汤，令人尿之。

治睡中为**蛇入七窍法**《至道方》。

以灸艾灸蛇尾即出。

---

[1] 方：原作"人"，据目录改。

又方《至道方》。

刀破蛇尾些子，入椒柒粒，其蛇自出。后急以雄黄、朱砂细研，煎人参汤调下灌之，取蛇毒。

葛洪辟蛇方《至道方》。

人居山村，皆避蛇虫。干姜、麝香、雄黄等分，小缝囊盛，男左女右带之，夜置之枕畔。或遇他人偶中蛇伤，取少许涂之即验。防身救人，不为无益矣。

治犬伤《大衍方》。

鼠粪为末，用冷井水洗疮净，干，别用津调，涂纸屠之，帛子缚之，湿者干掺。

又方 疗凡犬咬人方。《古今录验方》。

先以水洗疮，任出血，勿止之，洗勿住，取血自止。以帛裹之，即差。

凡春末夏初，犬多狂恶伤人，即须以杖预防。而不免者，莫出，于疮上灸之，百日之中，壹日不阙者，方得免难。若初见疮差痛定，自言平复者，其祸必至，死在旦夕。又凡狂犬咬着人讫，即令人狂乱，精神已别，何以得知？但灸时，壹度火下，即觉心神醒然，方知咬着处，是以深须明之。此病虽重，时人皆轻，不以为意，坐至死者。凡被狗咬疮，忌食落葵及狗肉。云：虽得差，经壹贰年误食此者必重发，与初被咬不殊也。《圣惠方》。

又方 治犬咬方。《圣惠方》。

右熬杏仁令黑，研成膏，傅之。

又方

右以醋和石灰，用涂疮上。

治蜘蛛咬方

雄黄末傅之。

又方《广济方》。

取生铁衣，以醋研取汁，涂之差。

又方

以蒜切作两断以揩之，又以蒜摩地，取泥涂之。

又方 《千金方》。

以淳醋沃地，取泥涂之。

疗蜂螫方 《必效方》。

捣青蒿封之，亦可嚼用之。

又方

近用薄荷按贴之，大效。

又方 《圣惠方》。

右烧牛粪灰细研，以醋调涂之。

又方

以醇醋沃地，取起泥涂之。

又方

以嚼盐涂之。

疗熊虎伤[1]　爪牙所伤毒痛方。《肘后方》。

烧青布以熏疮口，毒即出。仍煮葛根汁令浓，以洗疮，日拾度，并捣葛根为散，煮葛汁以服方寸匕，日伍。甚者夜贰，即差。

又方

煮生铁令有味，以洗疮。

又方　治虎咬疮方。《圣惠方》。

右以青布急卷，烧壹头内竹筒中，注疮口，熏疮，妙。

入山辟虎法 《备急方》。

烧牛角、羊角，虎不敢近人。

疗蜈蚣蜇人方 《肘后方》。

割鸡冠取血，涂之差。

---

[1]伤：原无，据目录补。

又方

嚼盐涂之效。又以盐拭疮上，蜈蚣未远，不得去。

又方

嚼大蒜或小蒜，或桑白汁以涂之，亦以麻履底土揩之，大良。

疗蝎螫毒方《广济方》。

捣蒜涂之。

又方《集验方》。

予身经遭此毒，手指痛苦不可忍，诸法疗皆无效。有人见，令以冷水渍指，亦渍手，即不痛。水微暖便痛，即以冷水渍，小暖即易之，余处冷水浸故布以搨之。此实大验。

又方《千金方》。

生乌头末，以唾和，涂之，良。

又方《崔氏方》。

深削桂心，醋磨涂之，立定。

又方《备急方》。

嚼干姜涂之差。

治马咬及踏人　疮有毒肿热痛方。《圣惠方》。

右割鸡冠血沥着疮中叁伍滴。若大马用雌鸡，小马用雄鸡。

治马汗入疮方　治人体先有疮而乘汗马，若马毛入疮中，或但为马气所蒸，皆致肿痛烦热，入腹则杀人方。《圣惠方》。

右烧马鞭鞘为末，以猪脂和傅之。

又方　治人先有疮，若马汗或马毛入疮中肿痛者方。《圣惠方》。

右饮醇酒，取醉即愈。

又方　治马汗入人疮疼痛方。《圣惠方》。

右煮豉作汤，及热渍之，冷复易之。

治鼠咬人方《圣惠方》。

右以麝香封咬，上以帛系之。

又方《至道方》。

猫儿毛烧作灰，以傅之。

解猫儿咬着《至道方》。

薄荷自然汁搽之。

解百虫入耳方《至道方》。

以鸡冠血滴向耳内，自出。

又方《至道方》。

以油腻香物着向耳门，虫自出。

又方 治百虫入耳方。《江阳方》。

右以火头壹畐烧雄黄少许，以烟熏之。

治蚰蜒入耳方《鸡峰方》。

右以清油滴数点在耳中。

治山间石上**草中**多**有蛭咬**人**脚方**《千金方》。

右以腊月猪脂和盐涂脚及跌，并足指及鞋上，则不着人。

入[1]**山辟虫方**《圣惠方》。

水牛角　羚羊角

右件药，若人入山，将此药烧之，辟虎狼虫蛇，皆走。

中沙虱病源　夫山内水间有沙虱者，其虫甚细，不可得见。人入水浴及汲水澡浴，此虫着身，及阴雨日行草间亦着于人，便钻人皮里。其验法：初得时，皮上正赤如小豆、黍粟，以手摩于赤上，痛如锥刺。过叁日之后，百节强疼寒热，赤上发疮。此虫渐入至骨，则杀人。在山涧中洗浴了，以巾拭，燠燠如芒毛针刺热，看之如见处则，以竹箝拂之。已深者，用针挑取。虫着爪上，映光方见动，挑不得。即于上灸叁柒壮，其虫则死，病除。叁两处不能为害，多处不可尽挑，灸也。挑、灸其上而觉昏昏，是其已大深也，便应[2]须依土俗

---

[1] 入：此前原有"凡人"二字，据目录删。
[2] 应：原脱，据《圣惠方》卷57"治沙虱毒诸方"补。

作方术拂出之，并诸药汤浴，皆得壹贰升，出都尽乃止。此柒日内差。不尔，则续有飞蛊[1]来入攻[2]，啖心脏便死。飞蛊白色如韭菜大，长肆伍寸。初着腹胁，肿痛如刺，则破鸡擒之，尽出食鸡。或得叁肆擒之，取尽乃止。兼服麝香、犀角护其内。作此治可差，勿谓小小，不速治则杀人。若人行得沙虱，还至本处，则以火自灸，燎其身令遍，其虫皆堕地也。《圣惠方》。

治初中沙虱 有赤点如米。良久，即如刺在肉中者方。《圣惠方》。

右以竹叶刮之，令血出，仍断大蒜摩之，即差。

又方 治沙虱毒方。《圣惠方》。

右以盐伍合、水叁升，煎叁两沸，取汁渍疮。

治恶虫咬人方《圣惠方》。

右以蛇蜕皮煮汤，洗叁两度。

杂毒蛇论 凡中蛇，不应言蛇，皆言虫。及云地索，勿正言其名也。恶蛇之类甚多，而毒有差剧。时肆月伍月，中青蛙三角、苍虺、白头大蝎；陆月柒月，中竹狩、艾蝮、黑甲赤目、黄口反钩、白蛙三角。此皆蛇毒之猛者，中人不即治多死。又有赤连、黄颔之类，复有陆柒种，而方不尽记其名。水中黑色者，名公蛎。山中壹种，亦相似，不常闻螫人。又有钩蛇，尾如钩，能倒牵人、兽入水，没而食之。又南方有响蛇，人忽伤之，不死，终身伺觅其主，虽百人众中亦直来取之，唯远出百里乃可免尔。又有桅蛇，长柒捌尺，如船桅状，毒人必死。即削取船桅，煮汁渍之便差。但蛇例虽多，今皆以青条、矫尾、白颐、艾蝮，其毒尤剧大者，中人若不即治，壹日间举身洪肿，皮肉圹烂。中他蛇者，尚可得叁贰日也。凡被蛇螫，第壹禁，第贰药。无此贰者，有全剂雄黄、麝香可预办。故山居者，宜令知禁法。又恶蛇螫着人，即头解散，言此蛇名黑帝，其疮冷如冻凌，此大毒恶，不治，壹日即死。若头

---

[1] 蛊：原作"虫"，据《圣惠方》卷57"治沙虱毒诸方"改。下一"蛊"字同，不另注。
[2] 攻：原作"政"，据《圣惠方》卷57"治沙虱毒诸方"改。

不散，此蛇名赤帝，其毒小轻，疮上冷，不治，故得柒日死。凡蛇疮未愈，禁热食。热食便发。治之依被螫法也。《圣惠方》。

入山辟众蛇方《集验方》。

干姜　生麝香　雄黄

右叁味等分捣，以小绛囊盛，男左妇右，则蛇逆者辟人。为蛇所中，便以疗之。如无麝香，以射䍡和带之，疗诸毒最良。

治蛇螫方　疼痛，宜傅此方。《圣惠方》。

合口椒贰两　苍耳苗伍两　生姜汁贰合　硫黄半两

右件药相和烂捣，傅螫处，良。

又方

白矾　甘草各壹两

右件药捣细，罗为散。如蛇螫着之时，必头热躁，眼前暗黑。用新汲水服壹钱，即止。如有些小肿气，用白矾、盐浆、水茵苣根煎叁伍沸，淋之即除。如大段蛇螫着，未及修事药物，耳塞少许入在螫着疮口内，以酽醋壹滴滴在疮口上即止。

辟蚊蚋方[1]　辟蚊出虫及诸虫等方。《圣惠方》。

苦楝花　柏子　菖蒲各壹两

右件药捣筛为散，慢火烧，闻气自去。

又方《家藏方》。

浮萍　厚朴　羌活　芎各等分

右为末，作香篆烧，其蚊远去。

辟虱方《家藏方》。

水银不拘多少

右以茶末拌在手心，以津唾研和令不见星，擦在绵带子上，系于有虱处。每壹条带约叁个月无虱。

---

[1] 辟蚊蚋方：原无，据目录补。

辟狗蚤方

韶脑不拘多少

右以薄纸裹之，放在枕边或被下，即无也。

腋气嵌甲、肉刺附

治狐臭方 疗人体及腋下状如狐狎思晋切，小兽也气出，谓之胡臭方。《肘后方》。

炊甑饭，及热圆以拭腋下臭，仍与犬食之，柒日壹如此，即差。

又方《张文仲方》。

煮鸡子两枚熟，去壳，及热各内腋下，冷弃之叁路口，勿反顾，叁为之。

又方《小品方》。

烧好矾石末，绢囊盛之，常以粉腋下，不过拾度。

又方《外台秘要方》。

鸡舌香　藿香　青木香　胡粉各贰两

右肆味捣散作粉，绵裹内腋下，常傅即差。

治腋气不可近，**三灰散**。《外台秘要方》。

石灰　桑叶灰　炭灰　雌黄各贰两

上同研，以水调涂腋下，可壹食久，即以柳木匕刮药，具腋下毛并出，然后用药别涂之。

治腋气及身体臭，宜用此浴，**竹叶汤**。《圣惠方》。

竹叶壹斤　桃白皮半斤

右以水伍斗煮取叁斗浴之，每日用，不过拾度差。

又方　腋气人不可近，**麝香散**。《圣惠方》。

胡粉贰两　麝香壹钱

右同研令细，以牛脂调，每日用涂之。

又方《圣惠方》。

石灰不拘多少

右以叁年米醋和涂之效。

治肉刺方《圣惠方》。

薰陆香　硫黄各壹分

右件药同研令匀，涂肉刺上，以烧钗烙之效。

又方

柏树上白胶壹两　黄腊半两

右件药合于火上镕成膏，将贴之，用物系定。明日自挺出落也。

治嵌甲方《家藏方》。

右以矾石壹物浇汁，尽取末着疮中。食恶肉，生好肉。细细割去甲角，旬日即恙。此方神效。

横死 缢死、溺死、魇死、冻死附

疗卒魇[1]**不寤方**《肘后方》。

卧忽不寤，勿以火照之，杀人。但痛啮其脚踵及足拇指甲际，而多唾其面，则觉也。

又方

皂荚末，以竹筒吹两鼻孔中，即起。叁两日，犹可吹之也。

又方《张文仲方》。

令壹人坐头边守，壹人于户外，呼病人姓名，坐人应曰"在"，便苏活也。

又方[2]　葛稚川救魇寐，良久不寤者方。《至道方》。

取井底泥涂其目，令人垂头于井中呼其姓名，即便起。

又方《至道方》。

凡魇不可燃明灯唤之，远唤尤佳，不得近而急唤，令人失魂魄。

---

[1] 魇：此后原有"昧"字，据目录删。
[2] 又方：原脱，据目录补。

辟魇梦方 《外台秘要方》。

带雄黄，男左女右也。

又方 《集验方》。

以虎头为枕，甚佳。

又方 《范汪方》。

作犀角枕，佳。

又方 《外台秘要方》。

青木香内枕中，并带之，亦佳。

又方　治卒魇方 《圣惠方》。

右以麝香壹剂置枕头边，佳。

疗缢死法　仲景云：自缢死，旦至暮，虽已冷，必可疗。暮至旦，小难也，恐死，当言阴气盛故也。然夏时夜短于昼，又热，犹应可疗。又云：心下若微温者，壹日以上犹可活。皆徐徐抱解，不得截绳上。下安被卧之，壹人以脚踏其两肩，手小挽其发，常弦弦，勿纵之；壹人以手按据胸上，微动之；壹人摩捋臂胫，屈伸之。若已僵，但渐渐强屈之，并按其腹。如此壹炊顷，气从口出，呼吸眼开，而犹引按莫置，亦勿苦劳之。须令可少进桂心汤及粥清含与之，才令濡喉，渐渐能咽，乃稍止尔。回时，兼令两人各以管吹其两耳弥好。此最善，无不活者，并皆疗之。

又方 《备急方》。

悬牵其头发，塞两耳，勿令通气，以葱叶刺鼻中，两人极力痛吹之，啮其两脚踵跟即活。亦可塞鼻而吹口，活也。

又方[1]　治自缢死方。

强卧，以物塞两耳，竹筒内口中，使两人痛吹之，塞口，傍无令气得出，半日，死人即噫噫，即勿吹也。

又方

捣皂荚、细辛屑如胡豆大，吹两鼻中。

---

[1] 又方：原脱，据目录补。

又方 孙真人疗自缢死法。《至道方》。

刺鸡冠血滴口中即活。男雌女雄。

又方 《至道方》。

梁上尘如豆许，内小竹管中，令肆人各持壹筒吹两耳、两鼻，即活。

救溺水病源

人为水所没溺，水从孔窍入，灌注腑脏，其气拥闭，故死。若早极救得出，即泄沥其水，令气血得通，便得活。又云：经半日及壹日犹可疗。气若已绝，心下暖者，亦可活也。

疗溺死 一宿者尚可活方。《肘后方》。

以皂荚末绵裹，内下部中，须臾出水则活。

又方 疗落水死方。《千金方》。

以灶中灰布地，令厚伍寸，以甑侧着灰上，合死人于甑上，使头小垂下；炒盐贰方寸匕，内管中吹下孔中，即当吐水。因去甑，下以死人着灰中拥身，使出鼻口，即活矣。

又方 疗溺死方。《备急方》。

屈死人两脚，着人肩上；以死人背向生人，背负持走，吐出水便活。

又方 《圣惠方》。

凡溺水，急解去死人衣，灸脐中即差。

又方

裹石灰内下部中，水出尽则活。

又方 葛稚川救溺水死，经壹宿者尚可令活。《至道方》。

倒悬死人头，以好酒灌其鼻中，立活。

治冻死法 疗冬天堕水，冻，四肢直，口噤，才有微气出方。《肘后方》。

以大器中多熬灰，使暖囊盛，以薄其心上，冷即易。心暖气通，口则得转。口乃开，可温粥清稍稍含之，即活。若不先温其心，便持火灸，其身冷气与火相搏则死。

疗[1]**五绝死方**《删繁方》。

壹曰自缢，贰曰墙壁所迮，叁曰溺水，肆曰魇魅，伍曰产乳。皆取半夏壹两，捣筛，吹壹大豆内鼻孔中，即活。心下温，壹日者亦可活。

有益诸证名汤

补气汤 生胃中津液，并治上焦虚热，夜卧口干。《海上方》。

五味子贰两，须是辽东[2]者　甘草半两　白盐炒，壹两，叁件[3]同拌坩器中，淹壹宿取出，焙干　吴术壹两

右为细末，干净坩瓶中盛。每以热汤，不拘时，点壹钱服。

曲蘖汤 治脾胃虚弱，中脘不健，饮食迟化。

麦蘖壹两　神曲肆两　半夏曲贰两　甘草伍两　茯苓贰两　陈皮贰两　生姜壹斤　盐半斤，炒

右为细末，干净坩瓶盛，停贮叁伍日，令气味调和，方用沸汤点服，不拘时。此方妙处全在陈皮，制令浑无药味方可。

清中汤 治上气虚壅，精神倦怠，头目不爽。

菖蒲家生者，刮去皮须，片切；米泔浸叁伏时，滤去苦水，秤壹两　生姜伍两，不去皮，片切　白盐肆两，炒，与菖蒲、生姜同淹壹宿，焙干　白术贰两　甘草贰两

右为细末。每服壹钱，沸汤点服，不拘时。

解酲汤 治饮酒过伤，脾胃不健，不思饮食。

胡椒　桂心　丁香各壹分　檀香叁铢　藿香叁两，见火　甘草叁两，炙　白盐肆两，炒

右为细末。每取壹钱沸汤点服，不拘时。

半夏汤 治痰涎不利，胸膈痞满，不思饮食。

半夏曲壹两　神曲壹两，微炒　麦蘖半两，炒　甘草贰两　生姜陆两，去

---

[1] 疗：原脱，据目录补。
[2] 辽东：原作"囗土"，据《普济方》卷35引《十便良方》"补气汤"补改。
[3] 件：原脱，据《普济方》卷35引《十便良方》"补气汤"补。

皮，湿纸裹，慢火煨熟，切作片子，烂研，同上肆味捣作饼子，焙干　杏仁壹两半　丁香半两，焙　陈皮壹两　盐肆两，炒

右同为细末。每服壹贰钱，沸汤点之。

辟寒汤　治脾寒胃弱，呕逆恶心，腹胁胀痛。

茴香叁两　高良姜贰两　胡椒叁两　丁香壹分　甘草叁两，剉　白盐叁两，同甘草炒

右为细末。每取壹钱，沸汤点服，不拘时。

煨姜汤　治肺寒咳嗽日久不止，并上焦气逆。

生姜壹斤半，于星灰内煨熟，片切　杏仁半斤，去皮尖，蒸过　甘草肆两，末　山药叁两，末　神曲叁两，末

右先将生姜、杏仁同研细，取叁件药末和为饼子，焙干，为细末，着炒盐花伍两，衮和沸汤，食后临卧点壹贰钱。

乌梅汤　止渴生津，和气暖胃，爽口悦神。

梅肉　甘草各肆两　草豆蔻仁　桂心　木香　干生姜各半两　白盐陆两，炒

右如法炮制，同为细末。每取壹贰钱，沸汤点服。

百花汤　治肺气不顺，咳嗽气逆，胸膈不利。

杏仁肆两　生姜肆两，研取汁，与杏仁同研细　白蜜半斤

右同搅拌匀，以垍器盛，蒸熟，柳木匕捞，候成膏。每以沸汤点壹匙头，甚佳。

韵汤　健脾元，降上气，宽胸膈，进饮食。

人参　吴术　茯苓　甘草各半两　丁香　沉香　木香各贰钱

右为细末，每服贰壹钱，沸汤点服。气味温厚，如大人君子。

劫寒汤　复阳气，逐寒邪，辟瘴疫。

高良姜　桂心各贰两　甘草叁分[1]

---

[1] 叁分：此下有一空白叶，劫寒汤内容不完整。据目录，脱"丁香汤、厚朴汤、芎辛汤、快膈汤"4方。另：据《普济方》卷199载"攻寒汤"主治症与方组与此"劫寒汤"同。录其方后注如下，以备考："右将姜、桂碎剉，以清油半两煎，不住搅，候焦褐色，取出。旋放冷，三味同为末。空心，沸汤入盐点服。"

丁香汤（脱）

厚朴汤（脱）

芎辛汤（脱）

快膈汤[1]（脱）

坛瓶，密封不得透气，叁日后开，为细末。每以沸汤点壹钱。壹名紫姜汤，宜是慢火炒，气味奇甚。

鸡舌香汤　治冲冒寒冷，心腹疼痛，并治伤酒，胸膈不通。

高良姜肆两，片切，以水浸壹宿滤出，以油煎过，去油　丁香半两　桂肉壹分　甘草贰两　缩砂仁半两　盐贰两

右为细末。每以沸汤点服壹钱，不拘时候。

木犀煎　通中下气，散滞清神。

蓬莪术醋煮片切，焙干，末，壹分　甘草半两，末　檀香贰钱，末　熟蜜贰两

右肆味拌和如膏。每取壹小匙头，沸汤点服。

建脾汤　消酒进食，快膈通中。

生姜肆两，片切，盐叁分淹壹宿　神曲　麦蘖各半两　草豆蔻壹分　陈橘皮半两　甘草半两

右为细末，每以沸汤点贰钱服，不拘时。

仙术汤　辟山岚瘴气，及晨朝暮夜触冒寒邪。

苍术玖两　枣肆两　干姜半两　杏仁壹两半　甘草贰两叁分　盐陆两

右为细末，每以沸汤点壹贰钱服，不拘时。

已上汤味，非惟爽口悦神，亦能祛疾防患，诚为有益。

---

[1] 快膈汤：此方上半部分脱阙。今据《普济方》卷24引《十便良方》"快膈汤"，补注如下，以备考。"治饮酒过多，胸膈不快，呕吐涎沫。生姜二斤（切片，米泔浸三日，晒令半干），丁香皮三四两（剉），甘草六两（切如大豆），盐半斤。右以净铫一枚，先入盐炒熟。次下姜，候姜稍干脆。次下甘草，炒色赤。次下丁香皮，同炒。不得焦紫色，为度。乘热入新"，接下文。

方名索引

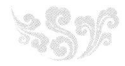

A

艾蒿酒　89
艾煎圆　255
艾姜圆　176
艾硫圆　163
艾叶汤　108
安魂定魄丹　404
安神散　191
安胎散　259
安胎汤　264

B

八风丹　77
八物生姜煎　305
巴豆膏　357
巴石圆　177
拔毒膏　360
拔镞膏　373
白丹　404
白丁香圆　204
白豆蔻散　269

白矾膏　224
白矾散　249，292
白矾圆　229
白茯苓散　241，300
白附子散　81
白龙散　346
白散子　354
白芍药煎　238
白石脂粥　329
白秃方　355
白雄鸡羹　427
白牙方　207
白鱼散　308
白芷散　79
白术煎　153
白术酒　265
白术散　116，124，141，143，153，
　　198，263，267，269，270，325
白术圆　160
百草霜膏　208
百花汤　471
百灵圆　313

百药散 228

柏叶膏 442

柏叶散 247

柏叶汤 238

柏叶圆 216

柏枝散 125

败毒散 112

败龟散 370

半硫圆 129，167

半钱散 186

半夏棋子粥 435

半夏散 115，140，205，323

半夏汤 105，139，470

半夏圆 78，86，151，298

萆薢圆 230，250

辟寒汤 471

辟瘟方 125

鳖甲圆 319

槟榔散 208，230，352，372

冰壶散 166

补肺黄耆散 198

补肺散 196

补精血鹿茸圆 187

补漏散 361

补气汤 470

补青圆 223

补心丹 194

补中芎䓖汤 254

不换金散 178

不卧散 103

C

苍术圆 186

草豆蔻拨刀 431

草豆蔻拨刀方 162

草豆蔻散 117，125，140，167，174，182

草果饮子 172，174

侧柏叶圆 88

柴胡桂枝汤 114

柴胡散 100

柴胡汤 116

蝉壳散 78，83，320

蟾灰圆 321

菖蒲大圆 205

菖蒲酒 421，423

菖蒲散 74，224，275

长生丹 186

车前散 284

车前汤 175

车前子散 237，332

车前子叶羹 429

辰砂散 86

辰砂天麻圆 94

沉香膏 315

沉香鹿茸圆 188

沉香散 117，213

陈橘皮圆 268

承气汤 452

赤茯苓散 104，270

赤芍药散 270

赤石脂散　232，247，357
赤石脂圆　109，152
赤小豆散　228，233，275，283，359，363
出声散　197
除热饮子　202
除湿汤　111
楮白皮散　217
川椒拌粥　428
川乌头散　129
川乌头汤　195
川乌头圆　228
川芎煎　92
川芎散　84，110
川芎圆　205
吹鼻散　81
纯阳丹　91
磁石酒　224
磁石散　231
磁石肾子羹　430
磁石圆　219，221
苁蓉圆　238
葱白汤　246，259
葱豉汤　104
葱豉粥　433
葱乳膏　293
葱塌子方　143
酢面圆　134
醋煎圆　255
醋涂散　352
催生丹　266

D

大安散　173
大半夏汤　153
大草薢圆　230
大补益当归圆　252
大风圆　88
大黄散　296
大橘皮圆　234
大鹿茸圆　242
大散子　376
大省风汤　95
大顺散　120
大玉柱杖圆　326
大枣煎　219
大枣汤　143，245
丹砂圆　402
淡竹叶粥　433
当归膏　378
当归建中汤　277
当归散　118，131，178，179，210，246，248，252，264，274，309，370
当归汤　76，247
当归圆　301
导滞散　369
的奇丹　152
抵圣散　216，239
地骨皮散　201，212，360
地骨皮饮子　241
地黄煎　350
地黄酒　423

地黄散　208，225，246，276
地黄圆　201，223
地龙散　207
地髓煎圆　253
丁香平胃散　148
丁香平胃圆　325
丁香散　168，169，265，303，324
丁香圆　324
定风饼子　94
定命散　322
定呕汤　167
定痛散　278
定胃散　146，153
定志圆　192
冬瓜圆　141
洞阳丹　162
洞阳金丹　411
斗肛圆　160，230
斗门圆　334
豆豉膏　344
豆蔻香连圆　332
豆蔻圆　331
独附酒　421
独附汤　123，170
独活酒　208
独活散　380
独姜圆　177
独圣散　275
杜仲酒　421
断经散　253
夺命散　379

E

阿胶膏　199
阿胶煎　180
阿胶散　178，225，263，265，268，
　　270，371，380
阿胶圆　177
阿胶煮散　250
恶疾大风论　86
饵菊花方　419
二虎圆　194
二力士圆　152
二妙散　218
二妙圆　186
二能散　283
二气丹　162
二气散　323
二神膏　132
二神圆　185，228
二生汤　122
二圣散　128
二圣圆　316
二味茯苓粉散　294
二味虎骨酒　421
二味香茸圆　185
二香圆　178
二阳丹　188
二宜散　109

F

发灰煎　238

发灰酒 132
发灰散 236，275
矾石散 207，236
返魂丹 310，453
防风膏 378
防风散 93
防风饮子 84
防风圆 75
肥儿圆 321
风齿方 206
风湿饮子 124
封疮鼠皮散 351
蜂房散 329
佛手散 259
伏龙肝散 101，225，238，251
伏龙肝圆 312
伏翼散 294
芙蕖散 253
扶老理中散 150
扶危汤 166
扶阳散 169
茯苓白术汤 112
茯苓散 238
茯苓酥 414
茯苓汤 144
茯苓圆 178
茯苓粥 431
茯神散 194，249，279
茯神圆 193
浮萍散 236
附香散 73

附子白术汤 115
附子赤石脂圆 157
附子当归圆 248
附子丁香散 154
附子膏 357
附子酒 91，123
附子理中圆 149
附子鹿茸圆 188
附子散 117，152，169，195，232，275，344
附子汤 116，195
附子细辛汤 81
附子圆 76，179，190，331
附子粥 428

G

干地黄散 264
干姜甘草汤 152
干姜圆 159，247，253
甘草散 329
甘草芍药汤 109
甘草汤 358
甘草圆 298
甘粉散 445
高良姜散 131，145，260
高良姜汤 129
高良姜粥 428，432
鸽粪散 343
葛根散 116
葛洪辟蛇方 460
葛氏单方 128

各半散　132
枸杞煎　216
枸杞叶羹　433
枸杞圆　222
枸杞子散　444
固经圆　255
固真丹　191
刮翳膏　216
观音散　177，333
广顺散　120
桂附散　109，112
桂附散子　370
桂附贴熁膏　371
桂酒方　128
桂苓圆　119
桂心散　117，138，307
桂枝附子汤　104
桂枝芍药汤　104
桂枝汤　103，106，114
鳜鱼酒　457
国老汤　197

H

含化菖蒲煎　197
含化圆　122，208
诃梨勒散　176，303，328
诃梨勒圆　138，160，304
诃梨勒粥　432
诃子圆　331
何首乌散　88
和解汤　118

和气治中汤　113
和中圆　166
黑豆膏　300
黑豆羹　431
黑豆沥方　344
黑豆散　336
黑虎丹　90
黑金丹　311
黑龙散　229
黑铅散　442
黑散子　100
黑神散　278
黑锡丹　164
黑毡散　373
厚肠圆　161
厚朴煎　149，165
厚朴煎圆　147，187
厚朴建中汤　150
厚朴散　301
厚朴圆　154
胡椒汤　145
胡荽浸酒　346
胡桃圆　132
虎骨酒　93，194
虎骨散　76，95，194
虎骨圆　304
琥珀圆　251
护胎散　259
华盖丹　404
滑胎散　261
槐白皮散　212

槐枝散　210

薝香角子　437

薝香散　133

还续散　373

还阳散　99

黄檗膏　347

黄檗煎　207

黄檗散　318

黄雌鸡汤　281

黄雌鸡粥　427，432

黄鸡粥　436

黄金圆　329

黄连膏　342

黄连散　109，208，318，342，344

黄连圆　177，318，320

黄芪散　352

黄耆白术散　304

黄耆茯神散　326

黄耆建中加当归汤　106

黄耆建中汤　130

黄耆散　267

黄耆四一散　185

黄耆汤　121，202，227，233

黄耆饮子　251

黄耆圆　225

黄耆粥　428

黄芩芍药汤　109

黄石散　86

黄庭散　367

回生丹　310

茴香散　133，366

茴香汤　360

茴香圆　132，145

活命酒　263

活人汤　98

活血丹　93

火蟾散　85

火龙丹　278

火轮散　163

藿香散　271，300

J

鸡白散　236

鸡肝粥　434

鸡肶胵散　301

鸡舌香散　212

鸡舌香汤　472

鸡苏散　108

鸡苏圆　202

鸡子酒　284

鸡子索饼　434

鸡子圆　225

急风散　379

鲫鱼膏　356

鲫鱼熟鲙　436

鲫鱼圆　228

加减理中汤　141

假手膏　349

坚肠圆　180

坚牙散　206

坚中丹　253

肩背痛饮子　246

减瘢膏　347
建脾汤　472
建中汤　113
健脾人参圆　149
健脾散　153，158
健脾汤　183
健脾圆　154，180
姜附汤　123，158
姜附圆　158
姜桂散　128
姜黄散　74
姜连散　214
姜骰子　128
匠圣汤　279
交感丹　185
交加散　245
胶艾汤　254，266，370
胶艾粥　433
胶饴煎　182
胶饴圆　146
椒丹　405
椒红圆　190
椒灵丹　221
椒朴圆　147
椒萸圆　129
接骨膏　367
劫寒汤　471
截赤汤　220
解酲汤　470
解毒甘豆汤　445
解毒散　374

解肌抵圣散　118
解渴汤　350
金不换散　255
金花散　248
金葵散　237
金露散　198
金砂丹　406
金锁丹　405
金液丹　158，403
金液含化灵丹　406
金银圆　252
进食散　149
荆芥豆淋酒　74
荆芥穗散　275
久癣方　354
救腐汤　206
救阳汤　100，161
桔梗散　300，305
菊花浸酒　424
菊花散　83
菊花酝酒　83
菊睛圆　223
橘皮甘草汤　121
橘皮汤　269
橘皮圆　91，234

K

开口散　73
开胃圆　333
咳肺散　197
口疮煎　209

口香汤　209
苦竹汤　209
苦竹叶粥　427
快膈汤　181
快气圆　134
宽中圆　139
葵子散　238，240

L

蜡梅圆　122
牢牙散　209
类攻散　181
冷痢论　176
冷香饮子　120
里托散　351
理中加二味汤　169
理中散　168
理中汤　167
理中圆　148
鲤鱼羹　431
立效散　138，203，379
连萸圆　175
良姜汤　168
疗蛊方　451
蓼酒　421
灵妙散　329
硫黄散　357
榴花散　375
柳豆散　212
柳木膏　353
柳枝膏　379

柳枝酒　210
六君子汤　148
六物汤　178，267
龙骨散　253
龙骨圆　238，239
楼葱散　363
鹿角胶散　246，264
鹿角散　175，329，332，368
鹿角圆　333
鹿茸地黄煎　239
鹿茸散　330
鹿茸圆　231，240，254
鹿肾粥　433
露蜂房散　210，284
乱发膏　336
萝附煎　145

M

麻豆圆　142
麻黄散　277
麻黄汤　106，249
麻苏粥　276
麦门冬煎　302
麦门冬散　267，299，324
麦门冬圆　200
麦蘗散　146
茅香散　150
梅胶圆　179
梅枣汤　158
糜角圆　185
麋茸万病圆　246

蜜导方　233

蜜煮朱砂煎圆　402

面脂方　444

摩顶细辛膏　84

摩风膏　75

牡蛎散　275，276

木瓜煎圆　159

木瓜散　195

木瓜圆　196

木犀煎　472

木香膏　369

木香散　160，168

木香汤　167

木香圆　322，332

N

内补当归散　376

内补黄耆散　376

内补芎劳汤　282

内塞散　376

内消膏　362

内消蜗牛圆　345

内消圆　361

内炙圆　180

酿猪肚　434，436

宁肺汤　199

宁志膏　192

牛津膏　354

牛皮散　355

牛乳煎　324

牛肾粥　434

牛膝酒　171

暖胞圆　243

暖下圆　187

糯米阿胶粥　429

糯米膏　235

糯米饮子　265

O

藕蜜膏　427

藕汁膏　201

P

排脓散　352

硼砂散　218

霹雳散　100

霹雳汤　233

枇杷叶散　323

平肺散　197

平肺汤　198

平胃散　126

平胃圆　155

破毒丹　204

破阴丹　107

破癥散　134

葡萄酒　422

朴附圆　156

朴术圆　148

Q

七宝丹　159

七补圆　252，268

七香圆　137
七枣汤　171
七珍散　150，278
荞汁圆　182
《千金》地黄圆　200
千里膏　217
铅丹煎　204
铅灰膏　361
前胡散　270
羌活散　143
羌活煮散　78
蜣螂散　224
青黛散　343
青蒿散　216
青金散　168
青橘皮散　284
青空汤　181
青龙膏　93
青木香圆　139
青头鸭羹　432
青肿方　368
青州白圆子　92
清魂散　276
清凉饮子　201
清真汤　237
清中汤　470
秋石还元丹　405
蚯蚓散　224
楸叶煎　361
曲面拨刀　434
曲蘖汤　470

曲蘖圆　180，183
祛风汤　374
却入散　373
雀目方　215

R

染发方　441
人参辰砂圆　91
人参豆蔻散　151
人参散　115，140，193，323，324
人参汤　275
人参饮子　112
人参圆　160，252，303
戎盐汤　130
肉苁蓉圆　190，221，240
肉苁蓉粥　433
肉豆蔻膏　333
肉豆蔻散　157，274，297
肉豆蔻圆　247，325，332
肉桂散　138
肉桂熨法　74
如神散　209
如圣膏　355，364
如圣散　331
如圣汤　203
乳头散　313
乳香膏　371，374
乳香含化圆　212
乳香散　90，207
乳香圆　260
乳汁煎　216

润肠圆　234

S

三胆膏　220
三骨散　330
三黄圆　229
三灰散　466
三奇汤　110
三神丹　232
三神圆　156
三石浸酒　423
三味附子酒　423
三味虎骨酒　422
三味汤　172
三五七散　79
三物散　285
三枝膏　213
散吹奶方　285
散毒膏　352，358，362
散结圆　229
散癥汤　135
散肿膏　362
桑根散　325
桑寄生散　264
桑螵蛸散　363
桑椹散　211
山茱萸散　80，84
山茱萸汤　164
上真散　88
烧发散　308
烧荷散　275
烧姜散　259
烧肾散　225
烧肾子　437
烧盐散　138
烧羊肝　435
芍药散　300
蛇皮散　283
蛇蜕散　217
蛇蜕圆　321
麝香散　286，466
麝香圆　210，230，321，322，327
参苏饮子　334
神捷圆　130
神铃散　372
神妙麝香膏　364
神明椒菊圆　221
神曲补中圆　182
神仙饵菟丝子方　419
神仙王倪丹砂　408
神效方　282
神效胡桃酒　237
神效散　86，90
神效煮兔方　427
神应膏　369
肾沥汤　226
渗湿汤　124
升麻葛根汤　103，348
生艾膏　203
生艾汤　263
生白圆子　75
生茶散　239

方名索引

生地黄饮子　277
生发膏　355
生干地黄圆　230
生枸杞子酒　420
生肌膏　353，375
生肌散　374
生津圆　102
生姜附子汤　92
生姜煎　147，162
生姜橘皮圆　136
生津木瓜圆　122
生气汤　131
生薯药酒　421
胜金方　220
圣散子　220
失笑散　213
十补汤　188
十膈五噎圆　137
十全汤　142
十全饮子　121
十珍圆　77
石斛酒　425
石灰散　345
石灰汤　355
石髓圆　94
石钟乳圆　282
实脾散　144
实胎散　267
使君子圆　319，321
收肛散　231
寿星圆　192

熟干地黄圆　268
黍米粥　432
薯蓣酒　425
薯蓣圆　193
双金圆　328
双金自然液　236
双妙散　365
双叶汤　323
水膏　285
水柳膏　378
水沃雪丹　146
水仙散　369
水银膏　342，343，356
水银圆　266，311
顺气人参散　118
四倍圆　147
四斤圆　92
四君子圆　331
四妙健脾散　151
四逆汤　108，113，167
四神丹　411
四神散　130，230
四顺理中圆　276
四顺饮子　201，234
四味当归汤　130
四物汤　248
四真圆　187
松花浸酒　84
松节酒　424
松墨圆　101
松叶浸酒　421

松叶酒 88
松脂膏 371
松脂酒 423
松脂圆 89
酥煎枣 427
速效散 205
粟米粥 429
酸枣人煎饼 431
酸枣仁粥 428
蒜丹 171
蒜圆子 172
孙用和捷法王倪丹砂 409
缩肠散 232
缩砂圆 182
缩胎散 266

T

塌气膏 211
揭眼膏 217
太白散 75
太一膏 363
桃花圆 176
桃人膏 208
桃人煎 135
桃人散 277
疼痛内消膏 351
替针圆 305
天附散 312
天麻除风圆 77
天麻酒 422
天麻散 277, 357

天麻圆 81, 95
天南星膏 74
天南星煎圆 311
天南星圆 311
天雄散 84
天雄圆 173
调气散 300
调脏圆 334
调中汤 139, 278
调中圆 304
贴脑膏 81
铁落饮 85
通鼻八味膏 225
通鼻散 224
通肠圆 233
通关散 105
通经散 244
通秘散 232, 239
通神散 229, 308
通声圆 205
通天再造散 90
通中散 140
铜青膏 215
头灰散 244
涂乳散 284
兔肝粥 430
兔血散 260
菟丝子散 240, 241
团参阿胶煎 264
团参黄耆散 198
退赤汤 219

退热膏 218
退热散 351
退阴散 99
托里散 362

W

外炙膏 164
煨肝散 161
煨姜汤 471
胃爱散 155
胃热饮子 147
温白圆 327
温肺汤 103，305
温经胶附圆 246
温经汤 253
温脾汤 176
温胃圆 326
温中厚朴汤 149
温中坐药蛇床子散 245
蜗牛壳散 318
蜗牛散 320
乌金散 248，253，260
乌荆圆 74
乌麻膏 353
乌梅散 331，332
乌梅汤 366，471
乌梅圆 175
乌头散 194，209，211
乌头圆 172，365
乌头粥 430
乌犀圆 175

无比薯蓣圆 189
无名丹 188
芜荑圆 328
吴茱萸散 131，133，362
五丁饮子 173
五虎汤 76
五苓散 103，120
五苓饮子 172
五龙膏 357
五皮饮子 144
五奇汤 181
五伤丹 371
五神圆 369
五兽饮子 174
五味子散 156，312
五香散 204，352

X

犀角散 105
洗心散 202
洗眼方 220
洗眼汤 215
洗云母粉 407
细辛散 210
下虫方 89
下气方 134
下气饮子 204
仙茅圆 188
仙术汤 472
陷坚汤 181
香连圆 330

香朴补虚汤　174
香朴散　334
香曲散　181
香茸圆　190
香薷散　121
香薷圆　122，141
香茂粥　265
香银圆　154
香术圆　141
逍遥散　247
消风散　78
消积圆　302
消硫散　79
消石散　339
消翳圆　215
硝石膏　359
小白术酒　265
小白术散　269
小柴胡汤　114
小陈皮汤　161
小黄耆圆　234
小藿香散　168
小胶艾汤　263
小麦饮　428
小青龙汤　111
小三生丹　404
小省风汤　92
小天南星圆　312
小延龄丹　410
小钟乳圆　163
蝎尾散　313

蟹髓膏　368
蟹汁膏　340
惺惺圆　200
醒脾散　326
杏丹　227
杏人膏　215，249
杏人煎　197，298
杏人散　211，249
杏人圆　211
杏仁膏　443
芎䓖附子汤　110
芎䓖散　206，211，212，269
芎䓖汤　209，244
芎茶汤　83
芎附汤　123
芎黄圆　200
芎朴圆　319
芎辛煎　77
芎辛散　93
雄黄丹　89
雄黄膏　90，344
雄黄散　207，307，367
雄黄圆　127，244，320
雄硫膏　361
雄雀粥　434
续断煎　77
续断汤　195
续筋方　373

Y

牙疳膏　316

方名索引 | 489

牙疳散 316
牙灰散 217
盐浴法 89
羊胆膏 216，443
羊肺羹 435
羊肝夹子 222
羊肝散 176
羊肝圆 220，222
羊脊骨羹 435
羊肉补真圆 190
羊肉黄耆汤 282
羊肉臛 429
羊肉索饼 432
羊肾饸饹 437
羊肾苁蓉羹 430
羊肾苁蓉粥 434
羊肾附子圆 226
羊肾羹 435，437
羊肾汤 280
羊肾粥 433
羊髓粥 437
阳起石圆 250
养脾圆 151
养气活血圆 279
养心丹 192
养正金丹 163
野狸羹 428
野狸散 231
野鼠圆 319
夜明砂散 295
一捻金散 130

一味虎骨酒 421
一味姜汤 165
一味盏汤 165
一物桂汤 73
一物前胡圆 293
一物汤 152
一行禅师秘丹 410
一字散 186，204
益肺散 198
益黄散 330
益母汤 325
薏米粥 195
薏苡人煎 93
薏苡人浸酒 424
阴易方 102
茵陈散 113
鱼脑膏 216，226
玉粉丹 158
玉灰散 328，372
玉女散 99
玉容散 444
玉蕊圆 153
玉柱杖圆 333
育真丹 187
愈风丹 95
远志圆 193
云母散 177
运脾散 150
韵汤 471
熨癖方 135

Z

枣附圆　146，157
枣合圆　152
皂荚刺散　337
皂荚膏　79，208，355
皂荚浆　285
皂荚圆　88
皂角酒　236
泽泻散　242
增损四物汤　277
张子华伏火丹　410
真武汤　107
正脾散　144
正气丹　162
正阳散　113
脂搨方　350
蜘蛛散　291
止汗散　274
止痢当归圆　263
止漏散　259
止痛膏　228
止痛汤　369
止痛圆　367
止血散　373
枳壳散　344
枳壳汤　98
枳实散　136，140，229
至圣活命丹　179
治劳嗽朱砂丹　409
中丹　407
中和汤　118
中和圆　150
钟乳浸酒　424
钟乳酒　422
钟乳石圆　159，162
钟乳养肺圆　199
钟乳圆　199
朱蜜圆　125
朱砂膏　352
朱砂煎　219
朱砂散　207，310
朱砂圆　156，217，312，320，329
朱麝散　85
朱麝圆　301
茱萸圆　227，258
猪胆膏　171
猪肝饳饠　432
猪肝散　157
猪苓散　105，260
猪苓汤　114
猪肾粥　430，436
猪心羹　429，431
猪胰酒　197
猪脂膏　208，217
术附汤　108，111，123
术煎方　415
术酒方　422
术曲圆　182
竹沥饮　367
竹沥饮子　265
竹皮酒　370

竹茹汤　368

竹叶煎　219

竹叶汤　466

煮豆法　78

煮梨汤　427

煮羊头蹄　436

助胃丹　325

助胃膏　305

驻景圆　220

赚胸散　98

滋根散　442

滋阴万病圆　243

紫草饮子　346

紫灵丹　403

紫苏子酒　422

紫苏子圆　139

最圣散　128